李振华 李郑生 华 荣 **审阅**

调脾胃 治杂病

——谢海青急症疑难病诊疗经验专辑

谢海青 **著**

林 鹏 **协助整理**

中国中医药出版社

·北 京·

图书在版编目（CIP）数据

调脾胃　治杂病：谢海青急症疑难病诊疗经验专辑/谢海青著. —北京：中国中医药出版社，2020.10（2021.1重印）

ISBN 978 - 7 - 5132 - 6043 - 5

Ⅰ.①调…　Ⅱ.①谢…　Ⅲ.①脾胃病 - 中医临床 - 经验 - 中国 - 现代
Ⅳ.①R256.3

中国版本图书馆 CIP 数据核字（2019）第 301780 号

中国中医药出版社出版

北京经济技术开发区科创十三街 31 号院二区 8 号楼
邮政编码　100176
传真　010 - 64405721
廊坊市祥丰印刷有限公司印刷
各地新华书店经销

开本 710×1000　1/16　印张 21.5　彩插 1　字数 368 千字
2020 年 10 月第 1 版　2021 年 1 月第 2 次印刷
书号　ISBN 978 - 7 - 5132 - 6043 - 5

定价　87.00 元
网址　www.cptcm.com

社 长 热 线　010 - 64405720
购 书 热 线　010 - 89535836
维 权 打 假　010 - 64405753

微信服务号　zgzyycbs
微商城网址　https://kdt.im/LIdUGr
官 方 微 博　http://e.weibo.com/cptcm
天猫旗舰店网址　https://zgzyycbs.tmall.com

如有印装质量问题请与本社出版部联系（010 - 64405510）

庆贺调脾胃治百病出版

发扬中医学术
造福人民健康

李振华书

国医大师李振华教授为本书题词

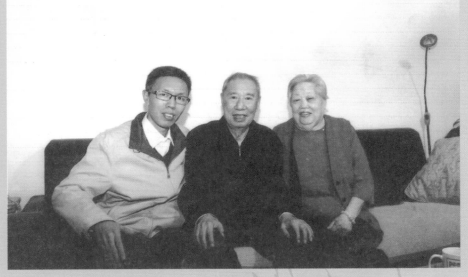

大医精诚

癸巳年仲秋

谢海青同学留念

北史 李振华

谢海青（左一）与恩师李振华教授、师母张竹琴老师合影

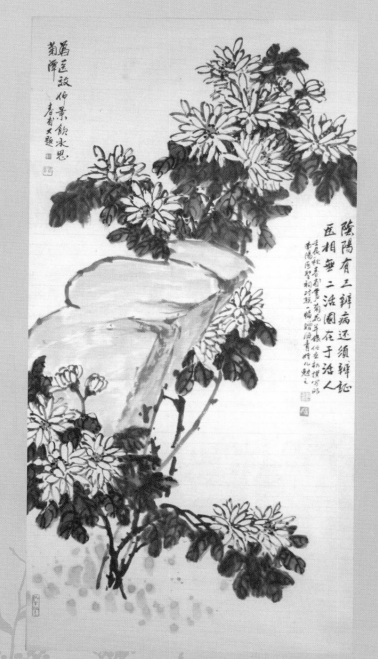

郑州大学著名书画家刘春省先生为谢海青题词作画"为医效仲景，饮水思菊潭"

（菊潭为本书作者故乡的别称）

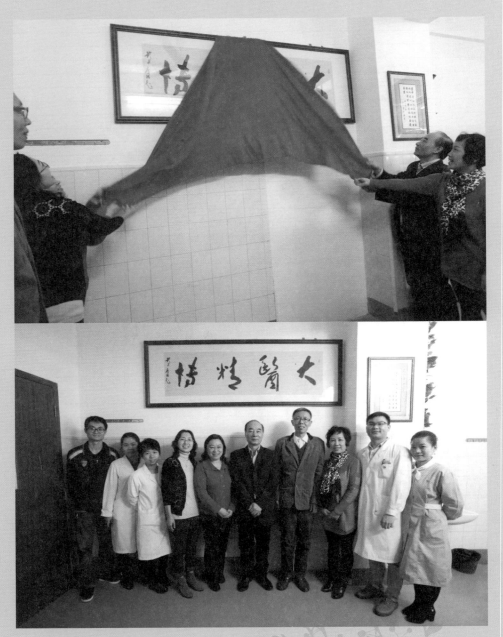

广东省政府参事、佛山市人大常委、民建佛山市委会专职主委、中国书法家协会会员、著名书法家李应滔先生向谢海青赠送牌匾"大医精博"。参加揭幕仪式的还有农工党佛山市委会专职副主委李薇，佛山科学技术学院附属医院副院长李霞、原党支部书记刘萍等

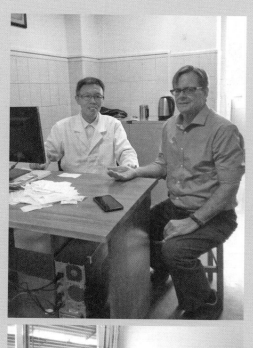

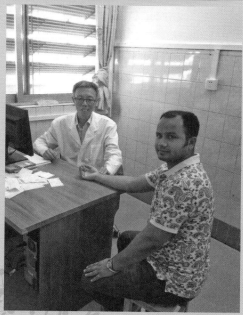

谢海青为美国患者、孟加拉患者诊治

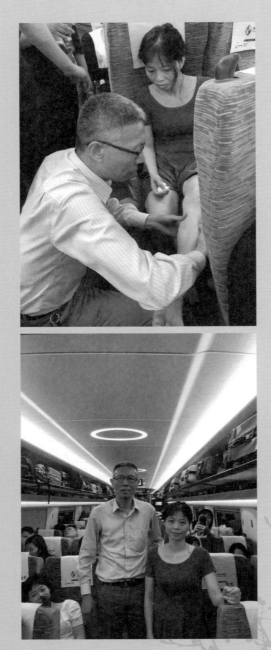

谢海青赴大别山干部学院途中的高铁上救治电击伤所致下肢抽搐、眩晕的患者

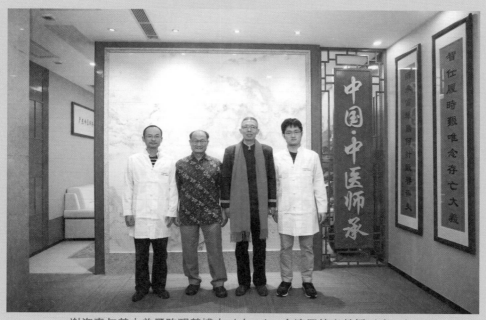

谢海青与其大弟子陈醒基博士（左一）、台湾罗锦兴教授（左二）、
二弟子罗浚哲医师（右一）合影

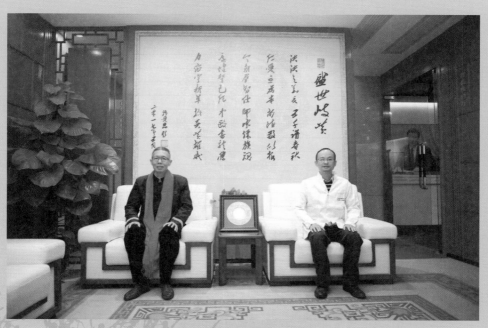

谢海青与其大弟子陈醒基博士合影

谢海青用自创歌曲的例子说明学中医需要悟性的道理

序

　　谢海青主任中医师是近年来佛山科学技术学院引进的一位优秀特殊人才。他是国医大师李振华教授的关门弟子、全国促进中医服务大众工委会专家团专家，2012年被广东省政府授予"广东省百名优秀中医工作者"称号，2014年被评为首届"佛山市优秀中医工作者"。

　　中医的传承离不开名师的指导和学生的苦研。近三十年来，谢海青医师一方面追随李振华老师，坚持走弘扬中国传统医学的道路；另一方面扎根基层医院，默默耕耘，凭着优良的职业道德和扎实的中医理论功底，在中医临床实践中积累了丰富的经验，取得了丰硕的成果。《调脾胃 治杂病——谢海青急症疑难病诊疗经验专辑》一书的出版，就是他多年来对中医理论的探索和思考，更是他临床实践经验的总结和升华。

　　首先，该书具有广阔的中医理论视野。中国传统医学源远流长，如何在新时期发扬光大，造福于人民健康，需要新一代中医工作者的执着追求和传承创新。谢海青医师尊崇东垣学说"调脾胃治五脏"的基本原理，在前辈大师的影响下，在治疗疑难杂症的临床实践中，逐步形成了以脾胃学说为核心的中医理论或独特见解。他认为，"脾胃居中，脾升胃降为脏腑气机之枢纽。脾不升发，胃不通降，则一身气机紊乱。治疗上调理脾胃升降，则全身气机通畅，升降出入和谐，气血周流不息，起到纲举目张的作用"。他反复强调，脾胃学说是中医学的活灵魂，也是破解世界医学难题的一把金钥匙。谢海青从脾胃学说出发，推而广之，不断探索脾胃与心（脑）、肺、肝、肾、肿瘤、寒热证等的相互关系及其发病机理，终于形成自己治疗疑难杂症的基本思路。再加上他熟悉中西医结合的基本原理，能够在相互比较的开阔视野中做到理论与实践较好地结合，为弘扬中医学术作出了有益的贡献。

　　其次，该书汇集了丰富的疑难杂症案例。言其丰富，一是数量多。全书标列的疑难杂症，分急症重症、肿瘤、肺系疾病、心脑系疾病、脾胃系疾病、肝胆系疾病、肾系疾病、痹证、糖尿病、皮肤病、外科疾病、妇科疾病、儿科疾病、五官科疾病等 26 大类 282 个病案，是谢海青医师多年行医名副其实的"经验专辑"。二是病源广。"好酒不怕巷子深。"谢海青医师深得中医学之精髓，曾久居基层医院，但声名远扬。除本地患者络绎不绝外，许多珠三角和外省患者及港澳台、美国、加拿大、澳大利亚等地华人都慕名而来，其中不少是在三甲医院或国外大医院治疗效果不佳的患者。三是疗效好。中医的生命力在于疗效，而能否治愈疑难杂症是衡量疗效的关键。他擅长内科、妇科、儿科和皮肤科等疑难杂症的诊治，尤其精于脾胃病、心脑病、肿瘤和外感高热的救治之术。从医近三十年，谢海青医师创造了诸多医治奇迹：15 副药救治肺气肿合并感染、肺心病心衰患者；13 副药救治无钱手术的湖南籍患急症腹痛的民工；经治的多位癌症患者生活质量大幅提高，甚至无痛生活至今。他创制的健脾柴葛解肌汤、培土生金止咳汤、宁血散、健脾通络解毒方、健脾乌蛇荣皮汤等方剂，活用辛开苦降法及阴火理论，冲破禁忌使用相反相畏药，大剂量应用补气药黄芪，在临床实践中都取得了良好的效果。

再次，本书反映了作者优良的医德医风。作为一名医者，谢海青医师始终不忘医生的责任和患者的信任。他深感健康所系，性命相托，责任重大！而患者朋友的信任正如他所言，是他最大的动力源泉！谢海青医师生长在农村，对社会底层百姓看病就医难有深切感受。他的患者包含社会各阶层，而谢海青医师普同一等，皆如至友。凡在谢海青医师那里看过病的人都有一个共同感受，即他绝不会三言两语匆匆打发了事，望闻问切，格外耐心，分析病情的同时也不忘给予患者信心和鼓励。他认为医患及其家属是同一战壕的战友，在疾病面前大家休戚相关、荣辱与共，必须拧成一股绳，全力以赴。谢海青医师以其仁爱情怀、良好操守和精湛医术，在他周围构建了一种良好的医患关系！

当然，医学探索无止境，中医理论和实践的发扬光大尤其任重道远。期待谢海青医师以本书的出版为起点，在今后的临床实践中取得更多更好的成绩，在不久的将来能够读到它的续篇！

值此《调脾胃 治杂病——谢海青急症疑难病诊疗经验专辑》即将付梓之际，作为佛山科学技术学院原校长和谢海青医师的好友，应他之邀，特赘数言，是为序。

广东省佛山市政协主席
佛山科学技术学院原校长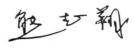
丙申年三月二十六日于禅城

前　言

　　1984 年，高中物理名师谢文超老师引导我步入神圣的中医学殿堂。大学初期，我对学习《易经》、阴阳，一下子转不过弯儿，甚至对中医理论感到"迷茫"。大学三年级见习的时候，我发现限于当时的医疗条件，省级医院西医无法治疗的一些难治疾病，竟然被中医治好了。我想：能治好疑难病的中医学肯定蕴藏着深奥的道理吧?！于是暗下决心：考研究生，跟名师学习。尽管我的总成绩为全校第一名，心里还是很不踏实，因为李振华教授的研究生往往需要 2 年以上临床经验。由于李老非常爱才，通过面试，我幸运地成为国医大师李振华院长的关门弟子！李老言传身教，让我醍醐灌顶，恍然大悟！

　　中医的生命力在于疗效，学习中医的根本在于临床。

　　自从大学三年级见习开始，几乎每个寒暑假，我都深入医圣张仲景的故里——河南南阳一些缺医少药的农村，用所学的一点中医药知识，为需要的患者免费开方、针刺、艾灸或者拔火罐。（当时行医是不需要执业医师证的。）记得我学医以来开的第一张处方是治疗顽固性口腔溃疡。有一位农民兄弟谢文龙，其妻子患口腔溃疡 1 个月余，多方医治无效，刻下口腔、舌面仍有 20多个溃疡，灼痛难忍，无法正常进食，仅能用小麦茎秆做成的吸管"喝"稀粥。我看了患者的病情，有些不知所措，于是坦诚地告诉患者："我还没有帮人看过病，您去县医院看看吧。"谢文龙兄弟央求道："海青，你开个方吧，如果治不好，我们不埋怨你。"我只好照着中药书本比葫芦画瓢地开了个导赤散合泻心汤方。万万没有想到的是，3 剂药才 2 毛 9 分钱，这例顽固的口腔溃疡竟然奇迹般愈合了。患者的信任给了我莫大的勇气和信心！总之，我从缺医少药的农民身上学到好多好多……我常常由衷地感谢患者！因为自此以后我治愈每一例疑难病症，创造的每一个奇迹，都与患者对我的无限信任分不开。

　　中医强调"三因制宜"，即因时、因地、因人制宜。来粤工作之初，我常常独自一人漫步于北江大堤或东平河岸，感受南北气候的差异，体会天人相应的规律，感悟四季气候对人体的影响，如岭南梅雨季节多湿多热，治病常加入佩兰、薏苡仁等祛湿药物。

在临床工作中，由于愚才学疏浅，经常遇到一些疑难病症，使我寝食难安。如果推辞不治，恐辜负了患者的信任，只好白天临床，晚上看书，拜读古今医案，如饥似渴。时常请教邓老（邓铁涛教授）、李老（李振华教授）等国医大家。同时，民间医生或患者的经验，也常给我攻克难治病以有益的启发。

人之一生，如白驹过隙，忽然而已。倘若能做成一件事，实属不易。担任副院长时，不管行政，或是教学、科研工作再忙，我始终把治病救人的中医临床看得很重要。寒来暑往，坚持不懈。经过近三十年的摸爬滚打，才在中医治疗上略有心得。

现在，我之所以成为铁杆中医，可以说是被"逼"出来的。来找我看病的患者，很多是慕名求医的，有珠三角的，有外省的，有港澳台的，有国外的。这些患者往往在三甲医院治过几遍，没有效果。我若再重复用他们的办法（西医疗法），结果必然是失败。我只好尝试用中医治疗，结果有效了，奇迹出现了。就这样，我同中医难舍难分了。

在治疗疑难杂病的临床实践中，我深深体会到脾胃学说的重要性。有的难题是首次遇到，我尊崇东垣学说的"调脾胃以治五脏"，常取得满意的疗效。脾胃居中，脾升胃降为脏腑气机之枢纽。脾不升发，胃不通降，则一身气机紊乱。治疗上调理脾胃升降，则全身气机通畅，升降出入和谐，气血周流不息，起到纲举目张的作用。可以肯定地说，脾胃学说是中医学的活灵魂，也是破解世界性医学难题的一把金钥匙。

上初中的儿子有一次好奇地问我："你每天晚上在笔记本上写什么？"答曰："记录当天的疑难病例。"

又问："记录疑难病例有啥用？"又答："以后写本书。"

又问："需要多长时间？"又答："十年。"

孩子吃惊地说："要这么长时间！"我放下手中的笔，深情地告诉他："孩子，做学问是一辈子的事！"

其实，我还谈不上做学问。只是将自己治疗的病例进行整理而成此书。由于自己知识浅薄，临床有限，一得之见，难免偏颇。倘若读者通过阅读此书，能够有一些启发和收获，我将倍感欣慰！

本书承蒙近百岁高龄的国医大师李振华教授题词，广东省佛山市政协主席、佛山科学技术学院原校长熊志翔教授赐序，同时得到佛山市乔羽副市长、佛山市政协杨小晶副主席、佛山市原科协主席胡经倬先生，广州中医药大学华荣教授，佛山科学技术学院曾峰书记、郝志峰校长、许晓珠副书记、傅江景副校长，佛山科学技术学院原副校长罗旗帜教授、附属医院黄强院长、人事处梁春华处长、科技处王向东处长、后勤处钱灿平处长，农工党佛山市委会专职副主委李薇，佛山市同济医院院长梁社生，广东天安新材料股份有限公司董事长吴启超、洪晓玲夫妇，以及国药集团冯了性国医馆有限公司总经理汪文翰先生、邓清玲女士、《教育时报》编辑记者刘红雨的关心和鼓励，在此一并致以深深的谢意。

最后，还需特别说明，本书中某些处方中的用药剂量为本人针对某些独特病证的独特经验，患者一定要在专业医生的指导下辨证应用，不可盲目照搬。

谢海青

2020 年 5 月

目　录

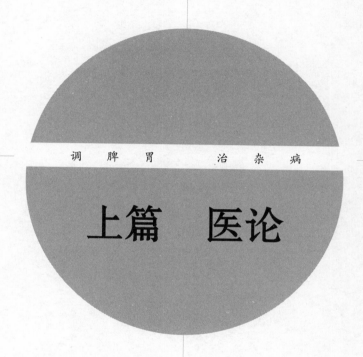

调 脾 胃   治 杂 病

上篇　医论

关于中医药的佛山对话

广东省佛山市禅城区统战部副部长陆志毅、农工党佛山市委会委员钟文光、民进佛山市委会专职副主委谭伟亮既是中医的受益者，又是中医特别关注者。他们既叹服于中医的神奇疗效，又对有关中医的种种非议感到迷惑。在佛山科学技术学院医学院崔志新教授（书记）的安排下，于2014年8月29日下午在该院会议室同中医专家谢海青主任医师一起，深入探讨有关中医科学性等问题。陆志毅、钟文光、谭伟亮以下的提问简称"问"，谢海青的回答简称"答"。

问：前段时间闹得沸沸扬扬，说中医不科学，甚至是伪科学，忽悠人。你怎么看这件事？

答：如果科学完全等同于真理、正确，中医是科学的；因为中医有确切的疗效，在治病、预防、保健、养生、康复诸方面有许多长处是西医学无法替代、无法比拟的。能治好病的中医学，就应该是科学的医学。如果简单把西方重分析、重实证的思维方式，看作是唯一"科学"的思维方法，并以它来检验东方的系统性思维、阴阳平衡理论，结论当然是中医不"科学"。我也不希望中医是这种所谓的"科学"，因为这种"科学"（后者）将给中医的发展带来毁灭性的灾难！使中医变得不伦不类，非驴非马了。结果只能是丧失解决问题的万能钥匙，在治疗疑难危重疾病的紧急关头束手无策！

问：你说中医科学，为何当今有些高层次的教授反对中医？

答：反对中医，现在的教授算不了什么。比教授更厉害的还有伟人孙中山，文学泰斗鲁迅、胡适。当时人们对封建的东西深恶痛绝，他们误把中医当成封建糟粕而进行批判，矫枉过正啊！1920年11月，胡适罹患肾病水肿，在北京协和医院采用西医疗法久治不愈，被宣判死刑。朋友建议他看中医，胡适勉强应允，不料沉疴痊愈。结果胡适又活了 40 多年，这把胡适推到了一个很尴尬的境地。他一方面反对中医，一方面却是中医治好了他的重病。现在个别教授不是临床大夫，没有办法在实践中体会到中医理论的真谛，想当然地反对中医，也是不足为怪的！

问：是否像有些人讲的，"坚持中医特色是中医从业者保自己饭碗的需要"？

答：哈哈！这怎么可能？！就拿我来说，自己操作胃肠镜挺熟练，还用高频电切除许多例胃肠道内生长的腺瘤性息肉，我完全可以靠这门技术谋生啊！再说我同时作为一家医院的副院长，当然可以靠行政管理吃饭啊！我之所以成为铁杆中医，可以说是被逼出来的。来找我看病的患者，很多是慕名求医的，有珠三角的，有外省的，有港澳台的，有外国的。这些患者往往在三甲医院治过几遍，没有效果。我若再重复用他们的办法（西医疗法），结果必然是失败。我只好尝试用中医治疗，结果有效了，奇迹出现了。就这样我同中医难舍难分了。

问：是否可以"废医存药"？

答：绝对不行。没有中医理论指导的临床实践，犹如盲人骑瞎马，乱闯乱碰。现在的综合性医院，不规范使用中成药现象很普遍。如抗病毒口服液，说明书写得很明确：用于风热型感冒、流感。西医医生往往一遇到病毒性感冒不辨证就使用此药。若是遇到风寒感冒或阳虚感冒，那就反了，病情肯定加重。此时，有些医生会骂中医不科学，中药没效果。事实上，这不是中医的过错，恰恰是您没用中医理论做指导，没有正确辨出这种病毒性感冒属风热证、风寒证或其他证的恶果。

问：中医理论是不是没有其他科学那么精确？

答：中医的概念是明确的，如寒证就是寒证，绝不是热证。但中医学的许多描述适于模糊思维，世人没有必要为此大惊小怪！不少人认为，作为自然科学工具的数学是最精确的。然而无论从数学发展的历史，还是从数学认识的对象、过程及其方法来看，数学都应该是精确性与模糊性的对立统一体。如无穷大"∞"就是模糊的。模糊是绝对的，精确是相对的。现代科学技术研究的对象越来越复杂，由于人们的认识能力有限，难于精确把握。越是复杂的事物，模糊思维发挥作用的可能性越大。又如宇宙中普通物质只占 4%，23% 的物质为暗物质，73% 是暗能量。我们未知的东西太多，精确认知的事物太少。西医也一样,翻开内科教科书,除了细菌、病毒、寄生虫等感染外,其他很多疾病病因不明确,临床上只能对症处理。即使有明确病因的病毒感染,临床上仍缺乏有效的抗病毒药物。

问:中医有没有动物实验?

答:过去的中医虽没有用大白鼠、小白兔做实验,但很注重人体的亲身体验。古书记载,神农尝百草,日遇七十二毒。目前仍有一些名医还亲尝体验附子等药物的毒性。我学习针灸时,为了体会针感得气,第一针亲自扎在自己的合谷穴上,第二针扎在自己的足三里穴。反复在人体验证的经验,难道还没有在动物身上得到的数据可靠吗?

问:自然科学发展过程中新发现的理论常常对以往的理论进行否定。今天的中医学为何还是以几千年前的阴阳理论为指导?

答:阴阳这个概念体现了古人的大智慧,它大得很,我常告诉学生:"阴阳是个筐,整个宇宙可以往里装。"正如《易传》说:"一阴一阳之谓道";《老子》说:"万物负阴而抱阳";《素问》说:"阴阳者,天地之道也,万物之纲纪,变化之父母,生杀之本始,神明之府也"。我们只能发挥它,运用它,但没有办法推翻它。而具体到某一事物时,阴阳是可以被改变的。如《素问·生气通天论》中"阳气者,一日而主外,平旦人气生,日中而阳气隆,日西而阳气已虚"。这种规律存在的前提是我们生存的宇宙相对平衡。如果有一天地球偏离了目前的轨道,离太阳太近或太远,地球就会变成一团火或一块冰,这种昼夜阴阳的变化就不是现在这个样子了。果真如此的话,我们人类和其他生命体就消失了。

问:很多人认为,中医可以调理身体。那么中医能否治疗危重疑难病?

答:中医调理身体的优势是其他医学无法比拟的,老百姓这样认为是客观的,亲身体验过的。但如果一个中医师讲出这样的话,我感到是一种奇耻大辱!自古到今,中医名家都是治疗疑难危重症的高手,如华佗、扁鹊、张仲景。绝不是不痛不痒调理身体这么简单!又如我的恩师李振华教授就是治疗危重传染病的圣手。1970年7月,河南省禹县大肆流行乙型脑炎,县人民医院8天收治83位患者,虽经西医治疗,仍死亡32个,且多是小儿。李老临危受命,舍身忘己,日夜守候在病房,长达3个月。他运用中医温病理论结合自己的临证经验,使患者转危为安,在随后新收治的132个患者中,治愈率高达92.7%,且没有一例发生死亡。

问：不少人感叹：中医很多，但好中医很少，能攻克危重疑难病的中医更是凤毛麟角，少之又少。中医院校近年不断扩招，培养的好中医怎么如此缺少？到底什么地方出现了问题？

答：学好中医不仅需要悟性，而且要胆大心细，还要下苦功学好中医经典理论并反复实践。现在的中医教育体系，基本上是中医、西医课程同时开设，中医老师讲一套（如脾胃为后天之本，脾胃气绝，人就会死亡）；西医老师讲另一套（脾脏是一个淋巴器官，切掉后人照样可以生存）。对于一张白纸的初学者来说，一片茫然，不知道听谁的是好。五年一晃过去，中医经典理论"一瓶不满，半瓶咣当"，而且缺乏用纯中医治疗危重疑难病的实践经验，甚至掺用西医的分析思维模式、用西医的理论来指导中医临床。这也导致不少大学培养不出临床上有实际医术的中医师。更糟糕的是不少临床类的中医硕士或博士研究生，业界戏称为有（科研）"成果"，没（临床）"效果"。他们热衷于用西医的分析思维，在中医药学研究上出成果，成为"中医界"人才；同时临床治病能力却相当低下（如2014年8月在广州召开的第二十六届全国中西医结合消化系统疾病学术研讨会上，我听了几位博士生宣读的论文，感到忧心忡忡。尽管有些已经研究到分子基因水平，当一位教授问他："你研究的课题所使用的中医方子，临床效果怎样？"他回答："不清楚。我只是研究了实验这个部分。"这位教授接着说："如果临床效果不行，你的研究没有任何意义！"）。如此多的缺乏中医临床能力的中医师出现，他们自己也不得不向对自身能力要求低一些的西医方法学习，才能生存。这样更进一步削弱了中医的影响，给社会一个中医不行的印象。中医师生存堪忧，反过来又让优秀的学子不敢选学中医，如此形成恶性循环。

问：那么中医要回到什么样的理论来指导呢？

答：临床中还是要回到祖国传统的中医理论上来，阴阳五行，藏象经络，气血津液，病因病机，治病求本，因人、因时、因地制宜等，这些理论能体现出不同时间、不同环境对人体健康的影响。按照这些理论，同样的疾病，发生在不同的时间，有可能需要用不同的药物、不同的治疗方案来处理。1954年夏季河北省石家庄地区爆发流行性乙型脑炎（简称"乙脑"）疫情，在西医治疗束手无策的情况下，当地卫生局请出当时石家庄最有名的7名老中医组成了中医治疗乙脑专家小组，以郭可明老中医为组长。郭老观察疫情后辨证施治，给出了"白虎汤"药方，很快平息了乙脑疫情。此方即刻被当时各大医院、高校和医学研究机构视为至宝。1956 年，北京地区在长夏季节也发生了乙脑大流行，于是国家医学研究机构满怀信心地推出"白虎汤"控制疫情，结果毫无作用。于是相关人员便带着问题请教由卫生部派来的蒲辅周教授。蒲老翻阅文献，通过全面客观分析，认为之前石家庄地区发病是因天暑地热，属暑温偏热，采用白虎汤辛凉透邪，清气泄热，切中病机。如今北京地区发病则因长夏多雨，属暑温偏湿，改用湿温法诊治，用杏仁滑石汤、三仁汤等化裁通阳利湿，大获神效，使许多垂危患者起死回生，挽救了大量患者的生命。这一例子鲜明地体现了中医学天、地、人合一，治病讲究因人、因地、因时制宜，也说明了"活应万变"的道理。

问：如何看待中西医的不同？

答：中医强调个体化治疗，像中餐厨师能烹饪出各具特色的风味小吃；西医注重规范化治疗，像西餐厨师做蛋糕定量定制，世界各地的味道都一样。中医用系统论看事物，认为人的生命之气通应于天；西医擅长用分析的思维找问题，往往从微观方面寻求答案。中医重视人体本身的正气，认为正气存内，邪不可干，往往通过鼓舞正气以祛邪外出；西医重视外来邪气，常常通过抗生素直接杀灭细菌、病毒等。

临床上，正因为中西医学思维方式不同，对同一疾病的切入点也不同，治疗结果也大相径庭。许多看似疑难、危重的患者中医常常令其起死回生，许多不可思议的疗效常出现在我们的生活中，如果仅仅局限于从西医学的角度理解中医药的疗效，是无法予以科学解释的。例如，霍香正气水治疗夏秋季节的肠胃炎腹泻疗效很好，这已成为大家的共识；但从细菌学角度研究分析，其所含药物基本没有明显的杀菌作用。又如，上述所讲的 20 世纪 50 年代乙脑大流行，中药白虎汤立下了汗马功劳，但后经西医病毒学研究，该药中也基本没有明显的杀菌抗病毒作用的成分。我的母校有位吕承全老师，1980 年 7 月治疗一马姓男患者，西医医院已下病危通知，诊为肺源性心脏病心力衰竭并发肺部霉菌感染。中医用附子、干姜、红参、肉桂等药治疗，3 剂服下，转危为安，精神转佳，霉菌消失。但上述附子、干姜等药物在体外实验，几乎对霉菌没什么杀灭作用。临床多年以后我才明白：人体其实很神奇！生理情况下，它本身就有杀灭病毒、病菌的本领；只有在生病时，这种本领才降低或丧失。我们用中医药恢复人体正气，平衡人体阴阳，使之回归到生理状态，此时人体杀灭毒菌的本领又恢复了。不用抗生素也能起到抗生素的作用，而且不用担心抗药的问题。这就是中医治病的奥妙所在！

用西方医学体系来看这些理论，可能有一些不能解释的地方。这个不要紧，慢慢研究，在更高的科学层次中，它们必然是相融相通的；但目前这个层次，有些东西不相融、不相通，用西方科学体系还解释不了。但我们最终要看疗效，用中医学这一自成体系的传统理论能解释得了，用于临床治疗有真实效果，这就对了。我们可以从实践中总结经验，大胆运用，然后再争取在理论解释上取得突破。其他学科也一样，如"四色定理"直到1976年才借助计算机证明是正确的，但在被证明之前的时代，一直被出版界当作真理使用。

问：既然中西医差别很大，到底还能不能搞中西医结合？能否对中医进行多学科研究？

答：从西医学或者范围更广的现代科学多角度研究中医药是一件好事。他们都能从这个宝库中捡到有用的东西，为人类作出贡献。但中西医理论上的高度融合一时半会儿还做不到。几代人肯定不行，几十代人以后呢？也许行！然而中医和西医都是研究人体的，共同的使命都是防病治病，保健康复的，所以临床上需要互相借鉴对方的成果，也可以称之为中西医结合。例如一个脾胃气虚的胃病患者，中医借鉴西医或称为现代科技的检查，如胃镜、病理、CT等，对判断预后及选择适宜的治疗方案有帮助。若是消化性溃疡，服中药4~6周就行了；若是萎缩性胃炎，服中药要坚持6个月至1年；若是没有转移的胃癌，应先做手术，然后长期服中药，防止复发。这里需要强调的是：用中药时一定要以中医理论为指导，坚持理论自信，道路自信，不受西医微观指标的"干扰"；否则，就不会取得良好的临床疗效！同时，西医也在自觉或不自觉地学习中医的长处。如家庭病床、全科医生、生物－心理－社会医学模式等不是西医发明的，而中医在这些方面一直处于领先地位，近些年西医也把这些理念运用到自己的领域里来。又如西医用来治疗恶性疟疾的青蒿素也是从中医借来的，它是运用现代科学方法从中医药这个宝库中提炼出的一个宝贝。但话又说回来，青蒿素的研制成功，并不代表中西医理论上的高度结合，也不是真正意义上的中医现代化，它对辨证论治的临床实践并没有指导意义。总之，中西医理论上的高度融合可谓任重道远！

问：有种说法，古时候的中医亲自采药，草药都是野生的，药效足。现代的中药大多是种植的，受经济利益驱动，注重产量，草药生长时间短，药效降低。因此参照古方的分量开中药方，相当于药量用少了，不会达到预期的治疗效果。这种说法对不对？

答：现代种植的草药，与野生的相比，确实有一定的药效降低，但依临床经验看，只要辨证准确，用药精当，人工种植的中药炮制规范，临床疗效还是令人满意的。至于剂量，可适当增加。但主要还是在辨证论治上下功夫。

问：有报道指出，一些中药被华人带到国外，被外国的机构检验发现含有对人体有害的成分，你怎么看这事？

答：个别中药确实含有引起毒副作用的成分。但可从三个方面看这个事情：一是一些有毒副作用的成分，在整个中药汤剂中，有其他的药物配伍，以减弱它的毒副作用影响（如生姜可以减轻生半夏的副作用），而让它的治疗作用发挥出来；二是治疗要区分主要矛盾和次要矛盾，如果人患病了，有药确实可以治，但有毒副作用，在没有其他药物选择的情况下，也应先用此药，等主要治疗方向完成后，再处理它的毒副作用的影响，不能因小失大，因噎废食；三是有毒副作用的药用于治疗危重疑难病时，毒副作用常常表现不出来，这就是《内经》所谓的"有故无殒，亦无殒也"。

对于西医来说，它的大部分药物也一样有毒副作用，有的甚至毒副作用很大，也是需要在严格控制的情况下审慎使用的。

问：治病时使用冬虫夏草、人参、鹿茸这样的贵重药，是否效果会好些？

答：不一定。主要是看当时的具体情况，辨证用药最重要。有句话叫作"人参杀人无过，大黄救人无功"，是指体质实热之人，盲目进补，过用人参，也会给人体带来相当大的副作用，可惜患者不知道是人参造成的；此时若用大黄治疗，实热证很快就好了，因为大黄价钱便宜，喜欢进补之人并不承认是大黄的功劳。

问：成为一个好中医，您认为需要什么素质？

答：下苦功学好中医经典并反复实践。要有英雄肝胆、菩萨心肠、悟性头脑。

问：能否具体讲一下"悟性"？

答：即在某一特定因素、特定环境下豁然开朗，一下子明白了道理或在实践中渐渐明白了道理。我国著名舞蹈家杨丽萍，没有进过正规的舞蹈学校，却通过舞蹈把孔雀表演得惟妙惟肖！她的老师不是书本，也不是名人，而是蓝天白云、高山大海、小鸟虫鱼、风声雨声、花开花落……六祖惠能，三岁丧父，目不识丁，却口传心授《六祖坛经》，成为佛教禅宗的经典之一。我本人可以说是五音不全，但经常漫步汾江河边的河滨路，乘凉养息，情不自禁捋着老榕树长长的胡须，也创作出《老榕树》歌曲，在《歌海》杂志上正式发表，并在佛山电台公开播放。说了这么多，概括一句话：顿悟是个别人的天赋，对多数人而言，学习中医的悟性在实践，在临床……

问： 您认为当前中医界最缺少什么？

答： 良医。常言道："名医很多，良医难求。"中医队伍不缺硕士博士，也不缺教授博导，缺的是临床实践家，也就是真正能治病的大夫。就好似佛教界不缺和尚，缺的是像本焕长老一样身体力行的高僧大德。

问： 如何看待"名中医"或"优秀中医"称号？

答： "道可道，非常道；名可名，非常名。"静能生慧，过多的名对自由的灵魂是一种羁绊。名医是治病治出来的，不是靠人为评出来的。

问： 您上大学之前，是否了解中医药知识？

答： 谈不上了解。但有三件事对我影响挺深！其一：小时候，我的父亲（谢汉林）给我讲过这样一件事：有一年，我的曾祖母突然中风，昏迷不醒。速请来父亲的三外公（南阳名医）紧急救治，一根银针扎下去，我的曾祖母竟然能够开口说话了。当时，我幼小的心灵感觉到：中医的银针太神奇了！其二：我15岁之前几乎没有打过吊针。伤风感冒时，母亲常给我煮生姜、葱白、红糖汤，然后盖住被子出点汗；咳嗽时常煮炙桑白皮、杏仁、橘红汤；消化不良时，常煮炒空豆（实质上就是山楂）、神曲水让我喝。说来也怪，如此服一两次，我的病往往就好了。事实上我的母亲（马梅兰）差不多成了我的保健医生。其三：1984年我高中毕业时，本来可以入读郑州大学物理系。但在内乡一中教物理的谢文超恩师关心地告诉我："海青，你报考物理系是想拿诺贝尔奖吧？我可以遗憾地告诉你，中国大陆未来三十年不可能产生诺贝尔物理学奖。你必须走出国门才有点可能。但依你的身体和经济状况看，出国难度是很大的。不如报考中医学院吧？"我即刻回答："中医学院名字很土，为什么不能报医学院？"谢老师循循善诱地说："中医的根基是中华文化、整体观念。你进入中医学院先学好中医，然后再学习西医就相对容易了。如此就能掌握中西医两种医学的长处了。反过来，先学西医，以实验为基础，再学中医，就没那么容易接受了。"就这样，我步入了神圣的中医学殿堂。

问： 您上大学时面对中医理论有无感到"迷茫"？

答： 我上小学时，正值"文革"末期，天天批判阴阳、八卦为封建迷信。到上大学时，竟然学习《易经》、阴阳，真是一下子转不过弯儿。但还是囫囵吞枣地死记硬背了。当时最感兴趣的还是西医课程，如解剖、生理、药理等。因为后者同我的高中理科课程衔接紧密。

问： 那什么时候您对中医的"迷茫"消逝了？

答： 大学三年级见习的时候，我首先在郑州市的省、市级西医院见习，有些病限于当时的医疗条件，老师讲无法治疗。但后来在中医学院的一附院，发现同样的病竟然被治好了。我想：能治好疑难病的中医学肯定蕴藏着深奥的道理吧？！于是我暗下决心：考研究生，跟名师学习。尽管我的总成绩为全校第1名，心里还是很不踏实，因为李振华教授的研究生往往需要2年以上临床经验。由于李老非常爱才，通过面试，我幸运地成为国医大师李振华院长的关门弟子！李老言传身教，让我醍醐灌顶，恍然大悟！

问： 对初出校门刚毕业的学生，您最想讲的一句话是什么？

答： 医学是最难的事，人命所系。刚毕业拿到文凭，还算不得医生，必须在临床实践中进行磨炼。书本上的学问要能用在临床经验上，只有从临床经验中得来的学问与技术方才算是真正的知识。正如胡适所讲的，"医学一面是学，一面又是术，一面是知，一面又是行。一个医生的造成，全靠知行的合一，即行即知，即知即行，越行越知，越知越行的工巧精妙"。

问： 对有一定临床经验的学生，您最想讲的一句话是什么？

答： 大画家齐白石有句名言："学我者生，似我者死。"学生一定要弄明白医理，搞清楚辨证的规律及老师的用药技巧。而不是生搬硬套抄死方。有一定经验的进修生学习时最好坚持"拿来主义"。

问： 您最想同患者说的一句话是什么？

答： 不要迷信大医院；不要迷信专家；不要迷信高学历。唯一相信的是效果。

问： 最后一个问题：您从医这么多年，感觉自己同患者是一种什么样的关系？

答： 朋友或战友关系。患者想把病治好，我想治好病，目标一致啊！但绝对不是客户关系（至少在我灵魂深处是如此）。特别在遇到危重、疑难问题时，刻不容缓，分秒必争，医生、患者、家属必须拧成一股绳，共同对付疾病这个恶魔，就像在同一战壕里的战友，对付共同的敌人一样；否则，无法

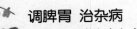

打胜仗。一般人认为，医生治好病，患者挺感激的；而我好多时候由衷地感谢患者！因为我治愈每一例疑难病症，创造的每一个奇迹，都与患者对我的无限信任分不开。

我的学术思想

天地宇宙，元气为本，气化所生。

天地宇宙蕴含着气一元论的原理，宇宙万物从无到有，始于混沌元气。《素问·天元纪大论》曰："太虚寥廓，肇基化元，万物资始。"元气为气化之始，又贯穿在天地万物之中，元气含有阴阳。邵伯温《语录》说："天地万物莫不以一为本，原于一而衍之以为万，穷天下之数而复归于一。"其中的"一"指的就是元气。《易》从无极到太极，从太极到两仪，从两仪到四象，从四象到八卦，又从八经卦到六十四别卦，无不体现一个"变"字。其中的"太极"就是元气，既是宇宙万物的本原，又蕴含在天地万物之中。道家创造了气一元论思想，强调精气是构成万物的基础。老子《道德经》曰："道生一，一生二，二生三，三生万物。"宇宙万物的总根源是"混而为一"的"道"，对于千姿百态的万物而言，"道"是独一无二的。"一"是老子用以代替"道"这一概念的数字表示，即"道"是绝对无偶的。"一"指的便是元气。天体物理学认为：宇宙是从没有时间、没有空间、没有物质，也没有能量的"无"开始，因量子力学的"穿隧效应"而突然诞生的。科学家们确信，宇宙是由大约150亿年前发生的一次大爆炸形成的。随着温度逐渐冷却，后来相继出现宇宙中的所有星系、恒星、行星乃至生命。这种宇宙产生于无的过程和易学"无极生太极"、老子"道生于无"的道理很相似。

人身与天地宇宙一样，也是气构成的。《管子·心术》曰："气者，身之充也。"人的生死都是很自然的事情：人之生也，由无至有，聚气而成，顺时而来，合自然之理；人之死也，由有归无，散气而灭，顺时而去，合自然之理也。如《庄子·知北游》曰："人之生，气之聚也，聚则为生，散则为死，故曰通天下一气耳。"

气化，指气的化生、变化，有气方有化。运动变化产生万事万物（包含人），运动变化才能"通"、才能"久"。如《易传·系辞》曰："在天成象，在地成形，变化见矣"；"穷则变，变则通，通则久"。《素问·天元纪大论》曰："物生谓之化"，"物极谓之变"。《易经》原文有"乾，元亨利贞"，认为乾元是气化之源始。乾为阳刚，元为万物之始，故万物赖资乾元而生化不息；坤为纯阴，为乾元化生的物质基础。

《易传·系辞上》云："一阖一辟谓之变。"即言宇宙之门一闭一开，万物一入一出谓之变。人体气机变化也如宇宙天地一样，如《素问·六微旨大论》曰："升降出入，无器不有"；"非出入则无以生长壮老已，非升降则无以生长化收藏"。如升降出入运动停止，则生命终结，故"出入废则神机化灭，升降息则气立孤危"。升降出入运动是维持人体内外环境动态平衡的保证，升降与出入配合，共同完成升清降浊的作用。有升必有降，无出亦无入，升降是体内里气之间的联系，出入则是里气与外气的交接，有出入才能保证体内外环境的统一，从而维持着人体的生命活动。可见升降出入运动是人体脏腑气机的运动形式，也是人体脏腑功能的体现，对人体生命的存亡有着重要意义。

清浊升降是人体气机圆运动的核心。升清，谓升其清阳；降浊，即降其浊阴。"清阳"与"浊阴"皆为体内的水谷精微所产生，其清轻升发部分是为清阳，浓浊降泄部分则为浊阴。浊阴既包含较重浊的营养物质，也包括体内产生的糟粕。清浊的升降出入是一个圆的运转过程。在呼吸吐纳功能上，肺主呼气，肾主纳气，同样构成一个呼吸圆周。又如脏腑的生克制化，经络的往复循环，气血的周流不息，心肺之间的气血升降，肝胆之间的精汁升降，无不是圆的运动形式。其中中土枢轴转动最为重要，肝脾温升而肺胃凉降，共同完成脏腑的升降功能，从而完成人体的气血升降运动。脾气主升，升举之力不足，则出现一系列下陷之证，行散之力不足，易湿聚困脾。脾为太阴湿土，喜燥恶湿，易为湿困，脾为湿困，则升举不能。胃气以通为用，以降为顺。胃失通降则聚而生热，热灼津液易伤胃阴。胃为阳明燥土，多气多血之脏，喜润而恶燥，病理上则易伤胃阴。阴虚则又助火生。总之，脾胃居中，脾升胃降为脏腑气机之枢纽。脾不升发，胃不通降则一身气机紊乱。治疗上调理脾胃升降，则全身气机通畅，升降出入和谐，气血周流不息，起到纲举目张的作用。又因为气是构成人体的根本，故临床上注重气药的应用，尤其是补气升提药的应用。

一、人体后天，中气为本

中气即为脾胃之功能。脾与胃，一脏一腑，一阴一阳，经脉相贯，升降相因，不单是指完成消化、吸收、营养功能的消化系统，而且化生气血，营养五脏六腑、四肢百骸、五官九窍、皮肉筋脉，包括诸多系统的部分职能，而为后天之本。正如《周易·坤卦·象》曰："至哉坤元！万物资生，乃顺承天。坤厚载物，德合无疆。"即言坤为土地，为万物之母，重要之至。《素问·太阴阳明论》亦曰："脾者土也……土者，生万物而法天地。"现代多学科、多层次的研究结果也认为：脾胃与消化、免疫、内分泌、心功能、自主神经等息息相关。由于生理上的密切联系，病理上其他脏腑疾病可以影响脾胃，脾胃病又可波及其他脏腑，最终形成以脾胃为枢纽的病理机制。即东垣所谓的"百病皆由脾胃衰而生也"。治疗上常常"调脾胃以治五脏"。对于内科杂病，甚或疑难怪症（不论是否属于西医学消化系统疾病），常可以运用调理脾胃之法治疗。依个人体会，只要没有明显的、单纯的实热证或阴虚火旺证，若见舌质淡，舌体胖，或兼齿痕，或舌苔白腻，或倦怠乏力，或脉虚弱，或滑而无力，不论何病，皆可从健脾入手进行组方，或配以疏肝，或参以和胃，或佐以温阳，或合以清热，或伍以散邪……

二、阴火为病，上蹿下跳，无处不到，导致多种怪病顽疾

脾胃气虚，中气不足是阴火产生的根本原因。

一方面，脾胃亏虚，元气不足，心火炽盛。《脾胃论》曰："元气不足，而心火独盛。心火者，阴火也，起于下焦，其系于心，心不主令，相火代之。"东垣认为，元气不足导致的心火为阴火，阴火并不是心阳，而是下焦离位的相火。"相火，下焦包络之火，元气之贼也"，相火为下焦（肾）之阳气，是命门之火。在正常情况下，它对五脏六腑有温养作用，即为"少火"。我们知道，少火之所以能安居其位，有赖于脾气脾阳充足，脾气健旺，脾土发挥敦阜、监护的功能，所谓"土厚火自敛"。若"脾胃气虚，下流于肾"，抑遏源于下焦之相火，则迫使其由原本能生气之少火，变成贼害元气的壮火。

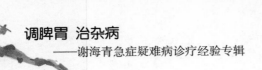
这种火离位上行，上冲至胸，与手厥阴心包经相连，成为包络之火。故出现"气高而喘，身热而烦，脉洪大而头痛"这样一些临床症状。

另一方面，中气下陷，谷气下流，湿郁发热。《内外伤辨惑论》曰：此发热，乃由"肾间受脾胃下流之湿气，闭塞其下，致阴火上冲，作蒸蒸而燥热"。这是李杲"气虚发热"的又一病机，发热并非外来之邪所致，而是因为脾胃气虚，不能升清，水谷精微等清气反下流成湿，致湿气闭塞下焦，郁久而化热。

可见，东垣所指的"阴火"，一指"下焦离位的相火"，二指湿郁化火。

阴火为病，上蹿下跳，无处不到。导致多种怪病顽疾。如：气虚发热身如火烧、面红如涂脂，以及躯体某一部位灼热难忍，长期不愈。治疗上必须补中益气，潜降阴火。绝对不能单独使用清热泻火之品，否则苦寒伤胃，中气更伤，阴火更旺，病情愈重。这就犯了"虚虚实实"之戒。

三、脾气过虚致肺气无主，少气疲倦重用黄芪

脾与肺同属太阴，肺脉起于中焦（脾胃），还循胃口；脾脉夹咽两旁（肺系），经脉互有联系。生理上，肺脾共同参与气、血、津液的生成和水液代谢。首先，肺主气，脾生气，脾为生气之源，肺为主气之枢。肺司呼吸而纳清气，脾主运化而生水谷精气。清气和水谷精气是生成气的主要后天物质。其次，血来源于两个方面：除先天之精所化外，后天主要是脾将其消化吸收的水谷精微上输于肺，与肺吸入的清气相结合，通过肺的气化而生成。再次，脾主运化水湿，肺主宣发肃降、通调水道，二者均为调节水液代谢的重要脏器。津液是饮食水谷经胃肠吸收，上输于脾，通过脾的散精作用上归于肺，再经肺的气化布散全身。最后，从气机升降来看，脾胃升降是脏腑气机升降的枢纽。中土枢轴转动，肝脾温升而肺胃凉降，共同完成脏腑的升降功能，从而完成人体的气血升降运动。肺主呼吸之气，呼浊吸清，吐故纳新，即是气的升降出入运动。

病理上，肺与脾相互影响。其一，肺病日久可以影响到脾。如肺气虚衰，宣降失职，可引起水液代谢不利，造成湿停中焦，脾阳受困，出现痰饮、腹胀、水肿、便溏等病症。其二，脾气虚弱，常可导致肺气不足而见体倦无力、少气懒言等症；脾失健运，水湿不行，聚而为痰，影响肺气宣降，出现喘咳

痰多等症（"脾为生痰之源，肺为贮痰之器"）。

由于肺脾在生理上的相互促进和病理上的相互影响，临床上凡是脾气过虚致肺气无主，气虚不运，进一步导致血虚不荣、津液不化、升举无力、瘀血阻滞及元气大虚，症见体倦无力、少气懒言等，常加入大量黄芪（30g、60g、90g、120g甚至360g）大补元气。黄芪尤善补肺，提升一身之阳气；且力专而行走，周行全身，使气行血通。此时气虚严重，常常是脾气虚弱进一步发展，导致肺不能主一身之气。若黄芪用量过小，犹如隔靴搔痒，无济于事。

四、脾阳过虚致肾阳失温，治脾不效当温补肾阳

生理上，脾与肾的关系主要反映在先后天相互资生和水液代谢方面。

一方面，脾主运化水谷精微，化生气血，为后天之本；肾藏精，主命门真火，为先天之本。"先天为后天之根"。脾的运化，必须得肾阳的温煦蒸化，始能健运。肾精又赖脾运化水谷精微的不断补充，才能充盛。这充分说明了先天温养后天，后天补养先天的辩证关系。

另一方面，脾主运化水湿，肾主水司开合。脾的运化须肾阳的温煦蒸化；肾司开合又受脾气的制约，即所谓"土能制水"。脾肾相互协作，共同完成水液的新陈代谢。

病理上，脾与肾相互影响，互为因果。如肾阳不足，不能温煦脾阳，致脾阳不振；或脾阳久虚，进而损及肾阳，引起肾阳亦虚，二者最终均可导致腹部冷痛、下利清谷、五更泄泻、水肿等脾肾阳虚证候的发生。

"肾为先天"，"脾为后天"，先天固然重要，但出生以后在一定程度上后天对人体的健康起着决定性作用。平素脾虚多于肾虚，治疗上"补肾不若补脾"。然脾阳过虚导致肾阳失温，治脾不效时应当温补肾阳。即使没有明显的肾阳虚症状，补脾不效时，也可加入附子、肉桂等温补肾阳之品而常常获效。

五、治头面诸病，擅长用祛风透窍药

《内经》曰："伤于风者上先受之。"故头面诸疾，往往风邪为患，治疗上常用祛风透窍药。临床上，即使属于内伤杂病，活用祛风透窍药也常取得

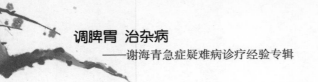
意想不到的效果。

所谓祛风透窍药，是指那些质轻气清、具有疏解宣透作用的药物，如麻黄、桂枝、荆芥、防风、辛夷花、苏叶、白芷、羌活、独活、柴胡、升麻、葛根、牛蒡子、蔓荆子、蝉蜕、藁本、细辛、葱白、生姜等，其药皆具辛味，性凉或温，属传统的解表类药物。

风药开腠理。头面诸病，不论内伤、外感，但见腠理闭郁者，如一侧面部无汗，皆当疏之散之，凡病有邪者，皆宜先疏解卫分，令腠理调和，宜用风药。

风药和营卫。头汗多或一边出汗，常用桂枝合白芍调和营卫，则汗出自止。

风药止项痛。凡项部僵硬、疼痛，不管外感、内伤，如颈椎病等，常加入大量风药葛根。

风药止瘙痒。若头面部皮肤瘙痒，如湿疹、激素性皮炎、荨麻疹，以及耳痒、鼻痒、咽痒、眼痒等，为风湿热邪蕴结。治疗上除清热化湿之外，宜加风药疏散，如荆芥、蝉蜕等，则腠理和调，其痒自止。

风药散火郁。乳蛾等火郁者，火热内郁不得宣泄，其人必发热、烦躁甚则懔懔恶寒，发之令疏散也。宜用风药疏其腠理，火郁可得外泄。

风药透伏邪。杂病热郁血分，深伏不解，用清热解毒凉血法难以奏效，必兼用风药宣解，使血分伏邪有外透之机。风药入血，透邪外出，则邪自化解。治痤疮除用清热解毒化瘀之品外，必兼用风药，即是透邪之义。

风药治头痛。前额痛用白芷，头侧痛用柴胡，头顶痛用藁本，高血压病头痛也可在辨证用药的基础上加入白芷、菊花之类风药，血虚头痛也常加入蔓荆子等祛风药。

风药通鼻窍。鼻塞、喷嚏诸疾，不用辛夷花、苍耳子、葱白、白芷诸风药，则难以奏效。

风药利咽喉。凡咽喉红肿疼痛，为喉痹、乳蛾之类，甚至汤水不能下咽者，为火郁之甚。不可专事清凉，应合风药以消肿利咽，亦"火郁发之"之义。

风药通经络。凡因邪气阻滞经络者，宜用风药行经通络。如耳痒兼耳闭，如隔墙听音，皆是经络阻滞不通之故，宜借白芷、柴胡诸风药行散之力而通之则效。

风药消水肿。头面部水肿，治之不可不用麻黄、防己诸风药。开鬼门则水湿可去，水肿可消。《金匮》云："腰以上肿，当发汗乃愈。"发汗者疏通腠理之义也，非风药而不能为之。

风药升清阳。风药轻清上浮，善能升发脾胃清阳之气。凡升降失常，清阳不升，如眼睑下垂者用柴胡、升麻等，即是此义。

风药胜湿邪。湿邪胶固难化，治之不外芳香化湿、苦温燥湿、淡渗利湿。诸法之外，又有风以胜湿之法。湿乃土之气，风乃木之气，木能胜土，风能胜湿，乃五行相胜之理；湿盛于地，唯风能干之，亦自然之理。风药味辛能行善散，疏调气机，内利三焦，外通腠理，使湿邪外出有路。故湿热为病，如口腔溃疡，常加入生姜；痰湿型高血压病头痛，常用白芷。必假风药以胜之。

六、治癌症痼疾，擅长用相反相畏药

癌症痼疾病机复杂多变，临床上寒热错杂，瘀血痰浊胶结，正虚邪实并见。这些矛盾病机往往难分难解，使用药性平和之品很难纠正人体生病时的阴阳寒热失调，无法达到"阴平阳秘"、平衡谐和的状态，常常无功而返。面对非常病情，必使用非常手段方能奏效。中药"十八反"和"十九畏"中列出：甘草反海藻，丁香畏郁金；人参畏五灵脂。相反相畏药本身就是一对矛盾，能补能通，相反相激，针对顽症痼疾之矛盾病机，恰能起到能解能开、相反相成的作用。如海藻与甘草同用，相反相激，使"激之以溃其坚"；人参与五灵脂相伍，一补一通，益气化瘀定痛；丁香与郁金同用，温中降逆，理气开郁，活血化瘀。用于治疗各种癌症，均可在辨证用药的基础上加入，后者（丁香与郁金同用）尤其适用于消化系统肿瘤出现胃脘痞闷、食欲不振、腹部刺痛、胁肋胀痛等症，如胰腺癌、肝胆癌、胃肠癌等。临床上"十八反"和"十九畏"并非绝对的配伍禁忌，诸多医家如国医大师李振华教授，据证联用相反相畏药辨治疑难重症，屡获奇效，尚未发现毒副作用。诚如《素问·六元正纪大论》云："有故无殒，亦无殒也。"

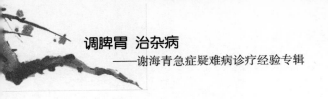

七、辛开苦降助升降，寒温并用（黄）连与（干）姜

辛开苦降法，又称辛苦通降法，属中医学八法中"和法"的范畴，是将辛热（温）和苦寒（凉）两种药性截然相反的药物配伍使用，同组一方，起到平调寒热、燮理阴阳、调畅气机的作用，用以治疗脏腑功能失调、寒热错杂、气机逆乱、升降失常的病证。黄芩、黄连与干姜配伍是一升一降、一苦一辛，对应病机多为寒热错杂、升降失常、虚实互见。病位多以脾胃为主。脾胃居中，脾升胃降为脏腑气机之枢纽。脾不升发，胃不通降，则一身气机紊乱。临床上用辛开苦降法调理脾胃升降，则全身气机通畅，升降出入和谐。

八、剧痛若为寒，附子用在前

寒邪致病具有伤阳、凝滞、收引三个特点，在病理过程中常是互相影响的。伤阳可加重寒凝、收引；寒凝、收引之性常同时并作，又可再伤阳气。三者互为因果，加重病情。

其中寒性凝滞即凝结、阻滞不通的意思。脾肾阳虚，复感受寒邪，寒伤阳气，阳气失于温煦和推动，可使气血津液运行迟缓、凝闭阻滞不通而痛。如《素问·举痛论》曰："寒气入经而稽迟，泣而不行，客于脉外则血少，客于脉中则气不通，故卒然而痛。"寒为阴邪，其性清冷，故寒邪所致疼痛多为冷痛或剧痛，得温痛减，遇寒加重。

附子味辛、甘，大热。主入心、肾、脾经。有回阳救逆、补火助阳、散寒止痛之功。彻内彻外，善治一切沉寒痼冷之疾。引发散药开腠理，以祛在表之风寒；引温里药达下焦，以除在里之冷湿。凡三焦经络，诸脏诸腑，果真有寒导致的疼痛，如剧烈头痛、腹痛、四肢痛等，无可不治。不论外寒久留或脾肾虚寒复感寒邪引起剧烈疼痛，加入附子每能奏效。

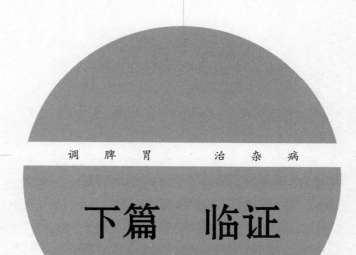

调脾胃　治杂病

下篇　临证

急症重症

国医大师邓铁涛教授讲：中医绝不是慢郎中。

临床上有患者说："医生，我没有多大事，只想请你们中医调理调理。"或者讲："中医是慢郎中，治病就需慢慢来。"听到这些话，我常常羞愧得面红耳赤。怎么今天的中医在某些人心目中会"沦落"到如此地步?!

产生这种偏见的原因，主要是现代社会西医院林立，中医基本失去了临床急救的机会；另外，一些技艺不精的中医医生甘心作西医的附属品，这也是一个重要因素。

而事实上，历代名医大都是救急扶危、起死回生的高手。

1. 肺气肿合并感染、肺心病心衰

王某，女，79 岁，佛山市禅城区政协某科长之母。

初诊：2014 年元月 14 日。患者咳嗽、气促、胸闷、心悸 14 天，端坐呼吸、不能平卧 1 周。元旦因感冒引起上症，恶寒、头痛、腰痛，白痰多黏如鼻涕，不停咳吐，鼻、喉、胸、腹到处"不透气"，晚上溏便 1～2 次。曾在广州某医院诊为肺气肿合并感染、肺心病、心衰，予吸氧、理疗、超声、服中西药、输液治疗，病情反而加重，医生解释为抗药所致。患者自己认为不行了（活不了），遂由其女儿接来佛山治疗。刻下诸症如上述，乏力、纳差、手抖。舌质淡，舌体胖，边有齿痕，苔白腻，脉沉弱略滑，数（110 次/分）。双肺呼吸音粗，可闻及湿啰音（布满肺）；双下肢凹陷性水肿（按之如泥，不能穿鞋子）。

证属肺、脾、肾气虚，水饮、痰湿内停，复外感风寒所致。治以大补肺、脾、肾之气，外散风寒，内化水饮。方用小青龙汤加减，含大剂量黄芪、山茱萸等。

处方：桂枝10g，炙麻黄10g，细辛3g，麦冬10g，五味子6g，白芍10g，干姜10g，桔梗15g，浙贝母10g，白芥子10g，北杏仁10g（打），黄芪90g，山茱萸30g，党参15g 白术15g，云茯苓15g，炙甘草6g，法半夏10g，陈皮10g，生姜3片，红枣3枚。3剂，日1剂，水煎2次早晚饭后半小时温服。

二诊：元月17日下午。患者恶寒除，咳嗽、气促、痰多明显减少，纳好转，精神转好，胸闷、心悸减轻，鼻喉胸腹通畅，小便增多。昨天下午始，可半卧休息。左肺湿啰音基本消失，双下肢仍肿，舌脉同前。患者连声说："遇到恩人了，我的病有救了。"上方去党参，加红参10g（另炖），泽泻12g。7剂。患者为了节约钱，每剂药煎3次，分1天半服用。

三诊：元月27日。患者咳嗽咳痰明显减少，气喘好转，无乏力及手抖，纳好，无胸闷，晚上可以平卧（习惯右侧卧位）。查体：心律91次/分，律齐，双肺湿啰音基本消失，双下肢水肿基本消失（可正常穿鞋子）。舌质淡，边有齿痕，苔白腻，脉沉有力，略数（91次/分）。效不更方，上方继服10剂。

四诊：2月10日。患者无诉不适，晚上不用大便，双下肢稍微肿（外观上不觉，压之方知）。舌质淡红，边有齿痕，苔薄腻，脉沉（67次/分）。上方继服7剂。寒流来气温骤降，嘱注意保暖、避风寒。

五诊：2月28日。患者无诉不适，精神面色转佳，心肺听诊基本正常，双下肢无水肿，平时膝关节痛。舌质淡红，边有齿痕，苔薄腻，脉沉有力。上方加川牛膝30g，继服上方15剂巩固而痊愈。

按：本例患者年老体虚，加上患肺气肿、肺心病数年，肺、脾、肾之气皆虚，气化无力，水饮、痰湿内停，复外感风寒之邪，水寒相搏，寒痰、水饮上凌心肺而出现咳嗽、气促、白痰多、黏如鼻涕、不停咳吐，胸闷，鼻、喉、胸、腹到处"不透气"，心悸，端坐呼吸不能平卧，恶寒、头痛、腰痛，晚上溏便1~2次，双下肢凹陷性水肿等症，治以大补肺、脾、肾之气，外散风寒，内化水饮。方中大剂量黄芪、红参（或党参）、山茱萸大补肺、脾、肾元气，巩固根本；桂枝、干姜、细辛、生姜外散风寒，内化水饮；麦冬、五味子、白芍防止姜、辛等药过散过温而耗气伤阴，相反相成；桔梗、浙贝母、白芥子、北杏仁、炙麻黄止咳化痰平喘；白术、云茯苓、炙甘草、法半夏、陈皮、红枣合红参（或党参）培土生金，杜绝生痰之源。尤其值得强调的是桂枝一味，有振奋心阳的功效，对心衰的治疗有独特作用。诸药合用，元气得复，风寒得散，痰饮得化而病愈。

《内经》云："善治者治皮毛。"皮毛在人体的最外层，得卫气之营养，生理上保护内脏，抵御外邪；病理上成为外邪之入路；治疗上可作为邪之出路。本例患者有明显的感冒诱因，刻下有恶寒、头痛等风寒见证，患病虽达半月之久，仍须首先将潜伏体内的风寒之邪从皮毛引出。否则邪之不去，正气怎安？这一指导思想不仅对治疗风寒感冒有意义，而且对危急疑难病尤其重要。

该患者虽有肺感染等炎症，不可用金银花、板蓝根等所谓的消炎之品，而重点放在调节人体本身的阴阳平衡，恢复人体的正气（祛邪也是为了恢复正气），正气一复，炎症自消，不用消炎药而达到消炎之目的，这正是中医治病之奥妙。

2. 外感高热

岑某，男，15岁，荷兰华人，佛山科学技术学院某处长之侄。

初诊：2014年8月4日。患者高热3天，恶寒、头痛、周身骨痛、乏力、纳差，曾在外院输液无效（具体用药不详）。刻下仍高热、恶寒、头身痛、乏力、纳差，体温39.7℃。舌质淡，苔薄腻，脉虚弱。

证属外感风寒入里（虚）化热。治以解肌清热，疏散风寒，健脾和胃。

处方：荆芥10g（后下），防风10g，白芷8g，佩兰10g，荷叶10g，柴胡10g，黄芩10g，葛根15g，桔梗15g，生石膏60g（先煎），党参15g，白术15g，云茯苓15g，生甘草6g，法半夏10g，陈皮10g，生姜3片。3剂，日1剂，水煎2次，早晚饭后半小时温服。

3剂服完，患者高热退却，体温转为正常，头身痛、恶寒、乏力等症状消失，精神转佳，胃口正常。痊愈。

按：本例患者属正气不足，感受风寒之邪所致。太阳经风寒未解，渐次入里化热，传入少阳经及阳明经。因太阳经风寒未解，经气不利，故出现恶寒、头痛、周身骨痛等症状；渐次入里化热，传入少阳经及阳明经，故出现高热；纳差、乏力为脾胃虚弱，胃失和降所致；舌质淡、苔薄腻、脉虚弱均为外感风寒入里（虚）化热之征。处方用荆芥、防风、白芷、生姜解太阳经之邪；柴胡、黄芩和解少阳；葛根、生石膏解邪郁阳明经所化之热；桔梗开宣肺气，有助于祛除邪气；党参、白术、云茯苓、生甘草、法半夏、陈皮健脾和胃，一方面防止黄芩、石膏等药寒凉伤胃，另一方面培补中土，鼓舞正气，有利于祛邪外出；因正值暑天，暑多夹湿，故加入荷叶清热解暑，加入佩兰芳香化湿，此为天人相应理论的具体运用。

暑天本暑气当令，为何感受风寒邪气？这与现代人"贪凉饮冷"的生活方式有关。夏季往往过喝冷饮损伤脾胃，引起正气虚弱，抵抗力下降；或一身热汗，旋即进入空调房。此时风寒邪气常常乘虚而入，导致人体生病。

3. 急性局限性腹膜炎、急性胆管炎、急性胆囊炎

谢某，男，44 岁，湖南人，在清远市清新区打工。曾于 2013 年 11 月 10～11 日在清远市清新区人民医院住院，诊断：①急性局限性腹膜炎；②急性胆管炎；③肝内、外胆管结石；④急性胆囊炎；⑤胆汁淤积。

入院时情况（主要病史及症状体征，有诊断意义的化验及器械检查结果）：因"反复上腹痛 3 年再发加重 2 天"入院。查体：T 36.3℃，R 20 次/分，P 90 次/分，BP 110/73mmHg。专科检查：腹部平坦，无腹壁静脉曲张，未见胃肠型及蠕动波，腹软，上腹部压痛，轻反跳痛，其余腹部无明显压痛及反跳痛，肝、脾肋缘下未触及，Murphy 征阴性，未触及包块，肝上界位于右锁骨中线第 5 肋间，肝区、双肾区无叩痛，无移动性浊音，肠鸣音正常。门诊腹平片示：腹部肠气增多，需结合临床判断。

住院期间病情变化、检查及治疗经过：入院后完善相关检查。血常规检查：白细胞 13.20×10^9/L，红细胞 4.78×10^{12}/L，血红蛋白 137g/L，中性粒细胞比率 91.1%，淋巴细胞比率 7.2%。凝血五项检查：凝血酶原活度 64.4%，纤维蛋白原 5.2g/L，活化部分凝血活酶时间 37.2 秒，D－二聚体 1.38mg/L，余均正常。生化检查：总胆红素（TBIL）93.8μmol/L，直接胆红素（DBIL）10.45μmol/L，谷丙转氨酶 19U/L，淀粉酶 22U/L，谷草转氨酶 24U/L，乳酸脱氢酶 189U/L，肌酸激酶 510U/L，肌酸激酶同工酶 27U/L，钾 3.44mmol/L，葡萄糖 9.58mmol/L。心电图、泌尿系 B 超、胸片检查未见异常。消化系 B 超检查：肝内、外胆管结石，脾、胰腺未见异常。乙肝（－）、肿瘤标志物（－），血沉 26mm/h。入院后予抗炎、护胃制酸、解痉、通便、改善循环等对症处理；患者有发热，予退热治疗；并请外科会诊，建议及早手术治疗。

出院时情况：院方建议患者及早手术治疗，患者因经济困难要求出院，告知风险，仍要求出院，予办理签字自动出院。

初诊：2013 年 11 月 12 日。患者上腹仍胀痛，较剧烈，动则加剧。4 日无

大便，小便茶色，无呕。舌质淡红，苔白腻、布满舌，脉沉弱略滑。查体：腹肌紧张，上腹剑下压痛、轻反跳痛，肠鸣音亢进频繁，Murphy 征阴性，麦氏点无压痛。

证属湿滞脾胃，肝胆湿热，阳明腑实。治以燥湿运脾，疏肝利胆，通腑泄热。方用平胃散、大柴胡汤合小承气汤加减。

处方：川朴10g，枳实10g，苍术12g，生甘草5g，桃仁15g，皂刺10g，生薏仁30g，金钱草30g，鸡内金30g，冬瓜仁30g，牡丹皮15g，大黄15g（后下），郁金15g，柴胡15g，黄芩9g，法半夏10g，党参15g，白术15g。3剂，日1剂，水煎2次，早晚饭后半小时温服。

11月13日其兄来电告知：患者今晨大便1次，稀水夹有3粒硬粪球，腹痛略减轻。继服上药。

二诊：11月15日。患者服中药后，矢气增多，上腹剑下疼痛减轻，坐、卧不痛，走路时仍痛，右胁时胀痛，乏力，大便稀如粥，色如酱油，小便黄。查体：腹肌紧张明显减轻，轻压不痛，重压痛，无反跳痛。舌质淡红，苔腻微黄、布满舌，脉沉弱略滑。血常规检查：白细胞 $11.92 \times 10^9/L$，中性粒细胞比率78.4%。腹透未见消化道穿孔及梗阻等征象。处方：上方加金银花30g，干姜15g，黄芪30g，藿香15g，佩兰15g。3剂。

三诊：11月18日。患者上腹无胀痛，右胁时胀痛，乏力减，大便溏。查体：腹软无压痛及反跳痛，Murphy 征阴性。舌质淡红，苔腻微黄、布满舌，脉沉弱略滑。白细胞 $11.66 \times 10^9/L$，中性粒细胞比率74%。上方继服，大黄一起煎，不后下。

四诊：11月22日。患者昨日上腹痛复作，原来是其没文化，又不听家人劝告，偷吃两次橘子所致。今日缓解，胃脘不痛。查体：腹平软，无压痛及反跳痛，快步走路亦不痛。舌质淡红，苔白腻部分微黄，舌尖变薄，脉沉弱。血常规检查：白细胞 $10.12 \times 10^9/L$，中性粒细胞比率72.0%。上方去黄芩、佩兰，减金银花至15g，加丹参15g，制香附15g。7剂。

五诊：11月30日。患者四诊方服至第4剂时大便多如稀水，嘱去掉大黄继服。刻下无腹痛等不适，精神好，食欲可，二便调。查体：腹平软，无压痛及反跳痛。舌质淡红，苔薄腻，脉沉。血常规检查：白细胞 $4.96 \times 10^9/L$，中性粒细胞比率57.1%。彩超示：肝左叶内胆管结石6mm×4mm，并局部胆管壁增厚、扩张，肝右叶稍大，胆囊、脾脏未见局灶性病变。上方去大黄、

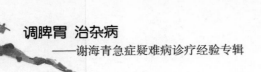
金银花、苍术，减干姜至 10g，继服 7 剂巩固。

12 月 14 日其兄代开药：患者精神好，纳大增，腹无不适。上方去牡丹皮、枳实、川朴、冬瓜仁，10 剂巩固。后 6 剂，每周服 2 剂。

2014 年 2 月 15 日其兄代开药：患者无不适，已干农活。开药目的是想溶解肝内胆管结石。上方减藿香至 10g，减柴胡至 10g，32 剂，每周 2 剂。

按：本例患者西医诊断为急性局限性腹膜炎，急性胆管炎，急性胆囊炎，肝内、外胆管结石，病情急重。且在腹痛过程中出现发热，即先腹痛后发热，疼痛较剧烈，痛处固定，压痛明显，伴有腹肌紧张和反跳痛，血象明显升高。经内科正确治疗，病情不能缓解，且逐渐加重，当属外科腹痛无疑。本来在清远市一家医院可以选择外科手术治疗，但患者经济困难，故坚持出院转请中医治疗。

该患者饮食不节，暴饮暴食，损伤脾胃，健运失职，湿浊内停，进一步困阻脾胃气机；恣食肥甘厚腻辛辣，酿生湿热，蕴蓄肠胃、肝胆，湿热煎熬，结成砂石，腑气通降不利，气机阻滞，而发生上腹胀痛，较剧烈，动则加剧，4 日无大便，腹肌紧张，上腹剑下压痛、轻反跳痛等症；湿热下注膀胱，气化不利，则见小便茶色；舌质淡红，苔白腻、布满舌，脉沉弱略滑，均为湿滞脾胃，肝胆湿热，阳明腑实之征。方中苍术苦温燥湿，最善除湿运脾；党参、白术、法半夏健脾化湿；生薏仁利湿消肿；大黄苦寒泄热，攻下燥屎；川朴行气化湿，消胀除满；枳实破气导滞，消痞除满；冬瓜仁清肠中湿热，排脓消痈；桃仁、皂刺、牡丹皮凉血散血，破血化瘀，消肿止痛；郁金、柴胡、黄芩疏肝解郁，清热燥湿；金钱草、鸡内金清热利湿，化石排石；生甘草清热解毒，调和药性。诸药合用，共奏燥湿运脾、疏肝利胆、通腑泄热之功。二诊患者腹部疼痛虽减，但血象仍高，舌苔转黄，故加入金银花强化清热解毒之力；但其根本病理在于正气不足，脾胃虚弱，湿阻气机，故加入黄芪、干姜、藿香、佩兰以恢复正气，加强温中健脾化湿之效。标本兼顾而获良效。

肠腑、胆腑以通为顺，以降为和，肠腑、胆腑病变而用通利，因势利导，使邪有出路，腑气得通，腹痛自止。故本例腹痛以"通"为治疗大法。病机方面，首先存在肝胆湿热、阳明腑实，故用大柴胡汤合小承气汤攻下通利；但同时存在湿滞脾胃的病机，必须在辨证用药的基础上，辅以燥湿运脾之平胃散等，如此疏导，标本兼治，方能体现"通"之真谛。

4. 头痛重症、颈椎间盘突出

黄某，女，43岁，佛山市第十一中学教师。

初诊：2013年12月4日。患者头、项部刺痛如锥拧半月余，加重7天，伴冷痛，怕风、怕光、怕声。为了在温州参加全国合唱比赛，吃止痛药勉强维持10天，近1周疼痛加重，呈持续性，忍不住流泪，呻吟不止；失眠，乏力；舌质微暗红，舌体胖，苔白腻、后部微黄，脉沉迟。详问病情得知：10月做药物流产受风，11月来月经夹血块，11月中旬出现头项疼痛。于佛山市中医院拍片示：颈椎轻度退变，颈椎间盘变性，颈3~4、4~5、5~6椎间盘突出。曾在该院住院治疗，针灸、推拿、静脉滴注甘露醇等药，效果不佳。经人介绍来我院治疗。

处方：白芷8g，蔓荆子12g，藁本10g，川芎15g，羌活10g，葛根30g，石菖蒲10g，天麻10g，党参15g，白术15g，云茯苓15g，炙甘草6g，法半夏10g，陈皮10g，制香附10g，生姜3片，葱白1尺（后下）。5剂，日1剂，水煎2次，早晚饭后半小时温服。

5剂后，患者头项疼痛呈间断性，仍剧烈，伴刺痛、冷痛，怕风、怕光、怕声。舌脉同前。说明上方有效，但不理想。考虑药流伤阳，瘀血停留，当风所致。证属脾肾阳虚，瘀血内阻，风寒外袭。治以温肾助阳，健脾和胃，活血化瘀，散寒止痛。处方：白芷10g，川芎15g，法半夏10g，炙甘草15g，白术15g，党参15g，云茯苓15g，陈皮10g，制香附10g，石菖蒲10g，葛根60g，制附子10g（先煎），桂枝10g，细辛5g，桃仁12g，红花8g，当归10g，全蝎10g（研末，分2次冲服），蜈蚣2条（研末，分2次冲服），生姜3片，葱白1条（后下）。3剂，日1剂，水煎2次，早晚饭后半小时温服。

二诊：12月12日。患者头项部疼痛好转，基本不冷，可睁眼，无怕光、怕声，偶然痛剧（平时不用服止痛药，不痛，不再呻吟）；舌质微暗红，舌体胖，苔白腻、后部微黄，脉沉迟。效不更方，继服上方5剂。

三诊：12月19日。患者精神转佳，头痛明显好转，仅右边太阳穴、风池穴处微痛，时间在早晨8点、晚上6点，约持续1个多小时；17日来月经，红色无血块，腰微坠痛，失眠；舌质淡红，舌体胖，苔前部薄白、后部微腻，脉虚弱。考虑到天气寒冷，上方加附子至15g，桂枝至15g，另加黄芪、桑寄生、夜交藤各30g，继服。

四诊：12月24日。患者无头痛、乏力等不适；月经3天干净，量、色正

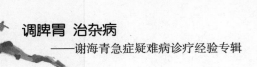
常，无血块，上腹微胀；舌质淡红，苔前部薄白、中后部白腻，脉沉和缓。15 剂巩固。前 3 剂加砂仁 10g（后下），后 12 剂不用加砂仁。

2014 年元月 8 日再见到患者，面色红润，无不适。痊愈。

按：本例患者素体脾肾阳虚，适逢药物流产，气血损伤，瘀血内阻；头为诸阳之会，太阳经主一身之表，其经脉上行巅顶，风寒外袭，循经上犯，清阳之气被遏。以上二者导致寒凝血瘀，故见头、项部刺痛如锥拧，伴冷痛，怕风、怕光、怕声，呈持续性，忍不住流泪，呻吟不止。此病例引起头风之寒，既有久留脑内的外感之寒，又有阳虚阴盛的内生之寒。寒为阴邪，易伤阳气。无论外寒久留，还是阳虚生寒，临床均可见到阳虚阴寒凝滞之象。疼痛难忍则失眠；脾虚气血生化乏源则见乏力；舌质微暗红，舌体胖，苔白腻、后部微黄，脉沉迟，均为脾肾阳虚，瘀血内阻，风寒外袭之征。首次处方没有充分认识到肾阳虚、寒气凝的根本，放弃使用附子、细辛之类，仅用健脾祛风药物，犹如隔靴搔痒，结果导致"有效但不理想"。苦思冥想之后，细察病机。二次处方中用桂枝发汗解表，温通经脉，散寒止痛；附子辛热，温肾助阳。桂枝逐邪于外；附子温里以振奋阳气，鼓邪达外。二药配合，相辅相成，助阳解表。细辛归肺、肾二经，芳香气浓，性善走窜，通彻表里，既能祛风散寒，助桂枝解表，又可鼓动肾中真阳之气，协附子温里。白芷、葛根祛风解肌止痛，针对头项痛而设；川芎、桃仁、红花、当归活血化瘀；石菖蒲、葱白通阳开窍；党参、白术、云茯苓、炙甘草、法半夏、陈皮、香附、生姜健脾和胃；全蝎、蜈蚣为虫类药，有极强的通络止痛之力，主治剧烈疼痛。诸药合用，共奏温肾助阳、健脾和胃、活血化瘀、散寒止痛之功。药中病机而获良效。

肿瘤 （癌症）

近年来，西医治疗恶性肿瘤新兴诸如免疫细胞治疗、基因治疗、分子靶向治疗等生物疗法，但目前仍处于初步发展阶段，疗效尚不能完全确定。最常用的方法还是传统的手术切掉癌瘤，放疗烧死癌瘤，化疗毒死癌瘤。尽管在实践中不断改进，取得了一定疗效，但这种"只见癌不见人"的治法是不可能将癌细胞斩尽杀绝的（早期癌症及良性肿瘤除外。遗憾的是临床上发现的癌症绝大多数属中晚期），同时严重的毒副作用也无法避免，结果只能是"人癌两伤"。

中医学认为，健康的肌体具有完善的自我控制、自我调节、自我免疫、自我康复的能力。在各种内外病因刺激下，脏腑功能失调，阴阳气血紊乱，控制、调节、免疫、康复失灵而发生癌症。治疗思路应从直接攻击癌细胞转向通过平衡阴阳，疏通气血而达到恢复、提高人体的免疫、康复功能，从而间接地治愈癌症。癌瘤的临床病机首要表现为正气亏损，在此基础上产生并夹杂痰结、瘀血、热毒等。我们常采用大剂量黄芪、人参大补元气，健脾益肺；党参、白术、云茯苓、甘草健脾益气；少佐炮山甲、全蝎、大蜈蚣、壁虎、田七活血，以毒攻毒。同时也合理使用相反、相畏药，此二者本身就是一对矛盾，能补能通，相反相激，针对癌瘤痼疾之矛盾病机，恰能起到能解能开、相反相成的作用。如海藻与甘草同用，相反相激，使"激之以溃其坚"；人参与五灵脂相伍，一补一通，益气化瘀定痛；丁香与郁金同用，温中降逆，理气开郁，活血化瘀，用于治疗各种癌症，均可在辨证用药的基础上加入，后者（丁香与郁金同用）尤其适用于消化系统肿瘤出现胃脘痞闷、食欲不振、腹部刺痛、胁肋胀痛等症，如胰腺癌、肝胆癌、胃肠癌等。现代研究表明，中药对罹患肿瘤的机体有如下作用：可调节人体的细胞免疫；诱导

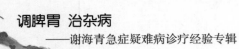

分化作用；反突变作用；逆转肿瘤细胞，使其"改邪归正"；减轻或解除肿瘤细胞多药耐药；破坏肿瘤血管；抑制肿瘤细胞 DNA、RNA 的合成；诱导肿瘤细胞凋亡。通过恢复胃气，扶正为主，祛邪为辅的整体调治，能有效地减轻手术对人体的创伤及放疗、化疗对人体的毒副作用，使精气神逐步得到恢复；晚期癌瘤常常从"人癌对抗，你死我活"转为"带瘤生存，和平共处"的状态；有的还获得彻底治愈。

需要强调的是，我们治疗癌瘤的重心是以人为本，以恢复正气、平衡阴阳为根，自始至终顾护胃气与肾气。其中化痰散结、解毒攻毒等治法的目的也是为了恢复正气。倘若身体虚极，即使夹痰夹瘀、有热有毒，切不可不顾正气，妄投攻伐，盲目追杀癌细胞；亦多采取"养正积（癌）自除"的方法。

1. 食道、胃、肠癌

（1）食道癌

徐某，女，73 岁，河南内乡人，初中某同学的岳母。

2006 年 7 月 1 日，患者因患食道癌在南阳卫校附属医院放疗。至 8 月中旬，余回河南内乡老家时，徐某仍吞咽不畅，喉咙疼痛，咽干消瘦；舌质淡，舌体胖，苔黄腻，脉沉弱。证属脾胃气阴两伤，湿热痰瘀互结。治以健脾益气，养阴和胃，清利湿热，开郁化痰，活血散结。处方：杏仁 10g（打），白蔻仁 10g，生薏苡仁 30g，桔梗 15g，生诃子 15g，生甘草 6g，玄参 15g，黄芪 18g，太子参 30g，白术 18g，云茯苓 15g，法半夏 10g，陈皮 10g，胖大海 9g，全蝎 10g，生姜 3 片。14 剂，日 1 剂，水煎 2 次，早晚饭后半小时温服。

两周后，患者吞咽、咽干痛好转，舌苔黄腻退去。转服以下两方：

处方 1：大蜈蚣 50 条，壁虎 200g，生晒参 300g，田七 100g。打细面，每次 3g，空腹白开水冲服，日 2 次。

处方 2：黄芪 20g，太子参 30g，白术 20g，云茯苓 18g，炙甘草 6g，石斛 15g，花粉 15g，法半夏 10g，陈皮 10g，白蔻仁 8g，生薏苡仁 30g，全蝎 10g，沙参 15g，生姜 3 片。日 1 剂，水煎 2 次，早晚饭后半小时温服。

患者持续服上述两方至 2010 年 12 月 4 日，时年 77 岁，仍健在，期间曾去北京等地旅游。两周前感冒后咯血 1 次，在南阳卫校附院拍片发现肺穿孔，按结核治疗无效，后去北京验痰发现癌细胞，今日来电咨询治疗办法。但食道吞咽顺畅无阻。

2011年4月26日患者来电，告知余当日检查报告示：食道癌病史，终端食管壁可见环形增厚，管腔狭窄，外壁与周围结构分界清楚，纵隔未见明显肿大淋巴结。心脏增大，冠脉可见多发钙化。左肺下叶外基底端可见一大小约1.7cm×2.7cm软组织肿块，内可见斑片状低密度灶，周围可见高密度条索影。左肺上叶可见数个高密度结节灶，边界清楚。

2012年7月15日余再次回家乡，得知该患者因肺癌于2012年春夏之交去世，享年79岁。

按： 食道癌属中医学噎膈的范畴，常由忧思郁怒、酒食所伤引起，直接损伤的脏腑在脾、胃、肝。一方面，脾胃受损，运化失职，聚湿生热，酿成湿热痰浊；郁怒伤肝，气滞血瘀；痰瘀互相搏结，阻塞食道。另一方面，脾虚不能为胃行其津液，或湿热伤津，使咽管干涩。此病为本虚标实，本虚为脾胃气阴两伤，标实为湿热痰瘀互结。故出现吞咽不畅，喉咙疼痛，咽干，消瘦，舌淡胖，苔黄腻，脉沉弱等。先用三仁汤、六君子汤化裁，加上桔梗、生诃子、生甘草、玄参、胖大海、全蝎宣畅气机，健脾和胃，清热化湿，滋阴利咽，解毒散结。共服14剂后，吞咽、咽干痛好转，舌苔黄腻退去，表明湿热得化，阴伤咽干初步缓解，转服以下两方：处方1中大蜈蚣、壁虎、生晒参、田七活血散结，以毒攻毒，兼以扶正；处方2中黄芪、太子参、白术、云茯苓、炙甘草、石斛、花粉、法半夏、陈皮、白蔻仁、生薏苡仁、全蝎、沙参健脾益气，养阴和胃，兼以化痰散结。药中病机而获效。患者带瘤生存长达6年。

（2）胃肠同时多源癌术后

刘某，男，86岁。曾于2014年5月6～28日在佛山市第一人民医院住院治疗。入院诊断：①结肠肝曲肿物性质待查，癌（？）；②胃底肿物：癌（？）；③小肠梗阻；④胆囊多发结石、胆囊炎。出院诊断：①胃肠同时多源癌（结肠肝曲癌、胃贲门癌）；②小肠梗阻；③胆囊多发结石、胆囊炎。

入院情况：4月25日患者曾在该院行胃镜及病理活检，结果示：贲门癌高分化腺癌。4月28日患者到该院住院检查，行全腹和盆腔增强CT，发现结肠肝曲肠壁增厚、肠腔狭窄，考虑结肠癌合并肠梗阻，同时发现胃窦部壁稍厚并明显强化，未排除胃癌，腹膜后、肠系膜根部小淋巴结增多，未排除转移。5月6日来该院进一步诊治，门诊经过检查后以"结肠肝曲癌合并肠梗阻？"收入胃肠肿瘤外科。腹平坦，未见腹壁静脉曲张、手术疤痕，见肠型、蠕动波，腹肌稍紧张，脐周压痛，全腹无反跳痛，腹部包块触及不明显。肝脾肋下未触及，胆囊未触及，Murphy 征阴性，麦氏点无压痛，双侧上、中输尿管点无压痛，双侧肋脊点、肋腰点无压痛。肝、肾区无叩击痛，移动性浊音阴性。肠鸣音亢进，无振水音，未闻及血管杂音。

诊疗经过：入院后完善各项检查：肿瘤标志物 CA19－9（发光法）10.33U/mL，癌胚抗原（CEA）（发光法）1.82ng/mL；肝肾功能检查：白蛋白（ALB）31.68g/L。患者有手术指征，5 月 10 日在全麻下行右半结肠切除加近端胃大部切除术，手术顺利，术后转 ICU 监测 1 天，术后予预防感染、营养支持、纠正低蛋白血症、预防水电解质紊乱治疗。患者术后恢复良好，伤口愈合好，流质饮食，无呕吐，大小便正常。术后病理回报：①贲门高分化腺癌，侵及黏膜层、黏膜下层，未见侵犯肌层至外膜层；脉管腔无癌栓，未见侵犯神经；送检淋巴结 11 枚，未见癌转移（0/11），免疫组化结果示：CEA（＋），CK20（＋），p53（＋），MLH1（部分＋），MSH2（部分＋），MSH6（＋），PMS2（－）。②（结肠）高－中分化癌，侵及黏膜下层、肌层，未见侵犯外膜脂肪组织；未见有癌栓，未见侵犯神经，升结肠管状腺瘤伴局部癌变；送检淋巴结和检出淋巴结共 21 枚，未见癌组织转移（0/21），其中送检淋巴结（0/15），另外 2 枚为癌结节，检出淋巴结（0/4），免疫组化结果示：CEA（＋），CK20（＋）。予出院。

初诊：2014 年 5 月 31 日。患者胃脘胀满 4 个月（不落膈），便秘，口干口苦，失眠，乏力，消瘦，泛酸；舌质淡胖，苔白腻，脉虚弱。证为脾虚肝郁胃滞。处方：黄芪 60g，生晒参 30g（另煎兑入），党参 15g，白术 15g，云茯苓 15g，炙甘草 6g，法半夏 10g，陈皮 10g，砂仁 10g（后下），广木香 10g（后下），干姜 10g，黄连 3g，五灵脂 30g（包），肉苁蓉 15g，火麻仁 30g，夜交藤 30g，薏苡仁 30g，生姜 3 片。日 1 剂，水煎 2 次，早晚饭后半小时温服。

二诊：6 月 4 日。患者胃脘胀满、便秘、乏力、泛酸等症好转，仍失眠；舌质淡胖，舌苔变薄、部分花剥，脉虚弱略滑。上方去党参，继用生晒参 30g。

三诊：6 月 14 日。患者胃脘胀满及失眠好转，无乏力、泛酸、口干、口苦等不适，大便两日 1 次；舌淡红，苔薄腻，脉略有力。上方加柏子仁 15g。

四诊：6 月 21 日。患者无胃脘胀满、口干口苦、泛酸等不适，自觉精神好，双脚有力，大便正常，睡眠好转；舌淡胖，苔薄腻、伴斑点状白腻，脉沉略弦而有力。

五诊：6 月 28 日。患者近日大便秘结，余无不适；精神转好，行走有力；舌苔前部变薄，脉沉有力。上方加郁李仁 15g。

六诊：7 月 26 日。患者诸症继续好转，小便有余沥；舌淡胖，苔白微腻，脉沉有力略滑。效不更方，继服巩固。嘱：天气暑热，适量多饮温开水。

七诊：8 月 9 日。患者 8 月 6 日查血白细胞 $3.31 \times 10^9/L$；精神、面色转好，纳佳，便溏，余无不适；舌质淡，苔白微腻，脉沉缓。上方去火麻仁 30g，继服巩固。

按：本例患者年老体虚，加上手术创伤，导致人体元气损伤，肺、脾之气皆虚，故出现消瘦、少气无力等症；脾气不升，胃气不降，土壅木郁，最终形成"脾虚、肝郁、胃滞"的病机，故出现胃脘胀满（不落膈），便秘，泛酸，舌质淡胖，苔白腻，脉虚弱。此时虚实错杂，以虚为主。采用补气消磨法方子和香砂六君子汤加减最为适宜。

补气消磨法方子中主要药物为较大剂量的黄芪、人参，加上相畏药对（如人参与五灵脂）。黄芪用量 60~90g，最善补肺，提升一身之阳气；人参用量 30g，大补元气，归脾经，保护胃气，为救治危急之要药；五灵脂与人参补虚化瘀止痛，消磨癌瘤而不伤正。方中白术、云茯苓、炙甘草、法半夏、陈皮、砂仁、广木香合生晒参或党参，健脾、和胃、疏肝，针对脾虚、肝郁、胃滞而设。干姜、黄连辛开苦降，主治胃脘胀满不落膈。

全方攻补兼施，以扶正为主，连续服用 1 个月，使胃气迅速恢复，胃口转好，精气神转佳，生活质量得到极大改善，术后康复效果显著，患者能够尽快回归家庭及社会。

（3）壶腹癌术后

陈某，男，71 岁。曾于 2014 年 2 月 18 日~3 月 14 日在佛山市第一人民医院住院。入院、出院诊断均为：①梗阻性黄疸；②壶腹癌；③PTBD 术后；④高血压病；⑤2 型糖尿病。

入院情况：因"胆道外引流术后 20 天，上腹不适 2 天"入院。查体：全身皮肤、巩膜轻度黄染，腹平坦，右上腹 PTBD 管接袋，无液体引出，管周无红肿及渗液，无胃型、肠型及蠕动波，无腹壁静脉曲张。全腹软，右上腹轻压痛，无反跳痛，Murphy 征阴性，全腹未扪及包块，肝肋缘下未触及，脾左肋缘下未及，肝区叩击痛，脾区、双肾区无叩击痛，移动性浊音阴性，肠鸣音存在，4 次/分，双下肢无浮肿。2 月 17 日曾在该院查肝功能：总胆红素 39.3μmol/L，白蛋白 35.6g/L。

诊疗经过：入院后完善相关检查，并予利胆、护肝、营养、补液等对症治疗。2 月 19 日：血常规检查：红细胞压积 0.247 比值↓，红细胞计数 3.25 × 10^{12}/L↓，血红蛋白浓度 78g/L↓。肿瘤标志物 CA19-9：516.00U/mL↑。CR/DR 诊断示：主动脉型心脏，主动脉硬化，双肺未见明确异常。2 月 20 日：CT 检查示：①现十二指肠及壶腹部较前明显增厚，考虑肿瘤性病变；PTBD 术后肝内胆管扩张较前缓解；腹膜后淋巴结增大同前，右肾囊肿同前；双侧肾上腺增大。②腹主动脉壁少许钙化斑块，余上腹部 CTA 未见明显异常。2 月 25 日：血常规检查：血红蛋白浓度 79g/L↓，红细胞计数 3.27 × 10^{12}/L↓，红细胞压积 0.248 比值↓。肝功能检查：白蛋白 33.6g/L↓，直接胆红素 31.5μmol/L↑，总胆红素 35.6μmol/L↑，γ-谷氨酰转移酶 378U/L↑，碱性磷酸酶 219U/L↑，天门冬氨酸氨基转移酶 76U/L↑，丙氨酸氨基转移酶 68U/L↑。2 月 26 日：行胰十二指肠切除术。术后予胃肠减压、抗炎、抑酸、护肝、输液支持、对症治疗，患者恢复情况可，无胆漏、胰漏、腹腔出血、感染、肠梗阻。3 月 5 日：超声检查示：肝右叶外置引流管存在，胆总管、胰管支架存在；副脾形成；腹腔未见积液。3 月 7 日病理检查示：胃及十二指肠共长 22.5cm，上附胃组织 6cm × 6cm × 4cm 大，距十二指肠切缘 8cm 处见 5cm × 4cm × 1cm 大的溃疡型肿物，上附胰腺 7cm × 7cm × 4cm 大，紧邻胰腺切缘处见一淡黄色结节 2.5cm × 2cm × 1cm 大，胆囊 10cm × 4cm × 1.5cm 大，壁厚 0.2cm，镜下为壶腹部中分化腺癌，浸润胰腺实质，胰腺切缘旁结节亦为癌组织，十二指肠、胃、胆管及胰腺切缘均未见癌累及，大网膜亦未见癌累及。送检淋巴结见癌转移（1/3）：肠系膜根部血管 1/1，门脉后 0/1，肝总 A0/1。免疫组化检查：COX-2（+），MSH6（+），MSH2（+），PMS2 部分（+），Her-2（1+），MLH-1（-）。3 月 8 日：血常规检查：血红蛋白浓度 100g/L↓，红细胞计数 3.91 × 10^{12}/L↓，白细胞计数 10.31 × 10^9/L↑。予办理出院。

初诊：2014 年元月 13 日。患者纳差、消瘦（体重减轻 7 斤）、乏力 2 个月。腹胀、黄疸，大便日 2 次，质软。查体：面黄、目黄、身黄晦暗，小便黄如浓茶，双下肢轻度水肿；舌质暗红，舌体胖，苔白腻微黄，左脉沉弱，右脉虚数（89 次/分）。辨证为脾肺气虚，湿热内蕴，壅塞肝胆，气滞血瘀。处方：黄芪 90g，生晒参 15g（另煎兑入），五灵脂 30g（包），丹参 30g，郁金15g，柴胡15g，白术30g，云茯苓15g，泽泻10g，大腹皮10g，陈皮10g，砂仁10g（后下），法半夏10g，炙甘草5g，桂枝5g，鸡内金15g，山楂15g，神曲15g，茵陈15g，丁香10g，生姜3片。日1剂，水煎2次，早晚饭后半小时温服。全蝎100g，大蜈蚣20条，制山甲100g，研细末，每次5g，每日1次（温开水或中药液冲服）。

二诊：3月17日。患者手术后仍乏力，消瘦，纳差，腹胀，大便软，目微黄，尿微黄；舌淡红有裂纹，苔变少，脉虚数。上方继服7剂。

三诊：3月25日。患者精神好转，面色明润些，乏力减，纳差、腹胀、大便软好转，仍目微黄、尿微黄；舌红少苔，脉略有力。上方继服7剂。

四诊：4月4日。症同3月25日。上方加生晒参至30g，继服。

五诊：4月12日。患者精神、面色好转，无乏力，大小便可，多梦，纳差；舌淡红，少苔，脉沉略有力。考虑平时血糖偏高，刻下苔少，上方加黄精15g。

六诊：5月29日。患者精神、面色好，无乏力，纳好转，大小便正常，多梦；舌上生出少量薄白苔，脉徐和。表明胃气已复，继服。

七诊：8月9日。患者精神、面色、胃口好，余无不适，每周六、日可打4小时麻将。8月8日在佛山市第一人民医院做CT检查，发现肝实质内出现多发转移灶，腹膜后肿大淋巴结减少。上方继服巩固，以求带瘤生存。

按：本例患者年老体弱，脾胃气虚，运化失常，湿热内生，熏蒸肝胆，加上手术创伤，导致人体元气进一步损伤，脾肺之气皆虚，气血生化不足，通调水道失常。故而出现消瘦、少气无力，面黄、目黄、身黄晦暗，小便黄如浓茶，双下肢轻度水肿等症。此时虚实错杂，以虚为主。须在补益元气的基础上稍加祛邪之品。

采用补气消磨法方子为主治疗，其药物组成：较大剂量的黄芪、人参，加上相畏药对（人参与五灵脂、丁香与郁金）。黄芪用量60~90g，最善补肺，提升一身之阳气；人参用量15~30g，大补元气，归脾经，保护胃气，为救治危急之要药；五灵脂与人参补虚化瘀止痛，消磨癌瘤而不伤正；丁香与郁金温中降气开郁，最善治癌瘤引起的腹胀、消化不良；又与参芪相合，相反相成，防止参芪大剂量应用补益太过。当然，这些特定的剂量及相畏搭配，只针对特定的情况。《内经》云："有故无殒，亦无殒也。"丹参、郁金、柴胡活血解郁疏肝，最善入肝经，疏通肝胆气血，为治疗肝、胆、胰病变的常用药物。茵陈利湿退黄；全蝎、大蜈蚣、制山甲等虫类药通络散结，以毒攻毒。攻补之品孰轻孰重？补气消磨法方子最为重要，最为根本。全方攻补兼施，以扶正为主，连续服用1个月，就能使胃气迅速恢复，胃口转好，精气神转佳，生活质量得到极大改善。

（4）胃癌术后复发转移

许某，女，44岁，佛山市禅城区人。

初诊：2015年9月23日。患者疲倦乏力甚2月余；伴纳差，便溏，失眠多梦，头晕，消瘦，面色苍黄，眼睑结膜苍白无血丝；舌质淡，苔白微腻，脉细弱。2010年7月行胃癌手术。2015年8月18日在南方医院行PET检查示：胃癌术后复发并淋巴结转移；盆腔、腹腔转移待排；腹水。先后在南方医院、中山大学一附院请专家会诊，结论为估计生命只能维持2～3个月。经人介绍，前来我科诊治。证属元气不足，肝郁胃滞，痰瘀内结。治以大补元气，疏肝和胃，化痰活瘀。处方：党参15g，白术30g，云茯苓15g，炙甘草6g，陈皮10g，砂仁10g（后下），制香附10g，郁金12g，丁香10g，夜交藤30g，黄芪60g，当归10g，升麻3g，柴胡5g，薏苡仁30g，五灵脂30g，生晒参30g（另煎兑入），生姜3片。5剂，日1剂，水煎2次，早晚饭后半小时温服。

二诊：9月28日。上方加黄芪至90g，加薏苡仁至60g。

三诊：10月10日。上方加党参至30g。

四诊：10月19日。上方加黄芪至120g。

五诊：11月16日。患者疲倦乏力显著改善，纳可，二便调，无头晕，不再继续消瘦，面色明润，仍失眠多梦；舌质淡，苔白微腻，脉沉略有力。上方加合欢花10g。

六诊：11月23日。因患者嗳气，上方加柿蒂15g。

七诊：2016年元月4日。因患者腹隐痛、肠鸣，加炮姜10g。

八诊：4月21日。患者无诉不适；舌质淡、边有齿痕，苔白腻，脉沉有力。天气湿热，上方加佩兰5g。

九诊：2017年7月31日。患者无诉不适，精神转佳，胃口转好，二便调，睡眠可，睑结膜由苍白转红。暑天炎热上方加荷叶5g。

十诊：2017年10月31日。患者无诉不适。天气干燥，上方去荷叶。

十一诊：2018年7月5日。患者无诉不适，上药继服。

十二诊：2019 年 12 月 26 日。患者无诉不适，继服上方，巩固疗效。

按：本例患者罹患胃癌，术后复发转移，导致人体元气损伤，脾、肺之气皆虚，故出现疲倦乏力十分严重、消瘦、面色苍黄、眼睑结膜苍白无血丝等症；气血亏损，清窍失养，则见头晕；正气不足，心失所养，则见失眠多梦；脾胃气虚，健运失职，则见纳差、便溏；舌质淡，苔白微腻，脉细弱，均为元气不足，肝郁胃滞，痰瘀内结之征。方中黄芪用量从 60g 逐步加至 120g，最善补肺，提升一身之阳气；人参用量 30g，大补元气，归脾经，保护胃气，为救治危急之要药；五灵脂与人参补虚化瘀止痛，消磨癥瘕而不伤正；丁香与郁金相畏同用，温中降逆，理气开郁，活血化瘀，用于治疗各种癌症，均可在辨证用药的基础上加入，尤其适用于消化系统肿瘤出现胃脘痞闷、食欲不振、腹部刺痛、胁肋胀痛等症状。党参、白术、云茯苓、炙甘草、陈皮、砂仁、制香附、薏苡仁、生姜健脾化痰，疏肝和胃；当归、升麻、柴胡合黄芪、人参、白术、炙甘草、陈皮为补中益气汤，助力补脾肺之气；夜交藤养心安神。诸药合用，共奏大补元气、疏肝和胃、化痰活瘀之功。药中病机而获良效。该患者仍在观察治疗中。

（5）结肠腺癌术后化疗

鲁某，男，74 岁，佛山市供水公司退休干部。曾于 2014 年 7 月 20 日在佛山市第一人民医院住院化疗。

入院情况：患者 1 个月前在该院胃肠肿瘤内科确诊为升结肠癌，并于 6 月 24 日行腹腔镜辅助右半结肠切除术，术程顺利。术后病理结果示：中分化腺癌，分期为 pT4aN1M0 pⅢB 期。术后患者恢复顺利，出院后无诉恶心、呕吐，无腹胀，间有腹部绞痛，无便血、里急后重等不适。此次为术后第 1 次辅助化疗，再次收入该科。入院查体：腹平坦，腹正中见一长约 6cm 的手术疤痕，无腹壁静脉曲张，腹部柔软，无压痛、反跳痛，腹部无包块。肝脏肋下未触及，脾脏肋下未触及，胆囊未触及，Murphy 征阴性，肾区无叩击痛，无移动性浊音。肠鸣音未见异常，4 次/分。肛查未见肿物脱出，直肠指检：直肠黏膜光滑，未及异常肿物，指套无血染。门诊查血常规（BCA）、肝功能无明显异常。

诊疗经过：入院后经与家属沟通，于 7 月 20 日下午行 XELOX（奥沙利铂 200mg＋希罗达 1.5bid）化疗，患者化疗过程顺利，无诉特殊不适。

出院诊断：升结肠癌术后（pT4aN1M0 pⅢB 期）。

初诊：2014 年 7 月 24 日。患者腹部刺痛 1 个月，喜温喜按，脐左边尤甚；纳差，恶心，面色苍黄，乏力，失眠；舌质暗淡，苔白腻，脉沉略弦滑。证属元气不足，肝郁胃滞，瘀血内结。治以大补元气，疏肝和胃，化瘀止痛。处方：党参 15g，白术 15g，云茯苓 15g，炙甘草 6g，法半夏 10g，陈皮 10g，砂仁 10g（后下），广木香 10g（后下），黄芪 60g，夜交藤 30g，鸡内金 15g，神曲 15g，三棱 10g，生薏苡仁 60g，五灵脂 30g（包煎），生晒参 30g（另煎兑入），生姜 5 片。14 剂，日 1 剂，水煎 2 次，早晚饭后半小时温服。

8 月 9 日其女儿代诉：患者腹刺痛减轻，纳好，无恶心呕吐，乏力、失眠好转。效不更方，继服上方。

二诊：8 月 21 日。患者 8 月 13 日第二次化疗，无腹痛、乏力、失眠等不适，纳可，微恶心；舌质淡暗，苔白腻微黄，左脉虚，右脉沉略滑。上方加黄芪至 90g。

三诊：9 月 9 日。患者 9 月 4 日第三次化疗，无腹痛，但见纳差、恶心、乏力、失眠等症；舌质暗淡，苔白腻微黄，左脉虚弱，右脉虚数略弦滑。上方继服。

四诊：10 月 11 日。患者 9 月 28 日第四次化疗，无腹痛、恶心、呕吐、乏力、失眠等不适症状，比第三次化疗轻，仅见纳差；舌质暗淡，苔白微腻，左脉沉，右脉沉弦略有力。上方继服。

五诊：10 月 28 日。患者 10 月 25 日第五次化疗，一般情况尚好，纳可，轻度乏力，失眠；舌质淡，苔白微腻，左脉沉，右脉弦滑。红细胞 2.44×10^{12}/L。上方继服。

六诊：11 月 29 日。患者 11 月 15 日第六次化疗，一般情况尚好，无呕吐，纳欠佳，稍乏力，手指、脚趾麻木；舌质淡暗，苔白微腻，脉弦滑有力。红细胞 2.11×10^{12}/L，血红蛋白 75g/L。上方继服。

随访至 2018 年元月 3 日，患者无诉不适。目前在美国纽约女儿家生活。

2020 年元旦，患者发来祝福微信，表示身体康复良好。

按：本例患者年老体虚，加上手术创伤，以及化疗的副作用，导致人体元气损伤，肺、脾之气皆虚，故出现乏力，面色苍黄；脾气不升，胃气不降，土壅木郁，最终形成"脾虚、肝郁、胃滞、血瘀"的病机，故出现腹部刺痛，喜温喜按，脐左边尤甚，以及纳差、恶心等症状；脾虚气血生化乏源，心失所养，则见失眠；舌质暗淡，苔白腻，脉沉略弦滑，均为元气不足，肝郁胃滞、瘀血内结之征。方中黄芪最善补肺，提升一身之阳气；生晒参大补元气，归脾经，保护胃气；五灵脂合人参补虚化瘀止痛，消磨癌瘤而不伤正；白术、云茯苓、炙甘草、法半夏、陈皮、砂仁、广木香、内金、神曲、生薏苡仁、生姜合生晒参或党参健脾、和胃、疏肝，针对脾虚、肝郁、胃滞而设；三棱助五灵脂活血化瘀散结；夜交藤养心安神。诸药合用，共奏大补元气、疏肝和胃、化瘀止痛之功。使术后康复效果显著，且有效地减轻了化疗的副作用。

（6）结肠癌肝、肺转移

孔某，女，65 岁，佛山市第三人民医院退休统计员。

初诊：2014 年 4 月 11 日。患者结肠癌肝肺转移，咳嗽咳少量白痰 1 年余。2009 年患结肠癌，手术后转移至肝，2012 年 7 月发现左肺转移，先后化疗 9 次，放疗 10 次，因无法耐受副作用，今转求中医治疗。刻下舌质淡红，苔薄腻，脉虚弱。证属脾肺气阴两虚，痰瘀内结。治以补脾益肺，化痰活血散结。

处方 1：党参 30g，白术 15g，云茯苓 15g，炙甘草 6g，法半夏 10g，橘红 10g，黄芪 60g，沙参 15g，百合 15g，花粉 15g，丹参 15g，白及 15g，田七 10g，薏苡仁 60g，猫爪草 30g，浙贝母 12g，生姜 3 片。日 1 剂，水煎 2 次，早晚饭后半小时温服。

处方 2：全蝎 100g，蜈蚣 50 条（带头足），炮山甲 100g。打细面备用。

二诊：5 月 8 日。患者无诉不适；舌质淡，苔薄白，左脉沉弱，右脉沉有力。考虑正气有所恢复，处方 2 粉药每日服 3g（汤药冲服），适当攻邪。20 剂。

6 月 20 日佛山市第一人民医院复查 CT：肺肿瘤从 2.5cm 缩小至 1.8cm。

三诊：6 月 23 日。患者偶干咳，余无不适；舌质淡红，边有齿痕，苔前部薄白、后部薄腻，脉沉有力略滑。效不更方，上方继服。

四诊：8 月 15 日。患者无诉不适，上方黄芪加至 80g。

五诊：10 月 28 日。患者无诉不适，上方继服。

六诊：11 月 11 日。患者干咳稍多；舌质淡，舌体胖、边有齿痕，苔薄腻，脉虚弱。上方加荆芥炭 10g，蝉蜕 10g，桔梗 12g。

七诊：11 月 19 日。患者基本上无干咳；舌质淡，舌体胖、边有齿痕，苔薄腻，脉虚弱。上方去荆芥炭、蝉蜕、桔梗。

八诊：2015 年 2 月 27 日。患者除偶然干咳外，余无不适；舌质淡，舌体

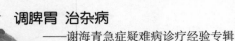

胖、边有齿痕，苔薄腻，脉虚弱。上方继服巩固。

九诊：4月15日。患者精神好，食欲佳，二便调，除偶干咳外，余无不适；舌质淡暗，苔中间薄腻，脉虚滑。上方加海藻30g，处方2粉药每日服2次，每次3g，用汤药冲服。

按：本例患者年老体虚，罹患结肠癌并肝肺转移，先后手术1次，化疗9次，放疗10次，手术创伤及放、化疗的副作用导致脾肺气阴两虚。一方面，脾胃受损，运化失职，聚湿生痰；另一方面，土壅木郁，气滞血瘀，最终形成痰瘀互结。同时，肺气阴两虚，宣肃失职，故出现咳嗽，咳少量白痰，舌质淡红，苔薄腻，脉虚弱。处方1中黄芪最善补肺，提升一身之阳气；党参、白术、云茯苓、炙甘草、法半夏、橘红、薏苡仁、生姜健脾和胃化痰；沙参、百合、花粉补肺养阴；丹参、白及、田七活血止血；浙贝母、猫爪草止咳化痰，软坚散结；处方2中全蝎、蜈蚣、炮山甲等虫类药活血化瘀，通络散结，以毒攻毒。诸药合用，共奏补脾益肺、化痰活血散结之功。患者目前仍带瘤生存，且保持较好的精神状态和正常食欲。每日买菜煮饭，去公园晨运。

（7）直肠癌肝转移

杨某，男，56岁，黑龙江省滨县宾州镇人。

初诊：2014年5月15日。患者腹痛6个月，便脓血3个月，失眠多梦，乏力；舌质暗红，边有齿痕，苔中间白腻微黄，脉沉弦滑；长期喝酒，每日不停。外院诊为直肠癌肝转移。证属脾胃气虚，肠道湿热，瘀血内结。治以健脾和胃，清热化湿，活瘀散结。

处方1：党参15g，白术15g，云茯苓15g，炙甘草6g，法半夏10g，陈皮10g，砂仁10g（后下），广木香10g（后下），薏苡仁60g，山药15g，黄芪90g，槐花15g，田七10g，荆芥炭10g，桃仁12g，生姜3片。日1剂，水煎2次，早晚饭后半小时温服。

处方2：炮山甲100g，全蝎100g，蜈蚣50条，田七100g。打细粉。每次服5g，1次/日，用温开水或上述中药液冲服。

二诊：5月20日。患者第一次化疗后，纳差，仍腹痛，便脓血，失眠多梦，乏力；舌质暗红，边有齿痕，苔中间白腻微黄，脉沉弦滑。上方加神曲15g，鸡内金15g，山楂15g。

三诊：6月16日。患者第二次化疗后，口腔溃疡，仍腹痛，便脓血，失眠多梦，乏力；舌质暗红，边有齿痕，苔中间白腻微黄，脉沉弦滑。上方加黄连 10g，干姜 10g，生地黄 12g，竹叶 12g。

四诊：6 月 30 日。患者第三次化疗后，口腔溃疡比上次减轻，纳好，自觉有力，无腹痛及便血，睡眠转佳；舌质暗红，边有齿痕，苔中间白腻微黄，脉沉弦滑。6 月 16 日方继服。

五诊：7 月 9 日。患者第四次化疗后，口腔无溃疡，余无不适；舌质淡红，苔薄腻、少，脉沉。上方去黄连、干姜、生地黄、竹叶，继服。

六诊：8 月 8 日。中山大学肿瘤医院化疗第 5 个疗程，无诉不适（仍每日喝两瓶啤酒），中药继服。7 月 28 日 CT 示：直肠癌化疗后，较 2014 年 5 月 4 日对比：直肠病灶肠壁增厚较前减轻；右缘系膜区小淋巴结较前缩小；肝内多发转移瘤较前缩小；右上肺小结节较前缩小。

七诊：8 月 28 日。患者第六次化疗后，大便溏，余无不适；舌质淡红，苔薄腻、少，脉沉。上方加白术至 30g，云茯苓至 30g，继服。

八诊：9 月 26 日。患者 9 月 17 日第七次化疗后，口干、口微痛（暂无溃疡），余无不适；舌质淡红，苔薄腻，脉沉有力。上方加生地黄 15g，竹叶 12g。

九诊：10 月 17 日。患者 10 月 16 日第八次化疗后，腹胀痛，便溏，纳可；舌质淡红稍暗，边有齿痕，苔中后部腻微黄，脉虚弱。上方去竹叶、生地黄，加党参至 30g。

十诊：12 月 30 日。患者 12 月 27~29 日第十一次化疗后，精神好，自觉有力，大小便可，口淡，口腔、舌疼痛不适；舌质暗红，少苔，中间舌苔部分腻，脉沉。上方加生地黄 15g，干姜 10g，黄连 5g。继服。

随访至 2016 年 1 月 21 日，患者精神、睡眠、食欲、二便良好，余无不适。

按：本例患者长期喝酒，每日不停，脾胃受损，运化失职，聚湿生热，酿成湿热痰浊。一方面，湿热下注，肠道脉络受损，则见便脓血；另一方面，因痰致瘀，腑气不通，故见腹痛；脾虚气血生化乏源，则见乏力；血不养心，则见失眠多梦；舌质暗红，边有齿痕，苔中间白腻微黄，脉沉弦滑，均为脾胃气虚，肠道湿热，瘀血内结之征。处方用黄芪、党参、白术、云茯苓、炙甘草、法半夏、陈皮、砂仁、广木香、薏苡仁、山药、生姜健脾和胃，理气化湿；桃仁活血化瘀；槐花、田七、荆芥炭清热化湿，活血止血；炮山甲、全蝎、蜈蚣等虫类药活血化瘀，通络散结，以毒攻毒。诸药合用，共奏健脾和胃、清热化湿、活瘀散结之功，有效地减轻了化疗的副作用。患者精气神转佳，生活质量得到极大改善。且同化疗药物联合应用，使直肠病灶肠壁增厚较前减轻，右缘系膜区小淋巴结较前缩小，肝内多发转移瘤较前缩小，右上肺小结节较前缩小。

2. 肝癌

（1）原发性肝癌术后

洪某，男，66岁，佛山市禅城区人。曾于2017年5月8日~6月9日在佛山市第一人民医院肝脏外科住院32天（住院号：1700903）。入院诊断：肝占位查因。出院诊断：①原发性肝癌（T2N0M0 II期）；②乙肝肝硬化，脾大，低蛋白血症。

入院情况：因发现肝占位2周入院。查体：身高167cm，体重64.5kg，体表面积1.71m^2，一般健康状态（PS）评分1分。疼痛数字评分法（NRS）0分。全身浅表淋巴结无肿大。腹平坦，无腹壁静脉曲张，腹部柔软，无压痛、反跳痛，腹部无包块，肝脏肋下未触及，脾脏肋下未触及，Murphy征阴性，肝区、肾区无叩击痛，输尿管点无压痛，无移动性浊音。肠鸣音未见异常，4次/分。佛山市第二人民医院上腹部CT提示：①肝S5占位性病变，考虑肝癌可能性大；②肝S8小囊肿；③脾大。

诊疗经过：入院完善相关检查。5月9日：血常规检查：平均红细胞血红蛋白浓度303g/L↓，平均红细胞血红蛋白含量21.3pg↓，平均红细胞体积70.2fl↓，红细胞压积0.323比值↓，血红蛋白浓度98g/L↓，红细胞计数4.60×10^{12}/L，白细胞计数6.89×10^9/L。肝功能、肾功能检查：丙氨酸氨基转移酶32U/L，天门冬氨酸氨基转移酶34U/L，肌酐52μmol/L↓，白蛋白与球蛋白比值1.0↓，总蛋白74.9g/L，白蛋白38.2g/L↓，球蛋白36.7g/L↑，间接胆红素29.3μmol/L↑，直接胆红素15.2μmol/L↑，总胆红素44.5μmol/L↑。肿瘤标志物CEA 3.38ug/L，AFP 4.40ug/L，CA19-9 66.87U/mL↑。乙肝病毒DNA 6.85E+5lU/mL。乙肝病毒核心抗体（HBcAb）（+），乙肝病毒e抗体（HBeAb）（+），乙肝病毒表面抗原（HBsAg）（+）。5月12日：ECT检查：①全身骨显像未见明确骨盐代谢异常；②腰椎骨质增生：L5/S1椎间盘变性。5月15日：CT检查：①后纵隔及脊柱旁多发结节，性质待定，拟转移瘤与其他病变鉴别，需结合临床；②慢性支气管炎，右肺中下叶少许炎症：双肺下叶背侧胸膜下轻度间质性肺炎。5月14日：MRI检查：①

拟肝右前叶上段肝癌，大小约 40mm×26mm×42mm；肝门区及腹膜后多发增大淋巴结，未除外转移性。②肝硬化脾大：肝多发微小囊肿；③盆腔未见明显异常，腹股沟淋巴结稍大。5 月 18 日：PET/CT 检查：①肝脏 S5 段恶性占位性病变（肝癌?）；②肝门区（T_{11}~L_3 水平）及腹膜后多发淋巴结，转移性可能；③后纵隔脊柱旁（T_9~T_{10} 水平）多发小结节，FDG 轻度高代谢；④纵隔及双肺门（4、5、7、8 及 10 组）多发反应性淋巴结，右肺下叶轻度感染，口咽部炎性改变，肝 S8 段小囊肿，脾大，前列腺钙化灶。其余体部未见明确的异常局限性 FDG 高代谢灶。患者肝脏占位，伴肝门、腹膜后多发淋巴结转移可能，后纵隔及脊柱旁多发结节性质待定。经多学科讨论，决定行肝占位切除。6 月 1 日：行腹腔镜右肝部分切除加胆囊切除术，术程顺利，术中转 ICU 监护，稳定后转回肝脏外科。术中出血较多，术后输血 2U。术后恢复良好，予办理出院。

初诊：2017 年 5 月 6 日。患者上腹隐痛 10 天，纳少，倦怠乏力，大便溏薄，夜尿多；舌质淡，舌下络脉曲张，如紫色珠子状，大小不等，苔薄腻，脉细弱。既往患乙型肝炎、肝硬化等肝癌相关疾病。证属脾胃气虚，肝郁气滞，瘀血内结。治以健脾和胃，疏肝理气，活血化瘀，通络散结。

处方：党参 30g，白术 15g，茯苓 15g，炙甘草 6g，姜半夏 10g，陈皮 10g，砂仁 10g（后下），制香附 10g，黄芪 45g，菟丝子 30g，丹参 12g，郁金 10g，柴胡 10g，五味子 15g，虎杖 15g，泽泻 10g，大腹皮 10g，生晒参 30g（另煎兑入），五灵脂 30g，土鳖虫 5g，生姜 3 片。日 1 剂，水煎 2 次，早晚饭后半小时温服。

5 月 8 日至 6 月 9 日，患者在佛山市第一人民医院肝脏外科被诊断为原发性肝癌，住院 32 天。除手术禁食期间外，其余时间（术前术后）均服中药。

二诊：6 月 20 日。患者术后仍上腹隐痛，纳少，倦怠乏力，大便溏薄，夜尿多；舌质淡，舌下络脉曲张，如紫色珠子状，大小不等，苔薄腻，脉细弱。因天气湿热，上方加佩兰 5g。

三诊：6 月 24 日。天气晴朗，不潮湿，上方去佩兰。

四诊：6 月 29 日。天气炎热，上方加荷叶 5g。

五诊：7 月 11 日。因失眠，上方加夜交藤 30g。

六诊：7 月 18 日。患者仍失眠，上方加合欢花 10g。

七诊：7 月 28 日。患者仍倦怠乏力，上方加黄芪至 60g。

八诊：9月16日。患者精神转佳，面色明润，无上腹隐痛、纳少、倦怠乏力、大便溏薄、夜尿多等不适，舌质淡，舌下络脉曲张，如紫色珠子状，大小不等，苔薄腻，脉沉有力。上方去荷叶。

九诊：11月10日。患者仍睡眠不佳，余无不适。上方加龙骨30g（先煎）。

十诊：2018年元月5日。患者无诉不适，面色红润，食欲、大小便均正常，精气神得以恢复，每天坚持买菜和游泳。效不更方，继服巩固。

十一诊：5月15日。患者无诉不适，上方继服。

十二诊：11月6日。患者胆红素高，上方加茵陈10g。

十三诊：12月12日。患者无诉不适；舌质淡，舌下络脉曲张；如紫色珠子状，大小不等，苔薄腻，左脉关尺沉滑而有力，右脉沉有力。上方继服。

十四诊：2019年12月19日。患者无诉不适。佛山市第一人民医院超声诊断示：肝硬化图像、残肝未见明显占位；脾大。

随访至2020年元月6日。患者精神佳，睡眠可，食欲好，二便调，每天坚持游泳和遛狗。继服上方，巩固疗效。

按：本例患者年老体弱，罹患乙型肝炎、肝硬化等肝癌相关疾病，导致人体元气损伤，脾、肺之气皆虚，气血生化不足，故出现倦怠乏力；脾虚健运失职，肝郁胃滞，则见上腹隐痛、纳少、大便溏薄等症状；脾胃气虚，运化失职，聚湿生痰，土壅木郁，肝郁气滞，瘀血内结而成肝癌；脾虚及肾，膀胱不约，由于夜间阴盛阳衰，摄纳无权，则见夜尿多；舌质淡，舌下络脉曲张如紫色珠子状，大小不等，苔薄腻，脉细弱，均为脾胃气虚、肝郁气滞、瘀血内结之征。方中黄芪最善补肺，提升一身之阳气；生晒参大补元气，归脾经，保护胃气；五灵脂合人参，补虚化瘀止痛，消磨癌瘤而不伤正；党参、白术、云茯苓、炙甘草、泽泻、大腹皮、姜半夏、陈皮、砂仁、制香附、生姜健脾化湿，理气和胃；丹参、郁金、柴胡活血解郁疏肝，最善入肝经，疏通肝胆气血，为治疗肝、胆、胰病变的常用药物；五味子益气生津，收敛耗散之气，现代药理研究表明，其能促进肝脏的解毒过程，保护肝脏免受毒害，并能再生因滥用酒精、药物或肝炎等受损的肝脏组织；虎杖清热化湿解毒；土鳖为虫类药物，活血化瘀，通络散结，以毒攻毒；菟丝子甘、温，归肾、肝、脾经，滋补肝肾，固精缩尿。全方攻补兼施，以扶正为主，共奏健脾和胃、疏肝理气、活血化瘀、通络散结之功。如此胃气迅速恢复，胃口转好，精气神转佳，生活质量得到极大改善，术后康复效果显著，患者能够尽快回归家庭及社会。目前该患者仍在观察治疗中。

（2）肝右叶胆管细胞性肝癌术后

李某，男，57岁，佛山市禅城区人。曾于2017年6月8～24日在中山大学孙逸仙纪念医院肝胆外科住院，行机器人肝癌切除术。入院诊断：①肝右叶肝癌（T2N0M0）；②乙型肝炎后肝硬化；③肝囊肿；④双肾囊肿；⑤高血压病。出院诊断：①肝右叶胆管细胞性肝癌（T2N0M0）；②肝炎后肝硬化；③肝囊肿；④双肾囊肿；⑤高血压病。

入院情况：体检发现肝右后叶结节半月余。查体：腹部平软，未触及包块，上腹部有压痛、无反跳痛，肝脾肋下未及，移动性浊音阴性，肠鸣音正常。MRI检查示：①拟肝硬化；肝右叶S8段膈面异常信号影，DWI呈明显高信号，注射普美显增强扫描动脉期病灶边缘似见强化，延迟期及肝胆期病灶呈稍低信号，性质待定，未除外早期肝癌，建议穿刺活检定性；病灶后缘环状强化结节及肝右后叶S6段结节，拟肝硬化增生结节可能性大；②肝多发囊肿；③双肾囊肿。

诊疗经过：入院后完善各项辅助检查。血细胞分析：白细胞计数 2.62×10^9/L，血红蛋白145g/L，血小板计数 77×10^9/L。生化检查：谷草转氨酶32U/L，谷丙转氨酶23U/L，直接胆红素 $1.8\mu mol$/L，总胆红素 $11.4\mu mol$/L，血清钾4.17mmol/L，血清钠140.3mmol/L，血清氯105.9mmol/L，血清钙2.22mmol/L，尿素4.3mmol/L，肌酐 $89\mu mol$/L，葡萄糖6.5mmol/L，总蛋白79.2g/L，前白蛋白0.23g/L，白蛋白39.3g/L，胆碱酯酶6152U/L，乙型肝炎病毒DNA定量 $< 5.0 \times 102$U/mL；肿瘤标志物AFP 2.98ng/mL，CEA 0.8ng/mL，CA125 6.2U/mL；CA19-9 10.6U/mL，CA72-4 1.0U/mL；血型鉴定：ABO血型A型，Rh血型（＋）。CT检查：肝脏左叶稍大，外缘略呈波浪状改变；肝实质内见多发大小不等囊状水样密度影，较大者位于肝右叶S6，直径约23mm，边界清晰，增强扫描未见明确强化；肝右叶S8见一类圆形肿块影，大小约36mm×27mm，呈等低密度，边界欠清，增强扫描呈不均匀轻度强化；门静脉主干及左、右支，下腔静脉，肝静脉未见明显异常；脾大；双肾多发囊肿，部分合并钙化；双肾多发结石，所见双轴下叶少许纤维灶。患者无手术禁忌，遂于6月14日在该院全麻下行机器人肝癌切除术，术后予以抗炎、保肝、抗凝、白蛋白支持等对症支持治疗，患者恢复可。术后病理结

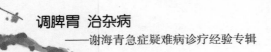

果示：符合胆管细胞癌（中分化），侵犯至肝包膜，一些脉管内可见癌栓，并见卫星结节一个，周围肝组织呈结节性肝硬化改变。

初诊：2017年8月15日。发现患者肝右叶胆管细胞性肝癌并行机器人肝癌切除术1月余，乏力神疲，矢气多，入睡欠佳；既往患乙型肝炎、肝硬化等肝癌相关疾病，工作强度大，经常喝酒熬夜；舌质淡，边有齿痕，舌下络脉增粗青紫，伴舌下细小络脉紫色、如串小米状，苔白腻，脉沉略滑。证属脾胃气虚，肝郁气滞，瘀血内结。治以健脾和胃，疏肝理气，活血化瘀，通络散结。

处方：党参30g，白术15g，茯苓15g，炙甘草6g，姜半夏12g，陈皮10g，砂仁10g（后下），制香附10g，黄芪45g，丹参15g，郁金12g，柴胡10g，五味子15g，虎杖15g，泽泻10g，大腹皮10g，生晒参30g（另煎兑入），五灵脂30g，土鳖虫5g，首乌藤30g，生姜3片。7剂，日1剂，水煎2次，早晚饭后半小时温服。

二诊：8月21日。患者乏力神疲、矢气多等症状好转。因天气炎热，上方加荷叶5g。

三诊：8月29日。患者乏力神疲、矢气多等症状好转，仍失眠。上方加合欢花10g。

四诊：10月16日。患者神疲乏力等症状明显改善，矢气不多，面色好转，食欲渐增，二便正常。效不更方，继服上方。

五诊：10月31日。因天气转凉，上方去荷叶。

六诊：11月6日。患者仍睡眠欠佳。上方加合欢花至15g，加酸枣仁10g。

七诊：11月13日。患者仍睡眠欠佳。上方加酸枣仁至15g。

八诊：12月11日。患者上肢、肩部酸痛，余无不适。上方加桑枝15g。

九诊：2018年4月16日。患者面色红润，食欲、大小便均正常，精气神得以恢复，每天坚持到公园散步。无矢气多、乏力神疲、腹胀、胁痛等不适；舌质淡，边有浅齿痕，舌下络脉增粗青紫，伴舌下细小络脉紫色、如串小米状，苔薄腻，脉沉有力略滑。适逢梅雨季节，天气湿热，上方加佩兰5g。

十诊：5月28日。天气潮湿过去，上方去佩兰。

十一诊：8月3日。因天气炎热，上方加荷叶5g。

十二诊：9月10日。患者仍失眠，上方去荷叶，加龙骨30g（先煎）。

十三诊：9 月 17 日。患者肩痛消除，仍失眠。上方去桑枝，加远志 10g。

十四诊：10 月 23 日。患者睡眠好转，上方去远志。

十五诊：11 月 5 日。患者无诉不适，面色红润，食欲、大小便均正常，精气神得以恢复，每天上班之余，坚持到公园散步；舌质淡红，边有浅齿痕，舌下络脉增粗青紫，伴舌下细小络脉紫色、如串小米状，苔薄腻，脉沉有力略滑。上方去龙骨继服。

11 月 16 日佛山市第一人民医院超声检查示：脾脏大小 139mm × 58mm，形态增大，实质回声均匀，与 8 月 21 日超声检查结果（脾脏大小 139mm × 72mm，形态增大，实质回声均匀，脾静脉内径约 9mm）比较，有明显改善。此外，肝胆胰的两次超声检查结果均为：肝内多发实性结节，考虑肝硬化结节的可能，肝内多发囊肿；慢性胆囊炎，胆泥淤积；胰未见异常。

随访至 2020 年元月 6 日。患者精神佳，睡眠可，食欲好，二便调，每天坚持散步。继服上方，巩固疗效。

按：本例患者罹患乙型肝炎、肝硬化等肝癌相关疾病，工作强度大，经常喝酒熬夜，导致人体元气损伤，脾、肺之气皆虚，气血生化不足，故出现乏力神疲；脾虚健运失职，则矢气多；血不养心，则见入睡欠佳；脾胃气虚，运化失职，聚湿生痰，土壅木郁，肝郁气滞，瘀血内结而成肝癌；舌质淡，边有齿痕，舌下络脉增粗青紫，伴舌下细小络脉紫色、如串小米状，苔白腻，脉沉略滑，均为脾胃气虚、肝郁气滞、瘀血内结之征。方中黄芪最善补肺，提升一身之阳气；生晒参大补元气，归脾经，保护胃气；五灵脂合人参，补虚化瘀止痛，消磨癥瘕而不伤正；党参、白术、云茯苓、炙甘草、泽泻、大腹皮、姜半夏、陈皮、砂仁、制香附、生姜健脾化湿，理气和胃；丹参、郁金、柴胡活血解郁疏肝，最善入肝经，疏通肝胆气血，为治疗肝、胆、胰病变的常用药物；首乌藤养心安神；五味子益气生津，收敛耗散之气，现代药理研究表明其能促进肝脏的解毒过程，保护肝脏免受毒害，并能再生因滥用酒精、药物或肝炎等而受损的肝脏组织；虎杖清热化湿解毒；土鳖为虫类药物，活血化瘀，通络散结，以毒攻毒。全方攻补兼施，以扶正为主，共奏健脾和胃、疏肝理气、活血化瘀、通络散结之功。如此胃气迅速恢复，胃口转好，精气神转佳，生活质量得到极大改善，术后康复效果显著，患者能够尽快回归家庭及社会。目前该患者仍在观察治疗中。

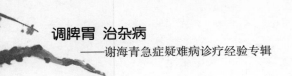

（3）肝脏多发性转移癌

李某，女，67岁，广东省某县人民医院原副院长。

初诊：2014年11月11日。患者疲倦乏力6天，失眠，便溏，患乳腺癌4年。11月5日连州北山医院CT检查示：肝右叶前段最大病灶62mm×58mm，肝左叶病灶21mm×19mm，肝脏多发性转移性癌。舌质暗淡，苔薄腻，脉虚弱。心情尚好，性格开朗。证属元气大伤，肝郁气滞，瘀血内结。治以大补元气，疏肝理气，活血化瘀，通络散结。

处方1：土鳖虫100g，全蝎100g，炮山甲100g，蜈蚣50条，生晒参200g。打细粉，每次5g，每日2次，用中药液冲服。

处方2：丹参15g，郁金12g，柴胡10g，党参30g，白术15g，云茯苓15g，炙甘草5g，泽泻10g，大腹皮10g，陈皮10g，砂仁10g（后下），五味子15g，夜交藤30g，黄芪60g，猫爪草30g，五灵脂30g，生姜3片。40剂，日1剂，水煎2次，早晚饭后半小时温服。

二诊：12月24日。患者疲倦乏力、失眠好转，仍便溏，肠鸣，肝区微胀；舌质暗淡，苔薄腻，脉虚弱。上方加丁香10g，黄芪加至90g，白术加至30g，云茯苓加至30g。

三诊：2015年2月5日。患者精神、食欲、面色均好，肝区偶尔微胀，无肠鸣，仍便溏，失眠；舌质淡暗，舌体胖，边有齿痕，苔薄腻，左脉沉有力略滑，右脉沉有力。上方加薏苡仁30g，怀山药30g，合欢花10g。

四诊：4月8日。患者稍疲倦乏力，失眠，肝区微胀，大便较正常。3月19日B超检查示：肝脏多发性转移性癌。最大病灶无变化，其余均不同程度缩小，直径1cm左右。肝功能检查无异常。舌质淡暗，舌体胖，边有齿痕，苔薄腻，脉沉略弦滑。上方加砂仁至15g（后下），加黄芪至120g。

五诊：5月4日。患者稍失眠，便溏，肠鸣，余无不适，纳可；舌质淡暗，舌体胖，边有齿痕，苔白微腻，脉沉略滑。上方加炮姜5g。

按：本例患者年老体弱，罹患乳腺癌4年，并肝脏多发性转移性癌，导致人体元气损伤，脾、肺之气皆虚，气血生化不足，故出现疲倦乏力；血不养心，则见失眠；脾虚健运失职，则见便溏；舌质暗淡，苔薄腻，脉虚弱，均为元气大伤、肝郁气滞、瘀血内结之征。好在患者心情尚好、性格开朗，病尚可治！方中黄芪最善补肺，提升一身之阳气；生晒参大补元气，归脾经，保护胃气；五灵脂合人参，补虚化瘀止痛，消磨癥瘕而不伤正；丁香（二诊）

与郁金，温中降气开郁，最善治癌瘤引起的肝区微胀；党参、白术、云茯苓、炙甘草、薏苡仁（三诊）、泽泻、大腹皮、陈皮、砂仁、生姜健脾化湿，理气和胃；丹参、郁金、柴胡活血解郁疏肝，最善入肝经，疏通肝胆气血，为治疗肝、胆、胰病变的常用药物；首乌藤养心安神；五味子益气生津，收敛耗散之气，现代药理研究表明五味子能促进肝脏的解毒过程，保护肝脏免受毒害，并能再生因滥用酒精、药物或肝炎等而受损的肝脏组织；猫爪草化痰散结，解毒消肿；土鳖虫、全蝎、炮山甲、蜈蚣等虫类药物活血化瘀，通络散结，以毒攻毒。全方攻补兼施，以扶正为主，共奏大补元气、疏肝理气、活血化瘀、通络散结之功。药中病机而获效。

3. 晚期胰腺癌

（1）晚期胰腺癌一

桂某，男，61岁，佛山科学技术学院附属医院副院长。曾于2013年7月25～30日在中山大学第一附属医院肝胆外科住院治疗。入院诊断：胰腺癌。出院诊断：胰腺癌。

入院情况及诊疗经过：患者主因"间断性上腹部疼痛4个月"入院。4个月前无明显诱因出现上腹部疼痛，呈阵发性，不伴有恶心、呕吐、腹胀、腹泻等症状，未曾治疗。3个月前腹痛加重，前往佛山市第二人民医院就诊，按"胃炎、糖尿病"治疗，具体用药不详，好转后出院。1周前腹痛加重，伴有体重下降，又前往佛山市第一人民医院就诊，行彩超检查示：腹膜后实性占位，性质待定。CT检查示：①胰腺占位，考虑胰腺癌，伴腹膜后淋巴结转移，病灶侵犯门静脉、脾静脉；②左下肺结节，未排除左肺转移。为求进一步治疗而来诊。门诊以"胰腺癌"收住入院，患者发病以来，神志清，精神可，睡眠可，体重减轻约10kg，饮食及大小便均正常。

出院情况及治疗结果：患者一般情况可，生命体征平稳。上腹部CT检查示：①胰腺颈、体部肿块，考虑胰腺癌；腹腔干周围及腹膜后淋巴结转移，十二指肠上动、静脉被包绕；②右下肺外、后基底段及左下肺后基底段小结节，增殖灶与转移瘤鉴别，建议进一步检查或随诊复查；③右肺上叶前段增殖、钙化灶，右肺门淋巴结钙化；④肝右叶S5囊肿。手术效果不好，建议患者内科介入治疗。出院医嘱：院外继续治疗。私下主管医生告诉其家人，病至晚期，无治疗意义，估计还剩两三个月，建议患者家属准备后事。

初诊：2013年10月9日。患者胃脘及右上腹间断性隐痛6个月（须每晚

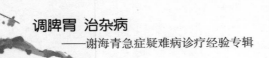
经肛门塞入吲哚美辛栓），口干、口涩，近日又消瘦2.5kg（一共消瘦12.5kg），嗳气，纳尚可（有治疗的希望），大便色黑质可，失眠多梦，乏力甚，近3日不能下楼，从房间步行入厅即觉气喘无力。体格检查：神清，目黄如橘，尿黄如浓茶，全身皮肤黄染如烟熏；舌质暗淡体胖，苔白腻，脉虚弱略细数略滑。辨证为元气大伤，肾、脾、肺气化失常，湿阻化热。

处方：黄芪120g，生晒参30g（另煎兑入），丹参15g，郁金12g，柴胡10g，白术15g，云茯苓15g，泽泻15g，大腹皮10g，法半夏10g，陈皮10g，砂仁15g（后下），制香附15g，桂枝5g（五苓散之义，助化湿），五灵脂30g（与人参相反相成），茵陈30g，三棱10g，莪术10g，炮山甲10g（打粉，分2次冲服），生姜3片。日1剂，水煎2次，早晚饭后半小时温服。

10月10日患者去佛山市第一人民医院做引流手术，术后除全身皮肤黄染、尿黄略减轻外，其余症状、舌象、脉象仍如10月9日。10月21日开始服上药。

二诊：10月29日。患者精神好转，乏力减轻，黄疸减轻，余症同上；舌质淡红，苔中前部变薄，数脉好转。上方加山茱萸90g，猫爪草30g。

三诊：11月8日。患者精神好转，黄疸减轻，每天引流约300mL，小便淡黄，可听音乐及上网20分钟，纳可，大便偏烂，上腹疼痛如前，仅每晚经肛门塞入一粒吲哚美辛栓即可，仍觉乏力；舌质淡红，苔中前部变薄，脉沉略有力，右脉略滑，不数。上方加黄芪至240g，减茵陈至15g。

处方：黄芪240g，生晒参30g（另煎兑入），丹参15g，郁金12g，柴胡10g，白术15g，云茯苓15g，泽泻15g，大腹皮10g，法半夏10g，陈皮10g，砂仁15g（后下），制香附15g，桂枝5g（五苓散之义，助化湿），五灵脂30g（与人参相反相成），茵陈15g，三棱10g，莪术10g，山茱萸90g，猫爪草30g，生姜3片。日1剂，水煎2次，早晚饭后半小时温服。另外，炮山甲粉5g，全蝎、蜈蚣粉5g（按全蝎100g：蜈蚣50条的比例打粉），二者混匀共10g，分早晚两次冲服。

12月3日得知：患者上腹无疼痛，不需塞止痛药，近5天纳差，腹胀，自动停药1天。

四诊：12月30日。患者在佛山市第一人民医院先后两次做DC-CIK细胞输注治疗，过程顺利。第二次做完，乏力加重，化验结果不如以前，红细胞、白细胞数量下降。刻下引流液每日约200mL，精神尚好，面色尚可，目微黄，乏力甚，身痒，纳可，大小便可；舌淡红，前部少苔，中后部薄腻，脉虚弱，寸独沉（71 次／分）。白细胞 3.65×10^9/L，红细胞 2.92×10^{12}/L，总胆红素 $21.3\,\mu mol$/L，直接胆红素 $14.0\,\mu mol$/L。上方减茵陈至 5g，加制首乌 30g（补血），丁香 10g（畏郁金）。

处方：黄芪 240g，生晒参 30g（另煎兑入），丹参 15g，郁金 12g，柴胡 10g，白术 15g，云茯苓 15g，泽泻 15g，大腹皮 10g，法半夏 10g，陈皮 10g，砂仁 15g（后下），制香附 15g，桂枝 5g（五苓散之义，助化湿），五灵脂 30g（与人参相反相成），茵陈 5g，三棱 10g，莪术 10g，山茱萸 90g，猫爪草 30g，制首乌 30g（补血），丁香 10g（畏郁金），生姜 3 片。日 1 剂，水煎 2 次，早晚饭后半小时温服。另外，炮山甲粉 5g，全蝎、蜈蚣粉 5g（按全蝎 100g：蜈蚣 50 条的比例打粉），二者混匀共 10g，分早晚两次冲服。服药后，上症好转。

五诊：2014 年元月 28 日。患者 1 周前因引流液有少量出血，疑为小静脉破裂，去佛山市第一人民医院住院止血，并自行停中药 6 天，再次尝试生物疗法。此次治疗，正气大伤，出现较多腹水，颇感棘手。刻下面色苍黄，消瘦，少气乏力，头晕，腹胀，纳差，尿少，大便灰白，呃逆，双手足不温，引流液不足 200mL；舌暗红，苔花剥，脉虚弱。查体：腹膨隆鼓胀，有移动性浊音，B 超示腹水。考虑不能承受攻破之品，以扶正为主。上方去茵陈、三棱、莪术、山甲、蜈蚣、全蝎，加猪苓 15g，神曲 15g，山楂 15g，鸡内金 15g，柿蒂 15g，生姜皮 5g。争取能平安度过春节。

处方：黄芪 240g，生晒参 30g（另煎兑入），丹参 15g，郁金 12g，柴胡 10g，白术 15g，云茯苓 15g，泽泻 15g，大腹皮 10g，法半夏 10g，陈皮 10g，砂仁 15g（后下），制香附 15g，桂枝 5g（五苓散之义，助化湿），五灵脂 30g（与人参相反相成），山茱萸 90g，猫爪草 30g，制首乌 30g（补血），丁香 10g（畏郁金），猪苓 15g，神曲 15g，山楂 15g，鸡内金 15g，柿蒂 15g，生姜皮 5g，生姜 3 片。日 1 剂，水煎 2 次，早晚饭后半小时温服。服药后，上症好转。

元月 29 日上午，患者电话告知：服中药 1 剂，昨晚尿量增加 1 倍多，今晨腹胀稍松。继服。

2 月 7 日（年初八），其太太告诉我，服药后觉有力，纳可，二便可，无呃逆，腹水减少，很开心，平安过了春节。继服元月 28 日方。仅感口干，按余吩咐煲红萝卜、马蹄水，喝1~2次。

六诊：2月17日。服上方后患者正气有所恢复，无头晕、呃逆等不适，不需止痛药，大小便可。近两日稍乏力，稍纳差，稍怕冷。查体：精神尚好，巩膜无黄染，腹胀减轻，腹水减少，考虑天气冷，过节吃得稍复杂，仅踝部微肿；舌淡红，有裂纹，苔前部少、中后薄腻，脉虚略细滑。元月28日方加桂枝至10g，黄芪加至360g。患者告诉余：春节前去佛山市第一人民医院，医生奇怪地看着他，意思是说："你还活着？"又说他"活着拖累家庭，麻烦医生及朋友"。我告诉患者："您的学生、朋友都关心您，您坚强地活着，坚持服中药，用实际行动给同类患者以鼓励，实际上是在作贡献。"他开心地笑了。我走时他站起来同我握手，并送我至家门口。

2月22日患者来电：有时做点轻家务活，帮夫人在厨房切菜，活动一下；并诉说夜尿多，每小时1次。上方加胡桃肉6枚，每两天1剂药。

2月28日夜患者来电：中气充足，纳可，无疼痛等不适，夜尿每2小时1次。考虑可用攻伐，上方（2月17日方）加三棱10g，莪术10g，山甲粉5g，蜈蚣和全蝎粉5g，共煎。

3月11日患者来电："我服您开的中药（活到现在）算是奇迹了，黄菊（中央常委之一）、乔布斯（美国）得这个病，也是这样。"

4月初患者过了生日。4月23日，患者因不慎摔跤合并消化道出血，在佛山市第一人民医院逝世。

按：胰腺癌晚期之所以出现迅速消瘦、少气无力、病情迅速恶化，多是由于手术及放疗、化疗后复发或病情进一步发展，导致人体元气大伤，肾、脾、肺气化失常，癌瘤之阴邪迅速扩张，患者多半在短时期内死亡。此时虚实错杂，以虚为主多见。患者奄奄一息，无实可攻。常常养正癌自退。若真的有明显邪实，也须在大补元气的基础上稍加祛邪之品。

本例患者的治疗始终贯穿自创补元消磨法。补元消磨法方子的主要药物组成：大剂量黄芪、人参、山茱萸，加上相畏药对（人参与五灵脂、丁香与郁金）。黄芪用量120~360g，最善补肺，提升一身之阳气；人参用量30g，大补元气归脾经，保护胃气，为救治危急之要药；山茱萸60~90g，大补肾气，其酸敛之性，可防黄芪升提之过。五灵脂与人参，补虚化瘀止痛，消磨癌瘤而不伤正。丁香与郁金，温中降气开郁，最善治癌瘤引起的腹胀、消化不良；又与参芪相合，相反相成，防止参芪大剂量应用补益太过。当然这些特定的剂量及相畏搭配，只针对特定的情况。《内经》云："有故无殒，亦无殒也。"本人应用上述主法、主方，治疗多种晚期癌瘤迅速消瘦、气息奄奄、病情迅速恶化的患者，往往5~7剂有效，为今后带瘤生存争取更多时间。

该病例最大的亮点是：①尊重患者的生存权，满足了患者"过冬至""过年""过生日"的愿望，对健康人来讲，这些是再简单不过的事情，但对奄奄一息的危重病患者，能多活一天，已经是"赚"了。②多安慰、多鼓励非常重要，不管多么坚强、多么乐观、多么有信仰的人，面对病魔的折磨，难免情绪低落，悲观失望。多鼓励才能提振精神，鼓舞正气，配合治疗。③该患者虽得晚期胰腺癌，从发病到逝世13个月，从确诊到去世也近10个月，经中医治疗延长了寿命，减轻了痛苦，提高了生活质量。特别难能可贵的是，生命最后5个月，无痛生存，不需用止痛药！

（2）晚期胰腺癌二

潘某，女，64岁，广东省佛山市禅城区人。曾于2014年7月11~30日在佛山市第一人民医院住院19天。

入院情况：患者因反复左上腹痛半月入院。查体：全身皮肤、巩膜无黄染，腹平坦，无胃型、肠型，无蠕动波，无腹壁静脉曲张。全腹柔软，左上腹轻压痛，无反跳痛，Murphy征阴性，全腹未扪及包块，肝肋缘下未触及，脾左肋缘下未及，肝区、脾区、双肾区无叩击痛，移动性浊音阴性，肠鸣音存在，4次/分，双下肢无浮肿。7月9日在佛山市第一人民医院腹部CT检查示：胰体尾部占位性病变，拟胰腺癌；胆囊结石。

诊疗经过：入院后完善各项检查。7月11日血常规：白细胞计数5.17×10^9/L，血红蛋白浓度135g/L；肝功能检查：总胆红素9.8μmol/L，白蛋白40.7g/L。7月14日B超检查示胆囊结石、胰体尾部低回声区伴胰管扩张，考虑胰腺炎，肝脾未见异常。7月15日CT检查示：①胰腺体尾部低密度灶性质待定，疑胰腺癌，胰管局部闭塞，远端扩张，腹膜后淋巴结数目增多，未排除转移；②轻度胆管炎、胆囊炎、胆囊结石；③腰椎退行性变。7月18日在全麻下行剖腹探查术，术中见：胰体尾部肿瘤约6cm×3.5cm×3.5cm大小，质硬；侵犯肝总动脉、肠系膜上动脉，肝总动脉完全包绕，肠系膜上动脉包绕2/3；肿瘤与肠系膜上静脉关系密切，包绕侵犯脾静脉；肝总动脉旁淋巴结肿大约2cm，质稍硬，肿瘤无法切除。术后予输液、抗炎，腹腔引流，逐渐更改饮食。复查：7月24日淀粉酶59IU/L；7月25日白蛋白36.7g/L。7月

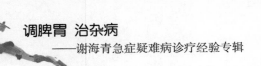

30 日患者腹壁伤口 II/甲愈合，准予出院。出院诊断：①胰体尾癌；②胆囊结石并慢性胆囊炎；③双上肺纤维增殖性肺结核；④高血压病。医生告诉患者家属：患者存活期预计只有 3 个多月，不可能超过半年。

初诊：2014 年 8 月 6 日。患者中上腹隐痛 2 周，消瘦 3kg，大便不顺畅，先硬后软，乏力，腰痛；舌质淡红偏暗，苔白微腻，脉沉略弦滑。证属元气大伤，肝郁气滞，瘀血内结。治以大补元气，疏肝理气，活血化瘀，通络散结。

处方 1：丹参 15g，郁金 15g，柴胡 10g，五灵脂 30g，黄芪 90g，山茱萸 30g，桑寄生 30g，泽泻 10g，大腹皮 10g，鸡内金 15g，白术 15g，云茯苓 15g，炙甘草 6g，法半夏 10g，陈皮 10g，制香附 12g，生晒参 30g（另煎兑入），薏苡仁 60g，生姜 3 片。4 剂，日 1 剂，水煎 2 次，早晚饭后半小时温服。

处方 2：田七 100g，炮山甲 100g，全蝎 100g，蜈蚣 50 条，打细粉，每次 5g，日 2 次，温开水或中药冲服。

二诊：8 月 11 日。患者腹痛基本消除，大便顺畅，无乏力，腰酸好转；舌质淡暗红，苔白微腻，脉沉弦滑有力。效不更方，继服。

三诊：9 月 18 日。患者服药后精神好，腹痛基本消除，大便顺畅，无乏力，腰酸好转。守上方继服。

四诊：10 月 9 日。患者精神好，食欲可；9 月 30 日~10 月 1 日左腰胀痛难忍，10 月 2~3 日服艾瑞昔布片等药缓解；舌质淡红，苔薄腻，脉沉略滑。上方加丁香 10g。

五诊：11 月 28 日。患者精神可，无腹痛，不再消瘦，无乏力及腰痛，纳欠佳，大便时溏；舌质淡红，苔薄腻，脉沉略有力。上方加神曲 15g。

六诊：2015 年元月 9 日。患者精神好转，可骑自行车去市场买菜，无腹痛，不再消瘦，无乏力及腰痛，大便时溏；舌质淡，苔白腻，左脉沉略滑有力，右脉沉弦滑；上方白术加至 30g。

七诊：2 月 10 日。临近春节，患者搞卫生劳累，腹部偶然隐痛，但精神、食欲好，余无不适；舌质淡，苔白腻，左脉沉略滑有力，右脉沉弦滑。上方继服。嘱注意休息，多晒太阳。

八诊：5 月 12 日。患者精神尚好，可骑自行车去市场买菜，不再继续消瘦，无乏力及腰痛，近两日左上腹刺痛时作，纳差，便溏；舌质淡暗，苔薄腻，脉沉略弦滑。上方加三棱 10g，7 剂。

九诊：6月2日。患者精神尚好，食欲欠佳，左上腹时胀痛，稍冷，肠鸣，便溏；舌质淡暗，苔白腻，脉虚弱。上方加炮姜10g，7剂。另用坎离砂热敷神阙穴。

十诊：6月16日。患者精神尚好，食欲欠佳，左上腹时胀闷，余无不适。上方去炮姜，继服。

10月19日随访，患者仍在世，可走动。上方继服。

按：本例患者年老体弱，脾胃气虚，运化失职；加上手术创伤（剖腹探查术），导致人体元气进一步损伤，脾肺肾之气皆虚，气血生化不足，故出现消瘦、乏力；土壅木郁，最终形成脾虚不能温养，肝郁气机阻滞，故见中上腹隐痛；脾胃气虚，升降失常，大肠传导失职，则见大便不顺畅，先硬后软；脾虚及肾，腰府失养则见腰痛；舌质淡红偏暗，苔白微腻，脉沉略弦滑，均为元气大伤，肝郁气滞，瘀血内结之征。此时虚实错杂，以虚为主。须在补益元气的基础上稍加祛邪之品。采用补气消磨法方子为主治疗，其药物组成：较大剂量的黄芪、人参、山茱萸加上相畏药对［人参与五灵脂、丁香（四诊加入）与郁金］。黄芪用量90g，最善补肺，提升一身之阳气；人参用量30g，大补元气归脾经，保护胃气，为救治危急之要药；山茱萸用量30g，大补肾气，其酸敛之性，可防黄芪升提之过。五灵脂与人参，补虚化瘀止痛，消磨癌瘤而不伤正；丁香与郁金，温中降气开郁，最善治癌瘤引起的腹胀、消化不良；又与参芪相合，相反相成，防止参芪大剂量应用补益太过。当然这些特定的剂量及相畏搭配，只针对特定的情况。《内经》云："有故无殒，亦无殒也。"丹参、郁金、柴胡，活血解郁疏肝，最善入肝经，疏通肝胆气血，为治疗肝、胆、胰病变的常用药物；田七活血止血；全蝎、大蜈蚣、炮山甲等虫类药活血化瘀，通络散结，以毒攻毒；桑寄生补肝肾，主腰痛；白术、云茯苓、炙甘草、薏苡仁、泽泻、大腹皮、法半夏、陈皮、制香附、鸡内金、生姜健脾和胃，疏肝理气。全方攻补兼施，以扶正为主。共奏大补元气、疏肝理气、活血化瘀、通络散结之功。

此例患者曾在全麻下行剖腹探查术，术中见：胰体尾部肿瘤约6cm×3.5cm×3.5cm大小，质硬；侵犯肝总动脉、肠系膜上动脉，肝总动脉完全包绕，肠系膜上动脉包绕2/3；肿瘤与肠系膜上静脉关系密切，包绕侵犯脾静脉；肝总动脉旁淋巴结肿大约2cm，质稍硬，肿瘤无法切除。出院时医生告诉患者家属：患者存活期预计只有3个多月，不可能超过半年。然而患者服

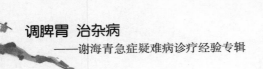

中药后，精气神转佳，生活质量得到极大改善。截至目前，患者已经有尊严地存活 15 个多月，仍可骑自行车去市场买菜。

4. 鼻咽癌

（1）鼻咽癌放化疗后口舌剧痛

李某，女，66 岁，佛山市公安局禅城区分局某警察之母。

初诊：2010 年 11 月 1 日。患者患鼻咽癌于 2010 年 7 月 26 日~8 月 3 日、8 月 16~26 日先后行 2 次化疗，9 月 1 日放疗。口腔、舌、喉、上腭、牙龈疼痛难忍 2 个月（很少讲话，只好用书写交流）；伴口舌干燥特别严重，痰多，纳差，神疲乏力；一吃东西，哪怕喝一口水，疼如刀割，需用麻醉药漱口，一日三餐只能用搅拌机磨稀糊才能吃一点；舌质淡红，两边红紫，有裂纹，苔薄白，脉沉弱。证属脾胃肺气阴损伤，虚火上炎。治以健脾养胃滋肺，泻火止痛。

处方：沙参 15g，花粉 15g，麦冬 15g，玉竹 15g，生甘草 6g，白芍 18g，石斛 15g，陈皮 10g，怀山药 15g，党参 18g，白术 15g，鸡内金 15g，知母 10g，赤芍 10g，生姜 1 片。5 剂，日 1 剂，水煎 2 次，早晚饭后半小时温服。

二诊：11 月 16 日。5 剂后患者疼痛、口干燥等症明显好转，可讲话，进食亦有进步；自认为"是药三分毒"，既然病情好转，自行停药；后觉不适，但比初诊为好；今舌两边红紫减轻，脉沉弱。继服上方 7 剂，生姜 3 片为引子。

三诊：11 月 23 日。患者诸症好转，痰少，精神转好，仍口舌干燥，鼻塞，口腔上腭左侧仍很疼（不是初诊的全部口腔），喉咙左侧、舌左侧偶然疼（不是初诊的持续痛）；舌有津，脉沉。上方继服 7 剂。

四诊：12 月 2 日。患者无疼痛，仍口干，纳差。上方加神曲 15g，7 剂。

五诊：12 月 23 日。患者无疼痛，纳好转，口干减，余无不适。上方去知母，继服 7 剂巩固疗效。

按：该患者鼻咽癌化疗、放疗后，脾胃肺气阴损伤，虚火上炎灼络，导致口腔、舌、喉、上腭、牙龈疼痛难忍；伴口舌干燥特别严重，痰多，纳差，神疲乏力；舌质淡红，两边红紫，有裂纹，苔薄白，脉沉弱等。处方用党参、白术、怀山药、鸡内金、陈皮、生姜健脾益气和胃，以怀山药代替云茯苓主要是发挥前者益气养阴的作用；用沙参、花粉、麦冬、玉竹、白芍、石斛滋养肺胃之阴；知母、赤芍、生甘草清热泻火解毒。诸药合用，有效地减轻化疗、放疗所造成的毒副反应，培补了机体正气，提高了生活质量。

（2）鼻咽癌放化疗后

蔡某，女，24岁，广东省阳江市人。

初诊：2012年11月17日。2012年5月30日患者头部被歹徒用砖头打破住院。5月31日CT检查意外发现鼻咽癌，曾在佛山市第一人民医院住院治疗，9月3日~10月25日再次在该院住院52天。

入院情况：患者因"鼻咽癌4程化疗后2周"入院。查体：PS评分0分，NRS评分0分，消瘦，慢性病容，鼻咽左侧黏膜稍粗糙，左侧圆枕稍肿胀，颅神经正常，双颈、双锁骨上未扪及明显肿大淋巴结，左额部、顶枕部见两处长约1.5cm已愈合的疤痕。本院检查：①6月7日鼻咽病理检查示非角化性癌，免疫组化结果示：CK（+），p63（+），34βE12（+），LCA（-）。②6月7日鼻咽部、颈部MR检查示：鼻咽偏右侧较大软组织肿块，大小约2.5cm×2.6cm×3.3cm，向上达中颅窝及右侧海绵窦，广泛侵犯右侧颞下窝、翼腭窝、翼内外肌、斜坡、右侧岩尖、右侧翼突及蝶窦，伴双侧咽后及双上颈淋巴结转移，右侧乳突炎症。③6月4日骨ECT检查示：鼻咽区骨盐代谢活跃，符合鼻咽癌颅底侵犯，右侧乳突炎、未见明确骨转移。④6月4日B超检查示：肝、胆、脾、胰、双肾、膀胱、子宫附件、后腹膜及双锁骨上区未见异常，左上颈2个淋巴结转移（最大36mm×13mm）。⑤6月8日胸部X光片示：PICC管位置正常，心肺未见异常。入院诊断：①鼻咽未分化型非角化性癌（2008分期T4N2M0 Ⅳa期）；②左额部、顶枕部头皮裂伤治疗后。

诊疗经过：入院后查超声：肝、胆、脾、胰未见异常，腹膜后未见明显肿大淋巴结。CR/DR诊断示：心肺未见异常；PICC管远端位于右纵隔胸7椎体旁。MRI检查示："鼻咽癌四程化疗后"，与7月24日MR片对比，鼻咽右顶壁仍见肿瘤组织，较前略有缩小，建议继续治疗复查；左侧咽隐窝区黏膜增厚较前稍明显，需结合临床密切观察；双侧咽后及双上颈淋巴结明显缩小及减少；右侧乳突炎。9月10日~10月25日行根治性放疗，6mV-X线IM-RT外照射，鼻咽原发灶DT7288.3cGy/33f，阳性淋巴结DT6788.6cGy/33f，高危预防区域DT6903.9cGy/33f，低危预防区域DT6340.7cGy/33f。期间出现Ⅱ度放射性黏膜炎、Ⅰ度放射性皮炎、Ⅱ度白细胞减少症，对症处理后好转。出院诊断：①鼻咽未分化型非角化性癌（2008分期T4N2M0 Ⅳa期）；②左额部、顶枕部头皮裂伤治疗后；③Ⅱ度放射性黏膜炎；④Ⅰ度放射性皮炎；⑤

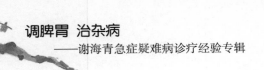

Ⅱ度白细胞减少症。

初诊：2012年11月17日。患者失眠多梦，手足不温，咽喉痛，磨牙，白带多质稀；舌质淡，舌体胖，苔薄腻，脉沉弱。查体：消瘦，面色苍黄，咽红（＋＋），心肺腹（－）。证属心脾两虚，痰瘀内结。治以健脾养心，化痰散结。

处方：薏苡仁30g，黄芪18g，法半夏10g，陈皮10g，党参15g，白术15g，炙甘草6g，石菖蒲10g，茯神30g，夜交藤30g，芡实12g，桔梗10g，川芎10g，蜈蚣1条，生姜3片。7剂，日1剂，水煎2次，早晚饭后半小时温服。嘱：终生张口、颈部功能锻炼，注意口鼻卫生。

二诊：11月30日。患者失眠好转，无咽喉痛，磨牙减少，白带正常，但口干，胃时微胀；舌质淡，舌体胖，苔薄腻，脉沉弱。上方加沙参15g，砂仁10g（后下），炮山甲粉3g（冲）。30剂。

三诊：2013年元月16日。患者失眠好转，无咽喉痛、口干及胃胀，磨牙减少，白带正常，面微肿（放疗后遗症），乏力；舌质淡，舌体胖，苔薄腻，脉沉弱。上方加黄芪至30g，加党参至30g，继服。

四诊：3月26日。患者无失眠、咽痛、磨牙、乏力等不适，面部有黑斑；舌质淡，舌体胖，苔薄腻，脉沉。上方加蜈蚣至2条，加菟丝子30g。在佛山市第一人民医院复查，结果暂时正常。

9月15日，患者身体明显好转，体重增加1.5～2kg。继服上方巩固。

五诊：10月27日。患者精气神转好，面部不肿，黑斑减少，体重比出院时增加3kg，睡眠可，时便秘。10月15日在佛山市第一人民医院复查：鼻咽部及淋巴结未发现异常；另发现患者患丙肝，谷丙转氨酶（ALT）210IU/L。舌质淡红，苔中前部薄腻、后部白腻，脉沉略滑略有力。上方加丹参15g，去芡实，加怀山药30g。

处方：薏苡仁30g，黄芪30g，法半夏10g，陈皮10g，党参30g，白术15g，炙甘草6g，石菖蒲10g，茯神30g，菟丝子30g，夜交藤30g，桔梗10g，川芎10g，蜈蚣2条，沙参15g，砂仁10g（后下），炮山甲粉3g（冲），怀山药30g，丹参15g，生姜3片。

六诊：2014年4月19日。4月18日在佛山市第一人民医院检查：患者一般情况好，精神好，食欲佳，睡眠可，大小便正常。ALT 98IU/L，丙肝定量较2013年10月23日下降。现仅上腹胀，余无不适；舌质淡红，苔薄腻，脉沉略滑。上方去川芎，加郁金 10g，柴胡 9g，五味子 12g。

七诊：10 月 25 日。10 月 14～23 日，在佛山市第一人民医院住院检查：患者一般情况好，精神、睡眠、饮食好，大便干，少量黄痰半月。丙肝病毒 RNA 9.82E3IU/mL。舌质淡红，苔薄腻，脉沉。上方加黄芪至 45g，加玄参 10g，浙贝母 10g。

按：本例患者鼻咽癌化疗放疗后，脾胃受损，不能健运水谷以生化气血则见消瘦，面色苍黄；血不养心则见失眠多梦；气虚失温则见手足不温；同时脾胃受损，不能运化水湿而下注则见白带多质稀；聚湿生痰，痰热内扰则见磨牙；痰热阻咽则见咽喉痛；舌质淡，舌体胖，苔薄腻，脉沉弱均为心脾两虚之征。处方用黄芪、党参、白术、炙甘草、法半夏、陈皮、石菖蒲、薏苡仁健脾益气，化湿除痰；芡实健脾固肾，化湿止带；夜交藤、茯神养心安神；桔梗化痰利咽；生姜和胃；因癌瘤多瘀，故加入川芎、蜈蚣、炮山甲粉（二诊）等活血散结之品。该患者因头部被歹徒用砖头打破住院，2012 年 5 月 31 日 CT 检查意外发现患鼻咽癌，经过及时、合理的中西医结合治疗，身体逐渐得以康复。这次意外事件可谓因祸得福！要不然，没有任何症状的癌细胞在体内肆意疯长而不自知，后果不堪设想。

5. 甲状腺癌

右甲状腺乳头状癌术后

叶某，女，37 岁，佛山市禅城区教师。曾于 2014 年 2 月 17～21 日在佛山市第一人民医院住院 4 天。

入院情况：因发现颈前无痛性肿物 5 年入院。查体：右侧甲状腺 6cm×4cm×3cm，中下极结节大小 3cm×2cm，质中，颈部淋巴结未及肿大。B 超示结节性甲状腺肿，血常规、PET - CT、心电图、肝肾功能、胸片均无异常。

诊疗经过：2 月 17 日在手术室颈丛麻醉下行"右侧甲状腺全切除 + 左侧甲状腺次全切除 + 双侧喉返神经探查术"，见右侧甲状腺大小为 5cm×1.8cm×2cm，内有一个结节，大小约为 0.6cm×0.6cm×0.5cm，位于中极，质硬，黄色。标本送检冰冻示"右侧甲状腺乳头状癌，直径 0.6cm"。只保留喉返神经入喉处甲状腺正常组织 0.8cm×0.6cm×0.4cm。出院诊断：右甲状腺乳头状癌 T1N0M0。冰冻报告示：（右甲状腺）组织 5cm×2.5cm×2cm，见 0.5cm 灰白肿物。镜下 0.5cm 肿物符合乳头状癌。石蜡报告示：免疫组化 CK19（ + ），TPO（ - ），Gal - 3（ - ）；0.5cm 结节为乳头状癌，右侧第二次送检

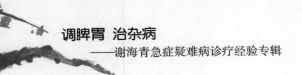

组织见少许甲状旁腺。余结果同上。

初诊：2014年3月6日。患者失眠多梦，易怒，口淡，全身怕冷，乏力，便秘，月经黑血块，腰困；舌质淡，舌体胖，苔薄腻，脉沉弱。证属心脾两虚，气滞血瘀。治以健脾补心，疏肝理气，活血化瘀。

处方：党参30g，白术15g，炙甘草6g，法半夏10g，陈皮10g，当归12g，白芍10g，柴胡10g，花粉15g，香附10g，丹参15g，川芎10g，浙贝母10g，黄芪60g，夜交藤30g，茯神30g，柏子仁15g，桂枝10g，生姜3片，大枣3枚。7剂，日1剂，水煎2次，早晚饭后半小时温服。

二诊：3月14日。患者口淡、全身怕冷、乏力好转，仍失眠多梦，易怒，便秘，腰困；舌质淡，舌体胖，苔薄腻，脉沉弱。继用上方略作加减，调治2个月，精神转佳，失眠多梦、易怒、口淡、全身怕冷、乏力、便秘、月经黑血块、腰困等症状消失；舌质淡，舌体胖，苔薄腻，脉沉有力。

按：本例患者劳倦伤脾或思虑过度，加上手术创伤，导致心血不足，脾气虚弱。心血虚，心失所养，则见失眠多梦；脾气虚不能温养，则见全身怕冷；脾虚运化失职，气血生化乏源则见口淡、乏力；土壅木郁，肝失疏泄则见易怒；大肠传导失职则见便秘；气虚行血无力，瘀阻冲任则见月经黑血块；脾虚及肾，腰府失养则见腰困；舌质淡，舌体胖，苔薄腻，脉沉弱均为心脾两虚，气滞血瘀之征。处方用黄芪、党参、白术、炙甘草、法半夏、陈皮、生姜、大枣益气健脾和胃；夜交藤、茯神、柏子仁养心安神，其中柏子仁兼润肠通便；当归、白芍养血柔肝；柴胡、香附疏肝理气；桂枝温通阳气；浙贝母、丹参、川芎、花粉化痰活血，软坚消肿。诸药合用，共奏健脾补心、疏肝理气、活血化瘀之功。药中病机而获效。

6. 肺癌

（1）左下肺鳞癌术后化疗

聂某，男，55岁，广东省惠州市人。曾于2014年7月21日~8月7日在广州医科大学附属肿瘤医院住院17天。

入院情况：因"外院体检发现左下肺鳞癌3天"入院。查体：胸廓未见异常，胸骨无压痛，乳房正常对称。呼吸运动未见异常，肋间隙未见异常，语颤未见异常。叩诊清音，呼吸规整，双肺呼吸音清晰，双侧肺未闻及干、湿性啰音，无胸膜摩擦音。2014年7月在解放军421医院胸部CT平扫示"右下肺肿物，考虑肺癌并纵隔淋巴结肿大"，经皮肺穿刺活检病理示"中低分化鳞癌"。

诊疗经过：入院后完善相关检查。血常规示：白细胞 11.19×10^9/L，血红蛋白 116g/L，血小板计数 314×10^9/L，中性粒细胞 7.53×10^9/L；ABO 定型 A 型，Rh 血型鉴定（微柱凝胶法）阳性。尿常规：尿糖（GLU）（＋）。生化检查：肌酐（Cr）119μmol/L，葡萄糖测定（GLU）12.54μmol/L。肿瘤标志物：SCC 2.3ng/mL，CEA 3.46ng/mL，CA－125 10.5U/mL，NSE 16.1ng/mL。术前八项：TPPA 阳性，TRUST 阴性。胸片示：结合临床符合左下肺癌的表现；左肺门增大，考虑转移的可能。胸部＋上腹部增强 CT 检查示：左下肺癌（50mm×38mm）并左肺门、纵隔淋巴结转移。双肾多发细小囊肿，肝、胆、脾、胰未见明显异常。彩超检查示：肝、胆、脾未见明显异常声像，双肾未见异常声像；锁骨上彩超示：右侧锁骨上窝淋巴结肿大（1.4cm×0.8cm）；心脏彩超示：各房室未见明显增大，二尖瓣轻度关闭不全，心舒张功能减低，收缩功能在正常范围。支气管镜检查示：左下叶出血（？）。予胰岛素控制血糖达标后于 7 月 28 日在全麻下行左下肺鳞癌根治术。术后予抗炎、补液、吸氧、心电监测、控制血糖及其他对症治疗，现恢复可，准予出院。术后病理：（左下肺叶）鳞癌Ⅱ级，管壁浸润型，有大片坏死，间质见少量淋巴细胞浸润。（支气管切缘）净。淋巴结见癌转移：第 10 组淋巴结 0/2，第 9 组淋巴结 0/7，叶尖淋巴结 0/3，支气管旁淋巴结 0/4，第 7 组淋巴结 1/5，第 5 组淋巴结 0/1，总数 1/22。出院诊断：①左下肺鳞癌 pT2N2M0，ALK（－）；②2 型糖尿病。

初诊：2014 年 8 月 9 日。患者术后疲倦乏力，气喘，失眠；舌质淡，苔白微腻，脉虚弱。证属元气大伤，瘀血内阻。治以大补元气，活血化瘀。

处方：党参 30g，白术 15g，云茯苓 15g，炙甘草 6g，法半夏 10g，陈皮 10g，五灵脂 30g，黄芪 90g，浙贝母 10g，花粉 15g，黄精 30g，白及 15g，田七 10g，北杏仁 10g，桔梗 15g，猫爪草 30g，夜交藤 30g，海藻 30g，生晒参 30g（另煎兑入），生姜 3 片。7 剂，日 1 剂，水煎 2 次，早晚饭后半小时温服。

8 月 15 日其子代诉：8 月 14 日始少量咳嗽，偶咳痰血，今日咳嗽较频，几乎每次咳嗽咳痰带血，呈鲜血或黑色，量不多，气稍喘。咨询手术医生，说是术后正常现象。后来得知为肺感染所致，住院输液而愈。同时停用中药。

10 月 23 日其子代诉：9 月 2 日第一次化疗，9 月 9 日第二次化疗后，精

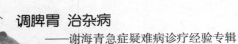

神疲倦，乏力甚，走几步就很吃力，纳极差，便溏。只好又按 8 月 9 日方，连续服用 20 余剂，精气神恢复，咳嗽，咳少量黄痰，纳好转，无口干口苦，大便黏，每日 3 次。上方白术加至 30g，继服。

二诊：12 月 19 日。患者精神转佳，面色好转，纳可，二便调，仅感肩膊疼痛，夜晚加重；舌质暗红，苔腻微黄，脉沉略滑。上方加桂枝 10g，桑枝 15g，继服，巩固疗效。

随访至 2020 年初，患者精气神尚佳，余无不适，在家乡做些农活。

按： 本例患者罹患肺癌及糖尿病，加上手术创伤、化疗副作用，导致人体元气损伤，脾、肺之气皆虚，故出现疲倦乏力，第一、二次化疗后走几步就很吃力；肺气虚，无以主呼吸之气则见气喘；脾气虚，健运失职则见纳极差、便溏；正气不足，心失所养则见失眠；舌质淡，苔白微腻，脉虚弱均为元气大伤，瘀血内阻之征。黄芪用量 90g，最善补肺，提升一身之阳气；人参用量 30g，大补元气归脾经，保护胃气，为救治危急之要药；五灵脂与人参，补虚化瘀止痛，消磨癌瘤而不伤正；海藻与甘草，相反相成，软坚消痰；党参、白术、云茯苓、炙甘草、法半夏、陈皮、生姜健脾和胃；天花粉生津润燥消肿；黄精补肾健脾润肺，现代药理研究表明其对血糖过高呈显著抑制作用；桔梗、北杏仁宣降肺气，止咳化痰平喘；夜交藤养心安神；浙贝母、猫爪草、白及、田七化痰散结，活血止血。诸药合用，共奏大补元气、活血化瘀、化痰散结之功而获效。

（2）右上叶纵隔型肺癌并侵犯上腔静脉

潘某，男，65 岁，佛山市三水区人。曾于 2014 年 3 月 23～31 日在佛山市三水区人民医院住院 8 天。

入院情况：患者因"反复颜面水肿、发绀 1 月余"入院。入院体查：体温 36.6℃，脉搏 80 次/分，呼吸 20 次/分，血压 134/74mmHg，血氧饱和度 97%。自主体位，神志清，对答切题。颜面、颈部、上胸部可见水肿，稍有发绀，尤以双耳耳郭为甚，颈部可见颈静脉怒张。全身浅表淋巴结无肿大，双肺呼吸音稍粗，未闻及干湿性啰音。心界不大，心率 80 次/分，律齐，各瓣膜区未闻及病理性杂音。腹平软，无压痛、反跳痛。肝脾肋下未及。肠鸣音正常。双上肢稍有水肿、发绀，肢端感觉正常，双下肢无明显异常。生理反射存在，病理反射未引出。

诊疗经过：入院后完善相关检查。3 月 23 日查 CK－MB（质量法）、肌钙蛋白＋Pro－BNP、风湿3项、静脉血常规、凝血4项、D－二聚体、生化、心肌酶4项未见明显异常；肝功能8项：谷氨酰转肽酶（GGT）77U/L。3月24日胸部增强CT检查示：①考虑右上叶纵隔型肺癌并侵犯上腔静脉，两侧肺门区、气管隆嵴下方及主肺动脉窗转移；②右侧胸腔少量积液；③胸椎各椎体骨质增生；④胸主动脉、左侧冠状动脉管壁粥样硬化；⑤左上叶钙化灶、两上叶肺大泡。消化系统、膀胱、双肾、输尿管彩超示肝、胆、脾、胰、双肾及膀胱未见明显异常。心脏彩超＋室壁运动分析示：左室顺应性减退；轻度主动脉瓣反流。胸部正位片示：①右侧肺门区肿块影，性质待查；②双下肺纹理增粗、紊乱，需结合临床诊断。入院后予以"呋塞米片（速尿）、螺内酯片（安体舒通）"消肿、改善循环等治疗。患者诊断明确，医生建议家属转上级医院继续治疗。患者家属表示回家休养，要求出院，予以办理。

出院情况：患者颜面仍有水肿、发绀，无胸闷、胸痛，无气促，无头晕、头痛。查体：颈部、上胸部稍有发绀，颈部可见颈静脉怒张；双上肢无水肿，肢端感觉正常，双下肢无明显异常；生理反射存在，病理反射未引出。出院诊断：右上叶纵隔型肺癌并侵犯上腔静脉；双上叶肺大疱。

初诊：2014年4月2日。患者颜面部、颈部红肿，伴局部发热2个月，有眼屎，身恶寒，左腰疼、麻，干咳，失眠，耳鸣，耳听不清，双耳瘀肿，颈胸腹多条静脉曲张；舌质淡红，舌体胖，苔白腻微黄，左脉沉略滑，右寸独沉弱，右尺关沉弦滑。每天抽烟、喝酒50余年，现因患病每日酒量减少。证属气虚血瘀，湿热内蕴，风寒外袭。治以补气活瘀，清热利湿，疏风散寒。方用补阳还五汤合麻黄连翘赤小豆汤加减。处方：麻黄10g（先煎去沫），连翘15g，金银花15g，赤小豆30g，桔梗15g，杏仁10g（打），浙贝母10g，黄芪90g，益母草30g，桃仁10g，红花10g，川芎12g，赤芍12g，当归尾15g，桑寄生30g，皂刺15g，党参15g，白术15g，云茯苓15g，生甘草6g，法半夏10g，陈皮10g，生姜皮5g。7剂，日1剂，水煎2次，早晚饭后半小时温服。嘱停服西药利尿药。

二诊：4月9日。患者面颈部红肿、局部发热消退得很快，症状明显改善，无眼屎及恶寒，双耳瘀肿消失，颈胸、腹部静脉曲张明显减轻，仍左腰麻痛、干咳；舌质淡红，舌体胖，苔白腻微黄，左脉沉略滑，右寸独沉弱，右尺关沉弦滑。效不更方，继服7剂。

三诊：4月15日。患者上症继续好转，听力好转，大小便正常；仍结膜充血，眼屎多而黄，流泪；舌质红，边有齿痕，苔黄腻，左脉沉弱，右脉寸弱，关尺略滑。上方加夏枯草30g清肝热而散结，另备下列药物择机应用：①干蟾皮1000g；②炮山甲200g，全蝎200g，蜈蚣100条，打成细粉。

四诊：4月22日。患者结膜充血及眼屎明显减轻，余症好转。上方加干蟾皮10g。

五诊：4月29日。加入干蟾皮同煎服，患者每次服药2小时后呕吐，可能为干蟾皮寒凉伤胃所致，故自行将干蟾皮炒后入药，呕止（患者又成为我的一得之师）；舌质淡红，苔腻微黄，左脉转徐和，右寸沉，关尺徐和。因服药后不太愿意喝酒，酒量减至1两。上方加白术至30g，加猫爪草30g，生姜5片。

六诊：5月8日。患者服上方（加入干蟾皮）仍呕吐，纳差，口淡；舌质淡红，舌体胖，苔黄腻，脉虚弱。上方去干蟾皮、金银花，减夏枯草至15g，加法半夏至12g，党参至30g。

七诊：5月15日。患者无呕吐及纳差；舌质红，苔黄腻，左脉沉略滑，右脉沉略弦滑。上方继服，同时加入上面药粉（炮山甲、全蝎、蜈蚣），每日用中药液冲服5g。

八诊：5月30日。患者无呕吐，纳好转，较乏力；舌质红，苔前部薄腻，脉徐和。上方加海藻15g，7剂巩固，并用开水泡花旗参15g饮用，以防天气炎热损伤气阴。另用怀山药、薏苡仁、百合、排骨煲汤喝。

九诊：6月5日。患者面颈部红肿、局部发热等症状明显改善，无眼屎及恶寒，双耳瘀肿消失，颈胸、腹部静脉曲张明显减轻，无呕吐，纳好转，仍左腰麻痛、干咳。上述药粉每次5g，每日2次，冲服。

按：本例患者长期抽烟、喝酒，损伤脾胃，健运失职，湿郁化热，湿热蕴结，热壅血瘀，故见颜面部、颈部红肿，伴局部发热，眼屎；《金匮要略》云"四季脾旺不受邪"，今脾虚又遇风寒外袭，卫阳被遏，肺失宣肃则见身恶寒，干咳；正气亏虚，不能行血，加上湿热阻滞，以致脉络瘀阻，故见左腰疼、麻，双耳瘀肿，颈胸腹多条静脉曲张等症；血不养心则见失眠；湿热、瘀血阻滞，清窍失养则见耳鸣，耳听不清；舌质淡红，舌体胖，苔白腻微黄，左脉沉略滑，右寸独沉弱，右尺关沉弦滑均为气虚血瘀，湿热内蕴，风寒外袭之征。方中大量生黄芪，补益元气，意在气旺则血行，瘀去络通；合益母草益气活瘀，利水消肿。党参、白术、云茯苓、法半夏、陈皮、生姜皮助黄芪补气，且健脾和胃化湿；桃仁、红花、川芎、赤芍、皂刺、当归尾助益母草化瘀通络；桔梗、杏仁、浙贝母宣降肺气；桑寄生补肝肾，主腰痛；麻黄、杏仁、生姜皮意在辛温宣发，解表散邪；连翘、金银花、赤小豆旨在苦寒清热化湿；生甘草清热解毒，调和药性。诸药合用，共奏补气活瘀、清热利湿、疏风散寒之功。加减麻黄连翘赤小豆汤，有辛温解表散邪、解热祛湿之效。凡湿热蕴结于里，不论表邪有无，均可投用。七诊加入药粉（炮山甲、全蝎、蜈蚣），每日用中药液冲服5g，旨在加强解毒散结通络之力。以上处方虽无法完全阻滞疾病的进展，但可使颜面水肿、发绀，双耳瘤肿，局部发热等症状很快消退，减轻患者的痛苦。这一点是西药利尿药所无法比拟的。

（3）肺腺癌

苏某，女，49岁，佛山市某中学教师。

初诊：2016年元月2日。患者疲倦乏力甚，胸闷2周；伴嗳气，便溏，干咳，失眠，腰酸；舌质淡，边有齿痕，苔白腻，脉虚弱。查体：左下肺呼吸音弱。2015年12月16日在佛山市第一人民医院CT检查示：左下肺肿瘤，左肺胸膜多发转移，肺门纵隔淋巴结增多；左侧胸膜增厚，胸腔积液，胸膜多发结节。元月4日始服克唑替尼胶囊250mg，2次/日。证属脾肺气虚，痰瘀内阻。治以益气健脾，化痰活瘀，软坚散结。

处方：党参15g，白术30g，云茯苓15g，炙甘草6g，姜半夏10g，陈皮10g，薏苡仁30g，黄芪60g，生晒参30g（另煎兑入），五灵脂30g，桔梗15g，北杏仁10g，浙贝母15g，猫爪草30g，花粉15g，当归10g，白及15g，田七10g，皂角刺10g，海藻30g，生姜3片。3剂，日1剂，水煎2次，早晚饭后半小时温服。

二诊：元月6日。上方加白芥子10g，以加强去胸水作用。

三诊：元月16日。患者倦怠乏力明显减轻，仍失眠。上方加夜交藤30g。

四诊：2月4日。患者2月2日在佛山市第一人民医院接受左肺癌中药＋靶向治疗的过程中CT复查示：与2015年12月16日检查结果比较，双肺及胸膜多发结节较前明显减少，部分肺结节缩小，左侧胸腔积液吸收，肺门纵隔淋巴结较前减少、缩小，右肺中叶少许炎症。上方加黄芪至90g，加强培补脾肺之气。

五诊：2月15日。上方加薏苡仁至60g，加强健脾化湿消瘤之力。

六诊：2月26日。上方加白芥子至15g。

七诊：3月2日。患者在佛山市第一人民医院CT检查示：与前片比较，左肺较大淋巴结较前缩小，余双肺及胸膜多发结节无明显进展；肺门、纵隔未见增大淋巴结，余胸部所见大致同前。

八诊：3月11日。除上方外，患者开始同时服用下列药粉，以加强活血解毒散结之功。处方：炮山甲100g，全蝎100g，大蜈蚣50条，打细粉。每次3g，日2次，用中药液送服。

九诊：3月21日。患者自元月16日始，倦怠乏力明显减轻，胸闷逐渐消失，无嗳气及干咳，仍失眠，大便时溏，腰酸，近7日天气潮湿多雨，稍乏力困倦；舌质淡，边有齿痕，苔薄腻，脉沉略滑。上方加黄芪至120g，加佩兰5g。

十诊：3月28日。患者倦怠乏力明显减轻，胸闷逐渐消失，无嗳气及干咳，仍失眠，大便时溏，腰酸；舌质淡，边有齿痕，苔薄腻，脉沉略滑。因天气晴暖无潮湿，上方去佩兰。

十一诊：3月31日。患者在佛山市第一人民医院CT检查示：与前片对比，双肺结节及胸膜结节无明显变化，左侧腋窝淋巴结较前稍缩小，余大致同前。

十二诊：4月18日。患者便溏，余无不适；舌质淡，边有齿痕，苔薄腻，脉沉略滑。上方加云茯苓至30g。

十三诊：4月25日。患者汗多，自汗、盗汗，余无不适；舌质淡，苔白微腻，脉沉。上方加浮小麦30g。

十四诊：6月13日。患者睡眠欠佳，余无不适；舌质淡，舌体胖，边有齿痕，苔薄腻，脉沉略滑。上方加合欢花10g。

十五诊：8月1日。患者无诉不适；舌质淡，舌体略胖，边有浅齿痕，苔前部薄腻，中后部白腻，左脉沉，右脉略沉滑。上方加荷叶3g。

十六诊：9月28日。患者失眠3天，余无不适；舌质淡，舌体略胖，边有浅齿痕，苔前部薄腻，中后部白腻，脉沉。考虑秋天干燥，上方去荷叶，加沙参10g。

十七诊：11月26日。患者牙龈疼痛，无自汗，余无不适；舌质淡红，苔薄腻，左脉沉，右脉沉略有力。上方去浮小麦，加姜半夏至15g。牙龈疼痛时另加新鲜淡竹叶12片，不疼时去之。

十八诊：2017年2月25日。患者睡眠欠佳，余无不适；舌质偏淡，苔中间白微腻，左脉沉，右脉沉有力。上方加生龙骨30g（先煎）。

十九诊：5月24日。患者偶睡眠欠佳，余无不适；舌质淡，苔白微腻，脉沉略有力。近日多雨，上方加佩兰5g。

二十诊：8月2日。近日高温，患者无诉不适。上方加荷叶5g。

二十一诊：10月25日。患者无诉不适；舌质淡，边有齿痕，苔白微腻，左脉沉，右脉沉略滑。秋天干燥，上方去荷叶，继服。

二十二诊：2018年5月16日。患者易醒，余无不适；舌质淡，边有齿痕，苔白微腻，脉沉略有力。上方加合欢花至15g。

二十三诊：2019年12月25日。患者精神佳，睡眠好，食欲可，二便调。继服上方，巩固疗效。

按：本例患者罹患左下肺癌，左肺胸膜多发转移，肺门纵隔淋巴结增多。左侧胸膜增厚，胸腔积液，胸膜多发结节，导致人体元气损伤，脾、肺之气皆虚，故出现疲倦乏力十分严重；脾肺气虚，痰瘀内阻，胸阳不展则见胸闷；脾气虚，健运失职，胃失和降则见嗳气、便溏；正气不足，心失所养则见失眠；肺气虚弱，宣肃失职则见干咳；脾虚及肾，腰府失养则见腰酸；舌质淡，边有齿痕，苔白腻，脉虚弱均为脾肺气虚，痰瘀内阻之征。方中黄芪用量从60g逐步加至120g，最善补肺，提升一身之阳气；人参用量30g，大补元气归脾经，保护胃气，为救治危急之要药；五灵脂与人参，补虚化瘀止痛，消磨癌瘤而不伤正；海藻与甘草，相反相成，软坚消痰；党参、白术、云茯苓、炙甘草、姜半夏、陈皮、薏苡仁、生姜健脾和胃；天花粉生津润燥消肿；桔梗、北杏仁、浙贝母宣降肺气，止咳化痰平喘；猫爪草、当归、白及、田七、皂角刺化痰散结，活血止血；八诊开始，同时服用炮山甲、全蝎、大蜈蚣等虫类药粉，以加强活血解毒散结之力。诸药合用，共奏益气健脾、化痰活瘀、软坚散结之功。药中病机而获良效。该患者仍在观察治疗中。

7. 膀胱癌

（1）膀胱癌术后复发

李某，男，80岁，佛山市北江厂退休职工，佛山同济医院医生李某之父。

初诊：2011年4月25日。患者于2010年9月发现患膀胱癌，11月6日在禅城区中心医院接受电切手术、化疗，好转出院；一直尿急、尿频、尿痛、尿黄，每小时一次小便，大便溏，口干，乏力；舌质淡胖，苔腻微黄，脉弦滑。2011年4月13日CT复查示：膀胱左前壁局部增厚，考虑膀胱癌复发。

尿常规示白细胞（＋）。证属脾虚湿热，瘀血内结。治以健脾益气，清热利湿，活血散结。方用珍凤汤加减。

处方：桑寄生30g，牛膝15g，黄芪15g，太子参18g，白术15g，云茯苓15g，炙甘草5g，法半夏10g，陈皮10g，生薏苡仁30g，怀山药30g，珍珠草15g，凤尾草15g，百部9g，灯心草2排，田七10g，琥珀末1.5g（冲），生姜3片。7剂，日1剂，水煎2次，早晚饭后半小时温服。

5月11日，其女告知患者"服上药后，各种症状明显好转，效果很好"。

5月20日，患者电话告知：其各种症状明显好转。继服上方，巩固治疗。

二诊：6月7日。患者诸症显著好转，精神转佳，走路说话有力，睡眠可，纳佳，仍便溏；舌质淡胖，苔腻微黄，脉弦滑。上方分别加黄芪、白术、云茯苓至30g。

8月12日，其女告知：患者诸症明显好转，精神转佳，每2小时一次小便。6月7日方继服。

11月22日，同济医院组织医务人员看《大医精诚》。李医生告知其父精神好，尿急、尿频、尿痛、尿黄等症状基本消失，尿常规示白细胞（－），近日还去了广州珠江夜游。

2012年8月21日，余在参加"广东医生"先进事迹报告会时见到其女，告知患者继续服药，近期复查B超，膀胱左前壁已光滑，每天早上买菜、去茶楼喝早茶。

2013年7月15日得知，患者每日早晨饮茶、买菜。继服上方巩固。

2014年12月30日得知，患者仍健在，精神饱满，面色红润，无诉不适。暂停服中药。随访至2016年初，患者精气神均佳，无诉不适。

按：珍凤汤为国医大师邓铁涛自拟的经验方，药物组成：太子参、白术、云茯苓、甘草、珍珠草、小叶凤尾草、百部、桑寄生八味。立方之意，乃根据脾胃学说，如张仲景有"四季脾旺不受邪"之说，李东垣有"内伤脾胃，百病由生"之论。本病既是邪少虚多之证，要使正气充足以逐邪气，健脾便是重要的一招，故用四君子汤以健旺脾胃，调动人体之抗病能力；用珍珠草、小叶凤尾草以祛邪，形成内外夹击之势；百部佐"珍、凤"以祛邪。桑寄生，《本草经》云"主腰痛"，邓老认为该药既能帮助扶正，又入肝肾经，为本方之使药。邓老常用该方治疗气淋、劳淋、水肿，疗效颇佳。我在该方的基础上灵活加味，治疗膀胱癌术后复发，取得理想疗效。其病机共同点在于脾虚湿热。加入黄芪助四君子汤益气健脾；加入法半夏、陈皮、生姜，合四君子汤健脾和胃；加入牛膝助桑寄生补肾，鼓舞正气；加入生薏苡仁、怀山药健脾化湿；加入灯心草、田七、琥珀末清热利尿，活血散结；《别录》谓其中的琥珀"消瘀血，通五淋"，本人常用琥珀治疗膀胱癌，长期冲服，疗效确切。诸药合用，脾气健旺，正气恢复，湿利热清，瘀活结散，坚持服药而获良效。

（2）膀胱癌尿血

梁某，男，81岁，佛山市南海区老干部。

初诊：2013年6月21日。患者反复尿血6个月，每周1～2次，时滴血，常小便混浊，此时无鲜血，嗜睡。嗜酒50年，每天喝半斤至一斤30°米酒。查体：精神可，腹平软，双肾区无叩击痛。舌质暗红，苔前部薄腻，中后部白腻，脉弦滑数（因嗜酒聚湿生热所致）。在佛山市南海区人民医院彩超检查示：膀胱壁稍厚，内膜不平整，膀胱见数个低回声团，最大位于左前壁，大小14mm×11mm，乳头状，与膀胱壁相连不移动，该处膀胱壁结构模糊；膀胱内实性占位，血流信号丰富，考虑膀胱癌的可能。证属脾胃气虚，湿热伤络。治以健脾化湿，清热止血。

处方：白茅根30g，田七10g，琥珀末3g（分2次冲），川萆薢12g，黄芪30g，党参18g，薏苡仁30g，白术15g，云茯苓15g，炙甘草6g，法半夏10g，陈皮10g，白蔻仁10g，桑寄生30g，生姜3片。7剂，日1剂，水煎2次，早晚饭后半小时温服。

二诊：7月1日。患者嗜睡好转，余症同上。上方继服10剂。

三诊：7月23日。患者无嗜睡，余症同上；舌质暗红，苔前部薄腻，中后部白腻，脉弦滑数。上方加龙葵15g。

四诊：8月1日。患者尿血、尿浊减少。照7月23日方继服。

五诊：9月18日。患者有2次尿血较多，精神好，咽喉痛。考虑进入秋燥天，上方加沙参15g。

六诊：11月19日。患者近日无尿浊、尿血，精神好，每天仍喝3两多白酒。上方继服巩固。

七诊：12月3日。患者近日基本无尿浊、尿血，仍喝三四两酒，感觉稍困思睡；舌质红微暗，苔微黄腻，脉寸弱，关尺滑。上方黄芪加至60g，加葛花12g（解酒）。

按：本例患者嗜酒50年，脾胃损伤，以致运化功能失职，湿浊内生，湿

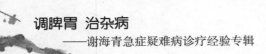
郁化热，湿热下注，膀胱血络受损，气化不利而见反复尿血，时滴血，小便混浊等症；脾胃气虚，不能健运水谷以生化气血，气虚则清阳不展，血虚则脑失所养；同时脾虚湿郁化热，湿热蒙蔽清窍则见嗜睡；舌质暗红，苔前部薄腻，中后部白腻，脉弦滑数均为脾胃气虚，湿热伤络之征。处方用黄芪、党参、白术、云茯苓、炙甘草、法半夏、陈皮、白蔻仁、薏苡仁、生姜健脾和胃，理气化湿；川萆薢清热利湿，分清别浊；白茅根、田七、琥珀末清热利尿，活血止血；《别录》谓其中的琥珀"消瘀血，通五淋"，本人常用琥珀治疗膀胱癌，长期冲服，疗效确切；桑寄生补肾气，鼓舞正气。诸药合用，共奏健脾化湿、清热止血之功。药中病机而获效。

（3）麻木、膀胱癌术后放化疗后

陈某，男，54岁，广州市番禺区人。

初诊：2013年12月11日。患者腰酸麻，双腿、双脚麻木，发热半年。2012年6月发现患膀胱癌，7月放疗、行膀胱全切手术，化疗至第6个疗程，出现腰酸麻，双腿、双脚麻木，发热，脚趾发紧（拇趾、食趾麻木不仁，好像不是自己的）。近10天咳嗽，咳少量白痰，口干；舌质淡红，边有齿痕，苔薄腻，左脉沉弦，右脉沉弱。新病为标：脾胃气虚，秋燥伤肺咳嗽；旧病为本：证属气虚血瘀，肾气亏虚。治以补气活瘀通络，温补肾气。

前3天服用治咳方：荆芥10g（后下），蝉蜕10g，沙参12g，桔梗15g，北杏仁10g（打），浙贝母10g，党参15g，白术15g，云茯苓15g，生甘草6g，法半夏10g，陈皮10g，生姜3片。3剂，日1剂，水煎2次，早晚饭后半小时温服。

第4天开始服用治麻木方：黄芪60g，广地龙15g，川芎15g，川牛膝30g，川木瓜30g，忍冬藤30g，党参15g，白术15g，云茯苓15g，炙甘草6g，法半夏10g，陈皮10g，菟丝子30g，枸杞子30g，补骨脂15g，淫羊藿15g，全蝎10g，生姜3片。4剂，日1剂，水煎2次，早晚饭后半小时温服。

二诊：12月18日。患者服治咳方3剂，咳嗽咳痰痊愈。接着服用治麻木方，继服7剂。

三诊：12月30日。患者仍腰酸麻，双腿、双脚仍麻木，脚背仍发热；舌质淡红，边有齿痕，苔薄腻，左脉沉弦，右脉沉弱。上方加黄柏10g，苍术10g，7剂。

四诊：2014年元月14日。患者腰酸麻、双脚麻木、发热好转；舌质淡红，边有齿痕，苔薄腻，左脉沉弦，右脉沉弱。继服。

五诊：元月22日。患者腰酸麻、双脚麻木、发热继续好转；舌质淡红，边有齿痕，苔薄腻，脉沉。上方加蜈蚣1条。

六诊：元月28日。患者喉咙不适，咳黄痰。上方加浙贝母12g。

按：本例麻木患者乃膀胱癌术后、放化疗后，正气亏虚，气虚血滞，脉络瘀阻所致。正气亏虚，不能行血，以致脉络瘀阻，筋脉肌肉失去濡养，故见腰麻、双腿、双脚麻木，脚趾发紧（拇趾、食趾麻木不仁，好像不是自己的）等症状；肾气亏虚，腰府失养则见腰酸；脾虚健运失职，湿郁化热，湿热下注则见双脚发热；舌质淡红，边有齿痕，苔薄腻，左脉沉弦，右脉沉弱均为气虚血瘀，肾气亏虚之征。近10天咳嗽，咳少量白痰，口干为秋燥伤肺（广州的12月，气候类似中原的秋天），新病为标，故前3天服用治咳方而愈；第4天开始服用治麻木方：大量生黄芪，补益元气，意在气旺则血行，瘀去络通；广地龙、川芎、川木瓜、忍冬藤、全蝎活血化瘀通络，该患者麻木症状顽固难愈，若不用地龙、全蝎等虫类药难以奏效；川牛膝通经活血，引血下行；党参、白术、云茯苓、炙甘草、法半夏、陈皮、生姜健脾和胃化痰；菟丝子、枸杞子、补骨脂、淫羊藿为山西临床大家李可常用的肾四味，温补肾气。诸药合用，共奏补气活瘀通络、温补肾气之功。药中病机而获效。三诊加黄柏、苍术，旨在清湿郁所化之热，针对双脚发热而用。

8. 妇科癌症

（1）宫颈癌

李某，女，77岁，湖南省人。

初诊：2017年9月19日。患者下腹疼痛，阴道下血1周，呈褐色，发臭，每天用7～8包卫生巾，疲倦乏力，腰酸；舌质暗淡，苔白腻，脉沉滑。近日在湖南省肿瘤医院诊断为宫颈癌、子宫内膜病变。因年纪大拒绝手术，遂慕名来佛山请余诊治。证属脾气亏虚，痰瘀内结。治以健脾益气化痰，理气化瘀消癥。

处方：党参15g，白术15g，云茯苓15g，炙甘草6g，姜半夏10g，陈皮10g，黄芪60g，桂枝10g，桃仁10g，猫爪草10g，白芥子10g，生薏苡仁30g，三棱5g，车前子10g（包煎），炮姜10g，桑寄生30g，浙贝母10g，田七10g，生姜3片。3剂，日1剂，水煎2次，早晚饭后半小时温服。

二诊：9月23日。患者仍下腹疼痛，阴道下血，呈褐色，发臭，每天用

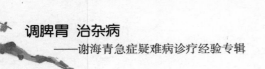
7 包卫生巾，乏力，腰酸；舌质暗淡，苔白腻，脉沉滑。上方加党参至 30g。

三诊：9 月 26 日。患者腹痛减轻，阴道下血减少，每天用 3 包卫生巾，无恶臭，乏力、腰酸好转。9 月 23 日方继服。

四诊：10 月 11 日。患者无腹痛，阴道下血基本停止，每日用 1 包卫生巾；舌质暗淡，苔白微腻，脉沉滑略有力。上方继服。

五诊：12 月 1 日。患者无腹痛、乏力等不适，阴道下血基本停止，近日不用卫生巾；舌质暗淡，苔白微腻，脉沉滑略有力。上方继服。

六诊：2018 年元月 18 日。患者无下腹疼痛及阴道下血，近日腰酸胀无力、四肢乏力；舌质淡红，苔中前薄腻，后部白腻，脉沉略滑。上方加黄芪至 90g，加猫爪草至 30g，加三棱至 10g，另加菟丝子 30g，枸杞子 15g。

七诊：2 月 7 日。患者腰酸胀无力明显好转，余无不适。效不更方，上方继服，巩固疗效。

八诊：2018 年 12 月 7 日。患者无诉不适。上方继服，巩固疗效。

随访至 2020 年元月 10 日。患者精神佳，睡眠好，食欲可，二便调。间断服上方，巩固疗效。

按：本例患者年老体弱，元气亏虚，脾肺之气皆虚，故出现疲倦乏力；脾胃气虚，运化失职，聚湿生痰，同时土壅木郁，气滞血瘀，以上二者形成痰瘀互结，阻滞经络，不通则痛，故见下腹疼痛；该患者一方面元气亏损，气虚不摄，血溢脉外而致出血；另一方面血脉瘀阻，血行不畅，血不循经而致出血；再者，脾虚健运失职，聚湿化热，湿热灼络而致出血。此三者共同作用，导致阴道下血，呈褐色，发臭，每天用 7~8 包卫生巾；脾虚及肾，腰府失养则见腰酸；舌质暗淡，苔白腻，脉沉滑均为脾气亏虚，痰瘀内结之征。方中黄芪最善补肺，提升一身之阳气；党参（考虑经济上承受不起，替代人参）保护脾胃之气；白术、云茯苓、炙甘草、薏苡仁、姜半夏、陈皮、生姜健脾和胃化痰；白芥子、浙贝母、桃仁、三棱化痰破瘀散结；加入桂枝，取"桂枝茯苓丸"之义，温通血脉以助桃仁之力；猫爪草化痰散结，解毒消肿；炮姜、田七温经活血止血；车前子清利湿热；桑寄生补肾主治腰酸。诸药合用，共奏健脾益气化痰、理气化瘀消癥之功。药中病机而获良效。目前仍在观察治疗中。

（2）双侧卵巢中低分化腺癌ⅢC期术后化疗后复发、左侧乳腺癌术后

蒋某，女，75 岁，佛山市佛斯弟摩托车厂退休职工。曾于 2012 年 4 月 6

日~6月13日在佛山市第二人民医院住院。诊断：双侧卵巢中－低分化腺癌（ⅢC期）、左侧乳腺癌术后、高血压病、冠心病、2型糖尿病、脂肪肝、慢性胆囊炎、胆囊结石、双肾小结石、伤口化脓感染。

入院情况：因"反复下腹痛半年，加重3天"入院。查体：左侧乳房缺如，左胸部可见长约10cm手术疤痕，腹膨隆，下腹部可见横行长约20cm手术疤痕，无腹壁静脉曲张，未见胃肠型蠕动波，腹软，剑突下无压痛，下腹部有压痛，无反跳痛，肝脾肋下未触及，肝区无叩痛，移动性浊音阴性，肠鸣音正常。右膝关节肿大。辅助检查：外院B超检查示子宫附件未见明显异常；CA125 236.2U/mL；CT检查示胆囊炎、胆囊结石。

诊疗经过：患者入院后完善相关检查。DR检查示：心影增大，待查。妇科B超示：老年性子宫萎缩，宫腔少量积液；双侧附件区低回声区，性质待查，卵巢癌（？）。肿瘤标志物CA125 >600.0U/mL，CA153 59.5U/mL。肝功能检查示：尿酸（UA）441.5μmol/L，ALT 45.0U/L。三大常规、凝血功能、电解质、感染性疾病筛查无明显异常。腹部超声检查示：轻度脂肪肝声像，慢性胆囊炎，胆囊结石，双肾小结石，老年性子宫萎缩。心电图检查示：窦性心律，左室高电压，T波改变。腹部CT检查示：右侧卵巢癌，浸润小肠系膜，子宫直肠陷凹肿块影，考虑肿瘤种植转移的可能性大（肿块侵及宫颈后壁及阴道后穹窿），盆腔少量积液。考虑患者有卵巢癌，请妇科会诊协助诊治。经妇产科医师会诊后转妇科治疗，于4月16日在全麻下行阑尾切除术＋中转开腹卵巢癌根治术，手术顺利，术后转ICU监护治疗。术后病理回报示：①符合（双侧卵巢）腺癌，中－低分化；②子宫浆膜面，肌层可见癌组织累及，宫颈外膜及肌层可见癌累及；③（右输卵管）浆膜面可见癌累及，血管内可见癌栓，（左输卵管）未见癌累及；④（阴道壁）未见癌累及；⑤（大网膜、小肠肿物）可见癌组织；⑥（阑尾）可见癌组织累及，侵及浆膜面，肌层及黏膜固有层。免疫组化结果示：AEI/AE3（＋＋），CA125（＋＋），CD15（－），CEA（－），CK20（－），CK7（＋），E－cadherin（＋），ER弱（＋），Ki－67（75%＋），PLAP（＋＋），PR（－），Vimentin（－）。患者生命体征平稳后转回妇产科继续治疗，术后第9天出现伤口裂开，经全院会诊转普外三科处理伤口，转入后加强抗感染，多次清创、换药，加强伤口引流，创面逐渐干洁，肉芽组织新鲜，于5月2日在气管全麻下行腹壁伤口清创缝合术＋持续负压引流术，术程顺利，术后继续抗感染、红外线治疗、

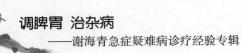

伤口换药、加强血糖控制，患者腹壁伤口逐渐愈合，术后第15天伤口基本愈合，拆线时见有约2cm×2cm创面未愈，继续予换药、红外线治疗、护胃、控制血糖、控制血压、抗感染等对症治疗。现患者伤口基本愈合，一般情况良好，考虑本阶段治疗已告一段落，安排出院。

初诊：2012年7月23日。患者经人介绍来同济医院请余诊治。其仍少腹疼痛，头晕，心慌，口干，口苦，口淡乏味，大便不畅，乏力，自汗，腰痛，失眠多梦，双小腿水肿。查体：腹平软，双肾区叩痛，双下肢指凹性浮肿。舌质淡，舌体胖，苔白微干，脉沉略滑。证属元气亏虚，痰瘀内结。治以健脾补肺温肾，化痰破瘀散结。

处方：肉苁蓉15g，桑寄生30g，川断30g，夜交藤30g，茯神30g，花粉15g，浙贝母12g，浮小麦30g，薏苡仁30g，黄芪30g，白术15g，党参15g，炙甘草5g，法半夏10g，陈皮10g，乌药10g，小茴香6g，三棱10g，生姜3片。7剂，日1剂，水煎2次，早晚饭后半小时温服。

二诊：7月30日。患者上症好转，效不更方，继服上方。

三诊：2013年4月8日。患者上方服至今日，生活能自理，无头晕、心慌，纳好，二便调，仍下腹疼痛、冷，腰痛，腿肿，乏力。查体：精神尚可，左下腹膨隆，压痛，双肾区轻度叩痛，双下肢指凹性水肿。舌质淡略暗，舌体胖，有裂纹，苔腻微黄，脉沉弦略滑。上方加党参至30g，加桂枝6g（化气行水），加小茴香至10g（针对腹冷）。像这样的晚期肿瘤患者，保持精神好、食欲好，带瘤生存即达到治疗目的。

四诊：8月1日。上方服至今日，患者精神好，食欲可，生活可自理，下腹膨隆，轻压痛。佛山市第二人民医院主治医师认为其能活至今日实为奇迹，并询问家属是如何治疗的，其女答曰：找同济医院谢院长服中药。继服2013年4月8日方药。

五诊：2014年2月27日。余工作单位变更为佛山科学技术学院附属医院，患者也来此复诊。服上方至今，其精神好，食欲好，可走路，仍腹微胀痛，时腰胀痛如生小孩状，头晕，心悸，口干苦，小便无力，余沥不尽；舌质淡暗，有裂纹，苔薄腻，脉沉略滑。查体：腹软，膨胀，轻压痛。上方加菟丝子30g，黄精15g，桂枝加至10g，黄芪加至60g。

处方：肉苁蓉15g，桑寄生30g，川断30g，菟丝子30g，黄精15g，夜交藤30g，茯神30g，花粉15g，浙贝母10g，浮小麦30g，薏苡仁30g，黄芪

60g，白术 15g，党参 30g，炙甘草 5g，法半夏 10g，陈皮 10g，小茴香 10g，乌药 10g，三棱 10g，桂枝 10g，生姜 3 片。日 1 剂，水煎 2 次，早晚饭后半小时温服。

六诊：8 月 16 日。患者右下腹仍胀痛，口干口苦，精神、饮食、大小便、睡眠均可；舌质暗淡，舌体胖，苔白微腻，脉虚弱。5 月 22 日～6 月 7 日在佛山市第一医院住院检查，空腹血糖 9.4mmol/L；诊断为卵巢中低分化腺癌ⅢC 期术后化疗后复发，巨大腹壁切口疝，左侧乳腺癌术后。经评估，不宜做化疗等治疗。上方加桃仁 12g，黄芪加至 90g，黄精加至 30g，继服。

七诊：9 月 25 日。患者因中秋节饮食不节导致急性胃肠炎，输液后双下肢凹陷性水肿，心悸，乏力，口干口苦；舌质淡红，苔中后部白腻，脉虚弱。服西药（利尿药等）无效。上方加黄芪至 120g，加益母草 30g，同时停用西药。

八诊：10 月 30 日。患者双下肢浮肿减轻，心悸、乏力、口干口苦好转，大小便可；舌质淡暗，苔薄腻，脉沉略滑。效不更方，继服。

按：本例患者年老体虚，先后罹患乳腺癌、双侧卵巢中低分化腺癌，加上手术、化疗创伤，导致人体元气损伤，肺、脾、肾之气皆虚，故出现乏力、自汗、腰痛；脾气不升，胃气不降，土壅木郁，最终形成"脾虚、肝郁、胃滞"的病理机制，故出现少腹疼痛、口淡乏味；脾虚健运失职，聚湿生痰，化热伤津则见口干、口苦；大肠传导失司则见大便不畅；气不生血，血不养心则见心慌、失眠多梦；气虚则清阳不展，血虚一方面脑失所养，另一方面肝阳上亢而发生头晕；今肺、脾、肾之气皆虚，肺失通调，脾失健运，肾失蒸腾气化则见双小腿水肿；舌质淡，舌体胖，苔白微干，脉沉略滑均为元气亏虚，痰瘀内结之征。此时虚实错杂，以虚为主，因虚、因痰致瘀。处方用黄芪，剂量从 30g 逐渐增加至 120g，最善补肺，提升一身之阳气；党参（考虑经济承受不起，替代人参）保护脾胃之气；方中白术、炙甘草、薏苡仁、生姜、法半夏、陈皮、乌药、小茴香合党参，健脾、和胃、疏肝，针对脾虚、肝郁、胃滞而设；肉苁蓉、桑寄生、川断合乌药、小茴香温补肾气；花粉清热生津消肿；浙贝母、三棱化痰破瘀散结；夜交藤、茯神养心安神；浮小麦益气敛汗。诸药合用，共奏健脾补肺温肾、化痰破瘀散结之效。像这样的晚期肿瘤患者，长期服用中药，截至 2018 年 7 月（目前仍在世），带瘤生存已达 6 年之久。保持较好的精神状态和正常食欲，生活质量得到极大改善，达到了预期治疗目的。

9. 其他

（1）腹腔脂肪肉瘤

梁某，女，45岁，佛山人。曾于2012年9月5~17日在佛山市第一人民医院住院治疗。

入院情况：因腹胀3个月入院。查体：神志清，全身皮肤、巩膜无黄染，无肝掌、蜘蛛痣。腹稍膨隆，无腹壁静脉曲张，腹部柔软，无压痛、反跳痛，腹部可扪及一包块，大小约15cm×9cm×30cm。肝脏肋下未及，脾脏肋下未触及，Murphy征阴性，肾区无叩击痛。9月4日CT检查示：腹腔巨大脂肪瘤，未排除恶变；胆囊炎，胆囊结石；右肾微小结石。入院诊断：①腹腔肿瘤（脂肪瘤？）；②胆囊炎；③胆囊结石；④右肾微小结石。

诊疗经过：入院后完善相关检查：血常规、PET-CT、生化、肝肾功能未见明显异常；肿瘤标志物、免疫三项正常。9月6日CR/DR诊断示心肺未见异常；静息心电图示窦性心律、完全性右束支阻滞、ST-T改变。9月7日在全麻下行后腹膜脂肪瘤切除术，术后予抗感染、补液、止血等处理，术后恢复良好。9月14日超声检查示腹腔少量积液。出院诊断：①腹腔占位（病理：脂肪肉瘤）；②胆囊炎；③胆囊结石；④右肾微小结石。

初诊：2013年元月28日。患者乏力甚，失眠多梦，腰痛，小便少，头晕眼花。查体：面色苍黄，黑眼圈，腹平软。舌质暗红，舌体胖，尖瘀点，苔白腻，左脉沉弱略滑，右脉沉滑。证属脾胃气虚，痰瘀内阻。治以健脾益气，化痰活瘀。

处方：黄芪18g，党参18g，白术15g，云茯苓15g，炙甘草5g，法半夏10g，陈皮10g，砂仁10g（后下），制香附10g，夜交藤30g，合欢花10g（针对失眠），薏苡仁45g，当归10g（针对头晕眼花），三棱10g，泽泻12g（针对小便少），桑寄生30g（针对腰痛），生姜3片。21剂，日1剂，水煎2次，早晚饭后半小时温服。

二诊：3月4日。患者服上方后，乏力减，无失眠、腰酸、头晕眼花等不适。效不更方，上方继服7剂。

三诊：3月28日。患者无乏力、失眠等不适，面部黑斑；舌暗红，苔薄腻，脉沉滑有力。上方去合欢花，加菟丝子30g（补肾去斑）。

四诊：4月18日。患者头胀痛3天（天气湿热），流清涕；舌暗红，苔薄腻，脉浮略滑。上方加白芷 8g，羌活 10g，蝉蜕 12g，川芎 10g，生姜 3 片，以先祛风邪。5 剂，日 1 剂，水煎，分两次温服。

五诊：4 月 22 日。患者无头胀痛、流清涕等不适；舌暗红，苔薄腻，脉沉滑。3 月 28 日方继服。

六诊：6 月 24 日。患者脐周及下腹冷痛；舌暗红，苔薄腻，脉沉滑。上方加小茴香 8g。

七诊：7 月 1 日。患者无脐周及下腹冷痛等不适；舌暗红，苔薄腻，脉沉滑。上方继续加入小茴香 8g 巩固。

八诊：7 月 15 日。患者呕恶，便秘，乏力。上方加藿香 15g，火麻仁 30g，黄芪加至 30g，生姜加至 5 片。

九诊：9 月 16 日。患者稍乏力，余无不适；舌质淡略红，苔两边前部薄、中间微腻，左脉沉略滑略有力，右脉沉弱。9 月 4 日在佛山市第一人民医院复查 CT 示：原右腹部巨大占位已切除，局部未见明显占位及复发。

处方：黄芪 60g，党参 18g，白术 15g，云茯苓 15g，炙甘草 5g，法半夏 10g，陈皮 10g，砂仁 10g（后下），制香附 10g，小茴香 8g，鸡内金 15g，当归 10g，夜交藤 30g，菟丝子 30g，桑寄生 30g，薏苡仁 45g，泽泻 12g，三棱 10g，生姜 3 片。

患者断续服药至 2014 年 3 月 17 日，精神、面色、二便、食欲均可。当日在佛山市第一人民医院彩超检查示：肝右叶实质占位、血管瘤；胆囊结石；胰、双肾、膀胱未见异常。

按： 脂肪肉瘤是成人最常见的软组织肉瘤，也可见于青少年和儿童。脂肪肉瘤通常体积较大，一般为深在性、无痛性、逐渐长大的肿物，最常发生于下肢（如腘窝和大腿内侧）、腹膜后、肾周、肠系膜区及肩部。本例患者脾胃气虚，气血生化不足，故出现乏力甚，面色苍黄；气不生血，血不养心则见失眠多梦；气虚则清阳不展，血虚脑失所养则见头晕眼花；脾虚及肾，腰府失养则见腰痛；膀胱气化不利则见小便少；肾水泛滥则见黑眼圈；舌质暗红，舌体胖，舌尖瘀点，苔白腻，左脉沉弱略滑，右脉沉滑均为脾胃气虚，痰瘀内阻之征。处方用黄芪、党参、白术、云茯苓、炙甘草、薏苡仁、泽泻、生姜、法半夏、陈皮、砂仁、制香附健脾益气，疏肝化痰；夜交藤、合欢花养心安神；桑寄生补肾，主治腰痛；当归补血活血；三棱破瘀散结。诸药合用，共奏健脾益气、化痰活瘀之效。

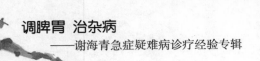
（2）右侧海绵窦、颅底肿物，右颊黏膜癌术后

黄某，男，56 岁，佛山市禅城区人。曾于 2014 年 7 月 28 日 ~ 8 月 12 日在佛山市第一人民医院住院 15 天。

入院情况：因"右侧颊黏膜癌综合治疗后 3 月，右侧眼球外展受限 2 月"入院。3 个月前诊断为右颊黏膜高分化鳞癌术后 T3N2MO，ⅣA 期。于 3 月 18 日 ~ 4 月 25 日行术后辅助放疗：原发肿瘤瘤床 60.0Gy/30f，高危淋巴结区（上颈）60.0Gy/30f，低危淋巴结区域（下颈）54.0Gy/30f；放疗期间予以 DDP30 mg/m² 每周单药同步化疗 3 次。2 个月前无明显诱因出现右侧眼球外展受限，伴头痛。入院查体：神清，PS 评分 1 分，右侧上眼睑下垂，下眼睑外翻，结膜充血，右侧眼球各项运动（包括外展）不能，巩膜无黄染，瞳孔等大同圆，光反应尚敏感；右侧颊黏膜见手术皮瓣修复组织，未见明显肿瘤；右侧耳前及颌下颈部皮肤见"乙"状手术疤痕，30cm 左右，愈合佳；左侧前臂见椭圆形疤痕，愈合佳。颅神经检查示：右侧 Ⅲ、V₂、V₃、Ⅵ（+）。心肺及腹部检查无异常。在佛山市第二人民医院 2 月 12 日 CT 检查示右侧颊部占位伴右侧颈部淋巴结肿大，病理检查示右颊黏膜高分化鳞癌；7 月 23 日 MR 检查示右侧海绵窦占位。

诊疗经过：患者入院后完善相关检查。骨 ECT 检查示：全身骨显像未见明确骨转移征象，副鼻窦炎，牙槽炎，左侧膝关节炎，胸、腰椎退行性变。CR/DR 诊断示：心肺未见明显异常。超声检查示：双侧颈部未见明显肿大淋巴结，肝、胆、脾、胰未见异常。MRI 检查示：右海绵窦区、颅底病灶，与垂体分界不清，包绕右颈内动脉，破坏斜坡右侧及岩尖、破裂孔，侵犯右侧眶尖伴右眼外直肌及视神经受累，右咬肌外侧强化结节（1.1cm × 1.1cm × 0.6cm）性质待定，右颊部、颈部术后改变大致同前，下颌骨未见明确异常。科内讨论认为：右侧海绵窦、颅底区肿物考虑为恶性，考虑为右颊黏膜癌转移的可能。但请神经外科及眼科会诊，手术取活体组织病理学检查较难。科内讨论后建议先采用 TPF 行姑息化疗 2 ~ 3 个周期，化疗后复查 MRI 评估化疗疗效，若化疗疗效良好，可考虑行高姑息放疗。患者及家属经协商后同意化疗。于 8 月 6 ~ 10 日行第 1 个周期 TPF 方案化疗（多西他赛 70mg/m²d1 + DDP70mg/m²d1 + 5 – FU700mg/m² CIV d1 ~ d5），化疗过程尚顺利。化疗期间患者无明显恶心、呕吐反应，稍有乏力，食欲轻度下降，无咽痛、腹痛腹泻等其他不适，精神状态可，大便有解，小便正常。化疗后患者右侧眼部肿胀外凸好转，右额颞部胀痛、右面颊部麻木不适改善。化疗后复查血常规示：中性粒细胞绝对值 $3.41 \times 10^9/L$，血小板计数 $212 \times 10^9/L$，血红蛋白浓度 $126g/L\downarrow$，白细胞计数 $3.90 \times 10^9/L$；尿液分析＋尿沉渣定量分析示：上皮细胞计数 20 个/UL↑，尿蛋白（＋），余项正常；血生化检查示：超敏 C－反应蛋白 33.7mg/L↑，肌酐 105μmol/L↑，其他如心、肝、肾功能及血电解质各项指标尚正常。患者目前化疗结束，病情稳定，准予出院。出院诊断：①右侧海绵窦、颅底肿物原因待查（右颊黏膜癌转移？原发肿瘤？）；②右颊黏膜高分化鳞癌治疗后 T3N2M0，ⅣA 期，UICC。

初诊：2014 年 10 月 25 日。患者右侧头痛麻木 3 个月，头面无汗，右眼失明（睁不开），疲倦乏力甚，口干，口张不大；舌质淡，边有齿痕，苔白腻，脉虚弱。证属元气大伤，痰瘀内结。治以大补元气，化痰活瘀，通络散结。

处方 1：白芷 10g，细辛 5g，柴胡 5g，天麻 10g，石菖蒲 10g，黄芪 60g，红花 10g，桃仁 10g，川芎 15g，当归尾 10g，薏苡仁 30g，桂枝 10g，赤芍 12g，猫爪草 30g，五灵脂 30g，白术 15g，云茯苓 15g，炙甘草 6g，法半夏 10g，陈皮 10g，生晒参 30g（另煎兑入），生姜 3 片。8 剂，日 1 剂，水煎 2 次，早晚饭后半小时温服。

处方 2：炮山甲 100g，全蝎 100g，蜈蚣 50 条。打细粉，每次 5g，中药液冲服，日 2 次。

二诊：11 月 4 日。患者口干好转，余症同上，膝乏力，服药后膝、腰带脉、背痒，吃饭时头发际出汗；舌质淡红，苔白腻微黄，脉沉略滑。上方加川牛膝 30g，黄芪加至 90g，法半夏加至 15g，细辛加至 10g，薏苡仁加至 60g。4 剂。

11 月 8 日三诊：冷空气来，头怕风，口干减，仍乏力，舌质淡红，苔白腻微黄，脉沉，上方桂枝加至 15g，黄芪加至 120g。八剂。

服至第三剂，乏力、头麻木好转，继服。

四诊：11 月 22 日。患者病情基本稳定，乏力好转，仍口干口苦，大便干；舌质淡红，苔白腻微黄，左脉沉弱，右脉沉略滑。上方加夏枯草 30g，木鳖子 30g。

五诊：12 月 6 日。患者病情基本稳定，天冷汗不多；舌质淡红，苔白腻微黄，左脉沉弱，右脉沉略滑。上方加生麻黄 5g。

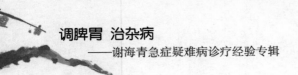

六诊：12 月 13 日。天气冷，患者右面部冰冷、麻木、无汗；舌质淡红，苔白腻微黄，左脉沉弱，右脉沉略滑。上方加生麻黄至 10g（先煎）。

七诊：12 月 20 日。患者病情基本稳定，右侧面部仍怕冷、麻木，时胀痛；舌质淡红，苔前部稍变薄，脉沉略有力。上方加制附子 10g（不用先煎）。

八诊：2015 年元月 10 日。患者精神转佳，可步行至 6 楼，近 3 日无头痛、麻木、怕冷减轻，无乏力，自行停 3 天止痛药；舌质淡红，苔前部变薄，左脉沉，右脉沉略滑。上方继服。

九诊：2015 年 2 月 7 日。患者右侧头痛减轻，本周不需输液及服止痛药，但冷空气来时，头部及右面部仍怕冷、麻木，精神、食欲尚好；舌质淡暗，苔白润，左脉虚弱，右脉沉略有力。上方制附子加至 20g。

2015 年 3 月 5 日佛山市第一人民医院 MRI 检查报告单示："右颊黏膜鳞癌术后放疗后"复查，与 1 月 29 日片对比，右侧中颅窝底处病变强化程度稍减轻，其侵犯范围较前稍缩小，右侧颞叶受累及轻度脑水肿如前，右颈内动脉受侵闭塞等基本如前。

十诊：3 月 14 日。患者左肩、肘关节酸痛无力，医生认为是放疗造成的；舌质淡暗红，苔薄腻，脉沉。上方加乌梢蛇 30g。

按：本例患者罹患右侧颊黏膜癌，加上手术创伤、化疗及放疗的副作用，导致人体元气损伤，脾、肺之气皆虚，故出现疲倦乏力甚，右眼失明，口张不大；脾胃气虚，运化失职，聚湿生痰；同时土壅木郁，气滞血瘀，以上二者形成痰瘀互结，阻滞经络，不通则痛，故见右侧头痛麻木，头面无汗；气不化津则见口干；舌质淡，边有齿痕，苔白腻，脉虚弱均为元气大伤，痰瘀内结之征。方中黄芪最善补肺，提升一身之阳气；生晒参大补元气归脾经，保护胃气；五灵脂合人参，补虚化瘀止痛，消磨癌瘤而不伤正；白术、云茯苓、炙甘草、法半夏、陈皮、薏苡仁、生姜健脾和胃化痰；石菖蒲化痰开窍；猫爪草化痰散结，解毒消肿；桃仁、红花、川芎、当归尾活血化瘀；炮山甲、全蝎、蜈蚣等虫类药物活血化瘀，通络散结，以毒攻毒；桂枝汤（用赤芍易白芍）调和营卫，活血化瘀；白芷、细辛、柴胡善达头面，透邪外出而止痛；天麻主头风头痛。诸药合用，共奏大补元气、化痰活瘀、通络散结之功。服中药可减轻痛苦，延长寿命，取得一定疗效。2015 年 3 月 5 日佛山市第一人民医院 MRI 检查报告单示："右颊黏膜鳞癌术后放疗后"复查，与 1 月 29 日片对比，右侧中颅窝底处病变强化程度稍减轻，其侵犯范围较前稍缩小。五诊至七诊，由于天气转冷，出现右面部冰冷、无汗等症状，先后加入生麻黄、制附子合细辛，组成麻黄附子细辛汤，以温肾助阳、通彻表里、散寒止痛、鼓邪达外，起到减轻"面部冰冷"之作用。

（3）垂体微腺瘤 γ 刀治疗后

原某，女，40 岁，佛山市禅城区人。

初诊：2013 年 7 月 17 日。患者乏力 1 年，失眠多梦，脚踝肿，腹胀，口干，恶心欲呕。查体：体胖，腹平软。舌质淡略红，舌体胖，苔白腻局部微黄，脉沉弱。

既往史：2009 年 10 月因两侧少量乳汁分泌，遂去佛山市第一人民医院检查，诊断为垂体微腺瘤，行 γ 刀术。2012 年 11 月 29 日行左卵巢畸胎瘤术、子宫肌瘤术。2013 年 3 月 20 日因停经 3 个月，在佛山市第一人民医院检查泌乳素（PRL）200.00ng/mL，始服溴隐亭，1 次 2.5mg，每日 3 次。2013 年 6 月 21 日在佛山市中医院查 PRL 120.63ug/L。

证属脾肺气虚，痰湿内阻。治以大补肺气，健脾和胃，化湿除痰。

处方：川牛膝 15g，泽泻 15g，川芎 12g，石菖蒲 10g，薏苡仁 30g，黄芪 60g，夜交藤 30g，枳实 10g，党参 15g，白术 15g，云茯苓 15g，炙甘草 5g，法半夏 10g，陈皮 10g，白蔻仁 10g，竹茹 10g，桂枝 6g，生姜 3 片。7 剂，日 1 剂，水煎 2 次，早晚饭后半小时温服。

二诊：2013 年 7 月 23 日。患者脚踝肿胀明显消退，失眠多梦、乏力、腹胀、口干等症状减轻，仍恶心；舌苔前部变薄，脉沉弱。效不更方，上方继服 30 剂。

三诊：8 月 23 日。患者因回家劳累，脚踝稍肿，失眠多梦；舌苔前部变薄，脉沉弱。8 月 20 日查 PRL 96.58ng/mL。患者很开心！

四诊：9 月 12 日。患者无踝肿、腹胀、恶心等不适，睡眠可，仍乏力，但较初诊轻，腰痛；舌质淡略红，舌体胖，苔前部转薄，脉沉。上方加川断 20g，加黄芪至 90g，继服。

五诊：9 月 30 日。患者无踝肿、腹胀、恶心、腰痛、乏力等不适，睡眠可；舌质淡红，舌体胖，苔前部转薄，脉沉。上方加桂枝至 9g，以加强温阳化气作用。

六诊：2014 年 5 月 13 日。在佛山市第一人民医院查 PRL 74.37ng/mL，

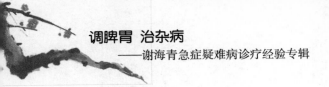

余无不适。继服上方。

按：脑垂体为重要的内分泌器官，内含数种内分泌细胞，分泌多种内分泌素，如果某一内分泌细胞生长腺瘤，则可发生特殊的临床表现。如催乳素细胞腺瘤，主要表现为闭经、溢乳、不育，重者腋毛脱落、皮肤苍白细腻、皮下脂肪增多，还有乏力、易倦、嗜睡、头痛等。本例患者脾胃气虚，健运失职，气血生化不足，肺不能主一身之气则见乏力；气不生血，血不养心则见失眠多梦；气不化津则见口干；脾气不升，胃气不降则见腹胀、恶心欲呕；脾失健运，水湿内停则见脚踝肿、体胖；舌质淡略红，舌体胖，苔白腻局部微黄，脉沉弱均为脾肺气虚，痰湿内阻之征。方中黄芪最善补肺，提升一身之阳气；党参、白术、云茯苓、炙甘草、法半夏、陈皮、白蔻仁、枳实、竹茹、薏苡仁、泽泻、生姜温中健脾和胃，化痰除湿；石菖蒲化湿开窍，川芎善达颠顶，辛温香窜，行气活血，为血中之气药，与石菖蒲合用可增强通窍之力，凡头部疾患属痰湿证或痰瘀证者，常用石菖蒲、川芎二味取得良效；川牛膝补肝肾，通经络，引药下行；夜交藤养心安神；桂枝温经，助膀胱气化。诸药合用，共奏大补肺气、健脾和胃、化湿除痰之功。

（4）右颈部淋巴管水瘤

梁某，女，22岁。曾于2014年6月20～28日在佛山市第二人民医院住院。入院诊断：右颈部新生物，性质待查；出院诊断：右颈部淋巴管水瘤（？）。

入院情况：患者半月前无明显诱因发现颈部高出皮肤，无疼痛，无流脓，无听力下降，无耳鸣，无头痛头晕，无发热畏寒。近来患者为求进一步诊疗到我院门诊就诊。查体：双耳无畸形，右颈部见椭圆形高出皮肤的新生物，约5cm×6cm，无压痛，质地实，无破溃流脓。门诊以"颈部新生物（性质待查）"收入院。

诊疗经过：入院后完善相关检查。三大常规未见明显异常，肝、肾功能等未见明显异常，CT检查示：右侧颈根部胸锁乳突肌深面间隙内病灶，考虑良性病变，淋巴管水瘤的可能性大。建议患者手术治疗，患者要求出院。

初诊：2014年9月29日。患者右颈部肿物3个月，疼痛，表面光滑，触痛；失眠多梦；舌质淡红，有浅齿痕，苔薄腻，脉虚。证属脾胃气虚，痰瘀内结。治以健脾化痰，活瘀散结。

处方：法半夏10g，陈皮10g，党参15g，白术15g，云茯苓15g，炙甘草

6g，浙贝母 10g，当归尾 10g，白芷 6g，皂刺 10g，花粉 15g，夏枯草 15g，夜交藤 30g，猫爪草 30g，生牡蛎 30g（先煎），生姜 3 片。7 剂，日 1 剂，水煎 2 次，早晚饭后半小时温服。

二诊：10 月 10 日。患者右颈部肿物略缩小，无疼痛；舌质淡红，苔薄腻，脉沉。查体：肿物约 4cm×3cm，触痛仍明显。上方加当归尾至 15g，加浙贝母至 15g，加皂刺至 15g，加夏枯草至 30g，另加蜈蚣 2 条，7 剂。

三诊：10 月 17 日。肿物触痛减轻。上方继服 7 剂。

四诊：10 月 30 日。肿物变平，中、轻度按压不痛，重按则痛，因月经至自行停药 1 周；舌质淡红，苔薄腻，脉沉。上方继服 7 剂。

按：淋巴管水瘤是一种由扩张的淋巴管和结缔组织所共同构成的先天性良性肿瘤。本例患者脾胃气虚，运化失职，聚湿生痰，同时土壅木郁，气滞血瘀，痰瘀互结，阻于颈部，故见右颈部肿物，疼痛，表面光滑，触痛；脾虚气血生化乏源，血不养心则见失眠多梦；舌质淡红，有浅齿痕，苔薄腻，脉虚均为脾胃气虚，痰瘀内结之征。处方用党参、白术、云茯苓、炙甘草、法半夏、陈皮、生姜健脾益气，和胃化湿；当归尾、皂刺活血化瘀软坚；法半夏、浙贝母、猫爪草、生牡蛎、蜈蚣（二诊）化痰软坚散结，通络止痛；花粉、夏枯草泻火散结消肿；白芷透邪外出；夜交藤养心安神。诸药合用，共奏健脾化痰、活瘀散结之功。药中病机而获效。

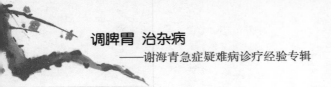
内科疾病

一、肺系疾病

1. 外感发热

珠江三角洲地区气候温热多雨，对于外感发热，医生多从风热、湿热、暑热论治。而风寒入里化热型往往被忽视。我在临床实践中，常遇到患者高热、恶寒、头痛、眉棱骨痛、周身骨痛、疲惫不堪、纳差，经西医用抗生素、激素、退热等注射剂治疗无效；或者上午输液后发热暂时退却，下午高热复作，如此反复发热数天而医生束手无策！

此时此刻，我想起了研究生学习期间同窗娄锡恩讲的一段故事。一天，我正躺在宿舍休息，娄锡恩告诉我，读研之前，他在河南省许昌市某医院工作，因为自己的本科学历是通过"师带徒"获得的，周围很多从中医药大学毕业的同事看不起他。没过多久，病房收治一位高热病患者，几位中医科班出身的学院派医生用尽了看家本领，患者体温却越来越高。无奈之下，他们把这个烫手山芋交给了娄锡恩。我这位同窗使用柴葛解肌汤化裁，结果患者一剂知，二剂已。从此同事们对他刮目相看了！（后来娄锡恩考取了博士学位研究生，现已成为北京一家三甲医院的专家教授。）

中医学史上有多个"柴葛解肌汤"，如《伤寒六书》《医学心悟》等书均有记载，然药物迥异，药量不同，部分方子有药物而剂量不详。究竟该如何取舍？成人用多大的剂量？我一时陷入困境！在深入研究脾胃学说的基础上，我深刻领悟到《金匮要略》所云"四季脾旺不受邪"之含义所在，经过多年的反复实践，结合岭南的气候特点及现代人的生活方式，创制了"健脾柴葛解肌汤"，主治外感风寒入里化热型外感发热，取得了满意的临床疗效。其药物组成：

白芷8g，荆芥10g（后下），防风10g，柴胡10g，黄芩10g，葛根15g，生石膏60g（先煎），桔梗15g，党参15g，白术15g，云茯苓15g，生甘草6g，法半夏10g，陈皮10g，生姜3片。

用法：一日1～2剂，每剂水煎2次，饭后半小时温服2～4次。服药后半小时喝粥以助药力，盖被取微汗。

（1）外感发热一

张某，男，45岁，佛山市一领导干部。

初诊：2003年2月6日。患者2月4日因劳累后受凉，出现高热、恶寒无汗、乏力、不思饮食、头身疼痛、眼眶痛、咽干口苦等症状，体温39.5℃，咽充血，心肺未闻及异常。诊断为外感高热。前医治以静滴来比林、清开灵、头孢呋辛钠，汗出热退，1～2小时后复发高热。2月6日下午请余会诊，患者仍高热，头身痛，乏力，纳差；舌质红，苔黄微腻，脉浮微洪。查体：体温40℃，咽充血，心肺无异常，腹平软，无压痛及反跳痛，肝脾未触及。胸片无异常。血常规示：白细胞计数5.0×10^9/L，淋巴细胞比值56%。同意上述诊断，证属外感风寒，入里（虚）化热。治以解肌清热，疏散风寒，健脾和胃。方用健脾柴葛解肌汤加金银花、佩兰各15g，每日2剂，水煎分4次温服，服药后半小时喝粥以助药力，盖被取微汗。同时停用抗生素及解热剂，仅静滴能量合剂支持。

二诊：2月7日。患者体温38.5℃，头身痛减轻，可吃粥，舌脉同前。继用上方治疗，每日1剂，分2次服。

三诊：2月9日。患者热退身凉，余症消失，体温37℃，咽不红。血常规示：淋巴细胞比值20%。嘱其避风寒，饮食清淡。

2月10日随访，发热无反复。

按：本例是太阳经风寒未解，渐次入里化热，传入少阳经及阳明经，故出现高热，恶寒无汗，头身疼痛，眼眶痛，咽干口苦，舌质红，苔黄微腻，脉浮微洪等；乏力、不思饮食为脾胃虚弱，正气不足之征。故用健脾柴葛解肌汤解肌清热，疏散风寒，健脾和胃；珠江三角洲气候潮湿多雨，外感多夹湿，故加入佩兰化湿；加入金银花，合黄芩、生石膏，旨在清邪郁所化之热，重在清阳明经。药中病机而获良效。

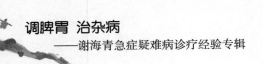
（2）外感发热二

庞某之母，女，74 岁。

初诊：2010 年 3 月 31 日。患者发热 2 天，恶寒，头身痛，口干，微咳，腹不适；舌质淡红，苔薄黄，脉浮数。体温 38.8℃，白细胞计数 $2.7 \times 10^9/L$。证属外感风寒，入里（虚）化热。治以解肌清热、疏散风寒、健脾和胃。

处方：白芷 8g，荆芥 10g（后下），柴胡 10g，黄芩 10g，粉葛根 12g，桔梗 12g，杏仁 10g（打），生石膏 50g（先煎），太子参 30g，白术 15g，云茯苓 15g，生甘草 6g，法半夏 10g，陈皮 10g，生姜 3 片。两剂，日 1 剂，水煎 2 次，早晚饭后半小时温服。

4 月 1 日下午 5 点庞某来电，其母发热已退，可以去出活动。

按：本例患者是太阳经风寒未解，渐次入里化热，传入少阳经及阳明经，故出现恶寒渐轻，发热渐重，头身痛，口干，微咳，腹不适，舌质淡红，苔薄黄，脉浮数等。处方用白芷、荆芥、生姜解太阳经之邪；柴胡、黄芩和解少阳；葛根、生石膏解邪郁阳明经所化之热；桔梗、杏仁止咳；太子参、白术、云茯苓、生甘草、法半夏、陈皮健脾和胃，一方面防止黄芩、石膏等药寒凉伤胃，另一方面培补中土，鼓舞正气，有利于祛邪外出。

（3）外感发热三

郑某之女，11 岁。

初诊：2011 年元月 24 日。患者发热、头痛半天，纳差；舌质淡，苔薄腻，脉弱。体温 38.7℃，感冒。证属外感风寒，入里（虚）化热。治以解肌清热、疏散风寒、健脾和胃。

处方：荆芥 10g（后下），白芷 5g，柴胡 9g，黄芩 8g，粉葛根 12g，生石膏 50g（先煎），连翘 8g，神曲 15g，党参 12g，白术 15g，云茯苓 15g，生甘草 4g，法半夏 6g，陈皮 9g，生姜 3 片。3 剂，每剂水煎 2 次，每日服 2～4 次。

1 月 25 日下午 5 点，患者体温 37.1℃。3 剂服完，发热已痊愈。

按：本例患者是太阳经风寒未解，渐次入里化热，传入少阳经及阳明经，故出现发热渐重、头痛等；纳差，舌质淡，苔薄腻，脉弱为脾胃虚弱，正气不足之征。处方用白芷、荆芥、生姜解太阳经之邪；柴胡、黄芩和解少阳；葛根、生石膏解邪郁阳明经所化之热；连翘清热解毒；党参、白术、云茯苓、生甘草、法半夏、陈皮、神曲健脾和胃，一方面防止黄芩、连翘、石膏等药寒凉伤胃，另一方面培补中土，鼓舞正气，有利于祛邪外出。

（4）外感发热四

谢某，男，15岁，本人之子。

初诊：2012年3月10日下午。患者发热、恶寒、头身痛、咽喉痛、微咳、乏力1天；舌质淡，苔中后部白腻，脉浮数。体温37.8℃，咽红（＋＋＋），心、肺无异常。证属外感风寒，入里（虚）化热。治以解肌清热，疏散风寒，健脾和胃。

处方：荆芥10g（后下），防风10g，白芷6g，柴胡10g，黄芩10g，粉葛根12g，生石膏60g（先煎），桔梗12g，北杏仁10g（打），党参15g，白术15g，云茯苓15g，生甘草5g，法半夏8g，陈皮10g，生姜4片，芫荽根2条，藿香10g（天气湿冷）。1剂，水煎2次，早晚饭后半小时温服。

二诊：3月11日。患者仅服1剂，热退，恶寒除，头身痛、乏力等症状消失，咽喉不痛，微咳，流涕少量，下午可坚持去华英学校补体育课。近日流感，我用此方治疗数十例患者，没有不效者；湿热重或天气潮湿加佩兰10~15g。

按：本证为太阳经风寒未解，经气不利故头身痛；渐次入里化热，传入少阳经及阳明经，故出现发热渐重、恶寒渐轻、咽喉痛等；肺失宣肃则见咳；乏力为脾胃虚弱所致；舌质淡，苔中后部白腻，脉浮数均为正气不足，外感风寒，入里化热之征。处方用荆芥、白芷、防风、芫荽根、生姜解太阳经之邪；柴胡、黄芩和解少阳；葛根、生石膏解邪郁阳明经所化之热；桔梗、杏仁开宣肺气，降气止咳；党参、白术、云茯苓、生甘草、法半夏、陈皮健脾和胃，一方面防止黄芩、石膏等药寒凉伤胃，另一方面培补中土，鼓舞正气，有利于祛邪外出。因天气湿冷，故加藿香芳香化湿。

（5）外感发热五

谢某，女，78岁，本人之姑母。

初诊：2013年2月11日。患者恶寒、发热渐重、身痛1天，乏力，腰以下痛甚。查体：体温38℃，咽不红，心、肺无异常。舌质淡，舌体胖，苔白腻，脉浮。自己服藿香正气丸6g，觉身热，余效不显。证属外感风寒，入里（虚）化热。治以解肌清热，疏散风寒，健脾和胃。

处方：白芷6g，防风10g，独活12g（针对腰以下痛甚），柴胡10g，葛根15g，黄芩10g，生石膏50g（先煎），桔梗10g，党参15g，白术15g，云茯苓

15g，生甘草5g，法半夏10g，陈皮10g，生姜3片。3剂，日1剂，水煎2次，早晚饭后半小时温服。

2月12日见到患者，已无恶寒、发热、身痛等不适，精神好转，纳一般。上方已服2剂，嘱第3剂去生石膏（因里热已去），继服。

2月13日患者电话告知：其发热已痊愈，无不适，纳可。

按：本证为太阳经风寒未解，经气不利故身痛；渐次入里化热，传入少阳经及阳明经，故出现发热渐重、恶寒渐轻等；乏力为脾胃虚弱，正气不足所致；舌质淡，舌体胖，苔白腻，脉浮均为外感风寒，入里（虚）化热之征。处方用白芷、防风、独活、生姜解太阳经之邪；柴胡、黄芩和解少阳；葛根、生石膏解邪郁阳明经所化之热；桔梗开宣肺气；党参、白术、云茯苓、生甘草、法半夏、陈皮健脾和胃，一方面防止黄芩、石膏等药寒凉伤胃；另一方面培补中土，鼓舞正气，有利于祛邪外出。

（6）外感发热六

蓝某，女，25岁，华英学校语文老师。

初诊：2011年11月14日夜11点30分。患者发热、恶寒2天，头身痛，咽喉痛，恶心欲呕，胸闷，纳差，乏力。查体：体温38.2～38.5℃，咽红（＋＋＋），有脓性分泌物。曾在佛山市第二人民医院输抗菌、抗病毒、退热药（具体用药不详），发热先退却，迅速又发热。舌质淡，苔白腻，脉浮滑（月经正常）。证属外感风寒，入里（虚）化热。治以解肌清热，疏散风寒，健脾和胃。

处方：白芷8g，防风10g，柴胡10g，黄芩10g，粉葛根15g，生石膏60g（先煎），桔梗15g，党参15g，白术15g，云茯苓15g，生甘草6g，法半夏10g，陈皮10g，沙参10g（针对秋天干燥），胖大海10g，板蓝根15g，生姜3片。3剂，日1剂，水煎2次，早晚饭后半小时温服。

11月15日晚8点半电话得知，患者体温37.3℃，头身痛、恶寒等症状减轻，纳增，无呕吐。继服。

11月16日中午12点15分电话告知：患者今晨已不发热，体温36.8℃，诸症消失，仅乏力。上方继服1剂，巩固而愈。

按：该患者身患感冒又去海南旅游，疲劳过度，风寒入里化热。具体为太阳经风寒未解，经气不利故头身痛；渐次入里化热，传入少阳经及阳明经，故出现发热渐重、恶寒渐轻、咽喉痛等；恶心欲呕，胸闷，纳差，乏力为脾胃虚弱，胃失和降所致；舌质淡，苔白腻，脉浮滑均为正气不足，外感风寒，入里化热之征。处方用白芷、防风、生姜解太阳经之邪；柴胡、黄芩和解少阳；葛根、生石膏解邪郁阳明经所化之热；板蓝根清热解毒；桔梗、胖大海开宣肺气，祛痰排脓利咽；沙参养阴润燥，防止秋燥伤人；党参、白术、云茯苓、生甘草、法半夏、陈皮健脾和胃，一方面防止黄芩、板蓝根、石膏等药寒凉伤胃，另一方面培补中土，鼓舞正气，有利于祛邪外出。

（7）外感发热七

张某，男，41岁，广东省佛山市南海区大沥镇商人。

初诊：2011年4月6日。患者近日身体疲劳，前晚喝酒后，连续两晚恶寒发热，白天寒热消失，但全身关节疼痛，失眠，中腹胀，大便、食欲可，腰疼痛；舌质淡红，苔薄白，脉沉弱。证属虚人感寒化热。治以健脾益气，疏风散寒，解肌退热。

处方：荆芥10g（后下），防风10g，柴胡10g，黄芩10g，粉葛根12g，桑寄生30g，党参15g，白术15g，茯神30g，炙甘草6g，法半夏10g，陈皮10g，白芍10g，广木香10g（后下），生姜3片，3剂，日1剂，水煎2次，早晚饭后半小时温服。

二诊：4月11日。患者晚上无恶寒或发热，白天腹痛及关节疼痛消失，今日前额疼痛，紧箍感，便溏。血压90/60mmHg。

处方：白芷6g，川芎10g，石菖蒲10g，党参18g，白术30g，云茯苓30g（针对便溏），炙甘草6g，法半夏10g，陈皮10g，砂仁10g（后下），广木香10g（后下），怀山药30g，薏苡仁30g，生姜3片。3剂，日1剂，水煎2次，早晚饭后半小时温服。

4月26日患者带其妻看妊娠咳嗽，告诉我其服上方3剂，前额已不痛，恶寒、发热、腹痛等症状至今未复发。

按：足太阳经脉行一身之表；手太阴肺主宣降，外达皮毛，与大肠相表里；足太阴脾主运化，外通肌腠，与胃相表里。大凡气虚之体多兼停湿蕴痰，易感外邪，外感初发之时多见里外同病，且邪易入里。本例患者为脾胃气虚，加之饮酒湿热内生，复外感风寒入里化热。邪滞肌表，卫阳被遏，经脉不利，入里化热，故恶寒发热，全身关节疼痛，腰疼痛；素体脾弱气虚，易停湿生痰，阻滞气机，故中腹胀；气血生化不足，血不养心则失眠；舌淡红，苔薄白，脉沉弱为正虚气弱之象。方中荆芥、防风、生姜辛温发散，祛一身上下

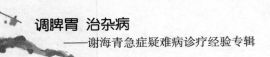

之风寒邪气，通利关节而止痛；柴胡、黄芩、粉葛根辛散解肌退热；党参、白术、炙甘草、法半夏、陈皮、广木香健脾化痰，理气和胃，鼓舞正气；茯神养心安神；桑寄生主腰痛；白芍缓急止痛。全方寓补于散，祛邪不伤正；内外并调，解表和里，尤擅散邪退热止疼痛，兼能健脾畅肺复升降。

（8）外感发热（急性扁桃体炎、支气管炎）

Yahn，男，32岁，英国人。

初诊：2014年4月15日。患者发热、头痛（晕）、咽喉痛、流黄涕、咳嗽有黄稠痰5天，曾服中、西药无效（具体用药不详）；舌质淡红，苔中前部薄腻，后部白腻，脉浮、沉取无力。查体：体温36.8℃（刚服退热药故也），咽红（＋＋＋），扁桃体Ⅱ度肿大，双肺呼吸音粗。血常规示：白细胞7.20×10^9/L，中性粒细胞比率41.8%，淋巴细胞比率49.9%。西医诊为急性扁桃体炎、支气管炎。中医证属脾胃气虚，外感风寒，入里化热。治以健脾和胃，疏风清肺。

处方：荆芥10g（后下），防风10g，白芷8g，柴胡10g，黄芩10g，粉葛根15g，桔梗15g，浙贝母10g，北杏仁10g（打），胖大海10g，党参15g，白术15g，云茯苓15g，生甘草6g，法半夏10g，陈皮10g，生姜3片。4剂，日1剂，水煎2次，早晚饭后半小时温服。头煎加3碗水，再煎加2碗水。

取药时，这位外国人发愁地问："多少毫升的碗？"我会心地笑着回答："约200mL的碗。"中国人善用模糊的概念，西方人习惯定量思维，否则无所适从。（注：尽管症见黄痰、黄鼻涕，但考虑患者头不适，且时值弱冷空气等因素，仍加入荆、防、白芷之属。）

9月4日，患者的好友告知：服上方4剂，患者已痊愈。目前已回英国。

按：《金匮要略》云："四季脾旺不受邪。"本例患者脾胃气虚，外感风寒，入里化热。太阳经风寒未解，经气不利故头痛；邪气渐次入里化热，肺失宣肃，则见发热、咽喉痛、流黄涕、咳嗽有黄稠痰等不适；舌质淡红，苔中前部薄腻，后部白腻，脉浮、沉取无力均为脾胃气虚，外感风寒，入里化热之征。处方用荆芥、白芷、防风、生姜解太阳经未解之邪；柴胡、黄芩、粉葛根散邪气渐次入里所化之热；桔梗、浙贝母、北杏仁、胖大海宣降肺气，清热利咽，止咳化痰；党参、白术、云茯苓、生甘草、法半夏、陈皮健脾和胃，一方面防止黄芩等药寒凉伤胃，另一方面培补中土，鼓舞正气，有利于祛邪外出。

2. 外感风寒表虚证

霍某，男，85岁，佛山市禅城区澜石人。

初诊：2012年10月11日。患者恶风恶寒半年余，多穿衣、晒太阳减轻，汗多且以双肩及腋下尤甚，乏力，便秘，在外院服中西药无效（具体用药不详）；舌质淡红，舌体胖，苔白腻，右后边少苔，左脉滑无力，右脉浮，中取弦滑。证属脾肺气虚，外感风寒。治以健脾补肺，调和营卫。方用桂枝汤、玉屏风散合香砂六君子汤加减。

处方：桂枝12g，白芍12g，黄芪18g，防风6g，党参15g，白术15g，云茯苓15g，炙甘草6g，法半夏10g，陈皮10g，砂仁10g（后下），广木香10g（后下），火麻仁15g，生姜3片，红枣3枚。5剂，日1剂，水煎2次，早晚饭后半小时温服。盖被微汗。

二诊：10月18日。患者恶寒、乏力、汗出好转，大便通畅。上方继服7剂。

三诊：11月17日。患者停药3周，恶寒、汗出好转，大便通畅，仍乏力。上方加黄芪至30g，继服7剂巩固治疗而痊愈。

按：本例患者证属脾肺气虚，表虚不固，外感风寒，营卫不和。卫阳不固，则肌表空疏而恶风寒，多穿衣、晒太阳卫阳得到资助故症状减轻，营阴不得内守则汗多自出；脾虚气血生化乏源则见乏力；大肠传导失职则便秘；舌质淡红，舌体胖，苔白腻，右后边少苔，左脉滑无力，右脉浮，中取弦滑均为脾肺气虚，外感风寒之征。方中桂枝辛温，解肌通阳，发汗解表；辅以白芍敛阴和营，且可防止桂枝发汗太过而伤阴；桂芍相配，一散一收，调和营卫，使表解里和。生姜助桂枝以辛散卫分表邪；大枣助芍药养营；姜枣合用，又可以升腾脾胃生发之气而加强桂芍调和营卫之功。黄芪、防风合白术为玉屏风散，具有益气固表止汗之功效。党参、白术、云茯苓、法半夏、陈皮、砂仁、广木香健脾和胃；火麻仁润肠通便；甘草调和诸药。诸药合用，共奏健脾补肺、调和营卫之功。

3. 病毒性感染低热

孔某，男，26岁，家住佛山市政府家属院。

初诊：2010年5月27日。患者低热近1个月，起初体温38℃，近日中午至夜晚发热37.3~37.5℃，发热时伴恶寒、乏力，早晨发热止，亦无恶寒及乏力；舌质淡，苔中后部腻略黄，脉沉。佛山市第一人民医院按病毒感染予

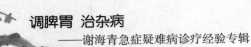

利巴韦林、维生素 B_6 等静脉滴注 3 天，无效。证属气阴两伤，邪入少阳。治以益气养阴，和解少阳，兼以表散。

处方：桂枝 10g，柴胡 10g，黄芩 10g，葛根 12g，太子参 30g，白术 15g，云茯苓 15g，炙甘草 5g，法半夏 10g，陈皮 10g，生姜 3 片。1 剂，水煎 2 次，早晚饭后半小时温服。

二诊：5 月 28 日。患者仍低热。上方加青蒿 15g，鳖甲 10g，地骨皮 15g，知母 10g，生牡蛎 15g。

5 月 31 日，其母告知：服药 3 剂后，患者午后发热减，体温 37.2℃。

三诊：6 月 2 日。患者精神好转，午后体温 37.3℃，持续时间短。上方去葛根。

四诊：6 月 7 日。患者近 3 天除昨晚体温 37.2℃外，其余时间无发热，精神好。上方去知母，继服 3 剂。

6 月 12 日，其母电话告知：患者已无发热。

按：本例患者气阴两伤，邪入少阳，气虚则乏力，舌质淡，脉沉；阴伤则中午至夜晚发热；邪入少阳，外邪渐少，故发热伴恶寒，苔中后部腻略黄。处方用太子参、白术、云茯苓、炙甘草、法半夏、陈皮、青蒿、鳖甲、地骨皮、知母、葛根益气养阴透热；桂枝、柴胡、黄芩、生姜和解少阳，兼散外邪；《神农本草经》谓生牡蛎"主伤寒寒热，温疟洒洒"。药中病机而获效。

4. 太阳少阳合病

（1）太阳少阳合病一

毛某，女，55 岁，佛山大学教授。

初诊：2012 年 12 月 21 日。患者 3 天前因旅游过度疲劳受寒，出现恶寒阵阵，背部尤甚，有汗，咳嗽，腰痛，膝痛，乏力，哈欠欲睡，不欲饮食，口干口苦。查体：咽红（＋＋），心、肺无异常。舌质淡，苔腻微黄，脉沉弱略滑。证属脾胃气虚，外感风寒，太、少两阳合病。治以健脾和胃，调和营卫，和解少阳。方用柴胡桂枝汤加减。

处方：桂枝 10g，白芍 10g，柴胡 10g，黄芩 10g，党参 15g，白术 15g，云茯苓 15g，甘草 6g，法半夏 10g，陈皮 10g，桔梗 12g，北杏仁 10g（打），桑寄生 30g，怀牛膝 15g，生姜 3 片，大枣 3 枚。3 剂，日 1 剂，水煎 2 次，早晚饭后半小时温服。嘱：服药前半小时吃面或粥；服药后盖被取微汗。

12 月 22 日下午 3 点来电告知：患者恶寒、口苦、口干消失，食欲增强。

继服上药。

12月27日告知：服上方3剂，患者已无恶寒、汗出、咳嗽、腰膝痛、乏力、口干苦等不适，食欲正常。已痊愈，无须再服药。

按：《金匮要略·脏腑经络先后病脉证》强调"四季脾旺不受邪"。今脾胃气虚，过度疲劳，最易受寒，卫阳不固，则肌表空疏而出现恶寒阵阵，背部尤甚，腰痛、膝痛；营阴不得内守则有汗；脾胃气虚，气血化生不足则乏力，哈欠欲睡；风邪外袭，肺失宣肃则见咳嗽。太阳证未罢，邪已入少阳，枢机不利，胆热犯胃，胃气失和则见不欲饮食，口干口苦；舌质淡，苔腻微黄，脉沉弱略滑均为脾胃气虚，外感风寒，太、少两阳合病之征。处方用桂枝汤调和营卫，解肌发表，则恶寒阵阵、汗出自除；以小柴胡汤和解表里则不欲饮食，口干口苦自愈；党参、白术、云茯苓、甘草、法半夏、陈皮健脾和胃则乏力，哈欠欲睡自消；桑寄生、川牛膝补肾强腰，祛风除湿，主治腰痛、膝痛；桔梗、北杏仁宣降肺气而止咳嗽。诸药合用，共奏健脾和胃、调和营卫、和解少阳之功。

（2）太阳少阳合病二

谢某，男，71岁，佛山市人。

初诊：2013年10月10日。患者恶风、怕热2月余。风吹时出现恶寒、流涕、喷嚏、鼻塞、干咳等症状；天热时大汗淋漓，胸背尤甚，每天换4～5次上衣（内衫）。两月前受风感冒，服感冒药后病情时好时坏，拖延日久，遂出现上症。舌质暗淡，苔白微腻，脉沉弱略滑。证属脾胃气虚，外感风寒，太、少两阳合病。治以健脾和胃，调和营卫，和解少阳。方用柴胡桂枝汤加减。

处方：柴胡10g，黄芩9g，桂枝10g，白芍9g，党参15g，白术15g，云茯苓15g，炙甘草6g，法半夏10g，陈皮10g，生姜3片，大枣3枚，大葱1尺（通鼻窍）。3剂，日1剂，水煎2次，早晚饭后半小时温服。

二诊：10月13日。3剂服毕，上症十去其八，黄芩减至6g，继服。

三诊：10月17日。患者恶风、怕热、流涕、喷嚏、鼻塞、干咳、大汗淋漓等症状消失；舌质暗淡，苔白微腻，脉沉略滑。10月13日方去大葱，继服3剂巩固而病愈。

四诊：11月9日。患者近3天因受风，觉头痛，微恶寒，失眠，余无不适。上方加白芷8g，大葱白1尺（后下），夜交藤30g。3剂服下，诸症痊愈。

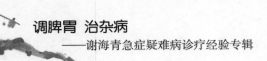

按：本例患者平素脾胃气虚，两月前受风感冒，拖延日久，卫阳不固，则肌表空疏而出现恶风寒，风吹时加重；风邪外袭，肺失宣肃则见流涕、喷嚏、鼻塞、干咳等症状。得病后怕热，天热时大汗淋漓，胸背尤甚之原因有二：一方面，风邪外袭，营卫不和，营阴不得内守；另一方面，太阳证未罢，邪已入少阳，经气不利，少阳相火郁而为热，蒸腾肌肤所致。舌质暗淡，苔白微腻，脉沉弱略滑均为脾胃气虚，外感风寒，太、少两阳合病之征。处方用桂枝汤调和营卫，解肌发表，则恶风寒、流涕、喷嚏、鼻塞、干咳自除。柴胡为少阳专药，轻清升散，疏邪透表；黄芩苦寒，善清少阳相火；二药配合，一散一清，共解少阳之邪，则怕热，天热时大汗淋漓，胸背尤甚自愈。党参、白术、云茯苓、炙甘草、法半夏、陈皮、生姜、大枣健脾和胃，培补中土，鼓舞正气，有利于祛邪外出；大葱加强通鼻窍之力。诸药合用，共奏健脾和胃、调和营卫、和解少阳之效。

5. 登革热瘙痒

余某，女，43岁，佛山市禅城区人。

初诊：2012年11月3日。患者全身皮肤瘙痒3天，脚底瘙痒尤甚，无法入睡，口干口苦，纳差；舌质淡，舌体胖，苔黄腻，脉沉略滑。10月27日患"登革热"，高热，体温39℃，在佛山市第一人民医院门诊治疗退热，11月2日出皮疹，呈点片状，瘙痒。证属脾胃气虚，风湿热邪外袭。治以健脾和胃，祛风除湿清热。

处方1：荆芥10g（后下），防风10g，蝉蜕12g，薄荷10g（后下），白鲜皮12g，当归尾10g，生甘草6g，白蒺藜12g，沙参15g，桔梗12g，法半夏10g，陈皮10g，党参15g，白术15g，茯苓15g，生姜3片。7剂，日1剂，水煎2次，早晚饭后半小时温服。

处方2：蛇床子30g，地肤子30g，苦参30g，花椒30g，黄柏15g，白鲜皮30g，金银花30g，百部15g，当归尾15g，防风15g，甘草10g，生姜3片。7剂，日1剂，水煎2次，每次外洗、浸泡30分钟。

二诊：11月10日。患者瘙痒明显减轻，无口干口苦，纳可；舌质淡，舌体胖，舌苔转为白腻，脉沉略滑。内服方去沙参，加佩兰15g，薏苡仁30g，7剂。外用方不变。

11月19日电话随访，患者已痊愈。

按：登革热是由病毒引起、伊蚊传播的一种急性传染病。部分患者于病程 3~6 日出现皮疹，皮疹分布于全身、四肢、躯干和头面部，多有痒感。本例患者脾胃气虚，风湿热邪外袭，邪客于肌肤，外不得透达，内不得疏泄，风性瘙痒，故见全身皮肤瘙痒，脚底瘙痒尤甚，无法入睡；脾胃气虚，运化失职则见纳差；湿郁化热伤阴则见口干口苦；舌质淡，舌体胖，苔黄腻，脉沉略滑均为脾胃气虚，风湿热邪外袭之征。处方用党参、白术、茯苓、生甘草、法半夏、陈皮、生姜健脾和胃；荆芥、防风、蝉蜕、薄荷、白鲜皮、白蒺藜祛风除湿，清热止痒；当归尾活血治风；沙参防止热病伤阴；桔梗载药上浮，有利于驱邪外透。处方 2 是皮肤瘙痒的有效外洗方。药中病机而获良效。

6. 气虚咳嗽

（1）气虚咳嗽一

佛山市政府某领导久咳治疗不愈，其由衷感叹道："咳嗽、咳嗽，医生见了眉头皱。"的确，咳嗽日久，尤其是用了抗生素、激素仍然干咳不已的，若再用常规的治疗方法是难以奏效的。

为了解决此类难题，愚借五行相生的理论，经过反复临床探索，创制了"培土生金止咳方"。其药物组成：荆芥 10g（后下），蝉蜕 10g，桔梗 15g，北杏仁 10g（打），浙贝母 10g，党参 15g，白术 15g，云茯苓 15g，生甘草 6g，法半夏 10g，陈皮 10g，生姜 3 片。咽干痒加玄参，咳白痰加白前，咳黄痰加黄芩，流黄涕加桑叶，乏力甚或咳嗽时尿失禁加黄芪，手足不温或背部恶寒加桂枝，梅雨季节或湿热天气加佩兰，秋冬气候干燥加沙参，久咳不愈或声音嘶哑加生诃子。

这个看似平淡无奇的方子，却蕴含了五行相生中培土生金的哲理。脾属土，肺属金，土生金，即用培补脾土的方法，使脾的功能强健，运化恢复正常，气血化生充足，以治疗肺脏亏虚的方法。此时多为感冒咳嗽以后，抗生素、激素联合"轰炸"日久，邪气渐微，正气已虚，刻下正气、邪气处于拉锯样对抗状态，谁也不能战胜对方。方中党参、白术、云茯苓、生甘草、法半夏、陈皮、生姜健脾和胃，培土生金；荆芥、蝉蜕疏散风邪；桔梗、杏仁、浙贝母宣降肺气止咳。诸药合用，共奏健脾和胃、培土生金、疏风宣肺之功。

（2）气虚咳嗽二

梁某，男，61 岁，佛山市原市长。

初诊：2014 年元月 15 日。患者咳嗽 4 月余，加重 20 天，咽喉痒，咳少量白黏痰，背部微冷。查体：咽红（＋），双肺呼吸音粗。舌质淡，舌体胖，苔薄腻，脉寸弱，关尺弦滑。既往高血压病史。证属脾肺气虚，风邪犯肺。治以健脾和胃，培土生金，疏风宣肺。

处方：荆芥10g（后下），蝉蜕10g，桔梗15g，北杏仁10g（打），浙贝母10g，白前10g，沙参10g，生诃子10g，黄芪15g，党参15g，白术15g，云茯苓15g，生甘草6g，法半夏10g，陈皮10g，生姜3片。4剂，日1剂，水煎2次，早晚饭后半小时温服。

二诊：元月27日。服上方4剂，患者咽喉痒明显减轻，咳嗽减少，咳痰顺利，稍失眠，仍觉背部微凉；舌质淡，舌体胖，苔薄腻，脉寸弱，关尺弦滑。因临近春节，应酬喝点酒，近两日仍有咳嗽。上方加夜交藤30g，桂枝5g，4剂。

3月1日佛塑集团会计师李某来找我看病，讲其前天与患者之妻通话："梁太很开心，说梁市咳嗽春节前已痊愈。曾看了好几家大医院，用了抗生素、激素均无效。结果在佛山科学技术学院附院吃中药吃好了。"

5月16日患者找我调理一下身体，一坐下便说："春节前吃了你开的8服中药，咳嗽完全好了。"又说："当时我没有告诉你（怕增加你的思想负担）——来你这里看病之前，我已经咳嗽了4个多月，在两家三甲医院医治无效。真如俗话讲：'咳嗽、咳嗽，医生见了眉头皱'。"

按：久咳伤肺或过度治疗，致肺气不足；或平素体弱，脾虚运化不健，水谷精微不能上荣于肺，土不生金则肺气日虚。《内经》曰："邪之所凑，其气必虚。"本例患者脾肺气虚，风邪留滞不去，或复感风邪致宣肃失司则见咳嗽4月余，加重20天，咽喉痒，咳少量白黏痰；气虚失温则见背部微冷；舌质淡，舌体胖，苔薄腻，脉寸弱，关尺弦滑均为脾肺气虚，风邪犯肺之征。方中黄芪健脾补肺；党参、白术、云茯苓、生甘草、法半夏、陈皮、生姜健脾和胃，培土生金；荆芥、蝉蜕疏散风邪；桔梗、杏仁、浙贝母、白前宣降肺气止咳；沙参补肺养阴；生诃子敛咳利咽。诸药合用，共奏健脾和胃、培土生金、疏风宣肺之功。二诊仍觉背部微凉，故加入桂枝温通阳气而获良效。

（3）气虚咳嗽三

何某，女，76岁，家住香港沙田大围美林邨美杨楼。

初诊：2014年4月21日。患者咳嗽半年余，加重2月余。从大年初二开始，咳嗽加重，白痰带黄，流白稠鼻涕。先后在香港多家医院、诊所就诊，服中西药无效（具体用药不详），经人介绍来禅城求医。刻下频繁咳嗽，咳白痰带黄，不停流白稠鼻涕，需戴口罩，伴乏力、咽喉痒、口干、便溏、双下肢水肿。舌质淡，苔白腻，舌前部有一东北米大小的赘生物，脉浮无力。心功能无异常，双肺呼吸音粗。证属脾肺气虚，风邪犯肺。治以健脾和胃，培土生金，疏风宣肺。

处方：荆芥10g（后下），蝉蜕10g，佩兰5g，黄芩5g，桔梗15g，北杏仁10g（打），浙贝母10g，黄芪15g，党参15g，白术15g，云茯苓15g，生甘草6g，法半夏10g，陈皮10g，沙参12g，生姜3片。3剂，日1剂，水煎2次，早晚饭后半小时温服。

二诊：4月23日。患者咳嗽好转，流涕明显减少，不需戴口罩；舌质淡，苔白腻，舌前部有一东北米大小的赘生物，脉浮。天气湿热，上方加佩兰至10g，减沙参至10g。

三诊：4月29日。患者咳嗽咳痰、流涕明显好转，仍口干、下肢肿；舌质淡，苔白腻，舌前部有一东北米大小的赘生物，脉浮。上方加泽泻10g，沙参加至15g。

四诊：5月4日。患者精神好转，咽喉不痒，偶咳，仍乏力，下肢微肿；舌质淡，苔薄腻，脉浮弦滑。上方加黄芪至30g。

五诊：5月10日。患者基本不咳，腿肿明显好转，仍乏力、贫血；舌质淡红，苔薄白，左脉虚，右脉沉有力。上方去黄芩，减桔梗至10g，加黄芪至60g，3剂；并嘱查明贫血原因。

六诊：5月15日。患者咳嗽、流涕、咽痒已痊愈，仍贫血，乏力，下肢微肿；舌质淡红，苔薄腻，舌前部有一东北米大小的赘生物，脉沉有力略滑。血压130/66mmHg。

处方：党参30g，白术15g，云茯苓15g，炙甘草6g，法半夏10g，陈皮10g，黄芪60g，泽泻10g，砂仁10g（后下），制首乌30g，白芍15g，熟地10g，当归10g，川芎5g，阿胶10g（烊化），生姜3片。日1剂，水煎2次，早晚饭后半小时温服。

按：久咳伤肺或平素体弱，肺气不足；或脾虚运化不健，水谷精微不能上荣于肺，土不生金则肺气日虚。本例患者年老体弱，脾肺气虚，复感风邪致宣肃失司故见咳嗽半年余，加重2月余，咳白痰带黄，不停流白稠鼻涕，风性主痒则见咽喉痒；气不化津则见口干；脾虚气血生化乏源则见乏力；脾虚运化失职，水湿泛滥则见便溏，双下肢水肿；舌质淡，苔白腻，舌前部有一东北米大小的赘生物，脉浮无力均为脾肺气虚，风邪犯肺之征。方中黄芪健脾补肺；党参、白术、云茯苓、生甘草、法半夏、陈皮、生姜健脾和胃，培土生金；沙参补肺养阴；荆芥、蝉蜕疏散风邪；因天气湿热，故加入佩兰芳香化湿；桔梗、杏仁、浙贝母宣降肺气止咳；因患者咳白痰带黄，表明部分化热，故加入少量黄芩清化热痰。诸药合用，共奏健脾和胃、培土生金、疏风宣肺之功。六诊咳嗽、流涕、咽痒已痊愈。仍贫血、乏力、下肢微肿，故用八珍汤加减治之。

（4）气虚咳嗽四

吴某，男，11 岁。

初诊：2011 年 6 月 6 日。患者干咳、咽喉痒、流涕 3 天（偶见红涕，为少量鼻衄，其为轻度地中海贫血患者）；舌质淡，苔薄腻，脉浮濡。证属脾虚胃滞，风邪犯肺。治以健脾和胃，培土生金，疏风宣肺。

处方：荆芥 9g（后下），白茅根 15g，蝉蜕 9g，桔梗 10g，杏仁 8g（打），白前 8g，浙贝母 8g，神曲 15g，党参 12g，白术 12g，怀山药 12g，生甘草 5g，法半夏 6g，陈皮 9g，生姜 3 片。3 剂，日 1 剂，水煎 2 次，早晚饭后半小时温服。

二诊：6 月 9 日。上症略好转。继服上方 3 剂。

6 月 12 日，患者来电曰：无鼻衄、咽喉痒、流涕等不适，咳嗽基本痊愈。嘱停服药，避空调冷气。

按：久咳伤肺或平素体弱，肺气不足；或脾虚运化不健，水谷精微不能上荣于肺，土不生金则肺气日虚。本例患者脾肺气虚，复感风邪致宣肃失司则见干咳、咽喉痒、流涕、舌质淡、苔薄腻、脉浮濡等。脾虚不能统摄血液；风为阳邪，易袭阳位，损伤鼻络而致鼻衄。处方用党参、白术、怀山药、生甘草、法半夏、陈皮、神曲、生姜健脾和胃，培土生金；荆芥、蝉蜕疏散风邪；桔梗、杏仁、白前、浙贝母宣降肺气止咳；白茅根和上下之阳，清脾胃伏热，生肺津以凉血，为热血妄行上下诸失血之要药。且茅根甘能补脾，甘则虽寒而不犯胃，甘寒能除内热，益脾所以补中，除热所以益气。药中病机而获效。

（5）气虚咳嗽五

莫某，女，38 岁，佛山市邮政局职工。

初诊：2012 年 5 月 7 日。患者反复干咳 1 月余，喉咙干，乏力，曾多次就诊于西医，服多种抗生素、止咳药（具体用药不详）无效。查体：咽红（＋），心功能无异常，双肺呼吸音粗。舌质淡，苔白腻，脉沉弱。证属脾肺气虚，风邪犯肺。治以健脾补气，疏风宣肺。

处方：荆芥 10g（后下），蝉蜕 10g，玄参 12g，生诃子 12g，桔梗 12g，杏仁 10g（打），白前 10g，黄芪 15g，党参 15g，白术 15g，云茯苓 15g，生甘草 6g，法半夏 10g，陈皮 10g，生姜 3 片。5 剂，日 1 剂，水煎 2 次，早晚饭后半小时温服。

二诊：5 月 11 日。患者自觉上症好八成，有少量痰；舌苔变薄，脉沉有力。上方去蝉蜕、陈皮，加橘红 10g，3 剂，巩固治疗而痊愈。

按：久咳伤肺或平素体弱，肺气不足；或脾虚运化不健，水谷精微不能上荣于肺，土不生金则肺气日虚。本例患者脾肺气虚，复感风邪致宣肃失司则见干咳、喉咙干、乏力等症；舌质淡，苔白腻，脉沉弱均为脾肺气虚之征。处方用黄芪、党参、白术、云茯苓、生甘草、法半夏、陈皮、生姜健脾补气，培土生金；荆芥、蝉蜕、生姜疏散风邪；桔梗、杏仁、白前宣降肺气止咳；玄参养阴生津，用于治疗咽喉干；诃子敛肺，为治疗久咳的常用药。药中病机而获效。

（6）气虚咳嗽六

罗某，女，59 岁，禅城区社保局某领导之妻。

初诊：2013 年 11 月 11 日。患者干咳反复发作 2 月余，近 1 周咳嗽加重，在深圳某医院输液、吃中药无效。刻下咽喉痒，咳嗽频繁，胃脘胀闷。查体：咽红（＋），心功能无异常，双肺呼吸音粗。舌质淡，苔白腻，脉沉弱。证属脾虚胃滞，风邪犯肺。治以健脾和胃，培土生金，疏风宣肺。

处方：荆芥 10g（后下），蝉蜕 10g，桔梗 15g，北杏仁 10g（打），浙贝母 10g，黄芪 15g，党参 15g，白术 15g，云茯苓 15g，生甘草 6g，法半夏 10g，陈皮 10g，砂仁 10g（后下），生姜 3 片。5 剂，日 1 剂，水煎 2 次，早晚饭后半小时温服。

二诊：11 月 15 日。患者咳嗽十去其九（好了九成），很开心，并拿出深圳某医院的药费单，动情地说："我在深圳花两千多元没用，在你这里仅花 100 多元，效果真好！"咽喉部感觉有痰。效不更方，继服 5 剂巩固，嘱避风寒。

三诊：11 月 20 日。患者由于早晨没注意避风寒，偶有一两声咳嗽；舌质淡，苔白腻，脉沉弱。上方加生诃子 12g，沙参 10g，巩固至基本痊愈。剩下一两声咳嗽，不用服药，靠增强抵抗力、避风寒而自愈。

按：久咳伤肺或过度治疗，致脾胃气虚，肺气不足；或平素体弱，脾虚运化不健，水谷精微不能上荣于肺，土不生金则肺气日虚。本例患者脾虚胃滞，肺气不足，复感风邪致宣肃失司则见咳嗽频繁，咽喉痒；脾虚健运失职，气机阻滞则见胃脘胀闷；舌质淡，苔白腻，脉沉弱均为脾虚胃滞，风邪犯肺之征。方中黄芪健脾补肺；党参、白术、云茯苓、生甘草、法半夏、陈皮、砂仁、生姜健脾和胃，培土生金；荆芥、蝉蜕疏散风邪；桔梗、杏仁、浙贝母宣降肺气止咳。诸药合用，共奏健脾和胃、培土生金、疏风宣肺之功。在正气渐复、邪气衰退的情况下，仅剩下一两声咳嗽，嘱患者不用继续服药，靠增强抵抗力、节饮食、避风寒而自愈。

（7）气虚咳嗽（急性支气管炎）

庞某的儿媳，女，25 岁，西医医生。

初诊：2011 年元月 12 日。患者咳嗽、咳白色泡沫痰 1 个月，流青黄鼻涕，口干，口淡，腹胀，乏力；舌质淡，边有齿痕，上有裂纹，苔薄腻，左脉沉弱，右脉浮。胸片示支气管炎。证属脾肺气虚，复感风邪。治以培土生金，疏散风邪，宣肺止咳。

处方：桑叶 12g，荆芥 10g（后下），白芷 6g，桔梗 15g，杏仁 10g（打），白前 10g，沙参 12g，党参 15g，白术 15g，云茯苓 15g，生甘草 6g，法半夏 10g，陈皮 10g，黄芪 15g，生姜 3 片。5 剂，日 1 剂，水煎 2 次，早晚饭后半小时温服。

元月 22 日其家人告知：上方共服 5 剂，患者病已痊愈。

按：久咳伤肺或平素体弱，肺气不足；或脾虚运化不健，水谷精微不能上荣于肺，土不生金则肺气日虚。本例患者脾肺气虚，复感风邪致宣肃失司则见咳嗽，咳白色泡沫痰，流青黄鼻涕，口干，口淡，腹胀，乏力，舌质淡，边有齿痕，上有裂纹，苔薄腻，左脉沉弱，右脉浮等。处方用党参、白术、云茯苓、生甘草、法半夏、陈皮、黄芪、生姜健脾补肺和胃；荆芥、白芷、桑叶疏散风邪；桔梗、杏仁、白前宣肺止咳化痰；沙参滋肺阴治口干。药中病机而获效。

（8）气虚咳嗽兼营卫不和

饶某，女，65 岁，佛山市禅城区社保局某领导之母。

初诊：2011 年 9 月 1 日。患者咳嗽 2 月余，咳白黏痰，白天咳甚，时咽喉痒，乏力，汗多恶风，口干；舌质淡，边有齿痕，苔薄腻，左脉沉弱，右脉沉滑。证属脾肺气虚，营卫不和。治以健脾补肺，培土生金，调和营卫。

处方：黄芪 30g，党参 18g，白术 18g，云茯苓 18g，炙甘草 5g，法半夏 10g，橘红 10g，薏苡仁 18g，防风 6g，桂枝 9g，白芍 9g，五味子 6g，桔梗 15g，杏仁 10g（打），白前 10g，百部 10g。4 剂，日 1 剂，水煎 2 次，早晚饭后半小时温服。

服完 4 剂，患者咳嗽痊愈。

按： 久咳伤肺或平素体弱，肺气不足；或脾虚运化不健，水谷精微不能上荣于肺，土不生金则肺气日虚。本例患者脾肺气虚，复感风邪致宣肃失司则见咳嗽，咳白黏痰，白天咳甚，时咽喉痒等症；脾肺气虚则乏力；气不布津则口干；风邪外袭，腠理不固，卫气外泄，营阴不得内守则汗多恶风；舌质淡，边有齿痕，苔薄腻，左脉沉弱，右脉沉滑均为脾肺气虚，营卫不和之征。方用黄芪、党参、白术、云茯苓、炙甘草、法半夏、橘红、薏苡仁健脾补肺，培土生金；防风疏散风邪；桂枝、白芍相合，一治卫强，一治营弱，合则调和营卫；五味子味酸性温，生津敛汗，专治口干、汗多；桔梗、杏仁、白前、百部宣降肺气止咳。药中病机而获效。

7. 气短类喘证

吴某，女，32 岁，佛山大学老师。

初诊：2010 年 6 月 11 日。患者气（喘）促，疲倦乏力，咽喉不适 20 天，一上讲台气促加重，曾在外院按"哮喘"治疗，服药无效（具体用药不详）；舌质淡，边有齿痕，苔白腻，脉沉弱。查体：咽红（＋），心、肺功能无异常。证属中气不足。治以补中益气为主。

处方：川朴 6g，佩兰 15g，薏苡仁 18g，杏仁 10g（打），桔梗 10g，太子参 30g，白术 18g，云茯苓 18g，炙甘草 5g，法半夏 10g，陈皮 10g，黄芪 18g，升麻 5g，柴胡 5g，生姜 3 片。3 剂，日 1 剂，水煎 2 次，早晚饭后半小时温服。

服完 3 剂，患者气（喘）促即告愈。

二诊：6 月 30 日。患者无气促，轻度乏力，面色红润，偶腰痛；舌淡红，

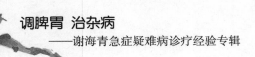

苔薄腻，脉沉弱。上方加桑寄生 30g，3 剂痊愈。

按：《素问·咳论》云："五脏六腑皆令人咳，非独肺也。"余则认为：五脏六腑皆令人喘，非独肺也。本例患者的气喘促为中气下陷所致（实为气短类喘证）。脾气主升，喜燥恶湿，主运化全身水液和食物。一方面脾属土，肺属金，土生金，脾为气血生化之源，脾气虚弱，不能生化气血，则会导致肺气虚弱，引起肺气虚喘、气促，疲倦乏力，一上讲台气促加重，此为母病及子，土不生金；另一方面因脾气虚弱，运化无力，生成痰湿，肺失宣降致喘；舌质淡，边有齿痕，苔白腻，皆为脾虚痰湿之象。故用太子参、白术、云茯苓、炙甘草、黄芪、升麻、柴胡补中益气，川朴、佩兰、薏苡仁、杏仁、桔梗、法半夏、陈皮燥湿化痰。药中病机而获良效。

8. 支气管扩张症

何某，女，62 岁，佛山市某学校副校长。

初诊：2011 年元月 10 日。患者今年元月初因咯血，在佛山市第一人民医院诊为支气管扩张症，住院对症治疗，好转出院。刻下仍乏力，微咳，失眠，口干；舌质淡，苔薄腻，脉沉弱。证属脾肺气阴两虚。治以益气健脾，养阴润肺。

处方：百合 15g，沙参 15g，黄芪 15g，党参 18g，白术 15g，茯神 30g，炙甘草 6g，薏苡仁 15g，瓜蒌皮 15g，法半夏 10g，陈皮 10g，桔梗 10g，杏仁 10g（打），田七 10g，白及 15g，夜交藤 30g，生姜 3 片。日 1 剂，水煎 2 次，早晚饭后半小时温服。

二诊：3 月 29 日。患者无乏力，无咳，睡眠可，口不干；舌质淡红，苔薄微腻，脉沉有力。今日声微嘶哑，上方加生诃子 10g，巩固治疗。每日 1 剂，医院代煎。

三诊：7 月 14 日。患者近两月来诸症好转，精神好，无咳，暂停药。昨日起咳嗽，咳黄痰，夹微量粉红色痰；舌质淡红，苔薄微腻，脉沉有力。上方桔梗加至 15g，加黄芩 10g，3 剂。

四诊：7 月 18 日。患者黄痰减少，继服 7 月 14 日方 3 剂，巩固疗效。

随访至 2014 年 10 月未复发。

按：支气管扩张症为支气管-肺组织感染和支气管阻塞以致支气管扩张和变形的一种反复感染且难治性疾病。中医属"咳嗽"及"咯血"的范畴。本病肺虚为本，本虚标实，内外相合，常常累及他脏。支气管扩张患者，多在幼年时患有麻疹性肺炎、百日咳等肺脏疾病，或在肺结核、哮喘、慢性支气管炎及肺气肿的基础上发展而成。邪之所凑，其气必虚，一方面"肺为华盖"，又为娇脏，故外邪最易犯肺，肺宣发肃降和通调水道功能失调，气不布津，津凝为痰；另一方面脾为中土，气血生化之源，气机升降之枢纽，肺病及脾，子病及母，脾失于运化而津液输布不能，内生痰湿，上注于肺，即"脾为生痰之源，肺为贮痰之器"。痰郁化热，灼伤血络而致咯血；同时肺脾气虚不能摄血，血溢脉外，则见咯血。本例患者脾肺气阴两虚，肺失宣肃，故见乏力、微咳、口干、舌质淡、苔薄腻、脉沉弱等；气阴不足，心失所养则失眠。方用黄芪、党参、白术、炙甘草、薏苡仁、法半夏、陈皮、生姜益气健脾；百合、沙参养阴润肺；桔梗、杏仁、瓜蒌皮宣肺止咳；夜交藤、茯神养心安神；田七、白及活血止血，消肿生肌。药中病机而获效。

9. 肺胀

（1）慢性阻塞性肺疾病并感染、慢性肺源性心脏病代偿期、支气管扩张症、支气管哮喘

孙某，男，63岁，佛山市南海区松岗人，佛山市中医院某医生之兄。

初诊：2012年元月15日。患者反复咳嗽、气促10年，活动或受凉后加重，胸部膨满，憋闷如塞，痰多黏稠微黄，无咽痒，食后腹胀，脐周冷，口干不欲饮水。查体：桶状胸，心率90次/分，律齐，双肺呼吸音弱，可闻及少量湿啰音，腹平软，无压痛及反跳痛。舌质淡，舌体胖，苔白腻兼中后部黄腻，左脉沉滑数，右脉弦滑数。去年先后4次在广东省中西医结合医院、松岗医院住院治疗，中医诊为肺胀，西医诊为"慢性阻塞性肺疾病并感染，慢性肺源性心脏病代偿期，支气管扩张症，支气管哮喘，高血压病3级（服降压药，血压维持正常）"。出院后仍在家继续服药、吸氧治疗。证属脾肺气虚，心气阴亏，痰浊壅肺化热。治以健脾补肺，益气养心，温肺化痰，降气平喘，兼清肺热。

处方：黄芪15g，党参15g，白术15g，云茯苓12g，炙甘草5g，法半夏10g，陈皮10g，砂仁15g（后下），五味子6g，麦冬15g（脉数），黄芩10g（针对痰微黄），川朴10g（针对腹胀），北杏仁12g（打），桔梗15g，炙麻黄6g，细辛3g，干姜9g（针对脐周冷），白前10g，生姜3片。3剂，日1剂，水煎2次，早晚饭后半小时温服。

元月20日来电：患者腹胀明显好转，纳好，矢气多，时仍气促。继服上

方。

二诊：2月23日。患者无腹胀、脐周冷、口干等不适，精神可，话语多，乏力、咳嗽、气促减，偶咳黄痰不爽，纳可，二便正常；舌质略淡胖，苔前部转薄，脉弦略滑。无听诊。上方云茯苓加至15g，黄芪加至25g，加佩兰12g（由于天气湿热），去陈皮加橘红10g，瓜蒌皮、仁各15g。

三诊：5月12日。患者上症明显好转，白天4小时不用吸氧，黄痰基本消失；舌质略淡胖，苔前部转薄，脉沉弦有力略滑。2月23日方减黄芩至6g，加黄芪、党参至30g，考虑天热伤气阴，另炖15g西洋参，隔日1次，每周共3次，分别兑入当日中药中服。

12月19日得知：患者按照5月12日方服至11月份，情况持续稳定。

按：肺胀是多种慢性肺系疾患反复发作，迁延不愈，导致肺气胀满，不能敛降的一种病证。临床表现为胸部膨满，憋闷如塞，喘息上气，咳嗽痰多，烦躁，心悸，面色晦暗，或唇甲紫绀，脘腹胀满，肢体浮肿等。严重者可出现神昏、痉厥、出血、喘脱等危重证候。主要见于西医学中慢性阻塞性肺气肿和慢性肺源性心脏病。肺胀的病理性质多属标实本虚。标实为痰浊、水饮、瘀血和气滞，痰有寒化与热化之分；本虚为肺、脾、肾气虚，晚期则气虚及阳，或阴阳两虚。其基本病机是肺之体用俱损，呼吸功能错乱，气壅于胸，滞留于肺，痰瘀阻结肺管气道，导致肺体胀满，张缩无力，而成肺胀。本例患者年老体弱，长期罹患肺病，以致脾肺气虚，心气阴亏，痰浊壅肺化热，滞塞气机，阻塞气道，肺不能吸清呼浊，清气不足而浊气有余，肺气胀满不能敛降，故见反复咳嗽、气促，活动或受凉后加重，胸部膨满，憋闷如塞，痰多黏稠微黄，食后腹胀等症；脾胃阳气不足，温煦、运化失职则见脐周冷，口干不欲饮水；舌质淡，舌体胖，苔白腻兼中后部黄腻，左脉沉滑数，右脉弦滑数均为脾肺气虚，心气阴亏，痰浊壅肺化热之征。处方用黄芪、党参、白术、云茯苓、炙甘草、法半夏、陈皮、砂仁健脾补肺；川朴行气消积，燥湿除满，降逆平喘；麦冬、五味子合党参益气养心；炙麻黄、细辛、干姜、法半夏、五味子、炙甘草取小青龙汤之义，温肺化饮；桔梗、北杏仁、白前合川朴降气平喘；黄芩清肺热；生姜和胃。诸药合用，共奏健脾补肺、益气养心、温肺化痰、降气平喘兼清肺热之功。药中病机而获效。

肺胀是内科常见病、多发病，严重地威胁患者的健康与生命，寻求防治本病的有效方法是目前国内外医学界亟待解决的课题。中医药治疗本病有着广阔的前景，并积累了较为丰富的经验，有待进一步发掘与提高。

（2）慢性阻塞性肺疾病并感染、慢性肺源性心脏病代偿期、支气管扩张症

于某，男，64岁，河南省洛阳市农民。

初诊：2014年2月17日。患者反复胸部膨满、憋闷如塞、咳嗽气促4年，加重2年。刻下咳嗽、咳清稀痰，乏力，口干，胸闷，失眠，心悸，怕冷。查体：桶状胸，心功能无异常，双肺呼吸音弱。舌质暗淡，有裂纹，少苔，脉沉弱。曾在洛阳市多家医院按肺气肿、支气管扩张、肺心病治疗（具体用药不详），效果不佳。证属脾肺气虚，心气阴亏，痰浊壅肺。治以健脾补肺，益气养心，温肺化痰，降气平喘。方用小青龙汤、生脉散合六君子汤加减，重用黄芪。

处方：炙麻黄6g，桂枝10g，白芍10g，干姜5g，细辛5g，五味子6g，麦冬15g，黄芪60g，党参30g，沙参15g，肉桂5g（补肾纳气），桔梗15g，北杏仁10g（打），浙贝母10g，白术15g，茯神30g，炙甘草6g，法半夏10g，橘红10g，生姜3片，大枣3枚。3剂，日1剂，水煎2次，早晚饭后半小时温服。

二诊：2月24日。因怕口干加重，患者自行去掉干姜。仍口干，咳嗽、气促、胸闷、心悸、怕冷、乏力等症状均减轻，可上二层楼，不需休息；舌质淡，有裂纹，苔薄腻，脉沉弱。上方继服14剂。

三诊：3月17日。患者上症好转，睡眠可，近日有黄稀痰，便溏；舌质红，苔薄少，脉虚弱。上方去茯神，加云茯苓15g，黄芩5g，7剂。

四诊：4月28日。4月24～28日患者因支气管扩张，咯少量血（多次），服云南白药胶囊及红色保险子止血。舌质淡红，苔少，脉虚弱。上方加白及15g，7剂。

五诊：5月5日。患者无咯血，胸闷、咳嗽、气促、乏力、口干、失眠、心悸、怕冷等症状基本消失。上方去白及，继服14剂巩固疗效。

按： 多种慢性肺系疾患反复发作，迁延不愈，导致肺气胀满，不能敛降，发为肺胀。肺胀的病因病机见前文所述。本例患者年老体弱，长期罹患肺病，以致脾肺气虚，心气阴亏，痰浊壅肺，滞塞气机，阻塞气道，肺不能吸清呼浊，清气不足而浊气有余，肺气胀满不能敛降，故见反复胸部膨满，憋闷如塞，咳嗽咳清稀痰，气促；心气阴亏，心失所养则见乏力、口干、失眠、心

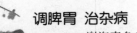

悸；阳气不足，温煦无力则见怕冷；舌质暗淡，有裂纹，少苔，脉沉弱均为脾肺气虚，心气阴亏，痰浊壅肺之征。处方用黄芪、党参、白术、炙甘草健脾补肺；麦冬、五味子合党参益气养心；炙麻黄、细辛、桂枝、白芍、干姜、法半夏、五味子、炙甘草取小青龙汤之义，温肺化饮；桔梗、北杏仁、浙贝母、橘红宣降肺气，化痰止咳平喘；茯神养心安神；沙参补肺养阴；肉桂补肾纳气；生姜、大枣和胃。诸药合用，共奏健脾补肺、益气养心、温肺化痰、降气平喘之功。药中病机而获效。4月24～28日因支气管扩张，咳少量血多次，患者没有急于住院或输液，仅服云南白药胶囊及红色保险子，而达到止血之目的。

（3）肺气肿、肺心病

寇某，男，68岁，河南省信阳市新县人。

初诊：2013年10月12日。患者气促（短）、水肿半年。眼睑、面部水肿，光亮无皱纹，双下肢浮肿尤甚，服双氢克尿噻症状减轻，停服该药水肿更甚；伴心悸，胸部、剑下、右上腹闷胀甚，乏力，口干，咳少量白痰，质黏不易咳出，冬天怕冷；舌质淡略红、有裂纹，苔白腻，脉沉略弦滑。在新县人民医院CT检查示：慢性支气管炎，肺气肿，右中叶支气管扩张，冠状动脉左右支多发条状钙化。证属气阴两虚，水饮痰湿内停。治以大补肺脾之气，益气养心，化饮利水。

处方：党参15g，白术15g，云茯苓15g，炙甘草6g，法半夏10g，陈皮10g，砂仁10g（后下），麦冬15g，五味子6g，黄芪120g，益母草60g，白果10粒（带壳打碎），北杏仁10g（打），薤白10g，肉桂5g（补肾纳气，针对冬天怕冷），生姜3片。7剂，日1剂，水煎2次，早晚饭后半小时温服。

二诊：10月19日。患者水肿好转，面露皱纹，仍乏力、胸闷。上方加带壳白果至20粒，加桂枝6g，加丹参12g，加红参10g（另煎兑入）。

三诊：11月14日。患者水肿好转，面露皱纹，乏力减轻；舌质淡红，苔前部变薄，中后部白腻，左脉沉弱略滑，右脉沉有力。上方白果减至10粒。

12月3日得知：近5日冷空气来袭，患者身体无特殊不适。

四诊：12月11日。患者精神好转，气促明显减轻，平时不喘，唯走得过快时气促一阵，睑、面及下肢不肿，小便不尽，大便次数多，质可，不顺畅。查体：右中上肺偶有干啰音。舌质暗红，苔白微腻，脉虚略滑。上方加菟丝子30g巩固。

按：本例患者年老体弱，长期罹患肺病，以致脾肺气虚，心气阴亏，痰浊水饮壅肺，滞塞气机，阻塞气道，肺不能吸清呼浊，清气不足而浊气有余，肺气胀满不能敛降，故见气促，心悸，胸部、剑下、右上腹闷胀甚，乏力，口干，咳少量白痰，质黏不易咳出等症状；脾失健运，肺失通调，最终导致三焦水道失畅，水液停聚，泛滥肌肤而成水肿，故出现眼睑、面部水肿，光亮无皱纹，双下肢浮肿；脾胃阳气不足，温煦失职则见冬天怕冷；舌质淡略红、有裂纹，苔白腻，脉沉略弦滑均为气阴两虚，水饮痰湿内停之征。处方用大量黄芪大补肺脾之气，利水消肿；党参、白术、云茯苓、炙甘草、法半夏、陈皮、砂仁、生姜健脾和胃化湿；麦冬、五味子合红参（二诊）益气养心；白果、北杏仁宣降肺气，止咳化痰平喘；肉桂补肾纳气；薤白温中健胃，通阳散结，理气宽胸；益母草活血化瘀，合黄芪以加强利尿消肿之力。诸药合用，共奏大补肺脾之气、益气养心、化饮利水之功。久病多瘀，或因痰致瘀亦可导致水肿，如《血证论》所谓"瘀血化水，亦发水肿，是血病而兼水也"，故二诊加入丹参助益母草加强活血化瘀利水之效。

10. 双肺多发肺大泡术后

黎某，女，38岁，四川省人。曾因自发性气胸、肺大泡于2013年2月28日~3月5日在佛山市第二人民医院住院，行胸腔闭式引流术，好转出院。7月11日病情又复发，出现胸痛，气促。于2013年7月15~28日再次入住该院。入院诊断：右侧自发性气胸（右肺压缩50%），双肺多发肺大泡。

入院情况：患者因"右侧胸痛伴气促4天"入院。入院查体：呼吸稍促，腹式呼吸，无三凹征，气管稍向左偏，胸部无畸形，右侧语颤减弱，右肺叩诊鼓音，右肺呼吸音明显减弱，双肺未闻及干湿啰音，左肺呼吸音正常。入院当日在该院门诊CT检查示：①右侧气胸（右肺被压缩约50%），右肺下叶炎症并含气不全；②双肺多发小肺大泡；③右侧少量胸腔积液并胸膜增厚粘连。

诊疗经过：入院后完善相关检查。胸片示：右侧气胸，右肺受压约40%；彩超示：肝、胆、胰、脾声像未见明显异常；心电图示：窦性心动过缓，异常Q波（V1、V2），ST段改变。病原体4项、肝肾功能、心血管、血常规、电解质、凝血系列均未见明显异常。7月19日在气管插管全麻下行胸腔镜右肺大泡切除术，术中切除肺组织送病理检查。术后予胸腔闭式引流、头孢地秦钠抗感染、雾化吸入、增强免疫等对症处理，患者术后恢复良好。7月26

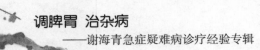

日复查胸片示：与 7 月 23 日片对比，右侧气胸已完全吸收；右侧皮下气肿有吸收好转。遂予拔除胸管。术后病理示：病变符合肺大泡伴囊肿形成。

初诊：2013 年 8 月 10 日。患者仍胸闷、乏力（说话多加重，活动加重）、纳差、多梦，偶咳嗽有白痰；舌质淡，舌体略胖，边有齿痕，苔薄腻，左脉虚弱，右脉沉弱略滑。查体：心、肺功能无异常。家族史：其哥哥、姐姐、侄子均患有肺大泡，多次发生气胸。证属脾肺气虚，痰瘀内结。治以补中益气，化痰活瘀。方用补中益气汤加味。

处方：黄芪 30g，党参 15g，白术 15g，升麻 3g，柴胡 5g，白及 15g，桔梗 10g，杏仁 10g（打），田七 10g，茯神 30g，当归 10g，夜交藤 30g，法半夏 10g，陈皮 10g，炙甘草 6g，生姜 3 片。7 剂，日 1 剂，水煎 2 次，早晚饭后半小时温服。

8 月 13 日，患者服药 2 剂，自觉乏力减轻。继服上方。

二诊：8 月 27 日。患者无胸闷、乏力、纳差、多梦、咳嗽咳痰等不适，精神转佳。继服上方。

三诊：9 月 7 日，在佛山科学技术学院附属医院。患者停药 2 天，较前日乏力，余无不适；舌质淡，舌体略胖，边有齿痕，苔薄腻，左脉虚弱，右脉沉弱略滑。上方加黄芪至 60g。

四诊：11 月 12 日。患者无诉不适，精神、体力好。11 月 6 日在佛山市第二人民医院胸片示：双肺纹理增粗，右上肺野见金属夹影，余无异常。右上肺气胸术后改变。上方继服巩固。

五诊：2014 年元月 17 日。患者无诉不适；舌质淡红，苔前部薄白，中后部薄腻，脉沉。元月 6 日在佛山市第二人民医院 DR 诊断示：右上肺气胸术后改变，未见明显气胸征象。上方继服巩固。

六诊：5 月 19 日。患者无诉不适。在佛山市第二人民医院胸片示：右上肺气胸术后改变，未见明显气胸影像。继服上方。

七诊：10 月 18 日。患者无诉不适；舌质淡红，苔薄腻，脉沉。考虑天气干燥，上方加沙参 10g。

随访至 2020 年 2 月，患者精神佳，睡眠可，食欲好，二便调，上症无复发。

按：肺大泡（pulmonary bulla）（也作肺大疱）是指由于各种原因导致肺泡腔内压力升高，肺泡壁破裂，互相融合，在肺组织形成的含气囊腔。一般继发于细小支气管的炎性病变。如肺炎、肺气肿和肺结核，因有炎性病变，小支气管黏膜有水肿，造成管腔部分阻塞，产生活门作用，空气能进入肺泡而不易排出，引起肺泡内压力增高。本例患者平素脾胃气虚，且先后两次因自发性气胸住院引流或手术，进一步损伤脾肺之气，脾虚气血生化乏源，肺虚不能主一身之气则见乏力；气虚推动无力，血行不畅，瘀血阻滞，加上手术创伤，瘀血残留，进一步阻滞气机则见胸闷；气不生血，血不养心则见多梦；脾失健运则见纳差；气不化津，聚湿生痰，肺失宣肃则见咳嗽有白痰；舌质淡，舌体略胖，边有齿痕，苔薄腻，左脉虚弱，右脉沉弱略滑均为脾肺气虚，痰瘀内结之征。方中黄芪入脾肺经，最善补肺，提升一身之阳气，且具补中益气之功效；党参、炙甘草、白术补气健脾；当归养血和营，协党参、黄芪补气养血；陈皮、法半夏理气和胃，燥湿化痰，且使诸药补而不滞；少量升麻、柴胡升阳举陷，协助黄芪以升提下陷之中气；桔梗、杏仁宣肺止咳化痰；夜交藤、茯神养心安神；田七、白及活血止血，消肿生肌；生姜和胃；炙甘草调和诸药。该患者发病具有明显家族倾向，其哥哥、姐姐、侄子均患有肺大泡，多次发生气胸。然此患者服补中益气、化痰活瘀的中药至今，没有发生气胸，面色红润，精神良好，无诉不适。初步认为，中医药可以减少因肺大泡引起的自发性气胸的发生。

二、心系疾病

国医大师李振华教授治疗老年冠心病，极不主张只是着眼于活血化瘀、扩张血管，忽视推动血液之动力——心阳（气）；仅活血化瘀，虽短期有效，但久而心阳更弱，终至出现心脏衰竭之危候。这种治法是只治其末而忽治其本。血液之流利，如自来水在水管中的正常流动依赖水压，虽水管生锈，管腔狭窄，如压力充沛，虽高楼大厦，自来水亦能畅通无阻；如水压不足，水上不到高楼，则流量渐少，甚至停水，血液在人体血脉中的流动亦如此，必须有动力才能畅通。治疗心阳（气）不足或维护心阳（气）的药物，常用的是人参、桂枝；如心阳弱甚，出现心衰，急救回阳莫过于人参、附子，且用量要大，可用至30～100g甚至更大量，必要者2小时以后重复给药，并要徐徐多次温服。对一般心阳不足，长期服用人参、附子，要配合滋养心阴之药，如麦冬、五味子、生地黄等，以求阴阳互根、阴中求阳之意。

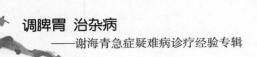

受恩师李老学术思想的启发，我在治疗心系疾病时，特别注重益气健脾药的运用。不管是高血压、冠心病、风心病，还是心肌桥、心衰等疾病，常加入党参、白术、云茯苓、炙甘草诸四君子汤辈，旨在健脾胃、助运化、生气血，使心气不断得到"后天之本"脾土的充养；同时使导致心系疾病常见的病理因素"痰浊"，得以从源头上化除。

心系疾患，中老年人多发。《素问·阴阳应象大论》曰："年四十，而阴气自半也，起居衰矣。"意思是说，人到40岁左右，肾中精气就衰减一半了，这里的"阴气"指的是肾气。总之，此时人体的正气，包括肾气、肺气、心气、脾胃之气，都处于开始衰老的状态。所以，治疗此类疾病时，我特别注重补气药的运用，如黄芪、人参、山茱萸等。其中黄芪最善补肺，提升一身之阳气；人参大补元气归脾经，保护胃气，为救治危急之要药；山茱萸大补肾气，其酸敛之性可防黄芪升提之过。如气虚进一步发展，温煦无力而致阳虚，再加入桂枝、附子等扶阳之品。需要强调的是，对于正气不足心系疾病的治疗，即使患有高血压病，使用人参及大剂量的黄芪，绝无升提血压之弊。

1. 高血压病

（1）高血压病眩晕一

肖某，男，64岁，佛山市禅城区政协领导。

初诊：2011年12月20日。患者头晕2天，口干，多梦，近日血压升高，122/98mmHg，心、肺功能无异常；舌淡红，苔薄腻，左脉略滑，右脉虚弱。诊为高血压病Ⅰ期。证属脾虚痰湿，肝阳上亢。治以健脾化痰，平肝潜阳。方用六君子汤、温胆汤合天麻钩藤饮加减。

处方：法半夏10g，陈皮10g，白术15g，云茯苓15g，炙甘草6g，枳实10g，竹茹10g，石菖蒲10g，丹参12g，天麻12g，菊花12g，夜交藤30g，钩藤15g，石决明30g（先煎），川牛膝15g，生姜3片。7剂，日1剂，水煎2次，早晚饭后半小时温服。

二诊：12月26日。患者无头晕、口干，仍多梦。血压120/（90～92）mmHg。上方继服14剂。诸症好转，无不适，多次测量血压均正常。因过春节停药，服天麻粉5g，菊花15g，罗布麻15g，每日1剂，泡茶喝。

三诊：2月20日。患者无不适，血压110/70mmHg。仍服用天麻、菊花、罗布麻茶，每日1剂。

2014年12月31日患者来看咽炎，告知血压一直正常，未服任何西药降压药。

按：脾胃受损，不能运化水湿，聚湿生痰，痰湿中阻，则清阳不升、浊阴不降引起眩晕，如《丹溪心法》说"无痰则不作眩"；同时土壅木郁，气郁化火，使肝阴暗耗，风阳升动，上扰清空，发为眩晕，如《素问》曰"诸风掉眩，皆属于肝"。肝阴血不足则口干；脾虚气血生化乏源，心失所养则多梦；舌淡红，苔薄腻，左脉略滑，右脉虚弱均为脾虚痰湿，肝阳上亢之征。方用法半夏、陈皮、白术、云茯苓、炙甘草、枳实、竹茹、石菖蒲、生姜健脾化痰开窍；丹参活血化瘀；菊花、天麻、钩藤、石决明平肝潜阳；夜交藤养心安神；川牛膝补益肝肾，引血下行。药中病机而获良效。

（2）高血压病眩晕二

洪某，男，71岁，原佛山市禅城区人大常委会主任。

初诊：2013年11月8日。患者头晕呈天旋地转状半月，发作3次，无耳鸣及呕吐，手指麻，失眠。血压135/92mmHg，心、肺功能无异常。舌质淡，边有齿痕，苔白腻，脉沉弦滑。证属脾虚痰瘀，肝阳上亢。治以健脾化痰，活血化瘀，平肝潜阳。

处方：菊花12g，天麻12g，石决明30g（先煎），桂枝10g（手麻），黄芪15g，石菖蒲10g，川芎12g，川牛膝15g，枳壳10g，竹茹10g，党参15g，白术15g，云茯苓15g，炙甘草6g，法半夏10g，橘红10g，砂仁10g（后下），夜交藤30g，合欢花10g，生姜3片。7剂，日1剂，水煎2次，早晚饭后半小时温服。

11月15日患者来电：头晕无发作，手指麻木减轻，精神明显好转。

二诊：11月22日。患者无头晕，手指麻木明显减轻，昨晚因应酬喝白酒4两多，今日血压135/90mmHg。舌质淡，边有齿痕，苔白腻，脉沉弱。上方加全蝎10g巩固。

11月30日晚得知，患者手指基本不麻。

三诊：12月12日。患者无头晕、手麻木等不适，今日寒流来，血压仍正常，（120～125）/85mmHg。舌质淡，边有齿痕，苔白腻，脉沉略滑。上方加天麻至15g，川芎至15g。

按：脾胃受损，不能健运水谷以生化气血，气虚则清阳不展，血虚则脑失所养而发生眩晕，如《景岳全书》指出"无虚不能作眩"；同时脾胃受损，不能运化水湿，聚湿生痰，痰湿中阻，则清阳不升、浊阴不降引起眩晕，如

《丹溪心法》说"无痰则不作眩"。土壅木郁，气郁化火，使肝阴暗耗，风阳升动，亦可引起头晕呈天旋地转状；气虚行血无力，瘀血阻滞则见手指麻木；血不养心则见失眠；舌质淡，边有齿痕，苔白腻，脉沉弦滑均为脾虚痰瘀、肝阳上亢之征。处方用黄芪、党参、白术、云茯苓、炙甘草、法半夏、橘红、砂仁、枳壳、竹茹、生姜健脾化痰；石菖蒲化痰开窍；川芎活血化瘀；桂枝温通经脉；川牛膝活血通经，引血下行；夜交藤、合欢花养心安神；菊花平肝清热明目；石决明平肝潜阳；天麻息风除眩。诸药合用，共奏健脾化痰、活血化瘀、平肝潜阳之功。二诊加入全蝎，旨在加强息风通络之力。

（3）高血压病头痛

钟某，男，44岁，家住佛山市禅城区惠景城。

初诊：2011年12月22日。患者头痛1天，失眠，鼻塞；近日血压升高，148/98mmHg，心、肺功能无异常；舌淡红，苔薄腻，左脉关尺滑，右脉弦滑。高血压病Ⅰ期。证属脾虚痰湿，肝阳上亢。治以健脾化痰，平肝潜阳。方用六君子汤、温胆汤合天麻钩藤饮加减。

处方：法半夏10g，陈皮10g，白术15g，云茯苓15g，炙甘草6g，枳实10g，竹茹10g，菊花10g，天麻10g，石菖蒲10g，丹参12g，钩藤15g，石决明30g（先煎），川牛膝15g，生姜3片。7剂，日1剂，水煎2次，早晚饭后半小时温服。

二诊：12月26日。患者无头痛，血压135/95mmHg。上方继服。

12月31日测血压120/90mmHg。

三诊：2012年元月4日。患者无头痛、鼻塞，睡眠欠佳，血压135/（88~90）mmHg。上方加夜交藤30g。

四诊：元月9日。患者无不适，血压130/85mmHg。继服上方。

五诊：元月16日。患者左耳闭，咽鼓管功能不良。上方去石决明，加磁石30g（先煎），大葱白1尺（后下）。

六诊：2月6日。患者耳闭除，去大葱。因过春节停药1周，血压仍正常，维持在125/83mmHg。

按：本例患者证属脾虚痰湿，肝阳上亢。脾胃受损，不能运化水湿，聚湿生痰，痰湿中阻，则清阳不展，引起头痛、鼻塞；同时土壅木郁，气郁化火，使肝阴暗耗，风阳升动，上扰清空，发为头痛；脾虚气血生化之源，心失所养则失眠；舌淡红，苔薄腻，左脉关尺滑，右脉弦滑均为脾虚痰湿，肝阳上亢之征。方用法半夏、陈皮、白术、云茯苓、炙甘草、枳实、竹茹、石菖蒲、生姜健脾化痰开窍；丹参活血化瘀；菊花、天麻、钩藤、石决明平肝潜阳；川牛膝补益肝肾，引血下行。药中病机而获良效。

（4）高血压病眼睛模糊及头晕

方某，男，50 岁，家住广东省佛山市。

初诊：2014 年 3 月 3 日。患者时有眼睛模糊及头晕半年，鼾声如雷，血压 180/98mmHg；舌质淡红，苔白腻，脉沉滑。证属脾虚痰湿，肝阳上亢。治以健脾化痰，平肝潜阳。

处方：天麻 15g，橘红 10g，石菖蒲 10g，丹参 12g，石决明 30g（先煎），川牛膝 15g，菊花 15g，党参 15g，白术 15g，云茯苓 15g，炙甘草 6g，法半夏 10g，竹茹 10g，枳实 10g，生姜 3 片。15 剂，日 1 剂，水煎 2 次，早晚饭后半小时温服。

二诊：3 月 19 日。患者无眼睛模糊及头晕等不适，鼾声变小，血压 140/82mmHg；舌质淡红，苔薄腻，脉沉徐和。上方继服巩固。

三诊：3 月 29 日。患者无诉不适，血压 130/80mmHg；舌质淡红，苔薄腻，脉沉徐和。上方继服巩固。

按： 本例患者脾胃受损，不能运化水湿，聚湿生痰，痰湿中阻，则清阳不升、浊阴不降而引起头晕；同时土壅木郁，气郁化火，使肝阴暗耗，风阳升动，上扰清空，导致头晕，血压升高；肝开窍于目，气郁化火，使肝阴暗耗，双目失养则见眼睛模糊；痰阻气机则见鼾声如雷；舌质淡红，苔白腻，脉沉滑均为脾虚痰湿，肝阳上亢之征。方中党参、白术、云茯苓、炙甘草、法半夏、橘红、枳实、竹茹、生姜健脾化痰；石菖蒲化痰开窍；丹参活血化瘀；天麻、菊花、石决明平肝潜阳，其中菊花清肝明目；川牛膝补益肝肾，引血下行。诸药合用，共奏健脾化痰、平肝潜阳之功。药中病机而获良效。

（5）高血压病头胀、头晕

陈某，男，63 岁，佛山科学技术学院原书记。

初诊：2014 年元月 22 日。患者时有头胀、头晕 9 年，胃胀满，怕冷，大便软，稍乏力，口干，失眠；血压 143/90mmHg（一直服降血压西药）；舌质淡，舌体胖，苔白腻，脉沉弦滑。既往高血压、高血脂病史。证属脾胃阳虚，风痰上扰。治以温中健脾，燥湿化痰，平肝息风。方用理中汤、温胆汤合天麻钩藤饮加减。

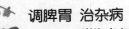

处方：枳壳 10g，竹茹 10g，党参 15g，白术 30g，云茯苓 15g，炙甘草 6g，法半夏 10g，陈皮 10g，制香附 10g，砂仁 10g（后下），天麻 15g，石菖蒲 10g，石决明 30g（先煎），川牛膝 15g，丹参 12g，黄芪 30g，干姜 5g，夜交藤 30g，生姜 3 片。7 剂，日 1 剂，水煎 2 次，早晚饭后半小时温服。

二诊：2 月 11 日。患者头胀次数减少、程度减轻，吹冷风舒服，胃无胀满，仍大便软，乏力，口干；血压（128～130）/88mmHg；舌质淡红，舌体胖，有裂纹，苔白腻，脉寸弱，关尺沉弦滑。上方加菊花 10g，加黄芪至 60g，云茯苓至 30g，7 剂。

三诊：3 月 4 日。患者无头胀、头晕等不适，口干、乏力、失眠好转，胃脘偶胀满；血压（120～125）/80mmHg；舌质淡红，有裂纹，苔薄腻，左脉沉略滑，右脉沉有力略弦滑。上方加干姜至 8g，分别加香附、砂仁至 12g，7 剂。

四诊：4 月 4 日。患者近日停药，因天气闷热，头微胀，胃不适；舌质淡红，有裂纹，苔薄腻，左脉沉略滑，右脉沉有力略弦滑。上方加干姜至 10g，7 剂。

五诊：4 月 21 日。患者无诉不适，头不胀，胃无不适；舌质淡红，边有浅齿痕，上有裂纹，苔薄腻，脉徐和。上方继服巩固。

六诊：5 月 5 日。患者大便软，余无不适；血压 120/80mmHg。上方党参加至 18g。

七诊：5 月 27 日。患者面部热感，余无不适；血压 110/80mmHg，血脂偏高；舌质淡红，边有浅齿痕，上有裂纹，苔薄腻，脉徐和。上方加荷叶 15g。

八诊：8 月 4 日。患者无诉不适；舌质淡红，苔前部薄白，中后部薄腻，脉徐和有力；血压 116/80mmHg。上方加菊花至 12g，7 剂，巩固疗效。

按：本例患者一方面脾阳虚衰，温煦无力，不能运化水湿，聚湿生痰，痰湿中阻，则清阳不升、浊阴不降而引起眩晕，如《丹溪心法》说"无痰则不作眩"；另一方面土壅木郁，气郁化火，使肝阴暗耗，风阳升动，上扰清空，发为头胀、头晕，血压升高，如《素问》曰"诸风掉眩，皆属于肝"。脾虚气血生化乏源则乏力；脾胃阳虚，寒从中生，气机阻滞则见胃胀满怕冷；脾虚健运失职则见大便软；气不化津则见口干；血不养心则见失眠；舌质淡，舌体胖，苔白腻，脉沉弦滑均为脾胃阳虚，风痰上扰之征。处方用干姜温中健脾；党参、白术、云茯苓、炙甘草、法半夏、陈皮、砂仁、制香附、黄芪、枳壳、竹茹、生姜健脾疏肝，除痰化湿；石菖蒲化痰开窍；丹参活血化瘀；菊花（二诊）、天麻、石决明平肝潜阳；夜交藤养心安神；川牛膝补益肝肾，引血下行。诸药合用，共奏温中健脾、燥湿化痰、平肝息风之功。药中病机而获良效。

（6）脾胃阳气虚型高血压病

何某，女，50岁，佛山市顺德区乐从镇人。

初诊：2011年3月3日。患者中上腹胀痛10年，伴乏力、手足冷、便溏、失眠，体型瘦高。曾服健脾补气、和胃疏肝之香砂六君子汤，药物组成：党参15g，白术30g，云茯苓15g，炙甘草6g，法半夏10g，陈皮10g，砂仁10g（后下），制香附10g，黄芪18g，薏苡仁30g，怀山药30g，白芍10g，防风10g，桂枝10g。连服上方两月，精神好转，有力气，腹不胀痛。随后因血压高（158/108mmHg），上方加菊花12g、龙齿30g、天麻12g等药，腹胀痛又出现，用药两周无效。今问诊得知"口淡"，余症同上；舌质淡，苔薄腻，脉沉。考虑菊花引起脾胃阳气受损，故去之，加干姜8g，试服。证属脾胃阳虚，风痰上扰。治以温中健脾，燥湿化痰，平肝息风。

处方：党参15g，白术30g，云茯苓15g，炙甘草6g，法半夏10g，陈皮10g，砂仁10g（后下），制香附10g，黄芪18g，薏苡仁30g，怀山药30g，白芍10g，防风10g，桂枝10g，干姜8g，天麻12g，龙齿30g（先煎）。21剂，日1剂，水煎2次，早晚饭后半小时温服。

二诊：3月26日。患者胃不胀痛，因而叹曰："中药真神！加入干姜真神！"

三诊：4月11日。患者服上药，胃不胀痛，血压降至130/（88～90）mmHg；舌质淡，苔薄腻，脉沉有力。干姜加至10g。

四诊：5月21日。患者腹不胀痛，血压120/86mmHg。上方继服（干姜10g）。

五诊：2012年7月28日。患者各症消失，血压130/88mmHg，不停赞扬中药效果好。上方党参加至18g，加沙参12g，巩固治疗。

六诊：8月18日。患者各症消失，大便可，偶失眠及血压不稳。

处方：党参15g，白术18g，茯神30g，炙甘草3g，干姜10g，钩藤15g，薏苡仁18g，白芍15g，天麻12g，黄芪15g，法半夏10g，陈皮10g，砂仁12g

（后下），制香附 12g，延胡索 12g，龙齿 30g（先煎），夜交藤 30g，牛膝 15g，沙参 15g，生姜 3 片。每周 3－4 剂，每剂水煎 2 次，早晚饭后半小时温服。坚持服药至 2013 年初，中上腹胀痛、乏力、手足冷、便溏、口淡等症状消失，血压正常，停服中药。

2014 年 8 月 16 日得知患者无诉不适，测血压 110/76mmHg。

按：本例患者因劳倦过度、饮食不节，损伤脾胃。一方面脾阳虚衰，温煦无力，寒从中生，故见中上腹胀痛、手足冷、便溏、口淡等症；另一方面脾阳（气）虚不能运水湿，升清降浊失常，而致水湿内停，聚湿生痰，痰湿中阻，夹肝风形成风痰上扰之病机，导致血压升高。脾虚气血生化乏源则乏力，心失所养则失眠；舌质淡，苔薄腻，脉沉均为脾胃阳气不足之象。处方用干姜、桂枝温中健脾通阳；党参、白术、云茯苓、炙甘草、法半夏、陈皮、砂仁、制香附、黄芪、薏苡仁、怀山药健脾疏肝，除痰化湿；白芍养血柔肝，平抑肝阳；防风散肝舒脾；天麻平肝息风；龙齿镇惊安神。诸药合用，中阳得温、痰湿得化、肝风得平而病除。

（7）神经衰弱、高血压病

陈某，女，50 岁，佛山市禅城区石湾街道职工。

初诊：2013 年 2 月 20 日。患者失眠、头痛 2 月。每晚 2～3 点易醒，醒后无法入睡，自汗，盗汗，心烦，眼屎多。查体：血压 153/96mmHg，心、肺功能无异常。舌质淡稍暗，舌体胖，边有齿痕，苔薄腻，脉沉弦略滑。证属心脾两虚，痰瘀内阻。治以健脾养心，化痰活瘀。

处方：枳实 10g，竹茹 12g，菊花 12g，丹参 12g，石菖蒲 10g，川牛膝 15g，白术 15g，云茯苓 15g，炙甘草 5g，法半夏 10g，陈皮 10g，夜交藤 30g，酸枣仁 15g，龙齿 30g（先煎），生姜 3 片。4 剂，日 1 剂，水煎 2 次，早晚饭后半小时温服。

二诊：3 月 2 日。患者服上药至第 3 剂，明显有效，可睡至早晨 5 点钟，自汗、盗汗减少，因工作忙停药 1 周，仍可睡至 5 点，无头痛，唯大便次数增多，每日由 2 次变为 3 次；舌质淡稍暗，舌体胖，边有齿痕，苔薄腻，脉沉弦略滑；血压 150/90mmHg。上方分别加白术、云茯苓至 30g，4 剂巩固。

按：本例患者脾胃受损，不能健运水谷以生化气血，血不养心则见失眠；气虚则清阳不展，血虚则脑失所养而发生头痛；同时脾胃受损，不能运化水湿，聚湿生痰，痰湿中阻，土壅木郁，气郁化火，使肝阴暗耗，风阳升动，亦可引起头痛及血压升高；气不摄津则见自汗；阴血不足无法制阳则见盗汗；痰热扰心则见心烦；肝阳化热则见眼屎多；舌质淡稍暗，舌体胖，边有齿痕，苔薄腻，脉沉弦略滑均为心脾两虚，痰瘀内阻之征。处方用白术、云茯苓、炙甘草、法半夏、陈皮、枳实、竹茹、生姜健脾化痰；石菖蒲化痰开窍；夜交藤、酸枣仁、龙齿宁心安神；丹参养血活血；菊花平肝清热明目；川牛膝活血通经，引血下行。诸药合用，共奏健脾养心、化痰活瘀之效。

2. 心悸

（1）心悸一

杨某，女，53岁，佛山市禅城区人。

初诊：2010年3月16日。患者心悸、气促、消瘦3月余，伴乏力、易怒；舌质淡，苔白腻，中后部尤甚，脉沉弱。血压180/80mmHg。证属脾虚肝郁，心血不足。治以健脾解郁养心。

处方：当归10g，白芍10g，柴胡10g，白术15g，云茯苓15g，炙甘草5g，太子参30g，夜交藤30g，麦冬10g，五味子5g，酸枣仁15g，郁金10g，石菖蒲10g，黄芪15g，法半夏10g，橘红10g，生姜3片。3剂，日1剂，水煎2次，早晚饭后半小时温服。

服药3剂后，心悸、乏力等症状大减。又服原方3剂，诸症悉平。

3月27日晚10点遇之，无诉不适，心情转佳。

按：本例患者脾虚肝郁，心血不足，不能养心，故出现心悸、气促、消瘦、乏力、易怒等症，舌质淡，苔白腻，中后部尤甚，脉沉弱。处方用六君子汤、逍遥散和生脉饮化裁，加上黄芪、夜交藤、酸枣仁、石菖蒲、郁金，健脾益气，解郁养心。药中病机而获良效。

（2）心悸二

陈某，女，55岁，广州市番禺区人。

初诊：2014年元月23日。患者反复心悸6年，曾于2013年12月17日在广州市番禺区中心医院就诊，彩超示：双心房增大，二、三尖瓣轻度反流。诊断为心房扑动。刻下仍心悸，伴胸痛，头晕（倒），食指、中指刺痛、麻木、冷，关节僵硬，失眠，乏力，自汗，时身痒；舌质淡，苔白腻，脉沉弱。证属气阴两虚，瘀血内停。治以益气养心，活血化瘀。

处方：黄芪60g，红参10g（另煎兑入），白术15g，云茯苓15g，炙甘草6g，法半夏10g，陈皮10g，麦冬15g，五味子6g，薤白10g，丹参12g，桂枝

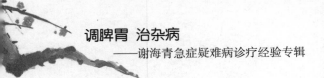

10g，首乌藤 30g，石菖蒲 10g，天麻 10g，川芎 10g，当归 12g，生姜 3 片，红枣 3 枚。7 剂，日 1 剂，水煎 2 次，早晚饭后半小时温服。

二诊：元月 29 日。患者心悸好转，无头晕，仍失眠；舌质淡，苔白腻，脉沉弱。上方加龙齿 30g（先煎），茯神 30g，去云茯苓，14 剂。

三诊：2 月 13 日。患者无心悸、胸痛、头晕（倒），食指、中指刺痛、麻木、冷，以及乏力、自汗、身痒等不适，睡眠好，关节僵硬好转，晚上可握拳，服药后矢气多，便溏；舌质淡，苔白腻，脉沉。效不更方，继服上方 7 剂巩固。

按： 本例患者体弱，久病失治，导致心气不足，胸阳不振，痰浊中阻，气结于胸。胸阳不振，津液不布，聚而成痰，痰为阴邪，易阻气机，气滞血瘀，结于胸中，则见胸痛；气虚及阴，血不养心则见心悸、失眠；心气不足则见乏力；气虚行血无力，瘀血阻滞经络则见食指、中指刺痛、麻木，关节僵硬；阳虚失温则见手指冷；气虚津液不固则见自汗；气血不足，皮肤失于濡润则见身痒；正气不足，脾胃受损，不能运化水湿，聚湿生痰，痰湿中阻，则清阳不升，浊阴不降引起头晕；同时土壅木郁，气郁化火，使肝阴暗耗，风阳升动，上扰清空，发为头晕（倒）；舌质淡，苔白腻，脉沉弱均为气阴两虚，瘀血内停之征。方中黄芪、红参、白术、云茯苓、炙甘草、法半夏、陈皮、生姜、红枣补益心气，健脾和胃；麦冬、五味子合红参为生脉散，益气养阴；丹参、川芎、当归活血化瘀；首乌藤养心安神；石菖蒲化痰开窍；天麻平肝息风；薤白辛温，通阳散结，化痰散寒，能散胸中凝滞之阴寒、化上焦结聚之痰浊、宣胸中阳气以宽胸，乃治疗胸痹之要药；桂枝通阳散寒。诸药合用，共奏益气养心、活血化瘀之功。药中病机而获效。

（3）三尖瓣关闭不全、心悸

吕某，女，70 岁，佛山市南海区人。

初诊：2012 年 12 月 14 日。患者心悸 2 月半，乏力，失眠，善太息，口淡。查体：血压（140～150）/70mmHg，心率 70 次/分，律欠整，腹平软。舌质淡，舌体胖，苔白腻，脉弦略滑。心脏彩超示：三尖瓣关闭不全（轻度）。证属心脾两虚，痰瘀内阻。治以健脾益气，养心安神，化痰活瘀。

处方：桂枝 3g，丹参 10g，石菖蒲 10g，天麻 10g，夜交藤 30g，茯神 30g，龙齿 30g（先煎），合欢花 10g，法半夏 10g，陈皮 10g，党参 18g，白术 15g，炙甘草 6g，黄芪 30g，枳实 6g，竹茹 10g，生姜 3 片。7 剂，日 1 剂，水煎 2 次，早晚饭后半小时温服。

二诊：12 月 31 日。患者心悸、乏力、失眠、善太息、口淡诸症好转，手麻，血压 145/70mmHg。桂枝加至 6g，竹茹减至 6g，7 剂。

三诊：2013 年 2 月 6 日。患者无心悸、乏力、失眠等不适，太息明显减少；舌质淡，舌体胖，苔白腻，脉弦略滑；血压 130/68mmHg，心、肺功能无异常。上方加小麦 30g，7 剂巩固疗效。

按：年老体弱或劳倦太过伤脾，脾虚生化之源不足，而致心血虚少，心失所养，神不潜藏，发为心悸、乏力、失眠；或伤脾滋生痰浊，上扰心神而致心悸；脾虚则见口淡；气虚则宗气不展，欲得叹息而后快，故善太息；舌质淡，舌体胖，苔白腻，脉弦略滑均为心脾两虚，痰瘀内阻之征。处方用黄芪、党参、白术、炙甘草、法半夏、陈皮、枳实、竹茹、生姜健脾益气，和胃化痰；桂枝温通心阳；夜交藤、茯神、龙齿、合欢花宁心安神；石菖蒲化痰开窍；丹参活血养血；天麻平肝，针对血压偏高而设。诸药合用，共奏健脾益气、养心安神、化痰活瘀之功。

3. 胸痹

（1）胸痹一

陆某，男，63 岁，原佛山市禅城区纪委副书记。

初诊：2012 年 11 月 16 日。患者胸闷 1 个月，时有刺痛、气促，行走时加重，失眠，纳可，二便调，服西药无效且难受（具体用药不详）。查体：血压 180/88mmHg，心率 59 次/分，律不整，早搏。舌质淡，舌体略胖，边有齿痕，苔薄腻，脉结代略滑、虚。诊为胸痹；证属心气不足，胸阳不振，痰浊中阻。治以补益心气，温通心阳，化痰活瘀。

处方：薤白 10g，枳实 10g，瓜蒌皮 12g，桂枝 5g，竹茹 10g，石菖蒲 10g，丹参 12g，天麻 12g，茯神 30g，夜交藤 30g，黄芪 18g，红参 6g（另煎兑入），龙齿 30g（先煎），白术 15g，炙甘草 6g，法半夏 10g，陈皮 10g，生姜 3 片。10 剂，日 1 剂，水煎 2 次，早晚饭后半小时温服。

二诊：11 月 26 日。患者服药至 5 剂始有效。10 剂服完，血压降为（140～160）/88mmHg，胸闷平时消失，仅快速行走时出现，无刺痛，睡眠可。上方加红参至 8g，10 剂。

三诊：12 月 6 日。患者无胸闷、刺痛、气促、失眠等不适，脉结代减轻。效不更方，继服。

四诊：12 月 17 日。患者血压 148/80mmHg，无诉不适。用上方巩固。

2014 年元月 6 日得知患者近日又出现上述症状，参原方服 10 剂而显效。

按：本例患者体弱，久病失治，导致心气不足，胸阳不振，痰浊中阻，气结于胸。胸阳不振，津液不布，聚而成痰，痰为阴邪，易阻气机，结于胸中，则见胸闷，时刺痛；心气不足，胸阳不振，心失所养则见气促，行走时加重；血不养心则见失眠；舌质淡，舌体略胖，边有齿痕，苔薄腻，脉结代略滑、虚均为心气不足，胸阳不振，痰浊中阻之征。方中瓜蒌涤痰散结，开胸通痹；薤白辛温，通阳散结，化痰散寒，能散胸中凝滞之阴寒、化上焦结聚之痰浊、宣胸中阳气以宽胸，乃治疗胸痹之要药；枳实下气破结，消痞除满；桂枝通阳散寒；黄芪、红参、白术、炙甘草、法半夏、陈皮、竹茹、生姜补益心气，健脾和胃，以绝生痰之源；丹参活血，以防痰凝气结所导致的瘀血；夜交藤、茯神、龙齿宁心安神；石菖蒲化痰开窍，天麻平肝，针对高血压而设。药中病机而获良效。

（2）胸痹二

奚某，女，59 岁，广东省揭阳市惠来县人。

初诊：2011 年 10 月 13 日。患者胸闷痛 3 月余。因带孙子劳累诱发胸闷痛、失眠等症状，在外院服中西药无效（具体用药不详），经人介绍来我科诊治。心、肺功能无异常；舌质淡，苔薄腻，脉滑。心电图示：窦性心律，异常 Q 波，左室高电压，T 波改变。诊为胸痹；证属胸阳不振，痰气互结。治以通阳散结，祛痰下气。

处方：桂枝 6g，薤白 10g，枳实 9g，瓜蒌皮 15g，夜交藤 30g，丹参 15g，党参 15g，白术 15g，云茯苓 15g，炙甘草 5g，法半夏 10g，陈皮 10g，生姜 3 片。6 剂，日 1 剂，水煎 2 次，早晚饭后半小时温服。

二诊：10 月 18 日。患者各症状明显减轻，胸微闷偶作，不痛，舌尖痛。上方加竹叶 10g，7 剂。

三诊：10 月 25 日。患者无胸闷痛、失眠、舌尖痛等不适；舌质淡，苔薄腻，脉略滑。上方 7 剂，巩固治疗。

按：本证因胸阳不振，痰浊中阻，气结于胸所致。胸阳不振，津液不布，聚而成痰，痰为阴邪，易阻气机，结于胸中，则胸闷而痛；胸阳不振，心失所养则失眠；舌质淡，苔薄腻，脉滑均为胸阳不振，痰气互结之征。方中瓜蒌涤痰散结，开胸通痹；薤白辛温，通阳散结，化痰散寒，能散胸中凝滞之阴寒、化上焦结聚之痰浊、宣胸中阳气以宽胸，乃治疗胸痹之要药；枳实下气破结，消痞除满；桂枝通阳散寒；党参、白术、云茯苓、炙甘草、法半夏、陈皮、生姜健脾和胃，以绝生痰之源；丹参活血，以防痰凝气结所导致的瘀血；夜交藤养心安神。诸药合用，共奏通阳散结、祛痰下气之功。

（3）胸痹三

卢某，男，48岁，广东外语外贸大学副书记。

初诊：2014年元月24日。患者胸闷3年，跑步或上坡时出现，易怒，较怕冷，稍乏力，偶心悸及口干；舌质淡红，舌体胖，边有齿痕及瘀点，苔薄腻，脉弦滑。心电图示：T波低平或倒置，心肌缺血。血压160/100mmHg，西医诊为高血压病、心肌缺血；证属气阴不足，痰瘀内阻，肝阳上亢。治以益气养阴，化痰活瘀，平肝潜阳。

处方：石决明30g（先煎），钩藤15g，天麻15g，菊花10g，川牛膝15g，丹参12g，桂枝5g，麦冬15g，黄芪30g，红参5g（另煎兑入），五味子6g，白术15g，炙甘草6g，云茯苓15g，夜交藤30g，枳实10g，竹茹10g，薤白10g，生姜3片。7剂，日1剂，水煎2次，早晚饭后半小时温服。

二诊：2月15日。患者服中药时断时续，近日服安博维，症如上述，舌质暗红，右边有瘀斑点，苔薄腻，左脉略弦滑，右脉沉略滑。Bp150/98mmHg，上方加菊花至15g，三十剂。后来得知服药后，胸闷，易怒，乏力，心悸，口干等症状明显改善。

按： 本例患者体弱，久病失治，导致心气不足，胸阳不振，痰浊中阻，气结于胸。胸阳不振，津液不布，聚而成痰，痰为阴邪，易阻气机，气滞血瘀，结于胸中，则见胸闷；跑步或上坡时更易损耗正气则胸闷常出现；阳气不足失温则见乏力、怕冷；土壅木郁，肝失疏泄则见易怒；气虚及阴，血不养心则见心悸、口干；土壅木郁，气郁化火，使肝阴暗耗，风阳升动则血压升高；舌质淡红，舌体胖，边有齿痕及瘀点，苔薄腻，脉弦滑均为气阴不足，痰瘀内阻，肝阳上亢之征。方中薤白辛温，通阳散结，化痰散寒，能散胸中凝滞之阴寒、化上焦结聚之痰浊、宣胸中阳气以宽胸，乃治疗胸痹之要药；枳实下气破结，消痞除满；桂枝通阳散寒；黄芪、红参、白术、云茯苓、炙甘草、枳实、竹茹、生姜补益心气，健脾和胃，以绝生痰之源；麦冬、五味子合红参为生脉散，益气养阴；丹参活血化瘀；菊花、天麻、钩藤、石决明平肝潜阳；夜交藤养心安神；川牛膝补益肝肾，引血下行。药中病机而获良

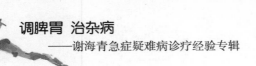

效。

（4）胸痹四

黄某，男，71岁，湖北省人。曾于2014年1月27～29日在佛山市第一人民医院住院两天。

入院情况：患者因反复胸痛、气促伴心悸半月，加重10天入院。查体：双侧颈静脉无怒张，肝颈静脉回流征阴性，心前区无隆起和凹陷，未见异常搏动，心尖搏动点位于第5肋间左锁骨中线内侧0.5cm处，范围约1.5cm，未触及震颤及心包摩擦感，心界无扩大，心率80次/分，心律齐，各瓣膜听诊区未闻及杂音，未闻及心包摩擦音，双下肢无浮肿，周围血管征阴性。1月26日在佛山市第二人民医院心脏彩超检查示：左室壁节段性运动异常，符合冠心病心肌梗死超声改变。动态心电图示：窦性心律，频发房性早搏，部分成对出现，发作性心肌缺血。

诊疗经过：入院后完善相关检查。1月27日血常规：单核细胞比值0.095↑，红细胞压积0.371↓，血红蛋白浓度134g/L，红细胞计数4.22×10^{12}/L，白细胞计数6.56 X10^9/L。凝血功能四项：纤维蛋白原2.39g/L，凝血酶时间测定14.6秒，活化部分凝血活酶时间31.9秒，国际标准化比值0.870，凝血酶原时间测定10.0秒。1月28日大便常规＋潜血试验：潜血阴性（－）。尿液分析＋尿沉渣定量分析：比重≥1.030↑，亚硝酸盐阴性（－）。餐前血糖：葡萄糖5.38mmol/L。肝功能8项＋肾功能7项＋血脂7项检查示：低密度脂蛋白胆固醇（LDL－C）3.96mmol/L↑，胱抑素C 1.26mg/L↑，总胆红素21.4μmol/L↑，载脂蛋白 AI 与 B 比值1.10↓，载脂蛋白 B 1.28g/L↑，甘油三酯2.24mmol/L↑，天门冬氨酸氨基转移酶24IU/L，尿素7.70mmol/L，总胆固醇5.70mmol/L，丙氨酸氨基转移酶19IU/L。脂蛋白相关磷脂酶A 2215.0ng/mL↑。餐后血糖9.21mmol/L↑。1月28日CR/DR诊断示：双肺未见异常；主动脉型心，主动脉硬化。超声检查示：左房增大，左室壁节段性运动异常，符合冠心病超声改变；彩色多普勒未见明显异常血流。左室射血分数（EF）52％。CT检查示：左冠前降支、旋支、边缘支及右冠主干多发钙化斑块及软斑块，管腔不同程度狭窄。入院后予抗血小板、调脂、护胃、减慢心率、改善心肌耗氧等对症治疗。出院诊断：①冠状动脉粥样硬化性心脏病，不稳定型心绞痛，频发性房性早搏，心功能I级；②高脂血症。

初诊：2014年元月29日。患者胸闷刺痛半月余，背胀10天，头晕，大便不实，嗳气时心动过速即减轻；舌质淡暗，舌体胖，苔白微腻，左脉寸弱、关尺沉弦滑，右脉寸弱、关尺弦滑。血压 140/80mmHg，心、肺功能无异常。因不愿在佛山市第一人民医院做心脏支架手术，经熟人介绍，转来我科治疗。证属心气不足，胸阳不振，痰浊中阻。治以补益心气，温通心阳，化痰活瘀。

处方：枳实 10g，竹茹 10g，炙甘草 6g，法半夏 10g，陈皮 10g，云茯苓 15g，白术 15g，桂枝 10g，薤白 10g，瓜蒌皮 12g，丹参 15g，天麻 10g，石菖蒲 10g，山萸肉 15g，黄芪 30g，红参 10g（另煎兑入），砂仁 10g（后下），制香附 12g，生姜 3 片。10 剂，日 1 剂，水煎 2 次，早晚饭后半小时温服。

3 月 3 日患者的女婿告知：患者服上药十剂后，胸闷刺痛、背胀、头晕等症状显著改善，春节后回湖北，继服上方巩固。

按：本例患者年老体弱，久病失治，导致心气不足，胸阳不振，痰浊中阻，气结于胸。胸阳不振，津液不布，聚而成痰，痰为阴邪，易阻气机，气滞血瘀，结于胸中，则见胸闷刺痛、背胀；心气不足，心失所养则见心动过速；生理上，嗳气有助于胃降脾升，气血得以化生，心气得以补充则心动过速减轻；心气不足，火不生土，脾胃受损，不能运化水湿，聚湿生痰，痰湿中阻，则清阳不升，浊阴不降引起头晕；同时土壅木郁，气郁化火，使肝阴暗耗，风阳升动，上扰清空，发为头晕；脾虚健运失职则见大便不实；舌质淡暗，舌体胖，苔白微腻，左脉寸弱、关尺沉弦滑，右脉寸弱、关尺弦滑均为心气不足，胸阳不振，痰浊中阻之征。方中瓜蒌涤痰散结，开胸通痹；薤白辛温，通阳散结，化痰散寒，能散胸中凝滞之阴寒、化上焦结聚之痰浊、宣胸中阳气以宽胸，乃治疗胸痹之要药；枳实下气破结，消痞除满；桂枝通阳散寒。黄芪提升一身之阳气；红参大补元气，保护胃气；山萸肉大补肾气，其酸敛之性可防黄芪升提之过。此三药合用，恢复元气，提振心气。红参、白术、云茯苓、炙甘草、法半夏、陈皮、竹茹、砂仁、制香附、生姜健脾和胃化湿，以绝生痰之源；丹参活血，以防痰凝气结所导致的瘀血；石菖蒲化痰开窍；天麻平肝息风。全方诸药合用，共奏补益心气、温通心阳、化痰活瘀之功。药中病机而获效。

（5）胸痹、颤证

李某，女，77 岁，佛山市人。曾于 2014 年 2 月 10～17 日在佛山市第一人民医院住院 7 天。

入院情况：因发作性胸闷十年、手足颤抖伴头晕 3 个月入院。查体：心

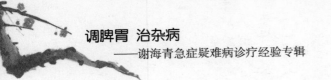

前区饱满，心尖搏动未见异常，位于胸骨左缘第 5 肋间，左锁骨中线内侧 1.5cm。触诊心尖搏动位置同前，左锁骨中线内侧 1.5cm，未触及收缩期、舒张期粗震颤，未触及心包摩擦感。心界不大。听诊心率 92 次/分，律齐，未闻及早搏，心音可，未闻及大炮音、第一心音分裂，各瓣膜区听诊未闻及病理性杂音。

诊疗经过：入院后完善相关检查。2 月 10 日 CR/DR 诊断示：心、肺未见明确异常；主动脉硬化。2 月 11 日 ECT 检查示：①静息状态下，左室各壁段心肌未见缺血；②左室大小正常及收缩功能正常。2 月 12 日超声检查示：室间隔增厚；主动脉瓣、二尖瓣、三尖瓣关闭不全（轻度）；左室收缩功能正常；左室顺应性减退。2 月 14 日 MRI 检查示：双侧额叶皮层下、侧脑室额角旁白质少许缺血变性灶；轻度脑萎缩。入院后予营养心肌、抗凝、支持对症治疗。出院诊断：高血压病（2 级高危）；抑郁、焦虑障碍；老年性震颤。

初诊：2014 年 3 月 6 日。患者发作性胸闷 10 年，头重麻木、手嘴颤抖（牙咯咯有声）4 个月，乏力，失眠多梦，大便可，烦恼，心悸，怔忡；舌质暗淡，边有齿痕，苔白腻，脉虚弱。证属心气不足，胸阳不振，痰浊中阻，肝风内动。治以补益心气，温通心阳，化痰息风。

处方：法半夏 10g，陈皮 10g，炙甘草 6g，党参 15g，白术 15g，云茯苓 15g，竹茹 10g，枳实 10g，桂枝 10g，白芷 6g，石菖蒲 10g，川芎 10g，薤白 10g，龙齿 30g（先煎），天麻 15g，夜交藤 30g，合欢花 10g，黄芪 60g，全蝎 10g，生姜 3 片，大葱 1 条。7 剂，日 1 剂，水煎 2 次，早晚饭后半小时温服。

二诊：3 月 13 日。患者胸闷好转，仍头重麻木、手嘴颤抖（牙咯咯有声），乏力，失眠多梦，大便可，烦恼，心悸，怔忡；舌质暗淡，边有齿痕，苔白腻，脉虚弱。上方继服。

三诊：3 月 21 日。患者胸闷、头重、手抖、失眠好转，牙咯咯有声上午减轻，仍心慌、头麻木；舌质暗淡，苔薄腻，脉沉略弦滑。上方黄芪加至 90g，党参至 30g，加远志 10g。

按：本例患者年老体弱，久病失治，导致心气不足，胸阳不振，痰浊中阻，气结于胸。胸阳不振，津液不布，聚而成痰，痰为阴邪，易阻气机，故见发作性胸闷 10 年；心气不足，火不生土，脾胃受损，不能运化水湿，聚湿生痰，痰湿中阻，则清阳不升，浊阴不降，同时痰阻气机，气滞血瘀，故引起头重麻木；土壅木郁，气郁化火，使肝阴暗耗，肝风内动，则见手嘴颤抖，牙咯咯有声；肝失疏泄则见烦恼；心气不足，心失所养则见乏力、失眠多梦、心悸、怔忡等症状；舌质暗淡，边有齿痕，苔白腻，脉虚弱均为心气不足，胸阳不振，痰浊中阻，肝风内动之征。方中薤白辛温，通阳散结，化痰散寒，能散胸中凝滞之阴寒、化上焦结聚之痰浊、宣胸中阳气以宽胸，乃治疗胸痹之要药；枳实下气破结，消痞除满；桂枝通阳散寒；黄芪提升一身之阳气；党参、白术、云茯苓、炙甘草、法半夏、陈皮、竹茹、生姜健脾和胃化湿，以绝生痰之源；白芷、大葱、石菖蒲、川芎化痰活瘀，通阳开窍；夜交藤、合欢花、龙齿养心宁心安神；全蝎、天麻平肝息风通络。诸药合用，共奏补益心气、温通心阳、化痰息风之功。药中病机而获效。

4. 冠心病

（1）冠心病一

梁某，女，65 岁，佛山市工商联退休干部。

初诊：2011 年元月 20 日。患者胸闷、心悸、失眠 1 年余，背冷，多次采用西药治疗（具体用药不详），效果不佳；舌淡红，边有齿痕，苔薄腻，脉沉弱略细带滑。证属心脾两虚，痰瘀内阻。治以益气养心、健脾化痰，佐以活瘀。

处方：党参 15g，黄芪 15g，白术 15g，茯神 30g，炙甘草 5g，法半夏 10g，陈皮 10g，枳壳 10g，竹茹 10g，夜交藤 30g，酸枣仁 15g，远志 10g，丹参 15g，石菖蒲 10g，龙齿 30g（先煎），桂枝 3g，生姜 3 片。4 剂，日 1 剂，水煎 2 次，早晚饭后半小时温服。

二诊：元月 24 日。患者胸闷、心悸、失眠略好转。上方加五味子 5g，6 剂。

三诊：元月 28 日。患者心悸、失眠好转，胸闷减轻，上腹不适。上方加砂仁 10g（后下），6 剂。服药至 3 月 31 日，已无心悸及胸闷，失眠好转。

2012 年 7 月 28 日患者告知：上方每周 1～2 剂巩固治疗至今，各种症状消失，体重略增，很开心。

按：冠心病是在冠状动脉粥样硬化的基础上导致血管腔狭窄，冠状动脉供血不足，心肌急性、短暂性缺血、缺氧所引起的疾病。属于中医学"胸痹"范畴。目前本病是危害人们健康的常见疾病，其发病率和死亡率近年居高不下。胸痹的病因病机特点为：年老体弱，饮食不节，思虑过度，脾胃受损，心失所养。本例患者虚实夹杂、心脾两虚，虚在气血，实在痰瘀，脉络不通，故见胸闷、心悸、失眠、背冷，舌淡红，边有齿痕，苔薄腻，脉沉弱略细带滑等。处方用党参、黄芪、白术、炙甘草、法半夏、陈皮、枳壳、竹茹、石菖蒲、生姜健脾益气化痰；夜交藤、酸枣仁、远志、龙齿、茯神养心安神；丹参活瘀；桂枝振奋心阳。方中首选参、芪、术、陈、夏诸药，旨在通过调理脾胃以助气机升降、化痰宣痹、滋气血之源、宁心定志，如此脾运健旺则心气得养、痰湿自化、瘀血自消、脉道通畅、胸阳舒展而胸痹自除。调理脾胃法治疗胸痹，突出了中医整体观念及治病求本、辨证论治的特点，显著提高了临床疗效。

（2）冠心病、不稳定性心绞痛

谭某，男，70岁；原佛山市政协副主席。曾于2014年10月26日～11月10日在佛山市第二人民医院住院治疗。

入院情况：因"反复胸闷、心悸3月，加重1天"入院。查体：体温36.5℃，呼吸19次/分，血压157/86mmHg，双肺呼吸音清，未闻及干、湿啰音，心界无扩大，心率80次/分，律不齐，可闻及早搏4～6次/分，A2＞P2，各瓣膜区未闻及心脏杂音，双下肢无浮肿。四肢肌力、肌张力正常，生理反射存在，病理反射未引出。

诊疗经过：入院后完善相关检查。肝功能检查示：血清总蛋白（TP）49.12g/L，白蛋白（ALB）38.39g/L；总胆固醇（TCH）5.85mmol/L，血糖（GLU）10.79mmol/L，甘油三酯（TG）2.52mmol/L，高密度脂蛋白胆固醇测定（抑制法）0.92mmol/L；糖化血红蛋白5.7%，空腹血糖4.96mmol/L，2小时血糖12.14mmol/L。血常规、血栓3项、电解质、心肺功能、肾功能未见明显异常。DR诊断示：胸主动脉钙化，胸椎退变。心脏彩超示：左房增大；左室舒张功能减退；主动脉瓣反流（轻度），二尖瓣反流（轻度），三尖瓣反流（轻度）；主动脉硬化。颈动脉彩超示：双侧颈动脉粥样硬化声像。腹部彩超示：轻度脂肪肝，胆囊息肉声像，前列腺增生并钙化灶，脾、双肾、膀胱声像未见明显异常。心电图正常。动态心电图示：窦性心动过缓；偶发房性早搏，个别成对出现；偶发室性早搏。给予改善循环、抗血小板聚集、降脂、控制心律失常等对症支持治疗。出院诊断：冠心病，不稳定性心绞痛，偶发室性早搏，心功能Ⅱ级；高血压病1级，很高危；2型糖尿病；混合性高脂血症；颈动脉粥样硬化；低蛋白血症；脂肪肝；胆囊息肉；前列腺增生。

初诊：2014年11月3日。患者胸闷痛、全身冷汗1周，心悸，失眠，咳嗽，咽喉痒，腿无力，手不温；舌质淡暗，舌体胖，边有齿痕，苔白微腻，脉沉略滑。证属心气不足，胸阳不振，痰瘀内阻。治以补益心气，温通心阳，化痰活瘀。

处方：法半夏10g，炙甘草5g，白术15g，茯苓15g，陈皮10g，黄芪30g，枳壳10g，竹茹10g，薤白10g，夜交藤30g，桂枝10g，丹参12g，麦冬10g，五味子5g，红参5g（另煎兑入），山茱萸15g，石菖蒲10g，天麻5g，生姜3片。7剂，日1剂，水煎2次，早晚饭后半小时温服。

二诊：11月11日。患者胸闷减，无冷汗、心悸，仍失眠，咳嗽、咽喉痒消失，手转温，脚腿无力好转；血压120/80mmHg。上方加黄芪至60g。

三诊：11月18日。昨晚冷空气来，患者今晨2点心烦，其余时间基本无不适；舌质淡暗，舌体胖，边有齿痕，苔白微腻，脉沉略滑。上方红参加至10g（另煎兑入）。

四诊：11月25日。患者精神、体力好，偶心悸，余无不适；舌质淡红，苔薄腻，脉沉有力。上方加天麻至10g，继服。

五诊：12月2日。寒流来，患者喉咙痒、咳嗽2天；舌质淡暗，舌体胖，边有齿痕，苔白微腻，脉沉略滑；血压120/80mmHg。上方加荆芥10g（后下），蝉蜕10g，桔梗15g，北杏仁10g（打）。

六诊：12月9日。患者无咽痒及咳嗽，余无不适，自诉"有正常人的感觉，想干事"；舌质淡，舌体胖，苔白中间微腻，脉沉。上方去荆芥、蝉蜕、桔梗、北杏仁，7剂巩固。

七诊：12月25日。患者因腰椎间盘突出致右髋、右腿外侧疼痛；舌质淡红，苔前、边部变薄，中间微腻，脉沉有力。上方加川木瓜30g，川牛膝30g。

八诊：12月31日。患者右髋、右腿外侧疼痛明显减轻。上方减川木瓜至15g，减川牛膝至15g。

九诊：2015年2月4日。患者右髋、右腿疼痛消失，但牙痛、口干3天，余无不适；舌质淡，苔白微腻，脉沉有力略滑。上方去川牛膝、木瓜，加知母10g。

十诊：2月11日。患者无牙痛及口干；舌质淡，苔白微腻，脉沉有力略滑。上方去知母，继服。

上方略作加减，服药至2015年5月28日，患者精神转佳，面色明润，走路有力，无胸闷痛、全身冷汗、心悸、失眠等不适。

　　按：本例患者证属心气不足，胸阳不振，痰瘀内阻，气结于胸。胸阳不振，津液不布，聚而成痰，痰为阴邪，易阻气机，气滞血瘀，结于胸中，则见胸闷痛；心气不足，气不摄津，无力温煦则见全身冷汗、手不温；心气不足则见腿无力；心失所养则见心悸、失眠；正气不足，风邪外袭，肺失宣肃则见咳嗽、咽喉痒；舌质淡暗，舌体胖，边有齿痕，苔白微腻，脉沉略滑均为心气不足，胸阳不振，痰瘀内阻之征。方中黄芪提升一身之阳气；红参大补元气，保护胃气；山茱萸大补肾气，其酸敛之性可防黄芪升提之过。此三药合用，恢复元气，提振心气。薤白辛温，通阳散结，化痰散寒，能散胸中凝滞之阴寒、化上焦结聚之痰浊、宣胸中阳气以宽胸，乃治疗胸痹之要药；枳壳理气宽中、行滞消胀，因患者全身冷汗，正气虚弱明显，故用药性缓和的枳壳代替枳实；桂枝通阳散寒；红参、白术、云茯苓、炙甘草、法半夏、陈皮、竹茹、生姜健脾和胃化湿，以绝生痰之源；丹参活血，以防痰凝气结所导致的瘀血；麦冬、五味子合红参为"生脉散"，出自《内外伤辨惑论》，功专益气生津、敛阴止汗；夜交藤养心安神；石菖蒲化痰开窍；天麻平肝降压。全方诸药合用，共奏补益心气、温通心阳、化痰活瘀之功。药中病机而获良效。

　　（3）冠心病心衰

　　张某，女，70岁，河南省内乡县人，为本人的大表嫂。

　　初诊：2012年7月11日。患者胸闷、心慌、气短1年余，乏力，活动时加重。曾在河南省南阳市一家三甲医院诊为冠心病，建议做心脏支架（嫌太贵没接受）。刻下仍胸闷，心慌，气短，乏力，形体肥胖；舌质淡，舌体胖，苔白腻，脉沉弱。证属心气不足，胸阳不振，痰浊中阻。治以补益心气，温通心阳，化痰活瘀。

　　处方：瓜蒌12g，薤白10g，桂枝10g，丹参15g，枳壳9g，竹茹10g，黄芪30g，人参10g（另煎兑入，夏季用生晒参，冬季用红参），白术15g，茯神30g，炙甘草5g，法半夏10g，陈皮10g，生姜3片。日1剂，水煎2次，早晚饭后半小时温服。

　　上方服用40剂，患者来电告知：其胸闷、心慌、气短、乏力等症状明显好转。暂时停药。

　　12月底患者因感冒失治，致肺部感染，继之出现心衰，在南阳市中心医院ICU治疗好转，随后转入内乡县公疗医院住院巩固。

2013年2月2日患者来电告知：其心衰好转，仍用利尿剂（速尿等），纳差，时恶心呕吐，口恶臭，胃脘及小腹冷，胸闷，心慌，气短，不能下床活动；舌质紫暗，舌体胖，苔白腻。B超示胆囊息肉。上方加小茴香8g，川芎12g，玉米须15g，鸡内金15g（针对息肉、纳差），金钱草15g（针对息肉、口臭），泽泻12g，薏苡仁30g（针对息肉），生姜5片。

2月5日患者来电告知：其服药2剂，纳差、恶心呕吐、口恶臭、胃脘及小腹冷、胸闷、心慌、气短等症状明显好转。继服2013年2月2日方药。

3月13日患者来电告知：其已临床治愈出院。嘱继服2012年7月11日方药，巩固疗效。

2015年2月17日下午与患者通电话拜年，其健康状况良好。

按：本例患者年老体弱，久病失治误治，导致心气不足，胸阳不振，痰浊中阻，气结于胸。胸阳不振，津液不布，聚而成痰，痰为阴邪，易阻气机，结于胸中，则见胸闷；心气不足，胸阳不振，心失所养则见心慌、气短、乏力，活动时加重；舌质淡，舌体胖，苔白腻，脉沉弱均为心气不足，胸阳不振，痰浊中阻之征。方中瓜蒌涤痰散结，开胸通痹；薤白辛温，通阳散结，化痰散寒，能散胸中凝滞之阴寒、化上焦结聚之痰浊、宣胸中阳气以宽胸，乃治疗胸痹之要药；本例患者病情较缓，故用枳壳代替枳实，药性缓和，主治胸部满闷；桂枝通阳散寒；黄芪、人参、白术、炙甘草、法半夏、陈皮、竹茹、生姜补益心气，健脾和胃，以绝生痰之源；丹参活血，以防痰凝气结所导致的瘀血；茯神养心安神。诸药合用，共奏补益心气、温通心阳、化痰活瘀之功。本来已明显好转，但12月底因感冒失治，致肺部感染，继之出现心衰，在南阳市中心医院ICU治疗抢救后，又用该方加味治疗而痊愈。

5. 风湿性心脏病合并心衰

黄某，女，70岁，广东省英德市人。

初诊：2010年8月31日。患者反复双下肢浮肿30年，天晴好转，天阴加重。近2月余双下肢（脚至膝下）水肿加重（持续）。尿少，乏力，便溏，口干，口苦，咳嗽，心悸，胸闷，手麻；舌质淡，边有瘀点（斑），苔前部少苔，后部薄白，脉沉弱。查体：双脚至膝水肿，按之没指。在英德市人民医院彩超检查示：二、三尖瓣轻度关闭不全，主动脉瓣轻度关闭不全。证属心痹阴水，气阴两虚，瘀血水湿内停。治以益气养心，健脾利水，活血化瘀。

处方：黄芪30g，高丽参10g（另炖兑入），麦冬15g，五味子6g，白术

30g，云茯苓 30g，炙甘草 3g，法半夏 10g，陈皮 10g，丹参 15g，桃仁 12g，红花 6g，川芎 10g，泽泻 15g，猪苓 15g，车前子 30g（包煎），桂枝 3g，玉米须 10g，生姜皮 5g。5 剂，日 1 剂，水煎 2 次，早晚饭后半小时温服。服中药的同时停西药。

二诊：9 月 6 日。服药 5 剂，患者水肿（膝至脚）消退 9 成；舌质淡，边有瘀点（斑），苔前部少苔，后部薄白，脉沉弱。上方加桂枝至 5g，以振奋心阳，继服 7 剂。

三诊：9 月 13 日。患者水肿全部消退，胸闷减，无心悸及咳嗽。9 月 6 日方继服 7 剂。

四诊：9 月 20 日。台风来临，患者昨日下肢踝部微肿，手不麻，余症好转。继服上方 7 剂。

五诊：10 月 25 日。患者双下肢水肿消失，无胸闷、心悸、乏力、口干、口苦、咳嗽、手麻等不适，二便正常。上方减玉米须至 5g，继服 7 剂巩固疗效。

按：风湿性心脏病属中医学"心痹"范畴。《素问·痹论》曰："脉痹不已，复感于邪，内舍于心。"说明风湿性心脏病主要的病因病机为风寒湿邪侵入经脉，致心体受损，心脉不通，心脏瓣膜损伤，阴阳气血失调。本例患者年老体弱，久病失治，心肺脾阳气衰微，心（阳）气虚推动无力，肺气虚无以通调水道，脾气虚运化失职，最终导致气不化水，水邪泛滥，上凌心肺，瘀血内停则双下肢浮肿，天晴好转，天阴加重，尿少，乏力，便溏，咳嗽，心悸，胸闷，手麻，舌质淡，边有瘀点（斑），苔前部少苔，后部薄白，脉沉弱等；天晴机体得自然界阳气的资助，故水肿好转；水湿为阴邪，故天阴加重；口干，口苦为阳损及阴。故用黄芪、高丽参、桂枝补心肺脾阳气；白术、云茯苓、炙甘草、法半夏、陈皮、丹参、桃仁、红花、川芎、泽泻、猪苓、车前子、玉米须、生姜皮健脾利水，活血化瘀；麦冬、五味子养心阴，敛心气。药中病机而获良效。

6. 心肌桥

（1）心肌桥、胸痹

王某，男，51 岁，佛山科学技术学院食品与园艺学院院长。曾于 2013 年 4 月 16～23 日在佛山市第一人民医院住院 7 天。

入院情况：患者因反复心前区翳闷 1 年，加重半年入院。查体：血压

109/64mmHg，神清语明，颈静脉无怒张，心界无扩大，心率66次/分，律齐，未闻及病理性杂音，双下肢无浮肿。

诊疗经过：入院后查三大常规、VCA – IgA、免疫三项、乙肝两对半、肿瘤12项、血沉、生化5项、PET – CT、NT – BNP、甲功11项、心功能7项、肾功能、餐前血糖、糖化血红蛋白、G6PD/6PGD比值测定、肝炎病原学、胸片、活动平板运动试验、心电图均正常。肝功能8项：间接胆红素53.0μmol/L↑，直接胆红素14.0μmol/L↑，总胆红素67.0μmol/L↑，γ – 谷氨酰基转移酶74IU/L↑，丙氨酸氨基转移酶62IU/L↑。血脂7项：低密度脂蛋白胆固醇4.28mmol/L↑，高密度脂蛋白胆固醇1.30mmol/L（正常），甘油三酯1.55mmol/L（正常），总胆固醇6.25mmol/L↑；餐后血糖12.73mmol/L↑。超声检查示：右肾囊肿，前列腺增生，前列腺囊肿，左肾膀胱未见异常。瞬时弹性成像、肺通气功能及激发试验正常。头颅MRI检查示：头颅MR平扫未见异常；颈5~6、6~7椎间盘突出，右侧隐窝受压变窄，脊髓未见受压及变性。CT检查示：①脂肪肝，肝小囊肿；双肾多发小囊肿；胆囊未见，疑为术后改变，请结合临床。②左冠状动脉前降支部分与心肌关系密切，疑为心肌桥形成，必要时进一步检查确诊，请心血管内科会诊。会诊意见：考虑心肌桥，建议控制血糖血脂，予精神安慰，必要时加抗抑郁药。24小时动态血压监测示：30%收缩压>140mmHg，舒张压>90mmHg，高血压病明确。24小时动态心电图监测示：窦性心律，偶发房性早搏，ST段无明显下移。空腹C肽583.67pmol/L，正常餐后2小时C肽4059.44pmol/L↑。行OGTT试验后提示餐前血糖5.45mmol/L（正常），餐后血糖12.16mmol/L↑。内分泌科会诊后考虑2型糖尿病诊断成立，建议糖尿病饮食，监测血糖，测空腹C肽及餐后2小时C肽；予拜糖平降糖治疗，每次50mg，每日3次；另辅以调脂、护肝等治疗。出院诊断：心肌桥；2型糖尿病；高血压病，1级高危组；高胆固醇血症；脂肪肝；肝囊肿；双肾多发小囊肿；颈椎间盘突出。

初诊：2014年2月21日。患者胸背闷痛、酸痛2年。左背部沉重如负石头，劳累、紧张时加重，在今日看病的半个多小时时间里，因胸闷站起身2次，舒展一下方缓解，腰酸，膝冷，失眠，头微晕，胃胀，乏力，易怒，眼红（结膜炎）；舌质淡，舌体胖，苔白腻，脉沉弱。血压120/（90~92）mm-Hg。证属心气不足，胸阳不振，痰浊中阻。治以补益心气，温通心阳，化痰活瘀。

处方：白术 15g，云茯苓 15g，炙甘草 6g，法半夏 10g，陈皮 10g，砂仁 10g（后下），桂枝 10g，薤白 10g，枳实 10g，黄芪 60g，红参片 10g（另煎兑入），山茱萸 30g，丹参 15g，郁金 12g，柴胡 10g，夜交藤 30g，龙齿 30g（先煎），杜仲 15g，生姜 3 片。5 剂，日 1 剂，水煎 2 次，早晚饭后半小时温服。

二诊：2 月 26 日。患者胸背闷痛、腰酸、乏力等明显好转，无胃胀、头晕等不适，背沉如石头压迫症状好转；舌质淡，舌体胖，苔白腻，脉沉略有力。血压 110/80mmHg。效不更方，继服上方 5 剂。

三诊：3 月 3 日。患者仍乏力，时胸背闷痛，考虑为天阴下雨，过度打羽毛球所致；舌质淡，舌体胖，苔白腻，脉沉略有力。上方加黄芪至 90g。

四诊：3 月 22 日。患者诸症好转，血压 100/70mmHg，上方继服。

五诊：3 月 29 日。患者诸症好转，血压 100/70mmHg；舌质淡红，边有齿痕，苔前部变薄，后部白腻，左脉沉，右脉沉有力。效不更方，继服上方巩固。

六诊：4 月 12 日。患者无胸闷酸痛、头晕、胃胀、腰酸等不适，左背部如石头压迫明显减轻，仅偶然发作，失眠好转，仍乏力；血压 100/70mmHg；舌质淡红，舌体胖，边有浅齿痕，苔薄腻，脉沉略滑。上方继服 7 剂，巩固治疗。

随访得知，患者无胸闷酸痛、头晕、胃胀、腰酸、失眠、乏力等不适，左背部如石头压迫症状基本消失。

按：心肌桥（myocardial bridge）是一种先天性血管畸形。冠状动脉及其分支通常行走于心外膜下的结缔组织中，当一段冠脉被心肌所包绕，该段心肌称为心肌桥，该段冠脉称为壁冠状动脉。心肌桥可能与冠心病的发病局部因素有关，也可能引起心肌缺血。心脏收缩时被心肌桥覆盖的这段冠状动脉受到压迫，出现收缩期狭窄，而心脏舒张时冠状动脉压迫被解除，冠状动脉狭窄也被解除。中医学虽没有心肌桥这个病名，但认为本病表现出的证候多因胸阳不振，痰浊中阻，气结于胸所致。本例患者久病失治，导致心气不足，胸阳不振，痰浊中阻，气结于胸。胸阳不振，津液不布，聚而成痰，痰为阴邪，易阻气机，气滞血瘀，结于胸中，则见胸背闷痛、酸痛，左背部沉重如负石头；劳累、紧张更加耗伤心气，故胸背闷痛等症状加重；站起身活动一下，胸阳暂得舒展，故上述症状缓解；心气不足，火不生土，脾胃受损，不能运化水湿，聚湿生痰，痰湿中阻，则清阳不升，浊阴不降引起头晕；同时土壅木郁，肝失疏泄，气郁化火则见易怒、眼红；脾虚健运失职，气机阻滞则见胃胀；气血生化乏源则见乏力；血不养心则见失眠；脾虚及肾，肾阳虚弱，腰府失养则见腰酸、膝冷；舌质淡，舌体胖，苔白腻，脉沉弱均为心气不足，胸阳不振，痰浊中阻之征。方中黄芪提升一身之阳气；红参大补元气，保护胃气；山茱萸大补肾气，其酸敛之性可防黄芪升提之过。此三药合用，恢复元气，提振心气。薤白辛温，通阳散结，化痰散寒，能散胸中凝滞之阴寒、化上焦结聚之痰浊、宣胸中阳气以宽胸，乃治疗胸痹之要药；枳实下气破结，消痞除满；桂枝通阳散寒；红参、白术、云茯苓、炙甘草、法半夏、陈皮、砂仁、生姜健脾和胃化湿，以绝生痰之源；丹参活血，以防痰凝气结所导致的瘀血；丹参合郁金、柴胡疏肝解郁，理气化瘀；夜交藤、龙齿养心宁心安神；杜仲补肾壮腰。全方诸药合用，共奏补益心气、温通心阳、化痰活瘀之功。药中病机而获良效。

（2）心肌桥、高尿酸血症

余某，男，34岁，在佛山市禅城区祖庙街道办事处工作。曾于2011年12月29日～2012年1月4日在佛山市第二人民医院住院治疗，诊断为左冠状动脉前降支中段心肌桥，高尿酸血症，腰椎椎体不稳（L_5）。

入院情况：患者因"反复胸闷5月，加重2天"入院。5个月前患者无明显诱因出现胸闷不适感，持续时间5～15分钟不等。曾在佛山市第二人民医院心电图检查示窦性心动过缓、不完全性右束支传导阻滞；平板运动试验示阳性。曾在我院住院给予营养心肌、改善微循环治疗，未予规律服用药物治疗。此后上述症状反复发作，时轻时重。2天前，上症再发并加重，收住入院。既往有高尿酸血症、高胆固醇血症病史。查体：血压114/61mmHg，神清，唇无发绀，呼吸平稳，双肺呼吸音清，无啰音，心界无扩大，心率80次/分，心音有力，律齐，无杂音，双下肢无浮肿。

诊疗经过：入院后完善相关检查。白细胞4.80×10^9/L，中性粒细胞比率41.9%，血红蛋白146.0g/L，血小板254×10^9/L，超敏CRP 0.32mg/dl，同型半胱氨酸13.2μmol/L，血管紧张素转换酶21.38U/mL，BNP＜5.0pg/mL，CK－MB质量＜1.0ng/mL，肌钙蛋白＜0.05ng/mL，谷丙转氨酶30.0U/L，尿素6.23mmol/L，血肌酐112.7μmol/L，甘油三酯1.10mmol/L，葡萄糖5.95mmol/L，总胆固醇3.97mmol/L，血尿酸503.6μmol/L。心脏彩超示三尖瓣反流（轻度）。X线检查示心肺膈未见异常、L5椎体不稳。心电图检查示窦性心律、不完全性右束支传导阻滞。冠状动脉 CTA 检查示左冠状动脉前降支中段心肌桥－壁冠状脉形成。给予改善微循环、营养心肌、对症、支持治疗。

初诊：2012 年 12 月 21 日。患者反复胸骨后闷、胀、痛 1 年半，加重 2 天，每月发作 2～3 次，白天多，偶刺痛，上腹胀，服西药效果不佳（具体用药不详）；舌质淡，舌体胖，苔白腻，脉沉弱略滑。证属胸阳不振，痰浊中阻（兼血瘀）。治以温通心阳，化痰活瘀。

处方：枳实 10g，桂枝 10g，薤白 10g，瓜蒌皮 15g，川芎 12g，丹参 10g，党参 15g，白术 15g，云茯苓 15g，炙甘草 5g，法半夏 10g，陈皮 10g，砂仁 12g（后下），制香附 10g，生姜 3 片。7 剂，日 1 剂，水煎 2 次，早晚饭后半小时温服。

二诊：2013 年元月 6 日。患者服药 1 剂，胸痛消失；7 剂服完，上腹胀减轻，舌质淡，舌体胖，苔白腻，脉沉弱略滑。效不更方，上方继服 7 剂。

三诊：元月 21 日。患者时胸痛，但比第一次就诊时减轻，大便软。上方分别加白术、云茯苓至 30g。

四诊：元月 28 日。患者乏力甚，无胸闷胀痛；舌质淡，舌体胖，苔白腻，脉沉弱略滑。上方加黄芪 30g。

五诊：2 月 4 日。患者无乏力，无胸闷胀痛。元月 28 日方继服 7 剂后停药。

六诊：2014 年 3 月 28 日。一年来患者基本无胸闷胀痛。近日因工作繁忙又出现胸骨后胀痛；舌质淡红，苔薄腻，脉沉弱。

处方：枳实 10g，桂枝 10g，薤白 10g，瓜蒌皮 15g，丹参 12g，夜交藤 30g，黄芪 30g，红参 5g（另煎兑入），麦冬 12g，五味子 5g，白术 15g，云茯苓 15g，炙甘草 5g，法半夏 10g，陈皮 10g，生姜 3 片。14 剂，日 1 剂，水煎 2 次，早晚饭后半小时温服。

七诊：2014 年 4 月 11 日。患者无胸骨后胀痛等不适；舌质淡红，苔薄腻，脉沉。效不更方，继服上方巩固。

按：本例患者胸阳不振，津液不布，聚而成痰，痰为阴邪，易阻气机，结于胸中，则胸骨后闷、胀、痛，上腹胀；因虚、因痰致瘀则见刺痛；舌质淡，舌体胖，苔白腻，脉沉弱略滑均为胸阳不振，痰浊中阻（兼血瘀）之征。方中瓜蒌涤痰散结，开胸通痹；薤白辛温，通阳散结，化痰散寒，能散胸中凝滞之阴寒、化上焦结聚之痰浊、宣胸中阳气以宽胸，乃治疗胸痹之要药；枳实下气破结，消痞除满；桂枝通阳散寒；党参、白术、云茯苓、炙甘草、法半夏、陈皮、砂仁、生姜健脾和胃，以绝生痰之源；丹参、川芎、制香附活血理气，以防痰凝所导致的瘀血气滞。诸药合用，共奏温通心阳、化痰活瘀之效。中医药虽然不能改变心肌桥这种先天性血管畸形，但能有效地缓解该病引起的诸如胸闷痛等临床症状，而且疗效持久，不必每天服药，具有其他药物（当前）无法比拟的优越性。

三、脑系疾病

关于脑系血管神经疾病的发病原因，我特别关注患者全身正气不足、脾胃气虚、瘀血痰浊诸因素。

正气亏虚，不能行血，以致脉络瘀阻；即王清任所谓"因虚致瘀"。同时气虚不能化津，凝聚为痰。痰瘀互结，阻塞经络而为病。

脾胃气虚，不能运化水湿，聚湿生痰，痰浊阻滞经脉，筋脉失养；同时脾虚气血生化不足，血虚则不能濡养筋脉而为病。

治疗上重用生黄芪补益元气，意在气旺则血行，瘀去络通。同时，常用党参、白术、云茯苓、炙甘草、法半夏、陈皮、枳实、竹茹健脾胃，助运化，以绝生痰之源。

1. 头痛

（1）神经性头痛、频发性室性早搏

霍某，女，37岁。

初诊：2009年12月28日。患者头冷痛伴眩晕、乏力1个月，心悸半年，曾服心律平无效，于广州某医院花4万多元以射频消融术医治无效。查体：心率71次/分，律不齐。舌质淡，边有齿痕，苔薄腻，脉虚弱，心电图检查示：频发性室性早搏。证属心脾气阴两虚，复感风寒阻络。治以健脾补气养心，疏风散寒通络。

处方：党参18g，麦冬15g，五味子6g，夜交藤30g，酸枣仁15g，合欢花10g（因心多虑故用之），白芷8g，藁本9g，川芎10g，黄芪30g，升麻3g，白术18g，茯神30g，炙甘草10g，法半夏10g，陈皮9g，生姜3片，红枣3枚。6剂，日1剂，水煎2次，早晚饭后半小时温服。

6剂后患者头疼明显减轻，眩晕、乏力好转，精神转佳。上方炙甘草加至12g，继服。

2010年元月8日，患者来电告知：已无头痛、眩晕等不适。上方去藁本、白芷，加桂枝3g，党参加至25g。

二诊：元月20日。患者无头痛、眩晕等不适，心悸等症状持续改善；舌质淡，边有齿痕，苔薄腻，脉沉有力。继服元月8日方，巩固疗效。

按：本例患者平素心脾气阴两虚，正气不足，复感风寒之邪而致头冷痛伴眩晕、乏力、心悸等不适。故用补中益气汤合生脉散化裁，加上夜交藤、酸枣仁、合欢花、茯神健脾补气养心治本，针对眩晕、心悸、乏力显效；白芷、藁本、桂枝、川芎疏风散寒通络治标，令头冷痛消除。

（2）血管神经性头痛一

刘某，女，39岁，佛山市南海区一初中教师。

初诊：2011年2月25日。患者头麻木、胀痛3天，颈不适，咽喉痛，乏力，失眠；舌暗淡红，舌体胖，边有齿痕，苔薄腻，脉沉弱。证属脾虚痰湿，风邪阻络。治以健脾化痰，疏风散寒。

处方：白芷6g，川芎12g，石菖蒲10g，天麻10g，菊花10g，粉葛根12g，玄参15g，党参15g，黄芪15g，白术15g，茯神30g，炙甘草6g，法半夏10g，陈皮10g，生姜3片。3剂，日1剂，水煎2次，早晚饭后半小时温服。

3剂服完，头无麻木及胀痛，余症全消。

4月6日患者因劳累又出现头胀痛等症，咽痛较剧，腰酸痛。上方加桔梗12g，桑寄生30g，3剂而愈。

按：本例患者脾胃受损，不能健运水谷以生化气血，气虚则清阳不展，血虚则脑失所养；同时脾胃受损，不能运化水湿，聚湿生痰，痰湿中阻，上蒙清窍，阻塞经络。正气不足，复感风邪犯上，即所谓"伤于风者，上先受之"，邪气阻抑清阳而致头麻木、胀痛、颈不适、咽喉痛等症；乏力、舌暗淡红、舌体胖、边有齿痕、苔薄腻、脉沉弱为脾胃气虚之征。故用党参、黄芪、白术、炙甘草、法半夏、陈皮、石菖蒲健脾化痰开窍；川芎、白芷、菊花、天麻、生姜疏散风邪，行血止痛除麻；粉葛根针对颈不适而设；玄参治咽喉痛；茯神养心安神。药中病机而获良效。

（3）血管神经性头痛二

林某，女，42岁。

初诊：2012年8月23日。患者反复头痛10余年，跳痛为主，前额及太阳穴处痛甚，遇冷风加重，常常夏季仍需戴帽子（在空调房中），多梦，急躁易怒，口腔易溃疡，月经量少；舌质淡，苔薄腻，脉沉弱。证属痰瘀内阻，风寒外袭。治以化痰活瘀，疏风散寒。六君子汤合川芎茶调散加减。

处方：白芷8g，细辛3g，桂枝10g，白芍10g，川芎12g，石菖蒲10g，夜交藤30g，全蝎5g，白术15g，茯神30g，炙甘草5g，法半夏10g，陈皮10g，柴胡9g（生气），黄连5g（口腔溃疡），干姜5g，生姜3片，大葱白1条（后下）。7剂，日1剂，水煎2次，早晚饭后半小时温服。

二诊：8月30日。患者头痛等症状明显好转。效不更方，继服上方巩固而愈。

按： 本例患者脾胃受损不能运化水湿，聚湿生痰，痰湿中阻，上蒙清窍，阻塞经络，病久因痰致瘀；同时脾胃受损，不能健运水谷以生化气血，正气不足，复感风寒邪气犯上，即所谓"伤于风者，上先受之"，邪气阻抑清阳而致反复头痛，跳痛为主，前额及太阳穴处痛甚，遇冷风加重，常常夏季仍需戴帽子；气血不足则月经量少；血不养心则见多梦；土壅木郁则急躁易怒；脾失健运，聚湿生痰，湿郁化热则口腔易溃疡；舌质淡，苔薄腻，脉沉弱均为脾胃气虚，痰湿内阻之征。处方用白术、炙甘草、法半夏、陈皮、干姜温中健脾，和胃化湿（痰）；柴胡、白芍疏肝、柔肝、解郁；川芎活血行气；白芷、细辛、桂枝、生姜、大葱白疏风散寒通阳；石菖蒲化湿开窍；黄连清湿郁所化之热；全蝎通络止痛；夜交藤、茯神养心安神。药中病机而获效。

（4）血管神经性头痛三

肖某，女，38岁，佛山市禅城区人。

初诊：2013年3月31日。患者头顶偏右刺痛3天，怕风，脐周及下腹冷、隐痛，便溏，乏力，失眠，腰痛，月经三月一行；舌质淡，右边瘀暗，舌体略胖，苔白腻，脉沉弱略滑。近5天下大雨，湿度大，早晚凉。查体：腹平软。诊为血管神经性头痛。中医证属脾胃气虚，痰瘀阻络，外感风寒。治以健脾和胃，化痰活瘀，疏风散寒。

处方：羌活10g，独活12g，白芷6g，川芎12g，石菖蒲10g，夜交藤30g，黄芪18g，当归12g，党参15g，白术18g，云茯苓18g，炙甘草5g，法半夏10g，陈皮10g，乌药10g，小茴香8g，生姜3片，大葱白1尺（后下）。3剂，日1剂，水煎2次，早晚饭后半小时温服。

4月2日患者电话告知：睡觉已无头痛，白天头痛明显好转，余症亦显效。上方继续服用。

4月7日电话随访，患者已无头痛、怕风等不适，余症消失。月经来，色量可。

4月12日得知，患者无不适症状。嘱停药。

按：本例患者脾胃受损不能运化水湿，聚湿生痰，痰湿中阻，上蒙清窍，阻塞经络，因痰致瘀；同时脾胃受损，不能健运水谷以生化气血，正气不足，复感风寒邪气犯上，即所谓"伤于风者，上先受之"，邪气阻抑清阳而致头顶偏右刺痛怕风；脾胃阳虚，温运无力则脐周及下腹冷、隐痛，便溏；气血不足则见乏力；气虚行血无力，瘀血阻滞则月经三月一行；血不养心则见失眠；脾虚及肾，腰府失养则见腰痛；舌质淡，右边瘀暗，舌体略胖，苔白腻，脉沉弱略滑均为脾胃气虚，痰瘀阻络，外感风寒之征。处方用黄芪、党参、白术、云茯苓、炙甘草、法半夏、陈皮、乌药、小茴香温中健脾，和胃化湿（痰）；白芷、羌活、独活、生姜、大葱白疏风散寒通阳；石菖蒲化湿开窍；当归、川芎养血活血；夜交藤养心安神。诸药合用，共奏健脾和胃、化痰活瘀、疏风散寒之功。

（5）血管神经性头痛四

方某，女，39岁，佛山市顺德区一老师。

初诊：2013年6月29日。患者前额及头顶胀痛8年，怕冷怕风，下午多发作，小腹冷，乏力，多梦，口干；舌质淡，苔薄腻，脉沉略滑。诊为血管神经性头痛。中医证属脾胃气虚，风寒阻络。治以健脾和胃，疏风散寒。

处方：白芷8g，桂枝10g，白芍10g（针对口干），藁本10g，川芎12g，石菖蒲10g，夜交藤30g，乌药10g，小茴香6g，党参15g，白术15g，茯神30g，炙甘草5g，法半夏10g，陈皮10g，生姜3片，大葱白1尺（后下）。7剂，日1剂，水煎2次，早晚饭后半小时温服。

二诊：7月6日。患者已无头顶、前额疼痛，怕冷等症状减轻，仍小腹冷，腰酸。上方小茴香加至10g，加川断30g，7剂。

三诊：7月13日。患者无前额及头顶胀痛、怕冷怕风、小腹冷、乏力、多梦、口干等不适，腹微胀痛；舌质淡，苔薄腻，脉沉略滑。上方加砂仁10g（后下），7剂。巩固治疗痊愈。

按：本例患者脾胃受损，不能健运水谷以生化气血，正气不足，复感风寒邪气犯上，即所谓"伤于风者，上先受之"，邪气阻抑清阳；同时脾胃受损不能运化水湿，聚湿生痰，痰湿中阻，上蒙清窍，阻塞经络，病久因痰致瘀，故出现前额及头顶胀痛，怕冷怕风，下午多发作；气虚失温则见小腹冷；脾虚气血化生乏源则见乏力；气不化津则口干；血不养心则见多梦；舌质淡，苔薄腻，脉沉略滑均为脾胃气虚，风寒阻络之征。处方用党参、白术、炙甘草、法半夏、陈皮、生姜健脾和胃；乌药、小茴香温经散寒；石菖蒲化痰开窍；大葱白辛温通阳开窍；夜交藤、茯神养心安神；白芷、桂枝、藁本疏风散寒；桂枝合白芍，寓"外证得之，为解肌和营卫；内证得之，为化气和阴阳"之意；川芎可行血中之气，祛血中之风，上行头目，为临床治疗风寒头痛之要药。诸药合用，共奏健脾和胃、疏风散寒之功。

（6）血管神经性头痛（寒凝经脉证）

韩某，女，64岁，佛山市顺德区乐从镇人，经禅城区政协肖主席介绍来我院诊治。

初诊：2010年9月26日。患者头顶冷、麻木、疼痛1年余，头汗多，下肢冷，口淡，在外院服敏使朗（甲磺酸倍他司汀片）等药缓解，停药即复发，晒太阳稍舒，进室内即加重，非常痛苦；舌质淡红，苔薄润，脉沉弱。证属寒凝经脉。治以温通经络，散寒止痛。

处方：桂枝10g，白芍10g，吴茱萸6g，红参10g（另炖兑入），藁本10g，细辛3g，川芎15g，石菖蒲10g，炙甘草6g，生姜3片，红枣3枚。3剂，日1剂，水煎2次，早晚饭后半小时温服。

二诊：9月30日。患者仍头顶冷、麻木、疼痛，舌脉同前。上方加炮附子10g（先煎），7剂。

三诊：10月11日。近两天阴雨，患者头冷痛、麻木等症状亦没出现，时便溏。上方加白术30g，大葱白1尺（后下），7剂。

四诊：11月20日。患者诸症悉平。照上方巩固治疗。

五诊：2011年2月25日。患者头不疼不麻不冷。天转潮湿，上方加羌活6g。

六诊：4月11日。患者照上方断续服药至今，各种症状基本消失，昨日、今日气温如夏，最高29℃，患者又口淡，怕阴凉（但头不痛不麻不冷），自汗多；舌质淡红，苔薄，脉沉。上方加干姜10g，煅龙骨30g（先煎），14剂。

七诊：4月25日。患者汗出减，余症悉平。

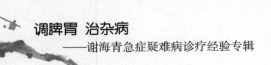

八诊：2012 年 2 月 4 日。患者间断服药巩固至今（每周两剂），头冷痛无反复。近半月（春节期间）天气湿冷，下腹胀痛，矢气偏多。上方去龙骨，加乌药 10g，小茴香 8g。

九诊：5 月 26 日。患者仅右腿冷，余无不适。上方干姜加至 15g 巩固。

十诊：11 月 27 日。患者停服中药 5 个月，曾去英国、西安等地，无异常反应。近两天气候转冷下雨，失眠。上方加夜交藤 30g，茯神 30g，3 剂。

按：头为诸阳之会，太阳经主一身之表，其经脉上行巅顶，风寒外袭，循经上犯，清阳之气被遏，故头痛乃作；厥阴经上会于巅顶，厥阴受寒可导致头顶冷、麻木、疼痛。此病例引起头风之寒，既有久留脑内的外感之寒，又有阳虚阴盛的内生之寒。寒为阴邪，易伤阳气。无论外寒久留，还是阳虚生寒，临床均可见到阳虚阴寒凝滞之象。头汗多，下肢冷，口淡，苔薄润，脉沉弱为阳虚失温失固之征。故用桂枝汤、麻黄附子细辛汤、吴茱萸汤化裁加藁本内可温阳散寒以治本，外则祛除久留之风寒以治标。川芎为临床治疗风寒头痛之要药，不论新感或久留之风寒均适用。

（7）神经性头痛（厥阴头痛复感风邪）

韦某，男，14 岁。

初诊：2010 年 3 月 4 日。患者反复头痛 3 年余，遇风寒或热加重，头顶为甚，发作时眼花，呕吐胃内容物，面色萎黄，胃脘胀满，口干口苦，大便可。近 3 天上症加重，头跳痛；舌质淡红，苔白腻，脉沉弱。证属脾虚肝寒，复感风邪。治以健脾暖肝，养血祛风。

处方：吴茱萸 5g，川芎 10g，白芷 6g，藁本 10g，菊花 10g，蔓荆子 10g，太子参 30g，白术 15g，云茯苓 15g，炙甘草 5g，当归 10g，白芍 10g，法半夏 9g，陈皮 10g，白蔻仁 10g，藿香 10g，生姜 3 片。3 剂，日 1 剂，水煎 2 次，早晚饭后半小时温服。

服 3 剂后，头已不痛。

按：该患者平素脾胃虚弱，肝经寒气上逆，复因感受风邪而加重，症见头顶痛甚，发作时眼花，呕吐胃内容物，面色萎黄，胃脘胀满，舌质淡红，苔白腻，脉沉弱。故用六君子汤加白蔻仁、藿香健脾化湿和胃；吴茱萸归肝、胃经，功效温中暖肝，主治厥阴头痛呕吐；当归、白芍、川芎、白芷、藁本、菊花、蔓荆子养血祛风，以驱除新感风寒或风热之邪。

（8）偏头痛

李某，女，26 岁。

初诊：2010 年 4 月 29 日。患者右侧头痛 4 年，伴右肩及右股酸痛，心烦，失眠，乏力；舌质淡，边有齿痕，苔薄，中后部微腻，脉弱。证属脾虚痰湿，风邪阻络。治以健脾化痰，疏风散寒。

处方：川芎 12g，白芷 8g，柴胡 10g，天麻 12g，细辛 3g，桔梗 10g，桑枝 15g，牛膝 15g，木瓜 15g，石菖蒲 10g，太子参 30g，白术 15g，茯神 30g，炙甘草 6g，法半夏 10g，陈皮 10g，山栀子 9g，夜交藤 30g，生姜 3 片，老葱白 1 尺（后下）。5 剂，日 1 剂，水煎 2 次，早晚饭后半小时温服。

二诊：5 月 6 日。患者头不疼，余症明显好转，手麻；舌质淡，边有齿痕，苔薄，中后部微腻，脉沉略有力。上方加全蝎 6g，巩固治疗而痊愈。

按：本例患者脾胃受损，不能健运水谷以生化气血，气虚则清阳不展，血虚则脑失所养；同时脾胃受损，不能运化水湿，聚湿生痰，痰湿中阻，上蒙清窍，阻塞经络；正气不足，复感风邪犯上，即所谓"伤于风者，上先受之"，邪气稽留，阻抑清阳而致头痛。故用太子参、白术、炙甘草、法半夏、陈皮、石菖蒲健脾化痰；川芎、白芷、柴胡（头侧痛）、天麻、细辛、桔梗（载药上行）、桑枝（右肩痛）、生姜、老葱白疏风散寒，行血止痛；牛膝、木瓜补肾活血通络，针对右股酸痛而设。此失眠为痰阻化热，扰乱心神所致，故用山栀子、夜交藤治之。

（9）脑震荡后遗症

招某，男，13 岁，华英中学二年级学生。

初诊：2012 年 3 月 17 日。患者反复两侧头胀痛 5 年，每周发作 1~2 次，发作时伴呕吐、乏力等不适。2005 年夏从双层床上铺跌下，右侧头部缝 11 针。2007 年始两侧头部胀痛（太阳穴处），发作时伴呕吐、乏力，时出冷汗，入睡困难，睡不好觉或精力过分集中时加重。曾在佛山市第一、第二人民医院及市中医院、中山大学第一附属医院、南方医院就诊，做 MRI、脑电图等检查，未发现异常。按血管神经性头痛治疗，服中西药（西比灵等）无效。刻下症如上述；舌质淡红，苔中后部薄腻，脉略滑。证属脾虚痰瘀，阻滞脑络。治以健脾化痰，活血化瘀通窍。

处方：白芷 6g，川芎 12g，天麻 10g，石菖蒲 10g，郁金 12g，全蝎 5g，制首乌 30g，夜交藤 30g，黄芪 15g，党参 15g，白术 15g，茯神 30g，甘草 5g，

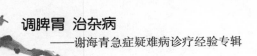
法半夏10g，陈皮10g，枳实9g，竹茹10g，生姜3片，葱白1尺（后下）。7剂，日1剂，水煎2次，早晚饭后半小时温服。

8月15日其母告知：孩子服上药后，至今头胀痛、呕吐等症状未再发作。

二诊：10月20日。患者因学习压力大失眠1周，无头痛及呕吐；舌质淡红，苔中后部薄腻，脉略滑。我担心其因失眠会导致头痛发作，嘱其继服上方5剂。

10月22日，患者虽服药1剂，头痛又再次发作，遂自行停药。

11月3日我嘱其把剩下的4剂药服完，头痛好转。（自行停药，断断续续服用均影响疗效。）

三诊：11月10日。患者无头痛、呕吐等不适，腰酸，夜尿多，乏力；舌质淡红，苔薄腻，脉略滑。上方加桑寄生20g，7剂。

四诊：11月17日。患者连续服药7天，精神转佳，无头痛，夜尿减少；舌质淡红，苔中后部薄腻，脉略滑。继服上方巩固疗效。

2013年9月1日，我在佛山市第一中学见到患者，得知其服中药后，头痛已痊愈，并顺利考入佛山一中读书。

按：本例患者头部外伤，瘀血内停，脉络不畅；同时学习用功，思虑过度，脾胃受损，不能运化水湿，聚湿生痰，痰湿中阻，则清阳不展；痰瘀互结，阻滞脑络，引起头痛，缠绵不愈；睡不好觉，正气更虚；或精力过分集中时脾气更虚，故加重；脾胃气虚，胃失和降则见呕吐；气血生化乏源则乏力；血不养心则入睡困难；气虚失于温煦固摄则时出冷汗；舌质淡红，苔中后部薄腻，脉略滑均为脾虚痰瘀，阻滞脑络之征。方用黄芪、党参、白术、甘草、法半夏、陈皮、枳实、竹茹、生姜健脾化痰；白芷、大葱白、川芎、天麻、菖蒲、郁金、全蝎活血化瘀，通窍止痛；制首乌、夜交藤、茯神养心安神。药中病机而获良效。

2. 眩晕

（1）头晕一

曹某，女，51岁，佛山市科技局职工。

初诊：2008年5月5日。患者头晕（倒）10年，加重1个月，嗳气，泛酸，便溏，四肢乏力，失眠多梦，心悸，胸闷（加重10天）；舌质淡，舌体胖，边有齿痕，苔薄腻，脉虚弱。血压120/70mmHg。证属脾胃气虚，痰浊中阻。治以健脾化痰为主，辅以养心安神、活血通络、息风止眩。

处方：太子参 30g，白术 30g，茯神 30g，炙甘草 6g，法半夏 10g，陈皮 10g，石菖蒲 10g，天麻 10g，丹参 15g，夜交藤 30g，酸枣仁 15g，合欢花 10g，黄芪 18～20g，升麻 5g，当归身 10g，怀山药 20g。日 1 剂，水煎 2 次，早晚饭后半小时温服。

服上方 60 剂，诸症悉平（至 2010 年 3 月底）。

复诊：2010 年 4 月 23 日。患者近日头微晕，乏力，胸闷，失眠，心悸。心电图检查示：窦性心律，正常心电图。舌脉同前。上方继服 7 剂而痊愈。

按：本例患者的病机可概括为虚、痰、瘀三方面。其中虚为本，痰为标，瘀为痰阻所致，较为次要。脾胃受损，不能健运水谷以生化气血，气虚则清阳不展，血虚则脑失所养而发生眩晕，如《景岳全书》指出"无虚不能作眩"；同时脾胃受损，不能运化水湿，聚湿生痰，痰湿中阻，则清阳不升，浊阴不降引起眩晕，如《丹溪心法》说"无痰则不作眩"。本方用六君子汤加怀山药、石菖蒲健脾开窍化痰；合黄芪、当归身、升麻，旨在补中益气；夜交藤、酸枣仁、合欢花、茯神养心安神；丹参、川芎、天麻活血通络，息风止眩。

（2）头晕二

杨某，男，35 岁，佛山市图书馆书店职工。

初诊：2014 年 2 月 17 日。患者头晕 2 周，血压 130/90mmHg；舌质淡，边有齿痕，苔白腻，脉沉略滑。CT 检查无异常发现。证属脾虚痰湿，肝阳上亢。治以健脾化痰，平肝潜阳。

处方：天麻 10g，橘红 10g，党参 15g，白术 15g，云茯苓 15g，炙甘草 6g，法半夏 10g，枳壳 10g，竹茹 10g，石菖蒲 10g，丹参 10g。2 剂，日 1 剂，水煎 2 次，早晚饭后半小时温服。

二诊：2 月 19 日。患者仍头晕；舌质淡，边有齿痕，苔白腻，脉沉略滑。上方加石决明 30g（先煎）。

三诊：2 月 24 日。患者症、舌、脉如二诊。上方加菊花 10g。

四诊：4 月 1 日。患者无头晕等不适，血压 120/78mmHg。继服上方。

五诊：5 月 5 日。天气转凉，患者头偶不适，血压 120/80mmHg。继服上方。

六诊：5 月 26 日。患者无头晕等不适；舌质淡红，边有齿痕，苔薄腻，脉沉有力。血压 110/80mmHg。痊愈。

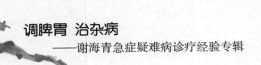

按：脾胃受损，不能运化水湿，聚湿生痰，痰湿中阻，则清阳不升、浊阴不降引起头晕；同时土壅木郁，气郁化火，使肝阴暗耗，风阳升动，上扰清空，发为头晕；舌质淡，边有齿痕，苔白腻，脉沉略滑均为脾虚痰湿，肝阳上亢之征。方中党参、白术、云茯苓、炙甘草、法半夏、橘红、枳壳、竹茹健脾化痰；石菖蒲化痰开窍；丹参活血化瘀；天麻、菊花（三诊）、石决明（二诊）平肝潜阳。诸药合用，共奏健脾化痰、平肝潜阳之功。药中病机而获良效。

（3）严重头晕、糖尿病、脑梗死

校友张某之母，女，75岁，河南省邓州市人。

初诊：2012年1月3日。患者头晕1年，加重2个月，抬头尤甚，不能走路，倦怠乏力。在当地多家医院就诊，服中西药无效。老友心急如焚，电话告诉余其母病情，并请我开一中药方。老人家体胖，多汗，怕冷，纳差，患糖尿病多年，一直注射胰岛素治疗。CT及MRI检查示：脑梗死（脑干）。问患者舌象、脉象如何？其子告知：舌质淡，舌体胖，边有齿痕，苔白腻，脉沉滑。证属气虚痰瘀。治以补气活瘀，健脾化痰。

试处方：黄芪30g，西洋参10g（另煎兑入），怀山药30g，白术15g，云茯苓15g，炙甘草5g，法半夏10g，陈皮10g，天麻10g，石菖蒲10g，川芎10g，生姜3片。3剂，日1剂，水煎2次，早晚饭后半小时温服。

元月7日电话告知：患者头晕明显好转，精神转佳，纳可；苔仍白腻。上方去西洋参，加党参15g，砂仁10g（后下），继服。

2月11日电话告知：患者过春节未服中药，又出现倦怠乏力7天，下肢尤甚。上方黄芪加至60g，加川牛膝30g，川断30g，杜仲30g，7剂。服后乏力明显减轻，继服。

2月28日来电：患者近5日黄芪加至80g，诸症明显好转。上方黄芪继续加大用量至90g，加广地龙15g，继服。

3月25日来电：黄芪加至100g，效果很好。

巩固治疗至4月底停中药，头晕等症状消失。精、气、神好转。

7月10日我回家乡见到该老人家，无头晕、多汗、怕冷等不适。老友很开心，说："没想到电话会诊也能医好病！"

按：本例患者年老体弱，长期患糖尿病、脑梗死，久病多瘀，元气大伤，脾胃受损，不能健运水谷以生化气血，气虚则清阳不展，血虚则脑失所养而发生眩晕，如《景岳全书》指出"无虚不能作眩"；同时脾胃受损，不能运化水湿，聚湿生痰，痰湿中阻，则清阳不升，浊阴不降引起眩晕，如《丹溪心法》说"无痰则不作眩"；且见抬头尤甚，不能走路，倦怠乏力；温煦作用失常则怕冷；气失固摄则多汗；脾胃健运失职则纳差；舌质淡，舌体胖，边有齿痕，苔白腻，脉沉滑均为气虚痰瘀之征。方用大剂量生黄芪，则力专而行走，周行全身，大补元气；西洋参、怀山药、白术、云茯苓、炙甘草、法半夏、陈皮、石菖蒲、川芎、生姜健脾化痰，开窍化瘀，其中西洋参、怀山药益气养阴，补而不燥，对糖尿病患者尤为适宜；天麻息风除眩。药中病机而获良效。

(4) 颈椎病眩晕一

李某，女，62岁，美国三藩市华人。

初诊：2012年12月3日。患者眩晕10余年，加重9天，持续头晕，时胀痛，不能转头，本来买好机票准备回美国，因病只好退票，伴恶心、口淡、口干，失眠多梦。1998年始眩晕1次，持续9天，以后每年发作1～2次，每次2～3天，有时躺床上休息减轻。血压（150～156）/80mmHg，心、肺功能无异常，腹平软。舌质淡，舌体胖，边有齿痕，苔白腻，左脉沉弱，右脉沉滑。谷丙转氨酶45IU/L，空腹血糖6.6mmol/L，UA↑。拍颈椎X线片示：颈椎退行性病变（颈4～6骨质增生及前纵韧带钙化）。证属痰浊中阻，心脾两虚。治以燥湿化痰，健脾养心。

处方：枳壳9g，竹茹9g，天麻10g，川芎10g，白芷5g，石菖蒲10g，夜交藤30g，茯神30g，龙齿30g（先煎），党参18g，白术15g，炙甘草5g，法半夏10g，陈皮10g，怀牛膝15g（针对血压偏高，体质差），生姜3片。7剂，日1剂，水煎2次，早晚饭后半小时温服。

二诊：12月10日。患者眩晕大减，服药第1剂即能转头，无恶心，口淡及口干减轻，仍失眠；舌质淡，舌体胖，边有齿痕，苔白腻，左脉沉弱，右脉沉滑。效不更方，原方继服14剂。

三诊：12月24日。患者无头晕、恶心、口淡等不适，仍失眠，易生气；舌质淡，舌体胖，边有齿痕，苔白腻，左脉沉，右脉沉滑。上方加合欢花10g，又服两次（共14剂）而愈。

2013年4月15日，患者因上呼吸道感染请余诊治时告知：眩晕、恶心、失眠已痊愈，不需服药。近日准备回美国。

按：本例患者脾胃受损，不能健运水谷以生化气血，气虚则清阳不展，血虚则脑失所养而发生眩晕，如《景岳全书》指出"无虚不能作眩"；同时脾胃受损，不能运化水湿，聚湿生痰，痰湿中阻，则清阳不升，浊阴不降引起眩晕，如《丹溪心法》说"无痰则不作眩"，且见时胀痛，不能转头；脾虚健运失职则见口淡；胃失和降则见恶心；痰湿阻滞，气不化津则见口干；血不养心而失眠多梦；舌质淡，舌体胖，边有齿痕，苔白腻，左脉沉弱，右脉沉滑均为痰浊中阻，心脾两虚之征。处方用党参、白术、炙甘草、法半夏、陈皮、枳壳、竹茹、生姜健脾理气，和胃化痰；石菖蒲开窍；川芎、白芷治头胀痛；夜交藤、茯神、龙齿宁心安神；怀牛膝引血下行；天麻息风除眩。药中病机而获良效。

（5）颈椎病眩晕二

刘某，女，55岁，中国农业银行佛山市分行干部。

初诊：2010年3月12日下午。患者头晕眼花半月，加重1天，呈旋转状，无法起身，胸闷，双手麻木，恶心呕吐，无耳鸣，失眠多梦；舌质淡红，舌体略胖，边有浅齿痕，苔白腻，脉濡缓。血压110/75mmHg。15天前生气后曾出现胸闷，眩晕。拍颈椎X线片示：颈椎病。心电图检查示：窦性心动过缓，逆钟向转位。证属脾虚肝郁，痰湿中阻。治以健脾开郁化痰。

处方：法半夏10g，橘红10g，白术15g，云茯苓15g，炙甘草5g，石菖蒲10g，川芎15g，粉葛根15g，天麻12g，太子参30g，夜交藤30g，郁金10g，枳壳10g，竹茹10g，乌梢蛇15g，生姜3片。3剂，日1剂，水煎2次，早晚饭后半小时温服。

二诊：3月15日。患者头晕减，无眼花，双上肢前臂凉痛，乏力，舌脉同前，精神转佳。上方加黄芪18g，桂枝10g，3剂。

三诊：3月18日。患者头痛。上方加白芷6g，4剂。

四诊：3月22日。患者前天又生气恼怒，但病症仍好转，大便溏；舌质淡红，舌体略胖，边有浅齿痕，苔薄腻，脉沉。上方白术、云茯苓加至25g，3剂。

5月31日，患者电话告知：共服13剂，已痊愈。

按：本例患者忧思恼怒，一方面肝气郁结，风阳升动，上扰清空，发为眩晕；另一方面，木郁克土，脾胃受损，不能健运水谷以生化气血，气虚则清阳不展，血虚则脑失所养而发生眩晕，如《景岳全书》指出"无虚不能作眩"；同时脾胃受损，不能运化水湿，聚湿生痰，痰湿中阻，则清阳不升，浊阴不降引起眩晕，如《丹溪心法》说"无痰则不作眩"。本方用六君子汤加石菖蒲、郁金、枳壳、竹茹，健脾开郁化痰；夜交藤养心安神；粉葛根为治疗颈椎病的特效中药；川芎、天麻、乌梢蛇活血通络，息风止眩。药中病机而获良效。

（6）颈椎病眩晕三

黄某，女，38岁，广东省阳江市一中学老师。

初诊：2012年8月20日。患者头晕7天，乏力，咽痛，腰酸，失眠，恶心，冷汗，大便黏，体瘦（体重45kg）；舌质淡，苔薄腻，脉沉弱。血压120/70mmHg，心、肺功能无异常，血糖正常，拍颈椎X线片示：颈椎退行性改变（颈4～7唇样增生）。4月14日、8月15日先后因劳累过度诱发晕厥2次，需急诊抢救。证属中气不足，痰瘀内阻。治以补中益气，化痰活瘀。方用补中益气汤合半夏白术天麻汤加减。

处方：天麻10g，石菖蒲10g，川芎10g，当归10g，桑寄生30g，川断30g，夜交藤30g，柴胡3g，怀山药15g，法半夏10g，黄芪18g，党参18g，白术30g，茯神30g，炙甘草6g，陈皮9g，升麻3g，桔梗12g，生姜3片。日1剂，水煎2次，早晚饭后半小时温服。嘱适劳逸。

二诊：11月17日。上方服用3个月，患者无头晕、咽痛、腰酸、失眠、冷汗、恶心等不适，大便仍黏；舌质淡，苔薄腻，脉沉。上方当归加至12g，黄芪加至30g，怀山药加至30g，继服。

三诊：2013年元月31日。患者头晕、乏力、咽痛、腰酸、失眠、恶心、冷汗、大便黏等症状消失，无晕厥，体重增加2.5kg（47.5kg），面色红润；舌质淡，舌体胖，边有齿痕，苔薄腻，脉沉有力。上方加薏苡仁15g，继服巩固疗效。

2013年9月15日，得知患者自服上药后头晕未再复发，余症消失，体重保持在47.5kg，面色红润。学校老师及亲戚见其身体强健，面色红润，与以前判若两人，皆惊奇地询问她的头晕是在何处医好的。

按：本例患者工作敬业，用脑过度，缺乏体育活动，以致脾胃受损，不能健运水谷以生化气血，中气不足。气虚则清阳不展，血虚则脑失所养而发生眩晕，如《景岳全书》指出"无虚不能作眩"；同时脾胃受损，不能运化水湿，聚湿生痰，痰湿中阻，则清阳不升，浊阴不降引起眩晕，如《丹溪心

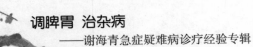

法》说"无痰则不作眩"。气血亏虚则见乏力，形体消瘦；气虚失于固摄、温煦作用失常则见冷汗；脾胃健运失职则大便黏；胃气上逆则见恶心；血不养心则失眠；脾虚生痰，聚于咽喉则咽痛；脾虚及肾则腰酸；因虚、因痰致瘀而出现颈椎唇样增生；舌质淡，苔薄腻，脉沉弱均为中气不足，痰瘀内阻之征。处方用黄芪、党参、白术、当归、炙甘草、陈皮、升麻、柴胡补中益气；怀山药、生姜、法半夏、石菖蒲合党参、白术、炙甘草、陈皮健脾和胃，化痰开窍；川芎活血化瘀；天麻除眩；桑寄生、川断补肾壮腰；夜交藤、茯神养心安神；桔梗开宣肺气而利咽。诸药合用，共奏补中益气、化痰活瘀之效。

3. 头麻

谭某，女，52岁，家住佛山市禅城区金鱼街94号。

初诊：2012年7月2日。患者反复头顶发麻2年余，加重1个月，面色无光泽，伴黄褐斑，记忆力差，血压不稳，130/88mmHg；舌质淡暗，舌体胖，边有齿痕，苔白腻，脉沉略滑。证属痰瘀阻络。治以健脾化痰，活瘀通络。

处方：白芷6g，川芎10g，石菖蒲10g，天麻6g，枳实10g，竹茹10g，法半夏10g，陈皮10g，党参15g，白术15g，云茯苓15g，炙甘草6g，生姜3片。24剂，日1剂，水煎2次，早晚饭后半小时温服。

二诊：7月26日。患者头顶发麻消失，记忆力好转，血压稳定，120/80mmHg。

2个月后上症又反复。上方加全蝎10g，大葱白1尺（切4段后下），又服2个月。患者头顶发麻逐渐减轻至消失，面色转光泽，黄褐斑明显减退。

按：本例患者脾胃受损，不能健运水谷以生化气血，气虚则清阳不展，血虚则脑失所养，同时脾胃受损，不能运化水湿，聚湿生痰，痰湿中阻，病久因虚、因痰致瘀，气血运行不畅，故见反复头顶发麻；气血不足，血不养心则见面色无光泽，伴黄褐斑，记忆力差；阴血不足则肝阳上亢，故见血压偏高而不稳；舌质淡暗，舌体胖，边有齿痕，苔白腻，脉沉略滑均为痰瘀阻络之征。故用党参、白术、云茯苓、炙甘草、生姜、法半夏、陈皮、枳实、竹茹健脾化痰；白芷、川芎、石菖蒲开窍化瘀；天麻息风。诸药合用，共奏健脾化痰、活瘀通络之效。

4. 脑鸣

任某，女，58岁，河南省邓州市人。

初诊：2013年2月28日。患者满头嗡嗡作响2年，加重2个月，躺下即响，头昏沉、眩晕，自觉脑不清醒，拍打头后部稍舒，失眠多梦，记忆力减退，乏力，口干口苦。追问病史，得知因在广东省汕头市作妇产科医生，被人告，入狱半年刚出来。查体：血压130/80mmHg，心、肺功能无异常，腹平软。舌质淡红，舌体胖，边有齿痕，苔白微腻，左脉沉弱滑，右脉沉弦滑。证属脾虚肝郁，心血不足，风痰上扰。治以健脾疏肝，养心安神，化痰息风。

处方：白芷6g，羌活10g，独活10g，石菖蒲10g，天麻10g，川芎15g，枳实10g，竹茹10g，远志10g，夜交藤30g，茯神30g，龙齿30g（先煎），党参15g，白术15g，炙甘草5g，法半夏10g，陈皮10g，制香附12g（解郁），生姜3片。7剂，日1剂，水煎2次，早晚饭后半小时温服。

二诊：3月9日。患者头响明显减轻，眩晕减，无失眠，精神好转，自觉有力，无口干苦；舌质淡红，舌体胖，边有齿痕，苔白微腻，左脉沉滑，右脉沉弦滑。上方继服21剂巩固。

三诊：4月15日。上方服药至30剂，患者各症消失，痊愈。准备回河南老家，带3剂中药巩固疗效。

2016年元月16日遇之，如常人，无诉不适。

按：脑鸣是以自觉脑内如虫蛀鸣响为主要表现的脑神经疾病，多数是由于精神紧张、压力过大、用脑过多或劳累、脑供血不足等因素诱发的。本例患者所思不遂，精神苦闷，以致思虑伤脾，不能健运水谷以生化气血，气虚则清阳不展，血虚则脑失所养，同时脾虚不能运化水湿，聚湿生痰，痰湿中阻，则清阳不升，浊阴不降，土壅木郁，风痰上扰，引起满头嗡嗡作响，头昏沉、眩晕，自觉脑不清醒，拍打头后部稍舒等症状；气不生血，血不养心则见失眠多梦，记忆力减退；气血亏虚则见乏力；湿郁化热则见口干口苦；舌质淡红，舌体胖，边有齿痕，苔白微腻，左脉沉弱滑，右脉沉弦滑均为脾虚肝郁，心血不足，风痰上扰之征。处方用党参、白术、炙甘草、法半夏、陈皮、枳实、竹茹、生姜健脾化痰；石菖蒲化痰开窍；夜交藤、茯神、远志、龙齿养心宁心安神；制香附疏肝理气解郁；川芎活血行气；天麻息风除眩；白芷、羌活、独活祛风除湿透窍。诸药合用，共奏健脾疏肝、养心安神、化痰息风之功。药中病机而获良效。

5. 中风、脑梗死

（1）中风一

任某，女，56岁，河南省邓州市人，佛山电信公司清洁工。

初诊：2011年6月16日。6月14日患者在单位车库搞卫生，浑身汗出后立即进入空调大厅，遂出现恶寒、喷嚏、呵欠等不适，继之口唇麻木，舌强，吐字不灵活，如"风"字说起来很吃力，头胀痛，脸、耳热，喉咙有黏痰，口苦，纳差，四肢无力，在佛山市禅城区张槎医院CT检查示：颅脑未见明显异常，血压180/110mmHg。该院建议住院治疗，患者不同意，先服降压药。今日症状如上述，血压155/110mmHg；舌质淡，苔薄微腻，脉沉弱。诊为中经络；证属气虚血瘀，痰凝风中。治以祛风活血通络，补气健脾化痰。

处方：白芷6g，菊花15g，天麻12g，石菖蒲10g，当归尾15g，川芎12g，桃仁15g，红花6g，广地龙15g，黄芪30g，法半夏10g，陈皮10g，白术15g，云茯苓15g，炙甘草5g，枳壳10g，竹茹10g，生姜3片。3剂，日1剂，水煎2次，早晚饭后半小时温服。

6月17日，在佛山市第二人民医院核磁共振检查示脑梗死。继以上方加减，治疗1个月而获痊愈。

按：中风是以卒然昏仆，不省人事，伴半身不遂，口眼㖞斜，语言不利为主症的病证；病轻者可无昏仆，而仅见口眼㖞斜及半身不遂等症状。根据中风的临床表现特征，西医学中的急性脑血管疾病与之相类似，包括缺血性中风和出血性中风，如短暂性脑缺血发作，局限性脑梗死，原发性脑出血和蛛网膜下腔出血等。内因：内伤积损，劳欲过度，饮食不节，情志所伤。外因：外感风邪。中风病位在心脑，与肝、脾、肾密切相关。基本病机为阴阳失调，气血逆乱，上犯于脑。唐宋至今，突出以"内风"立论。唐宋以前，中风以"外风"学说为主，多从"内虚邪中"立论，治疗主要以疏风散邪，扶助正气为法。本例患者语言不利，但意识清楚，诊为中经络无疑，证属气虚血瘀，痰凝风中。即"络脉空虚"，风邪入中。外风致病很典型；且为外风引动内风，内外风相合致病。浑身汗出后立即进入空调大厅感受风邪，卫阳被郁，故见恶寒；"伤于风者，上先受之"，肺气不宣，则见喷嚏、呵欠；清阳不展，络脉失和则头胀痛；风为阳邪，伤于头面则见脸、耳热；风邪伤肺，气不布津，凝聚为痰则喉咙有黏痰；湿郁化热则口苦；正气不足，脾胃气虚则见纳差，四肢无力；正气不足，脉络空虚，风邪入中，痹阻气血则见口唇麻木，舌强，吐字不灵活；舌质淡，苔薄微腻，脉沉弱均为正气不足，脉络空虚之征。方用白芷、菊花、生姜疏风解表；黄芪、白术、云茯苓、炙甘草、法半夏、陈皮、枳壳、竹茹、石菖蒲补气健脾，化痰开窍；菊花、天麻平肝息风；桃仁、红花、当归尾、川芎、广地龙活血化瘀通络，取"血行风自灭"之意。药中病机而获效。

（2）中风、高血压病

洪某，男，93岁，佛山市禅城区人大常委会主任之父。

初诊：2012年1月30日。患者双腿无力，走路呈交叉步，言语欠畅，头晕10天，曾跌倒3次，咳嗽有白痰，便秘（大便两日一次）。查体：血压180/88mmHg，神清，心率欠整，双肺呼吸音粗，腹平软，未触及包块，无压痛、反跳痛。舌质暗红，苔白腻，脉弦滑略细。诊为高血压病，中风（？）；证属风痰瘀阻络，肝阳上亢。治以健脾化痰，活血通络，平肝息风。

处方：法半夏10g，陈皮10g，白术15g，云茯苓15g，炙甘草6g，枳实10g，竹茹10g，钩藤12g，石菖蒲10g，黄芪15g，石决明30g（先煎），丹参12g，郁金15g（针对语欠清），川芎12g，天麻12g，川牛膝15g，生姜3片。5剂，日1剂，水煎2次，早晚饭后半小时温服。

二诊：2月3日。患者双腿无力及语言欠畅好转，血压170/88mmHg。上方天麻加至15g，继服7剂。

三诊：3月1日。患者血压165/85mmHg。上方加地龙15g，巩固。

3月7日其血压155/80mmHg，继服上方巩固。

四诊：4月30日。患者双下肢有力，走路无交叉步，语言流利，无头晕，无咳，二便可；舌质暗红，苔薄腻，脉弦略滑。停药观察。

7月21日其血压122/80mmHg，各种症状消失。

按：本例患者年高体弱，正气不足，脾胃受损，不能运化水湿，聚湿生痰，痰湿中阻；同时土壅木郁，气郁化火，使肝阴暗耗，风阳升动。气虚推动无力则血瘀，加上风痰阻络，肌肉筋脉失于濡养，故见双腿无力、走路呈交叉步、言语欠畅、跌倒等；痰湿中阻则清阳不升，浊阴不降引起眩晕，如《丹溪心法》说"无痰则不作眩"；肝阳上亢，上扰清空，发为眩晕，如《素问》曰"诸风掉眩，皆属于肝"；痰浊阻肺，肺失宣肃则见咳嗽有白痰；大肠传导失职则便秘；舌质暗红，苔白腻，脉弦滑略细均为风痰瘀阻络，肝阳上亢之征。方用黄芪、白术、云茯苓、炙甘草、法半夏、陈皮、枳实、竹茹、生姜健脾化痰；丹参、郁金、川芎、川牛膝、石菖蒲活血通络开窍；天麻、钩藤、石决明平肝息风。药中病机而获良效。

（3）中风、右侧基底节急性脑梗死

修某，男，55岁，佛山市禅城区劳动局科长。

初诊：2012年5月11日。患者曾因"左侧肢体乏力3天，伴头晕"，发现血压升高2年余，血压156/100mmHg，于2012年2月25日~3月9日在佛山市第二人民医院住院治疗。诊断为右侧基底节急性脑梗死，高血压病2级（很高危），动脉粥样硬化症，高脂血症，颈椎病；服甲钴胺片、泰嘉、络活喜、血栓心脉宁片、代文等药。出院后虽坚持服用上述西药及中成药，仍左侧肢体乏力，活动不灵，下肢尤甚，头晕厉害，经好友介绍来我科诊治。刻下症状如前述；舌质淡红，舌体胖，苔薄腻，脉沉弱。证属气虚血滞，脉络瘀阻。治以补气活血，通经活络。方用补阳还五汤加味。

处方：黄芪60g，桃仁10g，红花6g，赤芍12g，当归尾15g，川芎15g，地龙干15g，川牛膝15g，川木瓜15g，天麻12g，石菖蒲10g。20剂，日1剂，水煎2次，早晚饭后半小时温服。

二诊：5月31日。患者血压120/80mmHg。左上肢有力，体倦除，左下肢乏力略好转。黄芪加至90g，加乌梢蛇12g，28剂。（自停代文等药，仅服络活喜一种西药）。

三诊：6月28日。黄芪加至100g，乌梢蛇加至15g，加桑枝15g，同时加强功能锻炼，下肢绑沙袋，上肢举哑铃。

四诊：7月20日。7月9日至今，患者左上、下肢明显有力，血压116/80mmHg。继服上方。

五诊：8月16日。患者血压116/80mmHg，因昨晚3点睡觉致乏力、头晕。上方加白术15g，法半夏10g，陈皮10g，炙甘草6g。

六诊：2013年元月11日。患者上肢活动自如，下肢有力，行走基本恢复正常。血压110/75mmHg。一直服药至今，无头晕。上方巩固治疗而痊愈。

按：本例患者乃中风之后，正气亏虚，气虚血滞，脉络瘀阻所致。正气亏虚，不能行血，以致脉络瘀阻，筋脉肌肉失去濡养，故见左侧肢体乏力，活动不灵，下肢尤甚；气虚则清阳不展，血虚一方面脑失所养，另一方面肝阳上亢而发生眩晕；舌质淡红，舌体胖，苔薄腻，脉沉弱均为气虚血瘀之象。本证以气虚为本，血瘀为标，即王清任所谓"因虚致瘀"。治当以补气为主，活血通络为辅。本方重用生黄芪补益元气，意在气旺则血行，瘀去络通；当归尾活血通络而不伤血；赤芍、川芎、桃仁、红花协同当归尾以活血祛瘀；

地龙通经活络，力专善走，周行全身，以行药力；川牛膝、川木瓜通经活血；石菖蒲开窍；天麻平肝息风除眩；二诊加入乌梢蛇，旨在强化通络息风之功。药中病机而获良效。

（4）多发性脑梗死

黄某，女，77岁，佛山居民。曾因四肢无力于2013年8月20日～9月4日在佛山市第一人民医院住院治疗，共15天。出院诊断：多发性脑梗死，右侧大脑半球为主；高血压病3级（极高危）；2型糖尿病；帕金森综合征；窦性心动过速；丙肝；慢性肾小球肾炎；乙状结肠癌术后；脑动脉硬化。

初诊：2013年9月4日。患者四肢无力，无法走路，头歪一侧，嗜睡，胃痛，腹胀冷，便溏不畅，二便失禁。查体：精神萎靡不振，不说话（不能正常对答），腹平软，血压不稳定。舌质淡，舌体胖，苔白黑腐（浮垢苔），脉沉弱。证属脾胃阳虚，肺气虚衰。治以温补中阳，大补肺气。

处方：党参15g，白术15g，云茯苓15g，炙甘草6g，法半夏10g，陈皮10g，黄芪60g，桂枝10g，白芍10g，肉苁蓉15g，干姜10g。7剂，日1剂，水煎2次，早晚饭后半小时温服。

二诊：9月10日。患者腹痛减轻，仍便溏；舌质淡，舌体胖，苔白黑腐，脉沉弱。上方加白术至30g，加云茯苓至30g，加干姜至15g，另加石菖蒲10g，川芎12g。

三诊：9月18日。患者诸症好转。黄芪加至90g，7剂。

四诊：9月25日。患者腰酸痛，汗多。上方党参加至30g，加川断30g，加煅龙骨、煅牡蛎各30g（先煎），14剂。

五诊：10月9日。患者诸症好转，黄芪加至120g，加地龙15g，70剂。

其间，11月30日患者无自汗，去龙、牡，12月7日加补骨脂15g。

六诊：2013年12月14日。患者近两月精神转佳，对答如流，头不歪斜，四肢有力，可自行上、下5楼楼梯，大小便质可（时需要提醒）；舌质淡红，前部齿痕，苔前部薄白，中后部微白腻，脉虚弱（73次/分）；血压稳定，131/73mmHg。

七诊：2014年元月29日。患者纳差。上方加神曲15g，山楂15g，3剂。

八诊：2月22日。服上方3剂后，患者纳好，坚持服药至今天，无不适。

按：本例患者年老体弱，罹患多发性脑梗死、高血压病3级、糖尿病等多种疾病，导致脾胃阳虚，肺气虚衰。正气大亏则见精神萎靡不振，不能正

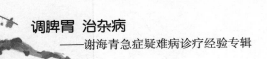

常对答，四肢无力、无法走路，头歪一侧，嗜睡等症状；脾胃阳虚，温煦无力，健运失职则见胃痛、腹胀冷、便溏不畅；肾开窍于二阴，脾虚及肾，肾气不固则见二便失禁；舌质淡，舌体胖，苔白黑腐（浮垢苔），脉沉弱均为脾胃阳虚，肺气虚衰之征。该患者病情虽严重复杂，但其主要矛盾在于正气大亏，故临床上以补虚为主。方中黄芪用量 60~120g，最善补肺，提升一身之阳气；干姜温补中阳；党参、白术、云茯苓、炙甘草、法半夏、陈皮健脾和胃；桂枝、白芍化气和阴阳；肉苁蓉补肾润肠通便。诸药合用，共奏温补中阳、大补肺气之功。待脾胃健旺，正气恢复，逐步加入石菖蒲开窍醒神；川芎活血化瘀；广地龙通经活络，以消除因正气亏虚，不能行血，以致脉络瘀阻，筋脉肌肉失去濡养之患。

（5）中风、出血性脑梗死恢复期

许某，男，47 岁，佛山市一领导干部。曾于 2013 年 8 月 29 日~9 月 24 日在佛山市第一人民医院住院 26 天。

入院情况：患者因头晕头痛、左肢体乏力 1 天入院。查体：血压 157/98mmHg，体型肥胖，体位自如，查体合作，神清语明，双侧瞳孔等大等圆，直径 3mm，对光反射灵敏，伸舌居中，鼻唇沟无变浅，颈软，心率 80 次/分，律齐，左上肢肌力 5 - 级，左下肢肌力 4 级，右上下肢肌力 5 级，四肢肌张力未见异常，双侧指鼻试验阴性，双侧 Babinski 征阴性。8 月 29 日在本院急诊头颅 CT 检查示"右额叶梗死"，心电图未见异常。

诊疗经过：入院后完善相关检查。8 月 30 日 MRI 检查：①颅脑平扫示：右侧额叶大面积急性脑梗死，病变内迂曲管状影，考虑右侧大脑前动脉内血栓形成；双侧额顶叶皮层下、半卵圆中心多发小点状缺血变性灶；右侧轻度乳突炎。②头 MRA 示：右侧大脑前动脉 A1 段均匀细小（发育变异），管腔仅 1.2mm 大小，同时伴局限性狭窄；基底动脉及椎动脉上端迂曲扩张。肝功能 8 项 + 肾功能 7 项 + 血脂 7 项检查示：甘油三酯 3.36mmol/L↑。餐后血糖：葡萄糖 12.32mmol/L↑。行呼吸睡眠监测，有中度呼吸睡眠暂停综合征。入院给予低脂低盐糖尿病饮食，控制血压，拜阿司匹林、波立维抗血小板，凯力康改善脑循环，可定降脂，以及无创通气机辅助睡眠等治疗。9 月 3 日出现反应淡漠，复查头颅 CT 显示为右额叶梗死灶并小量出血。经院内外教授会诊，考虑为出血性脑梗死，给予停用拜阿司匹林及凯力康，加用改善认知的易倍申、金纳多治疗，并且调整高血压药物，严格控制血压。经过上述处理，患者血压逐渐稳定，肢体肌力恢复正常，言语切题，记忆力改善。9月23日复查头颅 MR，病灶较前明显吸收好转；冠脉 CTA 检查示冠状动脉粥样硬化症，未见明显狭窄。血脂、餐后2小时血糖较前降低，尿酸正常。出院诊断：出血性脑梗死（右额叶）；高血压病（3级，极高危），高血压性心脏病；高脂血症；呼吸睡眠暂停综合征；糖耐量异常；痛风症。

初诊：2013年12月2日。患者疲倦乏力、心悸2月余，失眠多梦，纳差，大便不畅，上午11点饥饿感明显，现心悸加重，怕冷，足部尤甚；形体肥胖，血压140/102mmHg；舌质淡，舌体胖，边有齿痕，苔薄腻，脉沉，重按略弦滑。8月底因工作疲劳、喝酒，突然头昏，身体左倾，左手拿碗不稳，遂入住佛山市第一人民医院。11月6日检查尿酸438.4μmol/L，甘油三酯1.9mmol/L，血糖5.7mmol/L。证属气虚痰瘀，心血不足。治以大补元气，健脾化痰，活血通络，养心安神。方用补阳还五汤加减。

处方：桂枝10g，桃仁10g，红花6g，当归10g，川芎12g，赤芍12g，广地龙15g，黄芪90g，红参5g（另煎兑入），白术15g，云茯苓15g，炙甘草5g，法半夏10g，陈皮10g，天麻12g，夜交藤30g，龙齿30g（先煎），酸枣仁15g，山茱萸60g，石菖蒲10g，生姜3片。4剂，日1剂，水煎2次，早晚饭后半小时温服。

二诊：12月6日。患者怕冷减轻，睡眠好转，大便顺畅，脉沉好转。血压140/100mmHg，头太阳穴处胀痛，流清涕。上方加白芷5g，天麻加至15g，生姜加至5片，7剂。

三诊：12月13日。患者怕冷及失眠多梦明显改善，睡后精神好，走路有力，心悸减轻，大便顺畅；舌质淡，舌体胖，边有齿痕，苔前部变薄，左脉沉和缓，右脉沉略滑；血压（140～132）／（96～98）mmHg。上方加黄芪至120g。

四诊：12月20日。患者无头痛，余症好转。上方去白芷，加枳实10g，竹茹10g。

五诊：12月27日。患者服上方矢气增多（枳实故也），余无不适；血压140/100mmHg。上方去龙齿，加石决明30g（先煎）。

六诊：2014年元月3日。患者因胃口好转，体重增加2～2.5kg。尿酸422.8μmol/L，甘油三酯1.77mmol/L，血糖5.32mmol/L。上方加荷叶15g以减肥。

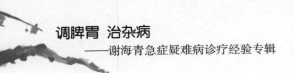

七诊：元月 10 日。患者诸症显著好转；舌质淡，舌体胖，边有齿痕，苔中前部变薄白，左脉沉，右脉沉有力；血压（140～135）/（100～98）mmHg。上方加红花至 10g。

八诊：元月 29 日。患者血压 130/96mmHg。继服上方。

九诊：2 月 8 日。下雨湿冷，患者血压（130～128）/95mmHg。继服上方。

十诊：4 月 2 日。患者精神好，无疲倦乏力、心悸、怕冷等不适，睡眠可，食欲佳，大便通畅；舌质淡红，舌体胖，苔薄腻，脉徐和；血压 120/90mmHg。上方去荷叶，加佩兰 12g（针对天下雨湿热），继服。

按： 本例患者平素工作繁忙，劳则气耗；饮酒过多，损伤脾胃；加上罹患出血性脑梗死，导致人体元气损伤，肺、脾、肾之气皆虚，故出现疲倦乏力；气不生血，血不养心则见饥饿时心悸加重，失眠多梦；脾失健运则见纳差；痰湿内阻则见形体肥胖；大肠传导失职则见大便不畅；正气亏虚，不能行血，以致脉络瘀阻，筋脉肌肉失去濡养，故见身体左倾，左手拿碗不稳；脾虚气血生化乏源，阴血不足，肝阳上亢而发生头昏、血压升高；气虚失温则见怕冷，足部尤甚；舌质淡，舌体胖，边有齿痕，苔薄腻，脉沉，重按略弦滑均为气虚痰瘀，心血不足之征。方中黄芪最善补肺，提升一身之阳气；红参大补元气归脾经，保护胃气；山茱萸大补肾气，其酸敛之性可防黄芪升提之过。此三药合用，元气恢复则疲倦乏力消除；同时气旺则血行，瘀去络通；有利于脑梗死完全康复。白术、云茯苓、炙甘草、法半夏、陈皮、生姜合红参健脾化痰；当归养血活血通络；赤芍、川芎、桃仁、红花协同当归以活血祛瘀；地龙通经活络，力专善走，周行全身，以行药力；桂枝温通经脉；石菖蒲化痰开窍；天麻平肝息风除眩；夜交藤、龙齿、酸枣仁养心宁心安神。全方诸药合用，共奏大补元气、健脾化痰、活血通络、养心安神之功。药中病机而获良效。

（6）急性脑梗死、高血压病

邱某，男，72 岁，佛山市禅城区人。曾于 2013 年 10 月 27 日～11 月 28 日在佛山市第一人民医院住院 32 天。

入院情况：患者因"右侧肢体无力 32 小时"入院。入院查体：查体合作。血压 167/84mmHg；全身浅表淋巴结无肿大；双肺呼吸音清，未闻及干、湿性啰音；心率 69 次/分，律齐，各瓣膜听诊区未闻及病理性杂音；腹平软，无压痛、反跳痛，肝、脾肋下未触及。专科查体：神志清，对答切题，查体配合，理解力、定向力正常；双侧瞳孔等圆等大，直径约2.5mm，对光反射灵敏；右侧鼻唇沟变浅，口角左歪，伸舌左偏；颈软；左侧肢体肌力5级，右上肢肌力5-级，右下肢肌力4级，左右侧肢体肌张力正常；生理反射存在，病理反射未引出。10月27日在急诊头颅CT检查示：右侧额叶腔隙性脑梗死，左侧外囊局部脑软化，脑萎缩。

诊疗经过：入院后完善相关检查。肾功能7项检查示尿素8.31mmol/L↑、肌酐143μmol/L↑，血脂7项检查示低密度脂蛋白胆固醇3.50mmol/L↑，急诊生化8项检查示肌酐142.6μmol/L↑，餐后血糖8.30mmol/L↑，其他如血常规、凝血功能、肝功能8项、餐前血糖、糖化血红蛋白、尿液分析+尿沉渣定量分析结果均大致正常。颈部动脉B超检查示：双侧颈动脉球部粥样硬化斑块形成，双侧颈动脉、椎动脉及锁骨下动脉血流通畅。头MRI检查示：双侧额顶叶皮层下、半卵圆中心、侧脑室周围白质多发腔隙性脑梗死，左侧额顶叶皮层下及半卵圆中心部分病灶为急性期梗死；左侧基底节区小片软化灶形成；脑萎缩，双侧额部硬膜下间隙少许积液；双侧乳突炎症。头MRA检查示：脑动脉硬化，左侧大脑中动脉主干闭塞，建议必要时进一步做DSA检查。给予抗血小板聚集、改善循环、营养神经、降压、降脂、护肾等治疗，患者右侧上下肢肌力有所恢复，于11月13日转科做进一步专科康复治疗。出院诊断：急性脑梗死；高血压病，2级极高危；慢性肾炎；2型糖尿病。

初诊：2013年12月12日。患者右腿麻木无力，觉得比左腿短一点，需扶栏杆才可上下楼梯，穿裤子时右腿无法正常抬起，时不时流泪，口干苦，便溏；血压140/80mmHg（正在服降压药）；舌质淡暗红，舌体胖，苔白腻，左脉沉略滑，右脉寸无力，关浮，尺沉无力。证属气虚痰瘀阻络。治以补气健脾，化痰活瘀通络。

处方：黄芪90g，全蝎10g，天麻12g，石菖蒲10g，广地龙15g，桃仁12g，红花6g，赤芍15g，当归尾15g，川芎15g，党参15g，白术15g，云茯苓15g，炙甘草5g，法半夏10g，陈皮10g，川牛膝30g，川木瓜15g，川断30g，枳壳10g，竹茹10g。7剂，日1剂，水煎2次，早晚饭后半小时温服。

二诊：12月19日。患者右腿觉有力，不用扶栏杆可上下楼梯，无流泪；血压140/80mmHg；舌质淡暗，舌体胖，边有齿痕，苔白腻，脉沉略滑。效不更方，继服。

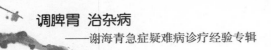
三诊：12 月 26 日。患者走 1 小时不觉累，穿裤子时右腿可抬起正常高度。上方继服。

四诊：2014 年元月 23 日。患者右腿有力，无麻木、流泪、口干苦等不适，大便正常。上方加红花至 10g。巩固疗效。

按：本例患者年老体弱，正气亏虚。一方面，气虚不能行血，以致脉络瘀阻；另一方面，气虚不能化津，凝聚为痰。痰瘀互结，阻塞经络，最终导致筋脉肌肉失去濡养，故见右腿麻木无力，觉得比左腿短一点，穿裤子时右腿无法正常抬起等症状；正气不足，肝肾亏虚则见时不时流泪；脾虚健运失职则见便溏；痰湿郁而化热则见口干苦；舌质淡暗红，舌体胖，苔白腻，左脉沉略滑，右脉寸无力，关浮，尺沉无力均为气虚痰瘀阻络之征。本方重用生黄芪补益元气，意在气旺则血行，瘀去络通；当归尾活血通络而不伤血；赤芍、川芎、桃仁、红花协同当归尾以活血祛瘀；全蝎、地龙通经活络；川牛膝、川木瓜、川断补益肝肾，通经活血；石菖蒲开窍；天麻平肝息风；党参、白术、云茯苓、炙甘草、法半夏、陈皮、枳壳、竹茹健脾化痰。诸药合用，共奏补气健脾、化痰活瘀通络之功。药中病机而获良效。

6. 气虚痰瘀阻络麻木

蓝某，女，26 岁，华英学校教师。

初诊：2012 年 4 月 20 日。患者左腿不适、似麻非麻 10 年，加重 2 天，左面、下唇麻木，乏力，多梦，咽不适，月经有少量血块；舌质淡红，苔薄腻，脉沉滑。证属气虚痰瘀阻络。治以补气活血，化痰通络。方用补阳还五汤加减。

处方：黄芪 30g，桃仁 10g（打），红花 6g，当归尾 10g，川芎 10g，白芍 12g，广地龙 15g，牛膝 15g，党参 18g，白术 15g，茯神 30g，生甘草 5g，桔梗 10g，法半夏 10g，陈皮 10g，枳壳 9g，竹茹 10g，生姜 3 片。4 剂，日 1 剂，水煎 2 次，早晚饭后半小时温服。

5 月 12 日同蓝老师通电话，其服上方 4 剂，诸症消失，很开心。

按：本例患者乃正气亏虚，气虚痰凝血滞，脉络瘀阻所致。正气亏虚，不能行血，以致脉络瘀阻，筋脉肌肉失去濡养，故见左腿不适、似麻非麻，左面、下唇麻木，乏力，月经有少量血块；气虚不能生血，血不养心则见多梦；气虚不能布津，凝聚为痰，阻于咽喉则咽不适；舌质淡红，苔薄腻，脉沉滑均为气虚痰瘀阻络之征。本证以气虚为本，血瘀为标，即王清任所谓

"因虚致瘀"。本方用生黄芪补益元气，意在气旺则血行，瘀去络通；当归尾活血通络而不伤血；白芍、川芎、桃仁、红花协同当归尾以活血养血祛瘀；地龙通经活络，力专善走，周行全身，以行药力；牛膝通经活血，引血下行，针对腿麻而设；党参、白术、生甘草、法半夏、陈皮、枳壳、竹茹、生姜健脾化痰；茯神养心安神；桔梗利咽，且为"舟楫之剂"，载药上行，针对面唇麻木而用。药中病机而获良效。

7. 脑静脉窦血栓形成并癫痫

林某，女，29岁，佛山市南海区人。

初诊：2015年9月5日。患者头胀痛1月余，自汗多，乏力，失眠。因患"脑静脉窦血栓形成并癫痫"在佛山某医院诊治好转。刻下仍头胀痛，自汗多，乏力，失眠；舌质淡，苔薄腻，脉虚弱。证属气虚血瘀受风。治以补气活血祛风。

处方：白芷8g，蔓荆子10g，党参15g，白术15g，云茯苓15g，炙甘草6g，姜半夏10g，陈皮10g，当归尾10g，川芎12g，桃仁10g，红花6g，黄芪45g，石菖蒲10g，夜交藤30g，浮小麦30g，生姜3片，大葱白1尺（后下）。7剂，日1剂，水煎2次，早晚饭后半小时温服。

二诊：9月8日。患者腰痛。上方加黄芪至60g，加地龙15g，加桑寄生30g。

三诊：9月16日。患者失眠。上方加合欢花10g。

四诊：9月23日。患者头胀痛。上方加天麻5g。

五诊：9月29日。患者仍头胀痛。上方加细辛5g。

六诊：10月16日。患者头痛怕冷。上方加桂枝5g。

七诊：10月28日。患者仍头痛怕冷。上方加桂枝至10g。

八诊：12月19日。患者头痛好转。上方加红花至8g，去当归尾，加当归10g。

九诊：2016年元月9日。患者咳嗽，咽痛，余无不适。上方加桔梗15g。

2016年3月2日在大沥医院MR检查示：①左侧半卵圆中心区脑缺血灶；②右侧乙状窦、横窦细小，边缘僵硬，静脉窦粗细不均，尚通畅（?）。该MR片经广州医科大学附属第三医院专家会诊示：右侧乙状窦恢复通畅，血栓后改变。

十诊：2016年3月26日。按元月9日方巩固1周，停药。

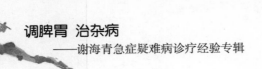

随访至 2019 年 9 月 1 日，患者无诉不适。

按：脑静脉窦血栓形成（CVST）是一种特殊类型的脑血管疾病，误诊率及死亡率高，而发生率则不足所有卒中的 1%。通常以儿童和青壮年多见，而儿童患者中又以感染引起的侧窦和海绵窦多见。化脓性中耳炎和乳突炎患者易并发横窦和乙状窦的血栓形成，统称为侧窦血栓形成。根据病变性质，CVST 可分为炎症型和非炎症型两类。炎症型中海绵窦和横窦是最常受累的部位。而非炎症型中上矢状窦最容易受累。横窦、乙状窦血栓形成多继发于化脓性乳突炎或中耳炎。

本例患者乃正气亏虚，气虚血滞，复感风邪，脉络瘀阻所致。故见头胀痛、乏力等不适；气虚不能摄津则见自汗多；气虚不能生血，血不养心则见失眠；舌质淡，苔薄腻，脉虚弱均为气虚血瘀受风之征。本证以气虚为本，血瘀为标，即王清任所谓"因虚致瘀"。复感外邪，以致经络受阻。本方用生黄芪补益元气，意在气旺则血行，瘀去络通；当归尾活血通络而不伤血；川芎、桃仁、红花协同当归尾以活血养血祛瘀；石菖蒲开窍；党参、白术、云茯苓、炙甘草、姜半夏、陈皮健脾化痰；夜交藤养心安神；浮小麦益气敛汗；生姜、大葱白、白芷、蔓荆子通阳祛风散邪。诸药合用，共奏补气活血、祛风通络之功。药中病机而获良效。

四、脾胃系疾病

国医大师李振华教授根据自己丰富的临床经验，提出了慢性脾胃病"因虚致实，因实致虚，虚实交错"的病机理论和"脾宜健，肝宜疏，胃宜和"的治疗原则。强调醒胃必先制肝，培土必先制木，治肝可以安胃。治疗胃脘痛以疏通为第一要义，以木土并治为基本原则。

对于痞满，虽病位在胃，但基于脾胃之间脏腑表里、纳运升降，以及肝脾、肝胃生克乘侮特殊的生理关系、病理特点，总结出治胃必联系到脾，涉及于肝的诊治经验，采用香砂温中汤加减。全方针对肝郁、脾虚、胃滞的病机特点，集疏肝、健脾、和胃、消积、降气等药，通中有补，补中寓行，使脾虚得健、肝郁得疏、胃滞得和而收佳效。

另外，他认为舌诊能提供丰富的辨证信息，临证定要详细观察，如若舌体胖大则为脾虚；舌体胖大，苔正常则为脾气虚，能食不能消，脾不能运化，甚则水湿排泄失常而浮肿虚胖，或导致血脂高、糖尿病、心脑血管疾病等；舌体胖大，舌质淡，苔薄白则为脾胃虚寒；舌体胖大，舌质淡，苔白腻则为脾虚湿阻；舌体胖大，苔黄腻则为湿热蕴结，并据苔黄之轻重，舌质颜色的红绛与淡白以辨其湿或热的偏盛。

脾胃居中，脾升胃降为脏腑气机之枢纽。脾不升发，胃不通降则一身气机紊乱。治疗上调理脾胃升降，则全身气机通畅，升降出入和谐，气血周流不息，起到纲举目张的作用。又因为气是构成人体的根本，临床上我特别注重气药的应用，尤其是补气升提药的应用。

同时，我常用干姜与黄连这个药对，熔寒温于一炉，辛开苦降以助升降。辛开苦降法又称辛苦通降法，属中医学八法中"和法"的范畴，是将辛热（温）和苦寒（凉）两种药性截然相反的药物配伍使用，同组一方，起到平调寒热、燮理阴阳、调畅气机的作用，用以治疗脏腑功能失调、寒热错杂、气机逆乱、升降失常的病证。干姜与黄连配伍是一升一降，一苦一辛，对应病机多为寒热错杂，升降失常，虚实互见。病位多以脾胃为主。临床上用辛开苦降法调理脾胃升降，则全身气机通畅，升降出入和谐。

1. 食道多发性静脉瘤、胃体多发性息肉

潘某，女，52岁。

初诊：2011年8月15日。患者胸部痞闷（不落膈）反复发作6年，加重10天，嗳气，偶泛酸，口干口苦，背痛，失眠，乏力，便溏；舌质淡，边有齿痕，苔薄腻，脉沉略滑。胃镜示：食道多发性静脉瘤；慢性浅表性胃窦炎并糜烂；胃体多发性息肉，呈半球状。证属脾虚肝郁胃滞，寒热错杂。治以健脾疏肝和胃，辛开苦降。

处方：黄连10g，干姜5g（辛开苦降），知母10g（针对口干），薏苡仁30g（息肉多用之），枳壳10g，夜交藤30g，桑寄生30g，党参15g，白术15g，云茯苓15g，炙甘草5g，法半夏10g，陈皮10g，砂仁12g（后下），制香附12g，生姜3片。3剂，日1剂，水煎2次，早晚饭后半小时温服。

二诊：8月18日。患者胸部痞闷，嗳气，泛酸，口干口苦，背痛，失眠，乏力，便溏明显好转，继服上方而诸症消除。

按：脾与胃，一脏一腑，互为表里，共主升降，故胃病多涉及脾，脾病亦可及胃；肝与脾胃是木土乘克关系，病理上常常发生木郁克土或土壅木郁，最终形成脾虚不能温养，肝郁气机阻滞，胃滞无法和降，且脾气虚无力温煦，

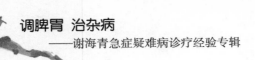

运化失职，湿郁化热，寒热错杂，导致胸部痞闷，嗳气，泛酸，口干口苦，背痛，乏力，便溏，舌质淡，边有齿痕，苔薄腻，脉沉略滑等；脾虚气血化生乏源，血不养心则见失眠。方用党参、白术、云茯苓、炙甘草、法半夏、陈皮、砂仁、枳壳、制香附、生姜健脾化湿，疏肝和胃；黄连、知母清泄郁热；其中黄连配干姜，辛开苦降，消痞除满；薏苡仁健脾化湿，息肉多用之；夜交藤养心安神；桑寄生治背痛。药中病机而获效。

2. 慢性胃炎

（1）慢性糜烂性胃窦炎

杨某，女，48 岁，佛山科学技术学院教授。

初诊：2010 年 4 月 23 日。患者胃脘胀闷痞满、冷痛 2 月余，嗳气，舌麻，便秘，乏力，失眠多梦，口干，口淡，手足不温；舌质淡，舌体胖，苔白腻，左脉虚缓，右脉弦滑无力。曾在佛山市第一人民医院、佛山市禅城区中心医院诊治无效。证属脾虚、肝郁、胃滞。治以健脾、疏肝、和胃。

处方：太子参 30g，白术 18g，茯神 30g，炙甘草 3g，法半夏 10g，陈皮 10g，砂仁 10g（后下），制香附 10g，乌药 10g，川芎 10g，小茴香 6g，夜交藤 30g，合欢花 10g，知母 10g，川朴 10g，生姜 3 片。7 剂，日 1 剂，水煎 2 次，早晚饭后半小时温服。

二诊：4 月 30 日。患者服药 7 剂，胃胀冷好转，口干、舌麻明显减轻，乏力加重（可能因昨日过度劳累与今日天气转热有关）。上方加黄芪 18g，升麻 5g，知母、川朴各减至 8g。

三诊：5 月 14 日。患者胃不胀，舌麻明显好转，大便通。继服上方 7 剂。

四诊：6 月 18 日。患者仍手足不温，余无不适；舌质淡红，舌体胖，苔薄腻，脉沉有力。上方加桂枝 9g，当归 10g，巩固疗效。

按：脾与胃，一脏一腑，互为表里，共主升降，故胃病多涉及脾，脾病亦可及胃；肝与脾胃是木土乘克关系，病理上常常发生木郁克土或土壅木郁，最终形成脾虚不能温养，肝郁气机阻滞，胃滞无法和降，导致胃痛、嗳气、乏力、口干、口淡、手足不温、舌质淡，舌体胖，苔白腻，左脉虚缓，右脉弦滑无力等。胃与肠上下相连，胃病常致大肠传导失职而出现便秘；足太阴脾经连舌本，散舌下，脾胃病不论气血生化不足抑或湿阻气血不通，均可导致舌麻；气血生化不足，心血失养，故出现失眠多梦。处方用太子参、白术、炙甘草、法半夏、陈皮、砂仁、制香附、乌药、川芎、小茴香、川朴、生姜健脾、疏肝、和胃；茯神、夜交藤、合欢花养心安神；知母治口干。药中病机而获良效。

（2）反流性食道炎、慢性糜烂性胃窦炎

宋某，女，58岁，同济医院退休职工。

初诊：2013年10月23日。患者胃脘隐痛胀闷5个月，失眠；曾在佛山市禅城区中心医院做胃镜检查，诊为反流性食道炎、胃窦黏膜糜烂性炎症；舌质淡，苔薄腻，脉沉弱。证属脾虚，肝郁，胃滞。治以健脾，疏肝，和胃。

处方：白及15g，太子参30g，白术15g，云茯苓15g，炙甘草5g，法半夏10g，陈皮10g，川芎10g，黄连5g，干姜10g，砂仁10g（后下），制香附12g，夜交藤30g，生姜3片。日1剂，水煎2次，早晚饭后半小时温服。

二诊：12月5日。患者胃脘隐痛、胀闷明显好转，仍失眠；口淡，舌质淡，苔薄腻，脉沉。处方：上方减黄连至3g，去太子参，加党参15g。巩固治疗而痊愈。

按：本例患者脾虚不能温养，肝郁气机阻滞，胃滞无法和降，导致胃脘隐痛胀闷；气血生化不足，心血失养，故出现失眠；舌质淡，苔薄腻，脉沉弱均为脾虚肝郁胃滞之征。处方用干姜、太子参、白术、云茯苓、炙甘草温中健脾；黄连合干姜辛开苦降，消除胃脘隐痛胀闷；法半夏、陈皮、砂仁、生姜和胃化湿；川芎为血中之气药，活血行气；制香附疏肝理气；白及收敛止血，消肿生肌，可愈合胃窦黏膜糜烂；夜交藤养心安神。诸药合用，脾气得健、肝气得疏、胃气得和而病除。

（3）慢性糜烂性胃窦炎并梅核气

杨某，女，44岁，湖北省枣阳市实验中学教师。

初诊：2011年11月14日。患者反复胃脘胀满2年余，偶隐痛，喝开水加重。于2010年7月15日在武汉协和医院做胃镜检查示"十二指肠球部糜烂性炎症，糜烂性胃窦炎"，服西药（质子泵拮抗剂）无效；继在湖北省中医院服中药无效（具体用药不详）。经人介绍，专门请假1个月来佛山请余诊治。刻下仍胃胀，便秘，失眠多梦，咽中异物感，口干，舌尖疼，手足不温，月经量少色暗；腹软，按之则舒；舌质淡，苔薄腻，脉沉弱。证属脾虚肝郁痰凝，心血肺阴不足。治以温中健脾，化痰解郁，养心安神，润肺利咽。

处方：桂枝10g，白芍10g，夜交藤30g，柏子仁15g，火麻仁30g，桃仁12g（打），川朴10g，党参15g，白术15g，茯神30g，炙甘草5g，法半夏

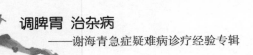

10g，陈皮10g，砂仁12g（后下），制香附10g，生姜3片。7剂，日1剂，水煎2次，早晚饭后半小时温服。

二诊：11月21日。患者胃胀、失眠好转，仍便秘，咽中有异物感。上方加白芍至30g，7剂。

三诊：11月28日。患者胃胀、失眠好转，仍便秘，咽中有异物、燥热感。上方加郁李仁15g，玄参15g，7剂。嘱用淡盐水漱咽喉，喝罗汉果茶。

四诊：12月5日。患者咽喉舒服，燥热感减轻，无胃胀、便秘、失眠多梦、口干、舌尖疼、手足不温等不适；舌质淡，苔薄腻，脉沉。上方继服。因我带医院职工外出游览，下午4点45分才回到医院，立即帮她诊治。患者连声说："很感动！有的人医术好，医德不行；有的人医德可以，医术差。像你这样医术好、医德好的人很少见！"因病情明显好转，其准备回家上班。（当今社会上医患关系紧张，相当一部分医生患者互不信任。谁之过？）

12月24日患者短信告知："尊敬的谢医生，您好！我是您医治过的湖北患者。您医术高明，令我敬佩；您医德高尚，令我感动。您是我见过的最好的医生！在圣诞节来临之际，特将我最真诚的祝福送给您及家人：节日快乐，一生一世健健康康，平平安安，快快乐乐！"

按：本例患者脾虚不能温养，肝郁气机阻滞，胃滞无法和降，导致胃脘胀满、隐痛等症；肝气郁结，循经上逆，结于咽喉或乘脾犯胃，运化失司，津液不得输布，凝结成痰，痰气结于咽喉引起咽中异物感、口干等梅核气症状；脾虚气血生化乏源，心失所养则见失眠多梦；脾胃虚弱，阳气失温则手足不温；大肠传导失司则便秘；气滞血运不畅则月经量少色暗；脾胃气虚，气血生化乏源，阴血不足导致心火上炎；因脾开窍于口，手少阴心经之别系舌本，足太阴脾经连舌本，散舌下，故出现舌尖痛；舌质淡，苔薄腻，脉沉弱均为脾虚肝郁痰凝，心血肺阴不足之征。方用桂枝、白芍、党参、白术、炙甘草、法半夏、陈皮、砂仁、生姜温中健脾化痰；川朴、制香附行气解郁；夜交藤、茯神养心安神；柏子仁安神润肠通便；桃仁活瘀润肠通便；火麻仁润肠通便；三诊加玄参、罗汉果旨在润肺利咽。诸药合用，共奏温中健脾、化痰解郁、养心安神、润肺利咽之功。药中病机而获良效。

（4）慢性浅表性胃窦炎一

李某，女，32岁，佛山市三水区大塘镇人。

初诊：2010年8月9日。患者胃脘胀痛10年，早晨空虚感1个月，饥饿加重，嗳气，眼干，乏力，腰酸，便溏，心悸；舌质淡，舌体略胖，苔薄腻，左脉虚弱，右脉略滑。在外院做胃镜检查示慢性浅表性胃窦炎。证属脾虚、肝郁、胃滞。治以健脾、疏肝、和胃。

处方：木贼10g，太子参30g，桑寄生30g，白术18g，云茯苓18g，炙甘草5g，法半夏10g，陈皮10g，砂仁12g（后下），制香附10g，怀山药15g，乌药10g，小茴香6g，夜交藤30g，生姜3片。7剂，日1剂，水煎2次，早晚饭后半小时温服。

二诊：8月16日。患者上症好转，口干。上方加沙参10g。

三诊：9月6日。患者上症好转，无眼干，仍心悸。上方去云茯苓、木贼，加酸枣仁15g，茯神30g。

四诊：9月30日。患者诸症基本消失。上方7剂以巩固治疗。

按：本例患者脾虚不能温养，肝郁气机阻滞，胃滞无法和降，导致胃脘胀痛，早晨空虚感，饥饿加重，嗳气，乏力，便溏；舌质淡，舌体略胖，苔薄腻，左脉虚弱，右脉略滑等；气血生化不足，心血失养，故出现心悸；肝血不足生热致眼干；脾虚及肾致腰酸。处方用太子参、白术、云茯苓、怀山药、炙甘草、法半夏、陈皮、砂仁、制香附、乌药、小茴香、生姜健脾疏肝和胃；夜交藤养心安神；木贼治眼干；桑寄生主治腰酸。药中病机而获良效。

（5）慢性浅表性胃窦炎二

余某，女，21岁，家住佛山市禅城区鸿业豪庭，其父母均为医生。

初诊：2011年3月16日。患者反复上腹饱胀2年，加重2个月，嗳气不畅，嗳气则腹胀减轻，曾服雷尼替丁胶囊（一次0.15g，每日2次）、吗丁啉片（一次10mg，每日3次），服西药时症状略减轻，停药后又加重。查体：腹软，无压痛及反跳痛，麦氏点无压痛。舌质淡，舌体略胖，苔薄微腻，脉沉弱。证属脾虚、肝郁、胃滞。治以健脾、疏肝、和胃。

处方：丁香5g，柿蒂15g，党参15g，白术15g，云茯苓15g，炙甘草3g，法半夏10g，陈皮10g，砂仁12g（后下），制香附12g，川朴8g，生姜3片。5剂，日1剂，水煎2次，早晚饭后半小时温服。

二诊：3月21日。患者嗳气顺畅，腹胀明显减轻。时值梅雨季节潮湿，上方加佩兰10g，薏苡仁10g，5剂。

三诊：3月29日。患者腹不胀，偶嗳气，但顺畅。上方继服5剂巩固。

四诊：4月6日。患者腹不胀，偶嗳气，但顺畅，舌苔变薄，偶乏力。上

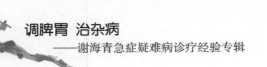

方去佩兰，加黄芪15g，继服5剂巩固疗效。

按：本例患者脾虚不能温养，肝郁气机阻滞，胃滞无法和降，导致反复上腹饱胀2年，加重2个月，嗳气不畅（嗳气因胃气上逆，不畅因脾气不升），嗳气则腹胀减轻，舌质淡，舌体略胖，苔薄微腻，脉沉弱等。服西药治标虽可获得一时疗效，但导致胃动力不足之根本脾虚证无法解决，所以停西药后腹胀如故。处方用党参、白术、云茯苓、炙甘草、法半夏、陈皮、砂仁、制香附、川朴、生姜健脾疏肝和胃，丁香、柿蒂降逆止嗳。药中病机而获良效。

（6）慢性浅表性胃炎并神经性耳鸣

刘某，女，55岁，在中国农业银行佛山分行工作。

初诊：2010年12月6日。患者胃胀痛1个月，嗳气，乏力，失眠多梦，前额头痛，左耳鸣如飞机声，腰酸，眼睑肿；舌质淡，苔白腻，脉沉弱。证属脾虚、肝郁、胃滞、受风。治以健脾、疏肝、和胃、疏风。

处方：白芷6g，川芎10g，石菖蒲10g，蝉蜕10g，磁石30g（先煎），党参15g，白术15g，云茯苓15g，炙甘草3g，法半夏10g，夜交藤30g，陈皮10g，砂仁10g（后下），制香附10g，泽泻10g，薏苡仁30g，生姜皮10g，大葱白1尺（后下）。3剂，日1剂，水煎2次，早晚饭后半小时温服。

二诊：12月9日。患者胃胀、耳鸣、头痛、乏力等症明显好转，嗳气减少；舌质淡，苔薄腻，脉沉。上方继服3剂巩固疗效。

按：本例患者脾虚不能温养，肝郁气机阻滞，胃滞无法和降，导致胃胀痛，嗳气，乏力，眼睑肿，舌质淡，苔白腻，脉沉弱等；气血生化不足，心血失养，故出现失眠多梦；前额头痛，左耳鸣如飞机声为风邪上犯，经络不通，耳窍不利；脾虚及肾，肾府失养故腰酸。处方用党参、白术、云茯苓、炙甘草、法半夏、陈皮、砂仁、制香附、生姜健脾疏肝和胃；夜交藤养心安神；泽泻、薏苡仁健脾祛湿治眼睑肿；白芷、大葱白、川芎、石菖蒲、蝉蜕疏风开窍，活血止痛；其中川芎可行血中之气，祛血中之风，上行头目，为临床治疗外感头痛之要药；磁石养肾聪耳，主治耳鸣。药中病机而获良效。

（7）慢性浅表性胃炎伴胸骨后刺痛

谢某，女，60岁，家住佛山市禅城区深宁路23号。

初诊：2011年12月15日。患者胸骨后刺痛半月，咽部不适，嗳气，泛酸，便溏，失眠，多梦；舌质淡，舌体胖，苔薄腻，脉沉弱。查体：腹部无压痛及反跳痛，肝脾未及。做胃镜检查示慢性浅表性胃炎。证属脾胃气虚，气滞血瘀。治以健脾和胃，理气化瘀。

处方：党参 15g，白术 30g，云茯苓 30g，炙甘草 5g，法半夏 10g，陈皮 10g，砂仁 12g（后下），制香附 12g，黄连 6g，干姜 10g，川芎 12g，延胡索 12g，生姜 3 片。3 剂，日 1 剂，水煎 2 次，早晚饭后半小时温服。

西药 Tab. Losec，1 次 20mg，每日 1 次，3 日。

二诊：12 月 24 日。患者服上药后胸骨后刺痛消失，大便正常，仍咽部不适，余症明显改善；舌质淡，舌体胖，苔薄腻，脉沉弱。停服 Losec；上方加川朴 6g，桔梗 10g，继续巩固治疗。

按：本例患者证属脾胃气虚，运化失职，土壅木郁，气滞血瘀，故见胸骨后刺痛、便溏；胃气不降则嗳气；痰气交阻则咽部不适；湿郁化热而作酸，正如《内经》所谓"诸呕吐酸，皆属于热"；脾虚气血生化乏源，血不养心则见失眠、多梦；舌质淡，舌体胖，苔薄腻，脉沉弱均为脾胃气虚之征。处方用党参、白术、云茯苓、炙甘草、法半夏、陈皮、砂仁、生姜健脾化湿和胃；干姜温补中阳，黄连清湿郁所化之热，二者合用，可降反流之胃酸；制香附、川芎、延胡索理气化瘀。药中病机而获良效。

（8）慢性浅表性胃窦炎、肝内胆管小结石

边某，男，29 岁，河南省镇平县人。

初诊：2010 年 12 月 21 日。患者上腹部胀满、隐痛、痞闷（不通畅）2 周，口臭，磨牙（睡中），大便日 5 次；舌质淡，苔薄腻，脉沉弱。查体：上腹轻压痛。西医诊为慢性浅表性胃窦炎，脂肪肝，胆囊炎，肝内胆管小结石。证属脾虚胃滞，肝胆湿热。治以健脾和胃，疏肝利胆。

处方：薏苡仁 30g，怀山药 30g，柴胡 10g，鸡内金 15g，金钱草 15g，党参 18g，白术 30g，云茯苓 30g，炙甘草 5g，法半夏 10g，陈皮 10g，砂仁 12g（后下），制香附 10g，泽泻 10g，生姜 3 片。7 剂，日 1 剂，水煎 2 次，早晚饭后半小时温服。

二诊：12 月 28 日。患者上症明显好转，上方继服 7 剂。

三诊：2011 年元月 3 日。患者腹不胀痛，口臭、磨牙减轻，大便减至日 2 次，质可；舌淡红，苔薄腻，脉沉。继服上方 7 剂。

四诊：元月 11 日。天气湿冷、小雨，患者腹微胀，余症好转。上方加乌药 10g。

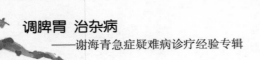

五诊：元月 26 日。患者腹不胀，仅大便次数日 2~3 次，质可，余无不适。上方加干姜 5g，7 剂，巩固疗效。

按： 本例患者脾失健运，水湿内停，郁而化热，湿热相合，煎熬结成砂石；肝胆疏泄不利，导致上腹部胀满、隐痛、痞闷，口臭，磨牙，大便日 5 次，舌质淡，苔薄腻，脉沉弱等。处方用党参、白术、云茯苓、炙甘草、法半夏、陈皮、砂仁、制香附、泽泻、薏苡仁、怀山药、生姜健脾和胃，柴胡、鸡内金、金钱草疏肝利胆化湿。药中病机而获良效。

（9）慢性萎缩性胃炎、十二指肠球部溃疡

梁某，女，43 岁，佛山市人。

初诊：1998 年 10 月 19 日。患者胃脘部胀闷 12 年。近半月来，胀痛加剧，饥饿及夜晚加重。10 月 13 日在外院做胃镜检查示：慢性萎缩性胃窦炎，十二指肠球部前壁活动性溃疡，幽门螺杆菌感染。活检、病检结果如上。医生予法莫替丁等抑酸药治疗 1 周，疼痛略有好转，但胃脘痞胀更甚。患者怀疑自己患肿瘤，要求在我科复查胃镜，其结果仍示：胃窦部黏膜萎缩性炎症，十二指肠球部前壁活动性溃疡，幽门螺杆菌感染。刻下上腹痞闷胀痛，口干口苦，食欲不振，倦怠乏力，失眠多梦，嗳气频作，大便秘结；舌质淡，苔白腻，脉弦。中医诊为胃痞。证属脾虚、肝郁、胃滞，兼有郁热。治以健脾、疏肝、和胃，佐以清热。

处方：党参 20g，白术 15g，云茯苓 10g，炙甘草 3g，法半夏 10g，陈皮 10g，砂仁 10g（后下），制香附 15g，五灵脂 20g，夜交藤 30g，佛手 10g，火麻仁 30g，郁李仁 15g，蒲公英 15g，山栀子 10g，鸡内金 15g。5 剂，每日 1 剂，水煎分两次温服。

二诊：10 月 24 日。患者已无胃痛，大便通畅，口苦减，纳可，仍胃部胀满，嗳气，乏力；舌脉同前。上方减火麻仁、郁李仁，加黄芪 15g，生姜 3 片。

患者以二诊方调理 1 个月，复查胃镜示：胃窦部黏膜仍为萎缩性炎症，十二指肠球部充血，轻度变形，未见溃疡。仍以上方为主加减治疗半年后，诸症悉平，无胃痞，食欲可，二便调，睡眠佳；舌质淡，苔薄白，脉沉。复查胃镜，结合病理示：胃窦部黏膜轻度水肿，红白相间，以红为主，未见萎缩腺体，未感染幽门螺杆菌。继以上方制成丸剂，每服 9g，日 2 次，巩固治疗 3 个月。随访至今，未有反复。

按：该患者久病失治，中气受损，脾之清阳不升，胃之浊阴不降，阻滞气机，故见胃脘部痞胀疼痛，嗳气频作，食欲不振，倦怠乏力；脾虚日久，气血生化乏源，心神失养，肠道失濡，故见失眠多梦，大便干结；气郁日久化火伤阴，可见口干口苦。故选用香砂六君子汤加佛手、鸡内金以健脾疏肝和胃；火麻仁、郁李仁润肠通便；蒲公英、山栀子清热；夜交藤养血安神；久病入络，故选用五灵脂活血化瘀止痛。诸药合用，共奏健脾疏肝和胃之功。

凡慢性萎缩性胃炎与消化性溃疡同时发病，西医认为治疗十分棘手，因为不制酸，则溃疡不除；若制酸，则萎缩更甚。而中药辨证论治，具有双向调节作用，恰能解决上述矛盾，而发挥自己的优势。

用山栀子、蒲公英配合辨证用药，似对幽门螺杆菌有杀灭作用，这一点有待进一步证实。

胃痞（慢性萎缩性胃炎）一病，持续日久，治疗应坚持用药。即使症状消失，亦需继续服药巩固治疗，少则三月，多则一年，以免病情反复。此患者先用汤剂，药力集中，便于尽快解除痛苦；待病情缓解后，制成丸剂，利于患者服用方便。

3. 胃底黄色素瘤

曾某，男，46岁，佛山科学技术学院医学院食堂职工。

初诊：2014年9月27日。患者胃脘胀满隐痛9个月，灼热，尿黄如茶，失眠，头晕。今年6月22日在佛山市中医院做胃镜示胃底黄色素瘤。舌质淡，舌体略胖，苔薄腻，脉沉略滑。证属脾胃虚寒，湿热内蕴。治以温中健脾，清热化湿。

处方：党参15g，白术15g，云茯苓15g，炙甘草6g，法半夏10g，陈皮10g，砂仁10g（后下），制香附12g，川芎10g，干姜10g，黄连5g，夜交藤30g，合欢花10g，生姜3片。4剂，日1剂，水煎2次，早晚饭后半小时温服。

二诊：10月8日。患者胃脘胀满隐痛、灼热、失眠、尿黄减轻，仍头晕；舌质淡，舌体略胖，苔薄腻，脉沉略滑。上方加丹参10g。

三诊：10月10日。患者无胃胀隐痛、灼热、失眠等不适，小便变清，仍头晕；舌质淡，舌体略胖，苔薄腻，脉沉略有力。继服。

上方略有加减，断续服药至2015年6月16日，无诉不适。6月13日在佛山市中医院复查胃镜示：慢性非萎缩性胃炎，胃黏膜脱垂，未见胃底黄色

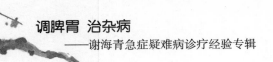
素瘤。

按：黄色素瘤是一种非肿瘤性反应性增生的病变，多发生于皮肤及深部内脏。黄色素瘤可发生于全消化道，但以胃黄色素瘤多见。本病可见于任何年龄，随着年龄增长而增加。本例患者脾胃阳虚，无力温煦，运化失职，湿郁化热，寒热错杂；肝郁气机阻滞，胃滞无法和降，故见胃脘胀满隐痛，灼热；湿热下注则见尿黄如茶；脾虚气血生化乏源，清窍失养则见头晕；血不养心则见失眠；舌质淡，舌体略胖，苔薄腻，脉沉略滑均为脾胃虚寒，湿热内蕴之征。处方用干姜、党参、白术、云茯苓、炙甘草、法半夏、陈皮、砂仁、制香附、生姜温中健脾，疏肝和胃；黄连清湿郁所化之热，合干姜辛开苦降，消除胃脘胀满隐痛；川芎行气活瘀；夜交藤、合欢花养心安神。诸药合用，共奏温中健脾、清热化湿之功。药中病机而获痊愈。

4. 痞满

（1）胃痞一

杨某，女，48岁，佛山市禅城区副区长。

初诊：2010年5月13日。患者胃脘胀闷一月，怕冷，口苦有异味，便秘，乏力，失眠多梦，舌质淡，苔薄白，脉沉弱。证属脾虚、肝郁、胃滞。治以健脾、疏肝、和胃。

处方：太子参30g，白术15g，茯神30g，炙甘草5g，法半夏10g，陈皮10g，砂仁10g（后下），制香附10g，小茴香6g，乌药10g，夜交藤30g，生首乌15g，火麻仁30g，白芍15g，山栀子5g，生姜3片。3剂，日1剂，水煎2次，早晚饭后半小时温服。

二诊：5月17日。患者睡眠可，大便通，腹平时不胀，仅吃韭菜后稍胀，腰酸困。上方白术加至18g，火麻仁减至18g，加桑寄生30g。服药25剂痊愈。

按：本例患者脾虚不能温养，肝郁气机阻滞，胃滞无法和降，导致胃脘胀闷，怕冷，口苦有异味，乏力，舌质淡，苔薄白，脉沉弱等；胃与肠上下相连，胃病常致大肠传导失职而出现便秘；气血生化不足，心血失养，故出现失眠多梦。处方用太子参、白术、炙甘草、法半夏、陈皮、砂仁、制香附、乌药、小茴香、生姜健脾疏肝和胃；茯神、夜交藤养心安神；山栀子治口苦；生首乌、火麻仁、白芍润肠通便。药中病机而获良效。

（2）胃痞二

高某，女，74岁，河南省淮阳县人。

初诊：2013年12月16日。患者胃脘胀（撑）满痞闷5年，下腹空软，嗳气不顺，夜晚加重，影响睡眠，每晚需起来走动1~2次，胃脘撑胀才暂时稍缓解；舌质淡，舌体略胖，有裂纹，苔薄腻，脉沉弱。证属脾胃虚寒，湿郁化热，肝郁胃滞。治以温中健脾，辛开苦降，疏肝和胃。

处方：黄连5g，干姜10g，丁香5g，柿蒂15g，川芎10g，川朴10g，党参15g，白术15g，云茯苓15g，炙甘草6g，法半夏10g，陈皮10g，砂仁10g（后下），制香附12g，生姜3片；7剂，日1剂，水煎2次，早晚饭后半小时温服。

二诊：12月26日。患者服药仅2剂，胃脘撑胀已明显好转。服至第7剂，胃脘不胀闷，嗳气顺畅，夜卧转佳，大便日2次。上方加白术至30g，继服7剂。痊愈。

按：本例患者年老体弱，脾胃阳虚，无力温煦，运化失职，湿郁化热，寒热错杂；肝郁气机阻滞，胃滞无法和降，故见胃脘胀（撑）满痞闷，下腹空软，嗳气不顺，夜晚加重，影响睡眠，每晚需起来走动1~2次，胃脘撑胀才暂时稍缓解；舌质淡，舌体略胖，有裂纹，苔薄腻，脉沉弱均为脾胃虚寒，湿郁化热，肝郁胃滞之征。处方用干姜、党参、白术、云茯苓、炙甘草、法半夏、陈皮、砂仁、制香附、生姜温中健脾，疏肝和胃；黄连清湿郁所化之热，合干姜辛开苦降，消除胃脘胀（撑）满痞闷；丁香、柿蒂温中降逆，主治嗳气不顺；川芎活血行气；川朴行气化湿，消胀除满。诸药合用，共奏温中健脾、辛开苦降、疏肝和胃之功。药中病机而获良效。

（3）胃痞三

王某，男，39岁，佛山市口腔医院医生。

初诊：2014年6月13日。患者因劳累、熬夜、喝啤酒，胃脘痞闷胀满1月余，嗳气，便溏，乏力，失眠，纳差。曾在外院诊治，服吗丁啉等药，效果不理想。舌质淡，舌体胖，苔白腻，脉虚弱。未做胃镜检查。证属脾虚湿阻，肝郁胃滞，寒热错杂。治以健脾化湿，疏肝和胃，辛开苦降。

处方：夜交藤30g，干姜10g，黄连3g，鸡内金15g，党参15g，白术30g，云茯苓15g，炙甘草3g，法半夏10g，陈皮10g，砂仁10g（后下），制香附12g，川朴9g，苍术10g，生姜3片。4剂，日1剂，水煎2次，早晚饭

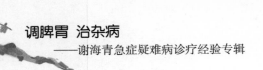

后半小时温服。嘱禁生冷，早睡（最迟23点）早起。

二诊：6月17日。患者上药服1剂即见效；服完4剂，胃痞胀满、嗳气等症状已减九成，无乏力、失眠等，大便正常，胃口好转；舌质淡，舌体胖，苔前部变薄，脉虚弱。上方加干姜至12g，4剂。

三诊：6月30日。患者胃痞满基本消失，无嗳气、乏力等不适，睡眠可，大便正常，纳转佳；舌质淡红，苔前部变薄白，中后部白微腻，脉沉略有力。上方减鸡内金至10g，以巩固疗效。

按：本例患者因劳累、熬夜（看书）、喝啤酒，致脾胃阳虚，无力温煦，运化失职，湿郁化热，寒热错杂；肝郁气机阻滞，胃滞无法和降，故见胃脘痞闷胀满、嗳气、便溏、纳差等不适；脾虚气血生化乏源则见乏力；血不养心则见失眠；舌质淡，舌体胖，苔白腻，脉虚弱均为脾虚湿阻，肝郁胃滞，寒热错杂之征。处方用干姜、党参、白术、云茯苓、炙甘草、法半夏、陈皮、砂仁、制香附、鸡内金、生姜温中健脾，疏肝和胃；黄连清湿郁所化之热，合干姜辛开苦降，消除胃脘痞闷胀满；苍术苦温，善能燥湿；川朴行气化湿，消胀除满；夜交藤养心安神。诸药合用，共奏健脾化湿、疏肝和胃、辛开苦降之功。药中病机而获良效。

（4）胃痞四

黄某，男，63岁，佛山市汾江中学原副校长。

初诊：2010年10月22日。患者胃脘痞满伴寒冷（胃部）1年余，口干口苦；舌质淡，苔薄微腻，脉沉弱。证属脾肾阳虚，湿郁化热。治以温补脾肾，辛开苦降。方用四逆汤合半夏泻心汤加减。

处方：黄连8g，知母10g，干姜10g，桂枝10g，党参15g，白术15g，云茯苓15g，炙甘草3g，法半夏10g，陈皮10g，砂仁10g（后下），制香附10g，川朴10g，炮附子10g（先煎）。3剂，日1剂，水煎2次，早晚饭后半小时温服。

二诊：10月25日。患者痞满减轻，无口干。上方去知母，又进3剂，痞满除，胃部寒冷消失，纳好转。

三诊：2011年4月14日。患者半年来无不适，纳可。近3天又出现胃脘痞闷寒冷，口苦，大便不畅，前部偏干；舌质淡，苔薄微腻，脉沉弱。上方加肉苁蓉15g，3剂，日1剂，水煎2次，早晚饭后半小时温服。仅服3剂，诸症消除，痊愈。

按：胃痞在《内经》称为痞、满、痞满、痞塞等。《伤寒论》指出该病病机是正虚邪陷，升降失调；并拟定了寒热并用、辛开苦降的治疗大法，其所创诸泻心汤乃治痞满之祖方，一直为后世医家所常用。本病是脾胃功能失调，升降失司，胃气壅塞而成的以胃脘痞塞满闷不舒，按之柔软，压之不痛，视之无胀大之形为主要临床特征的一种脾胃病证。西医学中的慢性胃炎、胃神经官能症、胃下垂、消化不良等疾病，当出现以胃脘部痞塞、满闷不舒为主要表现时，可以胃痞辨证论治。脾胃同居中焦，脾主升清，胃主降浊，共司水谷的纳运和吸收，清升浊降，纳运如常，则胃气调畅。若因表邪内陷入里，饮食不节，痰湿阻滞，情志失调，或脾胃虚弱等各种原因导致脾胃损伤，升降失司，胃气壅塞，即可发生痞满。胃痞治法，不可过用气药疏利、导下，只宜上下分消其气。如果有内实之证，方可疏导；若虚实夹杂者，宜补虚为主，佐以祛邪；寒热错杂者，当温中健脾为主，稍佐苦寒清热。此例患者证属脾肾阳虚，无力温煦，湿郁化热，寒热错杂，故见胃脘痞满伴寒冷、口干口苦（湿郁化热），舌质淡，苔薄微腻，脉沉弱等。方中干姜、炮附子、桂枝、党参、白术、云茯苓、炙甘草、法半夏、陈皮、砂仁、制香附、川朴诸药相伍，温补脾肾之阳气，化湿理气消痞；黄连、知母清泄郁热；其中黄连配干姜，辛开苦降，消痞除满。纵观诸药，以温肾健脾为主，甘温、辛热之品佐以苦寒清热，药中病机，丝丝入扣，故获良效。

（5）胃脘胀满、沉坠

田某，女，48岁，在佛山市口腔医院工作。

初诊：2014年2月13日。患者胃脘胀满、沉坠20天，便溏，口臭；腹平软；舌质淡，舌体胖，苔薄腻，脉沉弱。证属脾胃虚寒，湿郁化热，肝郁胃滞。治以温中健脾，辛开苦降，疏肝和胃。

处方：党参15g，白术15g，云茯苓15g，炙甘草6g，法半夏10g，陈皮10g，砂仁10g（后下），制香附10g，黄连5g，干姜10g，黄芪15g，生姜3片，红枣3枚。4剂，日1剂，水煎2次，早晚饭后半小时温服。

二诊：2月26日。上方服1剂，诸症明显好转，胃脘变暖。4剂服完，胃脘胀满、沉坠消失，大便正常，口臭明显减轻；舌质淡，舌体胖，苔薄腻，脉沉。唯月经来时前额痤疮，上方加花粉15g，浙贝母10g，白芷5g，8剂。

三诊：3月6日。患者胃无胀满、沉坠等不适，大便可，无口臭，痤疮消失，仅留下色素沉着。2月26日方减黄连至3g，4剂，巩固治疗而痊愈。

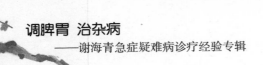

按：本例患者脾胃阳虚，无力温煦，运化失职，湿郁化热，寒热错杂；肝郁气机阻滞，胃滞无法和降，故见胃脘胀满、便溏、口臭；中气下陷则见胃脘沉坠；舌质淡，舌体胖，苔薄腻，脉沉弱均为脾胃虚寒，湿郁化热，肝郁胃滞之征。处方用干姜、党参、白术、云茯苓、炙甘草、法半夏、陈皮、砂仁、制香附、生姜、红枣温中健脾，疏肝和胃；黄连清湿郁所化之热，合干姜辛开苦降，消除胃脘胀满及口臭；黄芪补中益气。诸药合用，共奏温中健脾、辛开苦降、疏肝和胃之功。药中病机而获良效。

（6）胃痞、慢性糜烂性胃窦炎

黎某，男，50岁，佛山市高明区统战部副部长。

初诊：2013年9月3日。患者胃脘胀满20年，嗳气，泛酸，失眠多梦，乏力，背痛，大便日2次；多次在高明区人民医院、佛山市第一人民医院诊治无效；刻下舌质淡，苔白腻，脉滑。2011年7月5日在高明人民医院做胃镜检查示（胃窦）轻度平坦糜烂性胃炎；7月14日在佛山市第一人民医院做肠镜检查发现直肠小息肉，已钳除。证属脾胃虚寒，湿郁化热，肝郁胃滞。治以温中健脾，辛开苦降，疏肝和胃。

处方：黄连3g，干姜10g，夜交藤30g，黄芪30g，党参15g，白术15g，云茯苓15g，炙甘草5g，法半夏10g，陈皮10g，砂仁10g（后下），制香附10g，薏苡仁30g，白芥子10g，生姜3片。7剂，日1剂，水煎2次，早晚饭后半小时温服。

二诊：9月10日。7剂后患者仍上腹胀，嗳气增多。上方加丁香5g，柿蒂15g，川芎12g，制香附加至12g，炙甘草减至3g。

三诊：10月23日。患者胃胀满明显减轻（多数情况下不胀），无背痛、泛酸、失眠多梦、乏力等不适，嗳气减少，大便常每日1次；舌质淡红，苔前部变薄，脉略滑。上方继服。

四诊：11月7日。患者无诉不适，大便日2次；舌质淡红，苔前中部变薄，脉沉有力略滑。上方继服巩固。

按：本例患者证属脾胃阳虚，无力温煦，运化失职，湿郁化热，寒热错杂；肝郁气机阻滞，胃滞无法和降，故见胃脘胀满，嗳气，泛酸，背痛；气不生血，血不养心则见失眠多梦；气血生化不足则见乏力；舌质淡，苔白腻，脉滑均为脾胃虚寒，湿郁化热，肝郁胃滞之征。处方用干姜、黄芪、党参、白术、云茯苓、炙甘草、法半夏、陈皮、砂仁、制香附、生姜温中健脾，疏肝和胃；黄连清湿郁所化之热，合干姜辛开苦降，消除胃脘胀满；薏苡仁、白芥子健脾化痰，防止息肉复发；夜交藤养心安神。诸药合用，共奏温中健脾、辛开苦降、疏肝和胃之功。药中病机而获良效。

（7）顽固性右下腹痞满不通

何某，男，60 岁，家住湖北省武汉市青山区。

初诊：2014 年元月 24 日。患者右下腹痞满不通 40 余年，近年异常难忍，手足不温，怕冷，大便无力，质可。曾在武汉市同济医院、湖北省中医院等多家大医院诊治无效。查体：腹部尚软，麦氏点无压痛。舌质淡，苔白腻，后部尤腻，脉虚弱。B 超检查示：右结肠粪便淤积，曾诊为慢性阑尾炎。1972 年因十二指肠淤滞症，行十二指肠、空肠吻合术。证属脾胃虚寒，肝气郁滞。治以温中健脾，疏肝理气。

处方：干姜 10g，黄连 3g，桂枝 10g，白芍 10g，黄芪 60g，当归 10g，党参 15g，白术 15g，云茯苓 15g，炙甘草 5g，法半夏 10g，陈皮 10g，砂仁 10g（后下），木香 10g（后下），川朴 5g，生姜 3 片，红枣 3 枚。3 剂，日 1 剂，水煎 2 次，早晚饭后半小时温服。

二诊：元月 27 日。患者右下腹痞满不通明显好转，晚上矢气增多，睡眠好转；舌质淡红，苔薄腻，脉虚弱略滑。效不更方，继服。

三诊：2 月 12 日。患者春节期间去韶关旅游停药时，右腹微胀，其余时间无明显不适。继服上方巩固。因近日佛山天气湿冷严重，嘱注意保暖，避风寒。

四诊：2 月 18 日。患者右下腹已无痞满，手足转暖，大便可，近两日头微胀痛、微晕，血压正常；舌质淡红，舌体胖，苔薄腻，脉沉。考虑天气寒冷诱发，上方加白芷 6g，天麻 10g，7 剂。

五诊：3 月 3 日。患者右下腹已无痞满，手足转暖，大便正常，亦无头胀痛、头晕等不适；舌质淡红，舌体胖，苔薄腻，脉沉。其准备回武汉，继服上药（去白芷、天麻）巩固疗效。

按：此例患者脾胃阳虚，无力温煦，运化失职，湿郁化热，寒热错杂；肝郁气机阻滞，胃滞无法和降，故见右下腹痞满不通，异常难忍；脾胃虚寒失温则见手足不温，怕冷；脾虚大肠传导失职则见大便无力；舌质淡，苔白腻，后部尤腻，脉虚弱均为脾胃虚寒，肝气郁滞之征。处方用干姜、党参、白术、云茯苓、炙甘草、法半夏、陈皮、砂仁、广木香、生姜、红枣温中健

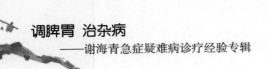
脾，疏肝和胃；黄连合干姜辛开苦降，消除右下腹痞满不通；桂枝、白芍化气和阴阳，主治手足不温、怕冷；黄芪用量60g，善补脾肺，提升一身之阳气，当归补血活血，二药合用，气血旺盛而气机畅通，脾气主升功能得到恢复，因虚而致的痞满就会消除，此反治法乃《素问·至真要大论》所谓"塞因塞用"；川朴行气化湿，消胀除满，与黄芪相反相成，防止黄芪补益太过。诸药合用，共奏温中健脾、疏肝理气之功。药中病机而获良效。

5. 呕吐

（1）剧烈呕吐（慢性浅表性胃窦炎）

邝某，男，35岁，佛山市禅城区人。

初诊：2011年3月23日。患者呕吐5天，呕吐物为胃内容物伴白黏液，无法进食，胸闷，消瘦6kg。在佛山市第二人民医院住院，对症治疗无效。查体：心、肺功能未见异常；腹平软，无压痛及反跳痛。舌质淡白，苔白滑，脉濡。做胃镜检查示：慢性浅表性胃窦炎；B超检查示：肝、胆、脾、胰、双肾无异常。证属湿阻脾胃。治以芳香化湿，健脾和胃。方用藿香正气散加减。

处方：藿香15g，大腹皮10g，苏叶10g，炙甘草5g，桔梗10g，陈皮10g，云茯苓15g，白术15g，川朴6g，法半夏10g，神曲15g，白芷5g，生姜3片，红枣3枚。日1剂，水煎2次，早晚饭后半小时温服。

当天晚上7点半告知：其服药后汗出，呕1次，仍胸闷不适。嘱其继续服上药。

3月25日晚，患者来电告知：其已无呕吐，可服一碗粥，胃微胀。上方去苏叶、白芷，加苏梗10g，党参12g，继服3剂。

二诊：3月31日。患者近5天来病情好转，无呕吐，昨日出院。昨晚因食粥过多过饱，又出现呕吐，胸闷不适，微恶寒.25号方加白芷4g，砂仁12g（后下），5剂。

三诊：4月6日。患者无呕吐，无胸闷或恶寒，体重恢复正常，精力及食欲恢复如病前，每顿可吃一碗半饭；舌质淡红，苔前中部薄白，后部微腻，脉沉有力。上方去白芷，加党参至15g，5剂巩固（胃气已复，准备停药）。

4月14日，患者电话告知：其已停药，无不适。

4月30日遇到该患者，无不适，如常人。

按： 脾主运化，喜燥恶湿。脾胃虚弱，运化失职，水湿内阻，复感湿邪，内外湿合，浊阴不降，胃气上逆则呕吐，无法进食；湿阻中焦，气机不利，因而胸闷；舌质淡白，苔白滑，脉濡均为湿阻脾胃之征。故用藿香芳香和中化湿，升清降浊；苏叶、白芷引邪外出，且取风药胜湿邪之意；白术、茯苓健脾运湿；厚朴、大腹皮行气化湿，畅中除满；半夏、陈皮、神曲燥湿和胃，降逆止呕；桔梗宣肺利膈，既利于解表，又益于化湿；甘草、生姜、红枣调和脾胃，且和药性。诸药合用，湿浊得化，清升浊降，气机通畅，呕吐自愈。

（2）顽固性呕吐

潘某，女，87岁，佛山市禅城区永安医院住院患者。

初诊：2014年7月18日。患者频繁呕吐15天，每天吃饭必呕，嗳气，胃胀，纳差，便秘，乏力，住院治疗半月无效（具体用药不详）；舌质淡，舌体胖，苔白腻，脉虚弱略滑。证属脾胃虚寒。治以温中健脾，和胃降逆。

处方：党参15g，白术15g，云茯苓15g，炙甘草6g，法半夏10g，陈皮10g，砂仁10g（后下），广木香10g（后下），黄芪30g，神曲15g，鸡内金15g，肉苁蓉15g，黄连3g，干姜10g，丁香5g，柿蒂15g，生姜5片。3剂，日1剂，水煎2次，早晚饭后半小时温服。

二诊：7月21日。患者今日早餐吃得过多，仅呕吐1次，其余时间已无呕吐，嗳气、胃胀、纳差、便秘明显好转，仍乏力；舌质淡红，舌体胖，苔中前部薄腻，后部白腻，脉虚弱略滑。上方黄芪加至60g。继服。

三诊：7月25日。患者已无呕吐、嗳气、胃胀等不适，纳可，大便好，仍稍乏力；舌质淡红，有瘀斑，苔薄白滑，脉沉有力。上方党参加至30g，4剂巩固而痊愈。

按：《济生方·呕吐》云："若脾胃无所伤，则无呕吐之患。"本例患者脾胃虚寒，温化无力，健运失职，导致胃失和降、胃气上逆而见频繁呕吐，每天吃饭必呕，以及嗳气、胃胀、纳差等症状；脾虚气血生化乏源则见乏力；大肠传导失职则见便秘；舌质淡，舌体胖，苔白腻，脉虚弱略滑均为脾胃虚寒之征。处方用干姜、丁香、柿蒂温补中阳，降逆止呕；少量黄连配干姜，辛开苦降，有助于消除呕吐和胃胀；黄芪、党参、白术、云茯苓、炙甘草健脾益气；砂仁、广木香理气和中；神曲、鸡内金消食和胃；陈皮、半夏、生姜和胃降逆；肉苁蓉补肾润肠通便。诸药合用，脾气得温，胃气得降而病愈。

（3）胃寒呕吐

殷某，女，40岁，佛山市同济医院收费员。

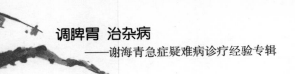
初诊：2012 年 12 月 11 日。患者频繁恶心、欲呕 3 天，腹胀，腹平软；舌质淡，苔白微腻，脉沉弱。诊为呕吐，证属脾胃虚寒。治以温中散寒，降逆止呕。

处方：干姜 10g，丁香 5g，柿蒂 15g，藿香 15g，党参 15g，白术 15g，云茯苓 15g，炙甘草 5g，法半夏 10g，陈皮 10g，砂仁 10g（后下），制香附 10g，生姜 5 片。2 剂，日 1 剂，水煎 2 次，早晚饭后半小时温服。

服完 2 剂，呕恶止，余无不适，痊愈。说明只要中药用药对症（证），很快就能见到疗效！

按： 本例患者脾胃虚寒，温化无力，健运失职，导致胃失和降、胃气上逆而见频繁恶心、欲呕，腹胀；舌质淡，苔白微腻，脉沉弱均为脾胃虚寒之征。处方用党参、白术、云茯苓、炙甘草健脾益气；砂仁、制香附理气和中；陈皮、半夏、生姜和胃降逆；藿香芳香和中，化湿止呕；干姜、丁香、柿蒂温补中阳，降逆止呕。药中病机而获良效。

6. 顽固性呃逆

王某，男，65 岁，家住佛山市禅城区汾江路 8 号。

初诊：2011 年 11 月 23 日。患者频发呃逆 7 天。11 月 15 日在佛山市第二人民医院行牙龈部手术而服药后，16 日下午出现频发性呃逆，每分钟 20 余次，服中西药不效（具体用药不详）。刻下胸膈间闷胀、震动，气不顺畅，全腹胀，发作时脸红、耳鸣、口苦，腰冷；舌质淡，舌体胖，边有齿痕，苔白腻，左脉沉弦滑，右脉滑。证属脾胃虚寒，波及肝肾，寒凝气滞，湿郁化热。治以温中散寒，温肾行气，辛开苦降，降逆止呃。

处方：丁香 5g，柿蒂 15g，黄连 5g，干姜 10g，乌药 10g，小茴香 8g，枳实 10g，竹茹 10g，党参 15g，白术 15g，云茯苓 15g，炙甘草 5g，法半夏 10g，陈皮 10g，砂仁 12g（后下），制香附 12g，生姜 5 片。4 剂，日 1 剂，水煎 2 次，早晚饭后半小时温服。

11 月 26 日，患者家属电话告知：其服第 1 剂后好七八成，服第 2 剂后基本不呃逆，服第 3、4 剂巩固治疗而痊愈。其妻又曰："看了市二院等几家医院，服中西药无效，服您的药真灵，真让人感到信服！"

12 月 18 日，我与患者相遇，知其呃逆未再复发，如平常人。

按： 呃逆是指以气逆上冲，喉间呃呃连声，声短而频，令人不能自制为主要临床表现的病证。相当于西医学中各种原因引起的膈肌痉挛。病因主要是饮食不当，情志不遂，脾胃虚弱等，呃逆的病位在膈，主要病机为胃气上逆动膈。本例患者一方面术后损伤正气，过服消炎药物，致寒气蕴蓄于胃，胃失和降，胃气上逆，并可循手太阴之脉上动于膈，使膈间气机不利，气逆上冲于喉，发生呃逆；另一方面年高体弱，正气亏虚，脾胃虚弱，胃失和降，致胃气上逆动膈，而发生呃逆；再者病及肝肾，肾失摄纳，冲气上乘，挟胃气上逆动膈，也可导致呃逆。证属脾胃虚寒，波及肝肾，寒凝气滞，湿郁化热。故见频发性呃逆，胸膈间闷胀、震动，气不顺畅，全腹胀，发作时脸红、耳鸣、口苦、腰冷，舌质淡，舌体胖，边有齿痕，苔白腻，左脉沉弦滑，右脉滑等。方用丁香、柿蒂、干姜、乌药、小茴香温中散寒，温肾行气，降逆止呃；党参、白术、云茯苓、炙甘草、法半夏、陈皮、砂仁、制香附、枳实、竹茹、生姜健脾化湿；黄连配干姜辛开苦降，除膈间闷胀；同时清湿郁所化之热。药中病机而获良效。

7. 肠易激综合征

（1）肠易激综合征一

江某，男，52岁，佛山市人。

初诊：2013年9月29日。患者左下腹隐痛胀闷2年余，时波及全腹，曾在多家医院诊治无效，十分烦恼。刻下腰酸，便溏，纳差，口干，口苦，失眠多梦，乏力；舌质淡略红，舌体略胖，边有齿痕，苔白腻，脉沉弱略滑。做肠镜检查无明显异常。诊为肠易激综合征。证属脾胃虚寒，湿郁化热，肝郁胃滞。治以温中健脾，辛开苦降，疏肝和胃。处方：黄连3g，干姜10g，夜交藤30g，合欢花10g，龙齿30g（先煎），桑寄生30g，川断30g，黄芪18g，党参15g，白术15g，云茯苓15g，炙甘草6g，法半夏10g，陈皮10g，砂仁10g（后下），广木香10g（后下），生姜3片。9剂，日1剂，水煎2次，早晚饭后半小时温服。

二诊：12月3日。患者服上方后，左下腹胀闷疼痛明显好转，无波及全腹，乏力、纳差、便溏、腰酸均好转。其自称曾多处寻医，此次最对症；因生意忙，自动停药。今有时间故再次前来巩固治疗而痊愈。

按：肠易激综合征（IBS）是一组持续或间歇发作，以腹痛、腹胀、排便习惯和（或）大便性状改变为临床表现，而缺乏胃肠道结构和生化异常的肠道功能紊乱性疾病。典型症状为与排便异常相关的腹痛、腹胀，根据主要症状分为腹泻主导型、便秘主导型、腹泻便秘交替型。精神、饮食、寒冷等因素可诱使症状复发或加重。此例患者证属脾胃虚寒，无力温煦，运化失职，湿郁化热，寒热错杂，气机阻滞，故见左下腹隐痛胀闷，时波及全腹；脾虚不能健运水谷以生化气血，则见乏力；血不养心则见失眠多梦；脾虚及肾，肾虚腰府失养则见腰酸；脾胃受损，健运失职则见便溏、纳差；湿郁化热则见口干、口苦；舌质淡略红，舌体略胖，边有齿痕，苔白腻，脉沉弱略滑均为脾胃虚寒，湿郁化热，肝郁胃滞之征。处方用干姜、黄芪、党参、白术、云茯苓、炙甘草、法半夏、陈皮、砂仁、广木香、生姜温中健脾，疏肝和胃；黄连清湿郁所化之热，合干姜辛开苦降，消除痞满胀闷；桑寄生、川断补肾壮腰；夜交藤、合欢花、龙齿宁心安神。诸药合用，共奏温中健脾、辛开苦降、疏肝和胃之功。

（2）肠易激综合征（肝气郁结型顽固腹痛）

梁某，女，64岁，广东省韶关市农民。

初诊：2010年3月16日。患者全腹胀痛10余年，加重2年，呈走窜疼痛，乏力，每逢生气加重，时便溏，服中西药无效（具体用药不详）；上腹轻压痛；舌质淡体不大，苔白腻，脉沉弱。证属肝郁脾虚。治以疏肝理气，健脾和胃。方用柴胡舒肝散合六君子汤加减。

处方：柴胡10g，香附10g，川芎10g，枳壳10g，白芍15g，炙甘草5g，太子参30g，白术15g，云茯苓15g，法半夏10g，陈皮10g，乌药10g，小茴香6g，生姜3片。3剂，日1剂，水煎2次，早晚饭后半小时温服。

3剂后患者已无腹痛，仍腹胀，仅局限于左上腹，大便可，精神转佳，对治疗充满信心。上方加川朴10g，7剂。

7剂后无腹部胀痛或窜痛，仍感左腹微胀，平躺无，站起有。上方加黄芪18g，升麻5g，柴胡减至8g。因病情大为好转，患者带药回韶关巩固治疗。

按：本例患者经常生气，恼怒伤肝，木失条达，气血郁滞，或肝气横逆，乘犯脾胃，以致脾胃不和，气机不畅，出现全腹胀痛，呈走窜疼痛，乏力，每逢生气加重，时便溏等症，舌质淡体不大，苔白腻，脉沉弱。故用柴胡、香附、枳壳、乌药、小茴香疏肝解郁以止痛；芍药、甘草和里缓急以止痛；川芎行气活血以止痛；太子参、白术、云茯苓、法半夏、陈皮健脾和胃，诚如《金匮要略》所说"见肝之病，知肝传脾，当先实脾"。

（3）肠易激综合征、胆囊多发息肉

林某，女，41岁，山东人。

初诊：2011年3月10日。患者中上腹冰冷胀闷2月余，嗳气，泛酸，曾在佛山市第一人民医院治疗无效（具体用药不详）。患者精神紧张，怀疑自己得了不治之症。查体：腹胀大，无压痛及反跳痛，麦氏点无压痛。舌质淡，苔白腻，脉沉弱。B超检查示：胆囊多发息肉，肝、脾、胰无异常。证属脾胃阳虚，寒邪凝滞。治以温中散寒。

处方：党参15g，白术15g，云茯苓15g，炙甘草6g，乌药10g，干姜10g，小茴香6g，法半夏10g，陈皮10g，砂仁15g（后下），制香附12g，丹参15g，郁金12g，柴胡10g，生姜3片。7剂，日1剂，水煎2次，早晚饭后半小时温服。

二诊：3月16日。患者腹冷胀明显好转，信心大增。查体：腹不胀大，但脂肪较多。舌质淡，苔白腻，脉沉弱。小茴香加至8g，7剂。

三诊：3月31日。患者腹不痛，不觉冷，白天不胀，晚上少腹微胀，腰酸；舌淡红，苔薄微腻，脉沉有力。上方加川朴8g，桑寄生30g，7剂。

四诊：4月7日。患者腹不胀、不痛、不冷，腰不酸；舌质淡红，苔薄白，脉沉。因受点风而打喷嚏。上方加防风10g，7剂，以巩固治疗。

按：腹痛的病因病机，不外寒、热、虚、实、气滞、血瘀等6个方面，但其间常常相互联系，相互影响，相因为病，或相兼为病，病变复杂。如寒邪客久，郁而化热，可致热邪内结腹痛；气滞日久，可成血瘀腹痛等。腹痛的部位在腹部，脏腑病位或在脾，或在肠，或在气在血，或在经脉，需视具体病情而定，所在不一。形成本病的基本病机是脏腑气机不利，经脉气血阻滞，脏腑经络失养，不通则痛。腹痛的治疗以"通"为大法，进行辨证论治：实则泻之，虚则补之，热者寒之，寒者热之，滞者通之，瘀者散之。腹痛以"通"为治疗大法，系据腹痛"痛则不通，通则不痛"的病理生理而制定的。肠腑以通为顺，以降为和，肠腑病变而用通利，因势利导，使邪有出路，腑气得通，腹痛自止。但通常所说的治疗腹痛的通法，属广义的"通"，并非单指攻下通利，而是在辨明寒热虚实而辨证用药的基础上适当辅以理气、活血、通阳等疏导之法，标本兼治。正如《医学真传·心腹痛》谓："夫通者不痛，理也。但通之法，各有不同。调气以和血，调血以和气，通也；下逆者使之上行，中结者使之旁达，亦通也；虚者助之使通，寒者温之使通，无非通之之法也。若必以下泄为通，则妄矣。"

本例患者素体脾阳不足，或过服寒凉，损伤脾阳，内寒自生，渐至脾阳

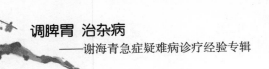

虚衰，气血不足，均可致脏腑经络失养，阴寒内生，寒阻气滞而生腹胀痛。正如《诸病源候论·腹病诸候》所说："久腹痛者，脏腑虚而有寒，客于腹内，连滞不歇，发作有时。"又如《金匮要略·腹满寒疝宿食病脉证治》谓："病者腹满，按之不痛为虚""腹满时减，复如故，此为寒，当与温药"。又因伤于风寒，久则寒凝气滞，导致脏腑经脉气机阻滞，不通则痛。因寒性收引，故寒邪外袭，最易引起腹痛。如《素问·举痛论》曰："寒气客于肠胃之间，膜原之下，血不得散，小络急引故痛。"故见中上腹冰冷胀闷，嗳气，泛酸，腹胀大，按之不痛，舌质淡，苔白腻，脉沉弱等。处方用干姜、小茴香、生姜温中散寒；党参、白术、云茯苓、炙甘草、乌药、法半夏、陈皮、砂仁、制香附、丹参、郁金、柴胡健脾和胃，疏肝理气，佐以活血（考虑久痛入络及胆囊息肉）。药中病机而获良效。

8. 便血（慢性溃疡性直肠炎）

麦某，男，36岁，广东省中山市小榄镇人。

初诊：2000年4月2日。患者反复腹泻半年，日2~3次，稀便，偶伴白色黏液，下腹及肛门坠胀，脐周胀痛，曾服中西药无效。近1个月来，上症加重，便血色鲜红或大便带血丝，肛门周围坠胀，大便不爽，纳差乏力，口苦，每遇劳累过度或精神紧张或休息不好而加重。舌质淡，舌体胖，苔白腻，脉沉弱。大便常规：红细胞（+++），未发现痢疾杆菌及阿米巴原虫。结肠镜检查示：全大肠黏膜粗乱，血管纹理不清，散在斑片状充血，距肛门10cm处有两个梭状溃疡，约2.0cm×1.0cm，上有白苔，周围红肿，可见3~4处浅糜烂。西医诊为全大肠黏膜慢性炎症，慢性溃疡性直肠炎。中医诊为便血；证属脾虚肝郁，兼夹湿热。治当健脾疏肝为主，佐以清热化湿止血之品。

内服处方：太子参30g，薏苡仁30g，白术30g，云茯苓30g，炙甘草6g，防风10g，白芍15g，陈皮10g，佛手10g，槐花15g，侧柏叶15g，枳壳10g，广木香10g（后下）。每日1剂，水煎分两次温服。

灌肠方：炉甘石10g，血竭5g，冰片1g，研细末混匀，加入100mL生理盐水、摇匀，患者排完大便后左侧卧位，臀部垫高，保留灌肠至少两小时，期间可多次转动体位。

二诊：4月10日。患者便血腹痛减轻，大便成形，仍日2~3次，肛门坠胀；舌脉同前。结肠镜示：直肠溃疡大小同前变浅，上面白苔消失，充血。病情减轻，继用上方治疗。

三诊：5月2日。患者已无便血、腹痛、黏液便等不适，食欲可，精神佳；舌质淡，苔薄腻，脉沉有力。仍感少许肛门坠胀，大便日两次。复查肠镜示：全结肠黏膜仍粗糙，充血减少，直肠黏膜轻度充血，未见溃疡或糜烂。大便常规：红细胞（－）。改用参苓白术散巩固疗效。

按：该患者为个体老板，生活极不规律，日久脾气受损，气血生化乏源，故见乏力、肛门坠胀等不适。脾失健运则水反为湿，谷反为滞，清浊相混，水走肠间则为泄泻不爽，湿邪内停，郁久化热，血络脂膜受损，即可出现口苦、黏液便及便血。土虚木侮，肝气郁结则脐周胀痛，每逢精神紧张加重。舌质淡，舌体胖，苔白腻，脉沉弱均为脾虚湿盛之征。方用四君子汤加苡仁健脾化湿；痛泻要方加佛手、枳壳、木香舒肝解郁；加槐花、侧柏叶清热凉血止血。诸药合用，切中病机而奏效。炉甘石、血竭、冰片三药合用，有收湿、生肌、止血、收口作用，保留灌肠法能使药物直达溃烂病灶，发挥疗效。后者尤其适用于乙状结肠以下的溃烂。笔者依上法内外兼治数十例患者，均获满意疗效。

9. 里急后重

麦某，男，47岁，在中山市经商。

初诊：2011年4月6日。患者里急后重5天，乏力，腰酸，中上腹怕冷。查体：腹软，无压痛。舌质淡，舌体胖，边有齿痕，苔白腻，根部甚，脉沉弱。证属脾阳虚弱，中气下陷。治以温补脾阳，补中益气。

处方：桑寄生30g，佩兰10g，薏苡仁18g，党参15g，白术15g，云茯苓15g，炙甘草6g，法半夏10g，陈皮10g，广木香10g（后下），干姜8g，黄芪18g，升麻5g，柴胡3g，生姜3片。7剂，日1剂，水煎2次，早晚饭后半小时温服。

二诊：4月14日。患者里急后重好转，无乏力、腰酸等不适。上方加党参至18g，干姜至10g，另加黄连5g，当归尾9g，7剂。

三诊：4月21日。患者里急后重无好转，腹胀微冷。上方加乌药10g，小茴香6g，去黄连，7剂。

四诊：5月3日。上方加小茴香至10g。

五诊：5月18日。患者里急后重等症状明显好转，上方继服10剂痊愈。

从二诊、三诊、四诊、五诊分析，该患者非寒热错杂，故加黄连效果不显；乃脾阳虚衰，中气下陷，寒凝气滞。

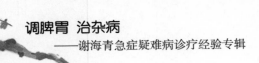

按：里急后重属直肠刺激症状，见于多种胃肠疾病中。患者腹痛窘迫，时时欲便，肛门重坠，便出不爽；且常自诉少腹或肛门下坠感，想排便，蹲下后又无便排出或排得很少。本例患者证属脾阳虚弱失温，中气不足则气陷下迫，故出现里急后重、乏力、中上腹怕冷等症；脾阳虚弱及肾，肾府失养则腰酸；舌质淡，舌体胖，边有齿痕，苔白腻，根部甚，脉沉弱均为脾阳虚弱，中气下陷之征。方用干姜温补脾阳；党参、白术、云茯苓、炙甘草、法半夏、陈皮、佩兰、薏苡仁、生姜健脾和胃化湿；黄芪、升麻、柴胡补中益气；广木香如刘完素谓"调气则后重自除"；桑寄生主治腰酸。药中病机而获效。

10. 腹痛

（1）腹痛一

孔某，男，29岁，家住佛山市政府家属院。

初诊：2011年5月23日。患者中上腹隐痛2周，便溏，日1~2次，肠鸣，乏力；舌质淡，苔薄腻，脉沉弱。查体：腹平软，无压痛及反跳痛。证属脾阳虚弱，气滞湿阻。治以温中健脾，理气化湿。

处方：黄芪18g，党参18g，白术30g，云茯苓30g，炙甘草6g，法半夏10g，陈皮10g，砂仁10g（后下），广木香10g（后下），干姜9g，白芍10g，防风10g，薏苡仁30g，生姜3片。5剂，日1剂，水煎2次，早晚饭后半小时温服。

二诊：5月28日。患者腹痛、便溏、乏力等症状消失，肠鸣减；舌质淡，苔薄腻，脉沉。继服7剂巩固痊愈。嘱忌生冷肥甘之品。

按：本病的发生，或饮食所伤：饮食不节，暴饮暴食，过食生冷，致寒湿内停等，均可损伤脾胃，腑气通降不利，气机阻滞，而发生腹痛。如《素问·痹论》曰："饮食自倍，肠胃乃伤。"或情志失调：抑郁恼怒，肝失条达，肝郁克脾，气机不畅，或忧思伤脾，肝脾不和，气机不利，均可引起脏腑经络气血郁滞，引起腹痛。或阳气虚弱：素体脾阳不足，或过服寒凉，损伤脾阳，内寒自生，渐至脾阳虚衰，气血不足，均可致脏腑经络失养，阴寒内生，寒阻气滞而生腹痛。正如《诸病源候论》所说："久腹痛者，脏腑虚而有寒，客于腹内，连滞不歇，发作有时。"最终形成脾阳虚弱，气滞湿阻之证。故见中上腹隐痛，便溏，肠鸣，乏力，舌质淡，苔薄腻，脉沉弱等。方用干姜温补中阳；黄芪、党参、白术、云茯苓、炙甘草、法半夏、陈皮、砂仁、广木香、薏苡仁、生姜健脾理气化湿；白芍、防风合白术、陈皮为痛泻要方，抑肝扶脾，主治肠鸣、腹痛。药中病机而获效。

（2）下腹灼热疼痛、直肠腺瘤性息肉术后

蒋某，男，68岁，四川省人。

初诊：2013年11月12日。患者下腹灼热疼痛半年，伴肛门灼热疼痛，无下坠，便溏。查体：腹软，下腹部轻压痛。舌质淡，舌体胖，边有浅齿痕，苔白腻，脉沉弱略滑。5月13日在佛山市第二人民医院肠镜病理诊断示直肠腺瘤性息肉，已钳除，但症状未除。证属脾胃虚寒，湿郁化热。治以温中健脾，化湿清热。

处方：黄连10g，干姜10g，牡丹皮12g，槐花15g，薏苡仁60g，三棱10g，白芥子10g，党参15g，白术15g，云茯苓15g，炙甘草6g，法半夏10g，陈皮10g，砂仁10g（后下），广木香10g（后下），生姜3片。7剂，日1剂，水煎2次，早晚饭后半小时温服。

二诊：11月20日。患者下腹及肛门疼痛明显好转，仅有少许热感；舌质淡，舌体胖，苔中间白腻，舌边尖苔变薄，脉沉略滑。效不更方，上方10剂。

三诊：12月2日。患者下腹无不适，肛门轻微热痛；舌质淡，舌体胖，苔白腻、中间略黄，脉沉。上方继服巩固。

四诊：12月10日。患者肛门微热，余无不适；舌质淡，舌体胖，苔中间白腻，脉沉。上方黄连减至5g。

五诊：12月20日。患者肛门仍有微热，余无不适。上方黄连加至8g，继服巩固。

按：此例患者证属脾胃虚寒，运化失职，湿郁化热，寒热错杂，气机阻滞，不通则痛，故见下腹灼热疼痛，伴轻压痛；湿热下注则见肛门灼热疼痛；脾胃受损，健运失职则见便溏；舌质淡，舌体胖，边有浅齿痕，苔白腻，脉沉弱略滑均为脾胃虚寒，湿郁化热之征。处方用干姜、党参、白术、云茯苓、炙甘草、法半夏、陈皮、砂仁、广木香、生姜温中健脾，疏肝和胃；黄连清湿郁所化之热，合干姜一清一温，相反相成。牡丹皮凉血活血，槐花清热泻火、凉血止血；二药合用，助黄连清湿郁所化之热。薏苡仁、白芥子健脾化痰，散结通络；三棱破瘀行气；三药合用，有预防直肠腺瘤性息肉复发之功。

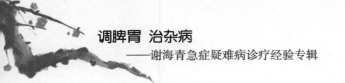
11. 腹胀满

苏某，男，34 岁，家住佛山市顺德区大良街道。

初诊：2013 年 12 月 30 日。患者中上腹胀满 2 个月，恶心，纳差，肠鸣，手足不温；舌质淡红，舌体略胖，苔白腻，脉中取略滑。证属脾胃虚寒，湿郁化热，肝郁胃滞。治以温中健脾，辛开苦降，疏肝和胃。

处方：党参 15g，白术 15g，云茯苓 15g，炙甘草 6g，法半夏 10g，陈皮 10g，砂仁 10g（后下），广木香 10g（后下），干姜 10g，黄连 3g，桂枝 10g，白芍 10g，生姜 3 片。6 剂，日 1 剂，水煎 2 次，早晚饭后半小时温服。

二诊：2014 年元月 6 日。患者腹已不胀，无恶心，肠鸣减，胃口大开，仍手足不温；舌质淡红，舌体略胖，苔白腻，脉中取略滑。上方加干姜至 15g，继服。

三诊：元月 11 日。患者无腹胀、恶心等不适，纳佳，肠鸣减，手足不温，乏力；舌质淡红，苔前部变薄，脉中取略滑。上方桂枝加至 15g，加黄芪 30g。

四诊：元月 17 日。患者仍肠鸣、乏力，余无不适；舌质淡红，舌体略胖，苔薄腻，脉沉。上方木香减至 5g，黄芪加至 50g，以巩固治疗。

按： 此例患者脾胃阳虚，无力温煦，运化失职，湿郁化热，寒热错杂；肝郁气机阻滞，胃滞无法和降，故见中上腹胀满，恶心，纳差，肠鸣，手足不温等症状；舌质淡红，舌体略胖，苔白腻，脉中取略滑均为脾胃虚寒，湿郁化热，肝郁胃滞之征。处方用干姜、党参、白术、云茯苓、炙甘草、法半夏、陈皮、砂仁、广木香、生姜温中健脾，疏肝和胃；黄连合干姜辛开苦降，消除中上腹胀满；桂枝、白芍化气和阴阳，主治手足不温；其中白芍抑肝，干姜温中，白术健脾，三药合用，可有效消除肠鸣。上述药物共奏温中健脾、辛开苦降、疏肝和胃之功。药中病机而获良效。

12. 肠郁胀、不完全性肠梗阻、右输尿管上段结石

赖某，男，66 岁，家住佛山市禅城区惠景城。

初诊：2011 年 8 月 8 日。患者右腹胀痛 4 天，无大便 5 天，微呕恶，少量矢气。查体：腹肌略紧张，中上腹压痛、反跳痛，麦氏点无压痛，右肾区叩击痛。舌质淡，舌体胖，边有齿痕，苔黄厚，脉沉略滑。血常规示：白细胞 13×10^9/L。腹平片示：肠郁胀，未排除肠梗阻，右输尿管上段结石。佛山市第一人民医院医生建议住院治疗。经禅城区人大常委会罗主任介绍来我院诊治。证属湿热壅滞，兼见脾虚。治以通腑泄热，健脾化湿。方用大承气汤

加党参、桃仁、薏苡仁、佩兰。

处方：大黄 15g（后下），芒硝 10g（冲），枳实 10g，川朴 10g，党参 18g，桃仁 12g，佩兰 15g，薏苡仁 30g。3 剂，日 1 剂，水煎 2 次，早晚饭后半小时温服。嘱便通去芒硝，便溏去大黄，脉沉故也。另外，5% 葡萄糖注射液 250mL＋注射用头孢呋辛钠 1.5g，静脉滴注，1 次/日，共 2 日；甲硝唑注射液 100mL，接上液，1 次/日，共 2 日。

二诊：8 月 10 日。患者服药至第 3 剂，大便通畅，无发热，腹痛减轻，可吃粥；舌质淡，舌体胖，边有齿痕，舌苔黄厚范围缩小，脉沉略滑。上方去芒硝，大黄不用后下，继服三剂。同时停注西医针剂。

三诊：8 月 12 日。患者各症明显好转，大便通畅。继服上方。

四诊：8 月 15 日。患者上症显效，考虑右输尿管上段结石。上方加鸡内金 15g，金钱草 30g。

五诊：8 月 18 日。患者右腹微胀，已不痛，无呕恶。查体：腹平软，无压痛及反跳痛，双肾区无叩击痛。继用 8 月 15 日方巩固治疗。

10 月初见到患者，其肠郁胀、不完全性肠梗阻已痊愈，无复发。

按：本例患者西医诊为肠郁胀、不完全性肠梗阻等。证属湿热壅滞，胃肠气滞，腑气不通，不通则痛，故见右腹胀痛，腹肌略紧张，中上腹压痛、反跳痛；湿热之邪耗伤津液，胃肠传导功能失常故无大便，少量矢气；湿热内蕴，胃气上逆则呕恶；舌质淡，舌体胖，边有齿痕，苔黄厚，脉沉略滑均为湿热壅滞，兼见脾虚之征。所用主方为《伤寒论》中的大承气汤。方中大黄泄热通便，荡涤肠胃热结，为君药。芒硝助大黄泄热通便，并能软坚润燥，为臣药；且二药相须为用，峻下热结之力甚强。积滞内阻，则腑气不通，故以厚朴、枳实行气散结，消痞除满，并助硝、黄推荡积滞以加速热结之排泄，共为佐使。之所以加党参、薏苡仁、佩兰诸药，是因为舌质淡，舌体胖，边有齿痕，脉沉略滑，表明患者素体脾胃气虚，湿邪内蕴；其中薏苡仁合大黄增强荡涤肠胃湿热积滞之功。加入桃仁，旨在活血祛瘀，润肠通便，配合大黄瘀热并治，增加腹腔脏器血流供应，促进胃肠蠕动，利于炎症消散。诸药合用，共奏通腑泄热、健脾化湿、标本兼治之效。

13. 便秘

（1）便秘（寒实内结证）

李某，男，88 岁，佛山市禅城区人。

初诊：2013年3月5日。患者便秘10年，近6天无大便，腹微胀，曾服麻仁、大黄、枳实、川朴、番泻叶等无效，但觉手足冷，喘气，咳嗽咳白黏痰，乏力，纳差。查体：血压110/62mmHg，腹尚软，中上腹轻压痛，麦氏点无压痛。舌质暗红，有裂纹，苔前部少苔，中后部黄腻，脉沉弱略滑。证属寒实内结。治以温阳散寒通便。试用大黄附子汤加味。

处方：大黄10g（后下），熟附子10g（先煎），细辛6g，黄芪30g（乏力），桔梗12g（开提气血使气管肠管扩张），北杏仁10g（针对喘咳，且润肠）。4剂，日1剂，水煎2次，早晚饭后半小时温服。

二诊：3月9日。患者服上方至第3剂，果然有效，昨日、今日各大便1次，如香蕉状，手足转温，不觉冷，纳可，乏力、喘气减，口干但有口水流出；舌前部仍少苔。上方加白芍15g，生甘草10g（以酸甘化阴），又服4剂以巩固。并嘱其做肠镜检查。

3月18日在佛山市第二人民医院肠镜检查示（并病理）：结肠多发性息肉并PSD切除（腺瘤性息肉、管状绒毛状腺瘤，局部上皮轻度不典型增生）。

按：该患者年老体弱，又过用大黄、番泻叶等苦寒泻下之品，导致寒实内结，肠管蠕动呆滞，故出现便秘；脾阳不足失温则见手足冷；运化失职则见纳差；气血生化乏源则见乏力；脾肺气虚，气不化津，聚湿生痰则见咳嗽咳白黏痰；舌质暗红，有裂纹，苔前部少苔，中后部黄腻，脉沉弱略滑均为寒实内结之征。方中附子走而不守，回阳散寒；细辛能深入至阴之分，通阳散寒，且有"辛以润之"的作用；研究《伤寒论》大家李克绍、李浩鹏教授皆认为附子、细辛二药合用，使寒散结开，此时大黄才能通地道推陈出新而有用武之地。黄芪补益肺气；桔梗开提气血，使气管肠管扩张；北杏仁止咳化痰。药中病机而获良效。

（2）便秘（服药物经胃管灌入）

张某，男，72岁，家住佛山市南海区桂城。

初诊：2014年4月24日。患者大便不通10余天，腹胀，乏力，头晕，烦躁。1998年患鼻咽癌，行放疗。2013年因饮水、吃饭咳呛致肺炎，先后4次在南海区中医院住院治疗。去年10月在广州市第一人民医院经皮（上腹部）插一胃管，每日喝水、吃饭经此胃管注入。患者精神萎靡，不能经口饮食，觉得活着没意义。刻下舌体萎缩伸不出，苔少、白，用手电筒向里照勉强见到，脉虚弱。证属中气不足，肠道失润。治以补中益气，润肠通便。方用补中益气汤加减。

处方：黄芪 30g，火麻仁 30g，草决明 15g，升麻 5g，柴胡 3g，桔梗 10g，当归 10g，夜交藤 30g，肉苁蓉 15g，生首乌 30g，党参 15g，白术 15g，炙甘草 6g，陈皮 10g，广木香 10g（后下）。日 1 剂，水煎 2 次，煎后滤液放温，加蜜 3 匙，早晚饭后半小时经胃管注入。

5 月 4 日，其女儿张顺玲告知：患者服药至第 3 剂，大便通畅，无腹胀及乏力等，烦躁减轻，仅头晕。上方继服 4 剂巩固。

服完此 8 剂，患者面色红润，无不适。继服 8 剂巩固。

按：本例患者为鼻咽癌放疗后，加上年老体弱，中气不足。气虚则大肠传导无力；同时气虚不能化津，肠道失润，故见大便不通；中气不足，脾失健运则见腹胀；脾虚气血生化乏源，则见精神萎靡、乏力、头晕；血虚心失所养则见烦躁；舌体萎缩伸不出，苔少、白，用手电筒向里照勉强见到，脉虚弱均为中气不足，肠道失润之征。方中黄芪大补脾肺之气，为主药，合当归、升麻、柴胡、党参、白术、炙甘草、陈皮，为补中益气汤，以益气举陷，使脾肺之气得以内充，则传送有力，大便通畅；火麻仁、草决明、肉苁蓉、生首乌、白蜜润肠通便，补肾养血；广木香理气，有利于排便外出；肺与大肠相表里，桔梗开宣肺气，促进大肠的传导功能；夜交藤养心安神。诸药合用，共奏补中益气、润肠通便之功。如此"中气足则便尿如常"。

14. 肠系膜上动脉压迫综合征、胃下垂、慢性胃炎

杨某，女，56 岁，佛山市人。

初诊：2013 年 9 月 30 日。患者胃脘胀痛痞满 31 年，曾在佛山多家医院诊治无效。于 2013 年 8 月 12 日~9 月 4 日在佛山市中医院住院 23 天。刻下仍胃脘痞满，嗳气，四肢、手脚发凉，背部怕冷疼痛，失眠多梦（经常半夜胃、背疼醒），乏力，口干口苦，眼干，咽喉干。查体：面黄肌瘦，咽红（＋），腹平软，无压痛及反跳痛。舌质淡红，舌体胖，苔白腻，左脉弦略滑，右脉沉略弦滑。证属脾胃虚寒，湿郁化热，肝郁胃滞。治以温中健脾，辛开苦降，理气和胃。

处方：桂枝 10g，白芍 10g，干姜 10g，黄连 3g，夜交藤 30g，合欢花 10g，酸枣仁 10g，黄芪 30g，党参 15g，白术 15g，茯神 30g，炙甘草 5g，法半夏 10g，陈皮 10g，砂仁 10g（后下），升麻 5g，柴胡 3g，生姜 3 片。7 剂，日 1 剂，水煎 2 次，早晚饭后半小时温服。

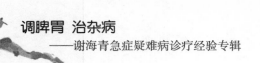
二诊：2013 年 10 月 8 日。患者担心药物太燥，自动减砂仁、陈皮。上方减陈皮、砂仁至 5g，继服。

三诊：10 月 23 日。患者胃脘胀痛、痞满明显好转，四肢手脚、背冷痛好转，乏力减轻，仍眼干不适，大便不畅。上方加肉苁蓉 15g，白芍加至 15g，陈皮加至 15g，砂仁加至 15g。因服后腹痛，患者自行停掉肉苁蓉，我认为不大可能是肉苁蓉引起的腹痛。但为了稳定患者的情绪，还是去掉了肉苁蓉。

四诊：11 月 6 日。患者服药后大便较畅通，上方白芍减至 10g。（同时患者自煲怀山药粥，辅助治疗。）

五诊：11 月 19 日。患者胃脘胀痛、痞满明显好转，四肢手脚、背冷痛好转，乏力减轻，仍眼干不适。上方加木贼 10g，枸杞子 15g。

六诊：12 月 9 日。患者近两日胃稍不适；舌质淡红，苔薄腻，脉沉。上方去木贼、枸杞子，继服。

七诊：12 月 23 日。因天气冷，患者晚上胃疼痛；舌质淡红，苔薄腻，脉沉。上方去黄连，加川芎 10g。

八诊：12 月 28 日。患者仍晚上胃痛。上方加制附子 5g（先煎）。

九诊：12 月 30 日。患者胃痛减轻，但怀疑用附子后致左眼出血、鼻干痛。上方去川芎、附子，加田七 10g，沙参 10g。

十诊：2014 年元月 2 日。患者左眼出血已愈，仍胃痛。上方加制附子 5g（先煎 1 小时），炙甘草加至 10g，以制约附子之燥。同时仍加田七 10g，沙参 10g。

十一诊：元月 8 日。患者眼无出血，胃痛好转，唯两胁胀痛、刺痛；舌质淡红，苔薄腻，脉沉。上方加柴胡 10g。

十二诊：元月 14 日。患者仍上腹痛。上方去附子、田七、沙参，加肉桂 5g。

十三诊：元月 16 日。患者腹痛好转，口干，但左眼又有少量出血（可能肉桂所致）。上方继用肉桂 5g，加田七 5g，沙参 10g。

元月 21 日下午在中山公园遇到患者，无左眼出血。

十四诊：2 月 24 日。患者自述服肉桂后，大便通畅，仍流眼泪。上方加沙苑子 15g。打算去外院做眼部手术。

十五诊：4 月 8 日。患者因眼部手术停中药，近 1 月余腹痛较剧，腹胀；舌质淡红，苔白微干，脉虚弱。眼手术后不流泪。上方去沙苑子，加川朴 5g，细辛 5g，以增强胃肠蠕动。

十六诊：4 月 10 日。加细辛后，患者疼痛缓解明显，继服。

十七诊：5 月 26 日。天气暖和，天阳得助，患者腹痛缓解，可睡觉。上方去肉桂、细辛、田七。

按： 此例患者证属脾胃虚寒，无力温煦，运化失职，湿郁化热，寒热错杂，气机阻滞，故见胃脘胀痛痞满，四肢、手脚发凉，背部怕冷疼痛；胃气上逆则见嗳气；脾虚不能健运水谷以生化气血，则见乏力、面黄肌瘦；血不养心则见失眠多梦；阴血虚失于濡润则见眼干、咽喉干；湿郁化热则见口干、口苦；舌质淡红，舌体胖，苔白腻，左脉弦略滑，右脉沉略弦滑均为脾胃虚寒，湿郁化热，肝郁胃滞之征。处方用干姜、党参、白术、炙甘草、法半夏、陈皮、砂仁、生姜温中健脾，理气和胃；黄连清湿郁所化之热，合干姜辛开苦降，消除痞满胀痛；黄芪、升麻、柴胡补中益气，助脾升清；桂枝、白芍化气和阴阳；夜交藤、合欢花、酸枣仁、茯神养心安神。诸药合用，虽取得一定疗效，但患者面黄肌瘦，虚不受补，多家医院中西医难以速效，医生治病之难可见一斑！尤其在复诊时，依病机变化，不用附子、肉桂，阴寒难去；但加入附、桂，又致眼睛出血。此时进退两难，好像见证了唐代名医孙思邈所谓之"乃知天下无方可用"。本人临床 20 余年，遇到胃病如此反复的患者还是第一次。后来用附、桂合田七一起使用，没有再出现眼睛出血的现象。至于附、桂致特殊体质患者眼睛出血，是否巧合，还需要进一步观察。到了 5 月底，天气暖和，天阳得助，继续用药，腹痛缓解。随访至 2016 年 3 月，患者感觉在我院服中药治疗，胃脘胀痛痞满等症状缓解成效还是比较显著的。

15. 吸毒性胃肠病

黎某，男，40 岁，家住佛山市顺德区乐从镇。

初诊：2013 年 10 月 17 日。患者中上腹胀痛 20 余年，灼热感明显，嗳气，时泛酸，肠鸣，大便时干时稀，带白色黏液，小便余沥不净，失眠多梦，四肢怕冷。患丙肝、吸毒（海洛因等）20 余年，自述吸毒同伴已死去 7～8 名，先后多次强制戒毒，现已戒毒成功 2 年。查体：面色苍黄，两颧发黑，形体瘦弱，腹平软。舌质淡红，舌体胖，苔白腻，脉沉弱略滑略细。证属脾胃虚寒，湿郁化热，肝郁胃滞。治以温中健脾，辛开苦降，疏肝和胃。

处方：党参 15g，白术 15g，云茯苓 15g，炙甘草 6g，法半夏 10g，陈皮 10g，砂仁 10g（后下），广木香 10g（后下），黄连 8g，干姜 12g，丹参 15g，郁金 12g，柴胡 10g，桂枝 10g，白芍 10g，黄芪 15g，生姜 3 片。7 剂，日 1 剂，水煎 2 次，早晚饭后半小时温服。

二诊：10 月 24 日。患者无中上腹胀痛，肠鸣、手足冷、乏力等症状减轻，灼热感略好转；舌苔仍白腻。上方加薏苡仁 30g，14 剂。

三诊：11 月 7 日。患者胃脘灼热减轻，稍乏力，余无不适；舌暗红，苔前、中部薄腻，脉沉有力略滑。上方加黄芪至 30g。

四诊：11 月 14 日。患者胃脘微热，余无不适，精神良好。上方继服，以巩固疗效。

按：海洛因等毒品可使胃肠蠕动减慢，消化液分泌骤减，胃肠道水分回收增大等，吸毒者多表现出食欲下降、消化力差、长期排便困难，造成营养不良。此例患者由于长期吸食毒品，尽管已成功戒毒两年，仍造成脾胃虚寒，无力温煦，运化失职，湿郁化热，寒热错杂，气机阻滞，故见中上腹胀痛，灼热感明显；土壅木郁，胃气上逆则见嗳气，时泛酸；脾胃虚寒，肝脾不调则见肠鸣；脾失健运，大肠传导失司则见大便时干时稀；脾胃虚寒，寒湿留滞肠中，脉络不固则见大便带白色黏液；脾胃虚寒失温则见四肢怕冷；脾虚气血生化乏源则见面色苍黄，形体瘦弱；血不养心则见失眠多梦；脾虚及肾，气化失常则见小便余沥不净；黑乃肾之本色，肾虚本色外现则见两颧发黑；舌质淡红，舌体胖，苔白腻，脉沉弱略滑略细均为脾胃虚寒，湿郁化热，肝郁胃滞之征。处方用干姜、黄芪、党参、白术、云茯苓、炙甘草、法半夏、陈皮、砂仁、广木香、生姜温中健脾，疏肝和胃；黄连清湿郁所化之热，合干姜辛开苦降，消除腹胀痛、灼热感；桂枝、白芍化气和阴阳，其中白芍兼柔肝；桂枝温阳，主治四肢怕冷；丹参、郁金、柴胡疏肝解郁。诸药合用，共奏温中健脾、辛开苦降、疏肝和胃之功。由于患者长期吸毒，导致两颧发黑等肾虚症状。但考虑肾虚不能迅速改变，脾虚又较为突出，故处方主要使用调理脾胃药物，以达到调后天养先天之效。

五、肝胆系疾病

肝的生理功能，主要是肝阳肝气主气机的疏泄和条达，能调节情志的抑郁和亢奋，并能助脾胃的升清降浊。肝气尚能总司全身筋腱的屈伸及血液的调节。其生理特点是主动、主升而为刚脏。

肝的病机，主要表现为肝气的疏泄功能太过或不及，肝血濡养功能的减退，以及肝脏阴阳制约关系的失调等方面。肝脏阴阳气血失调的病机特点是肝阳肝气常为有余，肝阴肝血常不足；主要表现在肝气郁结、肝火上炎或肝血虚亏、肝阳上亢，以及肝风内动等。

我在治疗肝、胆、胰病变时，常用丹参、郁金、柴胡三味药物。其中丹参味苦，性微寒；归心、心包络、肝经；活血祛瘀，凉血消痈，养血安神。郁金味辛、苦，性寒；归心、肝、胆经；活血止痛，行气解郁，清心凉血，利胆退黄。柴胡味苦、辛，性微寒，归心包络、肝、三焦、胆经；和解表里，疏肝解郁。诸药最善入肝经，且性寒凉，能有效地平抑肝阳、肝气之有余，滋养肝阴、肝血之不足。三味药物联合应用，共奏活血解郁疏肝、疏通肝胆气血之功。

肝胆系疾病与脾胃的关系最为密切。主要表现为木旺乘土和土壅木郁两种不同的病理机制。木旺乘土包括肝脾不调和肝胃不和。脾胃之消化吸收，赖肝之疏泄调畅。肝失疏泄，横逆犯脾，导致脾气虚弱，运化功能失调，谓之肝脾不调。临床上，既有胸胁胀满、精神抑郁或急躁易怒等肝失条达的表现，又有纳呆、腹胀、便溏等脾失健运的症状。肝失疏泄，横逆犯胃，导致胃失和降，气机上逆，称之为肝胃不和；临床上除肝失疏泄的表现外，又有胃脘胀痛、呃逆嗳气等症状。土壅木郁指脾失健运，水湿内停或外湿浸渍，困遏脾阳。二者均致湿郁蕴热，湿热郁蒸，使肝胆疏泄不利，胆汁外溢，发为黄疸，出现身黄、目黄、小便黄等症。此外，脾气虚弱可致肝失疏泄，甚则动风。所以在治疗上，前者当疏肝理脾，土中达木；后者应补脾舒肝，培土抑木。临床用药上，除选用丹参、郁金、柴胡诸药物外，还要同时使用党参、白术、云茯苓、泽泻、大腹皮、陈皮、砂仁一类的健脾和胃化湿药。

1. 胁痛

陈某，男，39 岁。

初诊：2010 年 4 月 21 日。患者半月前患感冒，咳嗽，继之左胁肋刺痛 15 天，服中西药无效。现咳嗽，咳痰略黄；舌质红，边有齿痕，苔黄腻，脉滑。胸片、心电图检查无异常。证属邪伤肺肝，气滞血瘀。治以清肺化痰，疏肝理气，活血化瘀。

处方：苏梗 10g，柴胡 10g，制香附 10g，川芎 10g，枳壳 10g，桔梗 15g，白芍 15g，炙甘草 5g，延胡索 12g，白芥子 10g，杏仁 10g（打），白蔻仁 10g，薏苡仁18g，蜈蚣1条，生姜3片。5剂，日1剂，水煎2次，早晚饭后半小时温服。

4月26日下午，患者电话告知：其服药5剂，胁痛好九成。继服3剂而痊愈。

按：本例患者外感风寒渐尽，邪气入里化热，炼津为痰，肺失宣肃，故出现咳嗽咳痰略黄，舌质红，边有齿痕，苔黄腻，脉滑等；金克肝木，肺气不降，则肝气不升，疏泄失职，气滞血瘀，故见左胁肋刺痛等症。处方用桔梗、苏梗、白芥子、杏仁、白蔻仁、薏苡仁宣畅气机，清热化痰祛湿；生姜疏散渐尽之风寒，兼可和胃；柴胡、制香附、川芎、枳壳、白芍、炙甘草、延胡索、蜈蚣疏肝解郁，活血止痛。药中病机而获效。

2. 病毒性乙型肝炎

招某，男，35岁，佛山市禅城区张槎人。

初诊：2010年8月2日。患者上腹隐痛，灼热，口臭，失眠1周；舌质淡红，苔白腻，脉沉弱。肝功能检查示：ALT 288.00IU/L↑，AST 117.00IU/L↑，GGT 70.00IU/L↑。证属脾虚、肝郁、湿热。治以健脾和胃，疏肝解郁，清热化湿。

处方：丹参20g，郁金15g，柴胡10g，白术18g，云茯苓18g，太子参15g，炙甘草5g，陈皮10g，泽泻10g，大腹皮10g，山楂15g，五味子15g，虎杖30g，薏苡仁30g，法半夏10g，土茯苓30g，夜交藤30g，生姜3片。日1剂，水煎2次，早晚饭后半小时温服。

8月12日，查乙肝病毒DNA（HBV－DNA）8.18×10^4copies/mL。

9月13日，肝功能检查各项指标全部正常。

服药至11月16号，患者无诉不适，肝功能正常。乙肝病毒DNA 3.87×10^3copies/mL。

2011年3月14日，乙肝病毒DNA↓1.88×10^3copies/mL，继服上方巩固。

按：本例患者属脾虚、肝郁、湿热，故见上腹隐痛，灼热，口臭，失眠，舌质淡红，苔白腻，脉沉弱等。处方用太子参、白术、云茯苓、炙甘草、陈皮、泽泻、大腹皮、山楂、薏苡仁、法半夏、生姜健脾和胃；丹参、郁金、柴胡疏肝解郁；虎杖、土茯苓、五味子清热化湿降酶；夜交藤养心安神。经过半年余的治疗，临床症状消失，起到保肝降酶，抗乙肝病毒的作用。

3. 鼓胀及兼症

鼓胀之病，多因慢性肝炎失治误治而成。余在治疗本病的同时，遇到白睛红赤、瘙痒、鼻衄肌衄、下肢灼热感等突出兼症，运用中医药治疗，每获良效。兹举例如下。

欧某，男，52岁。

初诊：2001年5月11日。患者嗜烟饮酒，患慢性乙型肝炎15年。近1个月来，腹胀如鼓，胁痛，纳差无力，腹泻日3~4次，糊状便，失眠多梦，曾在外院按"慢性结肠炎"诊断，服氟哌酸、腹可安等药物治疗无效。现腹胀及胁痛加重，小便短少，大便溏薄。查体：精神不振，面色暗黄，颈胸部散在蜘蛛痣，心肺未闻及异常，腹部膨隆，皮色苍黄，肝脾未及，叩诊有移动性浊音。舌质暗红，苔薄腻，脉沉弦。实验室检查：GPT 48.2IU/L，SGOT 106.0IU/L，ALP 97.5IU/L，r - GT 116.1IU/L，ALB 30g/L，GLO 34g/L，HBsAg（＋）。B超检查示肝硬化并中度腹水。西医诊断为门脉性肝硬化。中医诊断为鼓胀；证为脾虚湿阻，气滞血瘀。治以健脾利湿，理气化瘀。基本处方：丹参30g，郁金15g，柴胡10g，炮山甲10g（先煎），炒白术30g，党参30g，云茯苓30g，泽泻15g，大腹皮15g，猪苓15g，陈皮10g，砂仁10g（后下），虎杖30g，炒怀山药30g，炒薏苡仁30g，冬瓜皮30g，生姜3片。日1剂，水煎分2次温服。同时用20%人体白蛋白50mL、肝安注射液250mL静滴，每日1次。治疗10天后，病情大为好转，患者要求单服中药治疗。除了出现突出兼症临时变方变药外，一般情况则守法守方，并依病症变化略有加减。治疗半年，诸症消失。多次化验肝功能正常，HBsAg（＋）。B超检查未见腹水。随访至2008年5月，病情稳定，主症未复发。

（1）兼症一：白睛红赤

2001年5月29日。患者自述3天前吃补品后，出现白睛红赤，发胀痒痛，曾用氯霉素滴眼液、ABOB滴眼液交替治疗2天无效。刻下无羞明、多泪等不适，眵多胶结；小便黄，舌质暗红，苔薄黄，脉略数。查体：两眼结膜充血，巩膜无黄染，眼底无异常。治以疏风清热为主。方用桑菊饮加减：桑叶15g，菊花15g，桔梗10g，连翘10g，芦根30g，生甘草5g，薄荷10g（后下），蝉蜕15g，枸杞子15g，赤芍15g，夏枯草15g，生姜3片。日1剂，水煎分2次温服。2剂后症状减半，继服3剂痊愈。

按：该患者肝郁气滞，日久化火，此为潜在因素；复因补之不当，引动

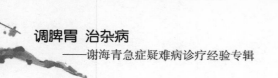
肝火，木火刑金，使肺热生风，风火相煽，上攻于目，故出现白睛红赤，胀痛发痒。药用桑叶、菊花、蝉蜕、薄荷、夏枯草、生姜疏散风热，清肝明目；芦根、枸杞子、连翘、赤芍滋阴清热凉血；桔梗、甘草引药上行，调和诸药。上药合用，入肝入肺，共奏疏风清热明目之功。

（2）兼症二：瘙痒

2001年6月8日。患者主诉手掌、足底瘙痒4天。服息斯敏等药无效。刻下奇痒难忍，心烦意乱。查体：手掌、足底皮肤不红不肿，无风团，无渗出。舌质暗红，苔薄腻，脉弦。治以祛风止痒，疏肝解郁。药用：荆芥10g（后下），防风10g，太子参30g，丹参30g，郁金15g，柴胡10g，蝉蜕10g，菊花15g，白鲜皮10g，威灵仙15g，白蒺藜10g，生姜3片。日1剂，水煎分2次温服，共3剂，诸症悉平。

按： 西医学认为瘙痒症状可能与胆盐刺激有关。中医学认为：一方面，肝气郁结，气滞血瘀，瘀血不去，新血不生；另一方面，见肝之病，知肝传脾，脾气受损，气血生化乏源。最终导致血虚风燥，发于手足皮肤而见瘙痒等症。故用太子参实脾；郁金、柴胡疏肝解郁；一味丹参，功类"四物"，既可补血又可活血；荆芥、防风、蝉蜕、菊花、白鲜皮、威灵仙、白蒺藜、生姜祛风止痒。诸药合用，肝郁解，瘀血除，新血生，燥风消而病愈。

（3）兼症三：鼻衄肌衄

2001年6月26日。患者自述鼻出血、右上肢皮肤有出血点2天，咳嗽。至就诊时共出现鼻衄3次，每次约100mL，血色暗红而稀。查体：鼻腔充血，有血痂，未见息肉等肿物；心率89次/分，律齐，各瓣膜听诊区未闻及病理性杂音；双肺呼吸音粗，未闻及干湿啰音；右上肢皮肤满布出血点，压之不退色，分布范围约20cm×5cm。舌质暗红，苔薄腻，脉沉弦。实验室检查：血小板计数$99×10^9$/L，出血时间（BT）3分钟，试管法凝血时间（CT）4分钟。治以补气活瘀，凉血止血。药用：丹参30g，郁金15g，柴胡10g，白术30g，云茯苓30g，太子参30g，泽泻15g，大腹皮10g，白蔻仁8g，田七10g，青黛10g（先煎），白茅根30g，杏仁10g（打），桔梗10g，薏苡仁30g，川贝10g（打），鸡内金15g，山楂15g。日1剂，水煎分2次温服，共5剂。鼻衄及上肢出血点消除，至今未复发。

按： 患者久病，一方面正气亏损，气不摄血，血溢脉外而出血；另一方面久病入络，肝脉瘀阻，血行不畅而出血；同时肝郁气滞，郁而化火，火伤血络而致出血。故用白术、云茯苓、太子参等补气摄血；丹参、郁金、柴胡、大腹皮、田七疏肝理气，化瘀止血；青黛、茅根凉血止血；薏苡仁、泽泻、鸡内金、山楂化湿运脾利水；桔梗、杏仁、川贝宣肺止咳，既顾及原发病鼓胀，又防治新症鼻衄、咳嗽等。药中病机而获良效。

（4）兼症四：下肢灼热感

2001年8月13日。患者自述近3天来下肢感到灼热难忍，夜不能寐，小便黄；舌质暗红，苔薄腻，脉滑。查体：下肢皮肤弹性尚可，不红不肿，无压痛。诊为湿热下注。方用三妙丸加味。组成：苍术10g，黄柏10g，知母10g，牛膝15g，地骨皮15g，夜交藤30g，酸枣仁15g，太子参30g，丹参30g，郁金15g，柴胡10g，白术15g，云茯苓15g，泽泻10g，大腹皮10g，陈皮10g，砂仁10g（后下），山楂15g，鸡内金15g，生姜3片。煎服法同上，共服3剂，上症消除。

2001年9月23日、2003年4月5日先后2次复发，又用上述同样方药而获良效。

按： 该患者肝脾功能失调，肝气郁遏日久，势必木郁克土，即《金匮要略》所谓"见肝之病，知肝传脾"。脾失健运，湿浊不化，阻滞气机，郁而化热，湿热相合，流注下肢，故见下肢灼热；热扰心神，故夜卧不安；小便黄、脉滑均为湿热蕴结之象。故用三妙丸加地骨皮、知母清热化湿，其中牛膝引药下行，夜交藤、酸枣仁安神，其余诸药疏肝解郁、行气化瘀、健脾利水，以治鼓胀之本病。

综上所述，鼓胀是消化内科疑难杂病之一，病机多为肝郁气滞，脾虚湿阻，瘀血内停，本虚标实。基本方中党参、白术、云茯苓、泽泻、猪苓、怀山药、薏苡仁、冬瓜皮健脾利湿；穿山甲、丹参、郁金、柴胡、大腹皮、陈皮、砂仁理气化瘀；虎杖现代药理研究有抑制病毒作用。治疗上应循序渐进，持之以恒。同时，其病机复杂，往往兼症丛生，兼症治愈后，仍应守方守法（常常依病情稍有加减），继续治疗本病。以上单个兼症出现频繁，但在同一患者身上先后出现诸多兼症，实属少见，这里列举出来，愿与同道进一步探讨。

4. 郁证

胡某，女，14岁，佛山市某中学学生。

初诊：2014年元月8日。患者精神抑郁、淡漠少语5个月。既往失眠3

年。2013年7月因成绩不好受父亲批评，出现怕冷、饥饿3天，伴抑郁等精神症状，多笑。服西药3天（具体用药不详），怕冷、饥饿等症状消失，继之精神抑郁，失眠加重，表情淡漠，寡言少语，易哭，多笑，活动时出汗多，乏力，时躁动不安。无法读书而休学。已在佛山市第三人民医院服抗抑郁药2个月，上述症状无改善，且出现多睡、手颤、便秘等不适。经人介绍，求治于余。舌质淡润，舌体胖，苔白腻，左脉沉弱，右脉沉略滑。证属脾虚肝郁，痰火扰心。治以健脾化痰，疏肝解郁，清泻心火，宁心安神。方用李老脏躁汤加减。

处方：石菖蒲10g，郁金10g，远志10g，龙齿30g（先煎），夜交藤30g，琥珀末3g（冲），莲子心5g，柏子仁15g，合欢花10g，茯神30g，枳壳10g，竹茹10g，黄芪30g，党参15g，白术15g，云茯苓15g，炙甘草5g，法半夏10g，橘红10g，小麦30g，大枣5枚，生姜3片。5剂，日1剂，水煎2次，早晚饭后半小时温服。

辅以心理疏导："考试每次都好不正常，有时考不好很正常，我做医生天天面临考试，有时也会考砸的……"又交流了中学生喜欢的一些运动等。同患者交谈过程中，其微笑4次，对答多一些。

二诊：元月13日。患者症、舌、脉如上。上方去枳壳、竹茹、党参，加胆南星10g，红参10g（另煎兑入），肉桂3g（温运阳气），五味子6g（收敛心气）。3剂。

三诊：元月15日。患者面色红润，自汗除，睡眠时好时坏，对答略好转；舌质淡润，舌体胖，舌苔前部稍薄，左脉沉弱，右脉沉略滑。继服上方24剂（过春节）。

元月19日得知：患者睡眠良好，基本不笑。父母心急，同时加服博思清（即阿立哌唑片）、拉莫三嗪各1片，每日2次。

四诊：2月12日。患者面色红润，表情较自然，对答尚可，无乏力、自汗、易哭、多笑等不适，无手颤抖，睡眠基本上保持7个小时，白天不愿久坐，经常站起来走动；舌质淡红，苔前部薄白，中后部白腻，脉沉。上方郁金加至12g，莲子心加至6g，10剂巩固。

五诊：2月24日。患者面色红润，表情较自然，对答尚可，无乏力、自汗、易哭、多笑等不适，无手颤抖；舌质淡红，舌苔前部薄白，脉沉。上方15剂巩固。

六诊：4月4日。患者面色红润，表情自然，说话主动（一进诊室就叫"谢医生好"），对答如常，无乏力、易哭、多笑、躁动等不适，喜叹气，汗较多；舌质淡红，舌体胖，苔前部薄白，中间微腻，脉沉。上方加浮小麦30g，10剂，以巩固疗效。并准备返校继续读书。

按： 郁证是由于情志不舒、气机郁滞所致，以心情抑郁、情绪不宁、胸部满闷、胁肋胀痛，或易怒易哭，或咽中如有异物梗塞，失眠等症为主要临床表现的一类病证。其基本病机为气机郁滞导致肝失疏泄、脾失健运、心失所养，脏腑阴阳气血失调。病位主要在肝，但可涉及心、脾、肾。病理性质初起属实，日久属虚或见虚实夹杂。郁证初起，病变以气滞为主，常兼血瘀、化火、痰结、食滞等，多属实证。病久则易由实转虚，随其影响的脏腑及损耗气血阴阳的不同，而形成心、脾、肝、肾亏虚的不同病变。理气开郁、调畅气机、怡情易性是治疗郁病的基本原则。本例患者素体脾胃气虚，复因成绩不好受父亲批评，郁怒伤肝，木失条达，气机郁滞；肝气横逆，乘犯脾胃，以致脾土更虚。脾虚一方面气血生化乏源，心神失养，另一方面脾胃气虚，运化失职，聚湿生痰，痰气上扰清窍，以上均可导致精神抑郁、失眠、表情淡漠、寡言少语、多睡、易哭、多笑、活动时出汗多、乏力等症状；气郁化火，上扰心神则见躁动不安；痰火内结，大肠传导失职则见便秘；痰火伤阴或阴血生化不足，水不涵木而肝风内生则手颤；舌质淡润，舌体胖，苔白腻，左脉沉弱，右脉沉略滑均为脾虚肝郁，痰火扰心之征。处方用黄芪、党参、白术、云茯苓、炙甘草、法半夏、橘红、生姜健脾化痰；炙甘草、小麦、大枣为甘麦大枣汤，有养心安神、补脾和中之功；枳壳、竹茹清化热痰；莲子心清心除烦；龙齿配琥珀末镇静安神定惊；郁金行气解郁；石菖蒲开窍醒神；夜交藤、合欢花、茯神、远志养心安神；柏子仁安神通便。诸药合用，共奏健脾化痰、疏肝解郁、清泻心火、宁心安神之功。药中病机而获良效。二诊加入胆南星，旨在加强清化热痰、息风定惊之力；红参大补元气，安神增智；肉桂温运阳气；五味子收敛心气。除药物治疗外，心理疏导对郁证极为重要。解除致病原因，使患者正确认识和对待自己的疾病，增强治愈的信心，可以促进郁证好转、痊愈。诚如《临证指南医案》所说："郁证全在病者能移情易性。"

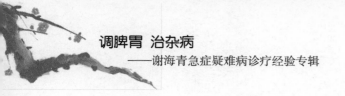

六、肾系疾病

生理上，肾与脾的关系主要反映在先后天相互资生和水液代谢方面。

一方面，脾主运化水谷精微，化生气血，为后天之本；肾藏精，主命门真火，为先天之本。"先天为后天之根。"脾的运化，必须得肾阳的温煦蒸化，始能健运。肾精又赖脾运化水谷精微的不断补充，才能充盛。这充分说明了先天温养后天，后天补养先天的辩证关系。

另一方面，脾主运化水湿，肾主水司开阖。脾的运化须肾阳的温煦蒸化；肾司开合又受脾气的制约，即所谓"土能制水"。脾肾相互协作共同完成水液的新陈代谢。

病理上，脾与肾相互影响，互为因果。如肾阳不足，不能温煦脾阳，致脾阳不振；或脾阳久虚，进而损及肾阳，引起肾阳亦虚。

"肾为先天""脾为后天"，先天固然重要，但出生以后在一定程度上，后天对人体的健康起着决定性作用。平素脾虚多于肾虚，治疗上，"补肾不若补脾"。然脾阳过虚导致肾阳失温，治脾不效时，应当同时温补脾肾之阳气。

1. 上尿路结石

（1）左侧输尿管下段结石一

邱某，男，71 岁，佛山市禅城区人。

初诊：2012 年 11 月 22 日。患者左腰痛、乏力、失眠 7 天。11 月 15 日在佛山市第一人民医院 B 超检查示：右肾囊肿，左侧输尿管下段结石，伴左肾少量积液。尿常规示：蛋白（PRO）（＋～＋＋）。舌质淡偏暗，舌体胖，苔白腻，中间微黄，脉沉弱。查体：左肾叩痛。诊为石淋；证属脾肾亏虚，湿热内蕴。治以健脾补肾，清热利湿，通淋排石。

处方：桑寄生 30g，川牛膝 15g，白术 15g，金钱草 18g，海金沙 15g，鸡内金 15g，黄芪 15g，法半夏 10g，云茯苓 15g，陈皮 10g，党参 15g，炙甘草 6g，夜交藤 30g，乌药 10g，薏苡仁 30g，灯心草 15 卷，生姜 3 片。35 剂，日 1 剂，水煎 2 次，早晚饭后半小时温服。

二诊：12 月 28 日。患者精神转佳，面色红润，无乏力及失眠，腰不痛；舌质淡偏暗，舌体胖，苔白腻，脉沉有力。B 超检查示：右肾小囊肿，左肾、双侧输尿管、膀胱未见异常。尿常规示：蛋白微量。上方去灯心草，减金钱草至 10g，7 剂，巩固疗效。

三诊：2013 年元月 4 日。因天气冷，患者手足冷，余无不适。上方加桂枝 9g，白芍 6g，7 剂，巩固治疗痊愈。

按：淋证是以小便频急，滴沥不尽，尿道涩痛，小腹拘急，痛引腰腹为主要临床表现的一类病证。病因以饮食劳倦，湿热侵袭为主，病位在肾与膀胱，主要病机是肾虚脾虚、膀胱湿热，气化失司。本病证初起多实，久则由实转虚，亦可呈现虚实并见的证候。淋证临床症状有两类：一类是膀胱气化失司所引起的证候，一类是各种淋证的特殊症状。前者是诊断淋证的主要凭证，后者是辨识淋证中不同类别的主要依据。左侧输尿管下段结石属中医学石淋的范畴。本例患者脾胃亏虚，一方面健运失职，湿郁化热，湿热相合，煎熬尿液，结成砂石，故见左侧输尿管下段结石；结石阻塞故见左肾少量积液；另一方面气血化生乏源，故见乏力；血不养心则见失眠；脾虚及肾，腰府失养而见腰痛；舌质淡偏暗，舌体胖，苔白腻，中间微黄，脉沉弱均为脾肾亏虚，湿热内蕴之征。处方用黄芪、党参、白术、云茯苓、炙甘草、法半夏、陈皮、乌药、薏苡仁、生姜健脾理气，和胃化湿；桑寄生、川牛膝补肾强腰，除湿止痛；夜交藤养心安神；金钱草、海金沙、鸡内金、灯心草清热利湿化石。诸药合用，共奏健脾补肾，清热利湿，通淋排石之效。

（2）左侧输尿管下段结石二

梁某，男，40 岁，佛山市禅城区人。

初诊：2012 年 9 月 28 日。患者左腰、左腹疼痛时有发作半年，乏力。查体：体胖，左腹压痛，左腰轻压痛，叩击痛。B 超检查示：左肾少量积液，左侧输尿管下段结石（9mm×3mm）。舌质淡，舌体胖，苔白腻，脉沉弱。证属脾肾亏虚，湿热内蕴。治以健脾补肾，清热利湿，通淋排石。

处方（中药）：桑寄生 30g，海金沙 30g，车前子 30g（包煎），金钱草 18g，鸡内金 15g，川牛膝 15g，灯心草 10 卷，法半夏 10g，陈皮 10g，党参 15g，白术 15g，云茯苓 15g，炙甘草 6g，砂仁 10g（后下），木香 10g（后下），生姜 3 片。10 剂，日 1 剂，水煎 2 次，早晚饭后半小时温服。

二诊：10 月 9 日。上方加灯心草至 12 卷。

三诊：11 月 13 日。患者咳嗽 3 天。上方加桔梗 12g，北杏仁 10g。

四诊：11 月 27 日。复查 B 超，结果同前。金钱草加至 30g。

处方（西药）：友来特（枸橼酸氢钾钠颗粒，德国马博士大药厂生产），日剂量为 4 标准量匙（每量匙为 2.5g，共 10g 颗粒），分 3 次饭后服用，早晨、中午各一量匙，晚上服两量匙，颗粒可以用水冲服。服 15 天。

五诊：2013 年元月 5 日。患者自觉结石已排出。复查 B 超示：双肾、输尿管、膀胱未见异常。患者很高兴。

按： 本例患者平素脾胃亏虚，一方面健运失职，湿郁化热，湿热相合，煎熬尿液，结成砂石，故见左侧输尿管下段结石，结石阻塞故见左肾少量积液；结石阻滞气机则见左腹疼痛；脾虚及肾，腰府失养而见腰痛；另一方面气血化生乏源，故见乏力；舌质淡，舌体胖，苔白腻，脉沉弱均为脾肾亏虚，湿热内蕴之征。处方用党参、白术、云茯苓、炙甘草、法半夏、陈皮、砂仁、木香、生姜健脾理气，和胃化湿；桑寄生、川牛膝补肾强腰，除湿止痛；金钱草、海金沙、车前子、鸡内金、灯心草清热利湿化石。诸药合用，共奏健脾补肾、清热利湿、通淋排石之效。同时，使用枸橼酸氢钾钠颗粒，旨在加强溶解尿酸结石、防止新结石形成之功。

（3）左侧输尿管下段结石三

钱某，男，42 岁，农民。住院号 961026。

患者自诉左侧腰腹疼痛 4 天，伴尿急、尿痛、尿血，于 1996 年 9 月 25 日收入院。刻下口干口苦，纳差；舌质淡，苔前部薄白、后部白腻，脉滑无力。查体：左少腹压痛，无反跳痛，左肾区压痛、叩击痛。腹平片示：左侧输尿管下段结石。此为脾胃气虚、湿热下注之淋证。治以健脾益气，利尿通淋为主。

处方：太子参 10g，白术 10g，云茯苓 15g，炙甘草 6g，制香附 12g，珍珠草 15g，凤尾草 15g，生首乌 20g，百部 9g，桑寄生 18g，白茅根 30g，竹叶 10g，车前草 30g。3 剂，日 1 剂，水煎分两次温服。

3 剂后，已无腰腹痛、尿急、尿痛等不适，仍口干口微苦，舌脉同前。上方去太子参、竹叶，加金钱草 60g，鸡内金 15g，滑石 30g，配以石淋通 4 片，每日 3 次，以增强通淋排石之功。

8 剂后，排出一约 0.5cm × 0.4cm × 0.3cm 大小的结石，表面粗糙有刺。10 月 6 日查房，无诉不适。查体：腹软，无压痛及反跳痛，肝脾未及，双肾区无压痛及叩击痛。腹平片复查结果为泌尿系未见阳性结石。遂于即日痊愈出院。嘱其继服原中药 5 剂，以绝生石之源。

随访至今，未复发。

按： 此患者为体力劳动者，"劳则气耗"，日久脾气受损，运化失司，水湿内停，郁而化热，湿热相合，煎熬津液，结成砂石。故立法为健脾益气，利尿通淋，标本兼顾。方中珍珠草、凤尾草二味，为邓铁涛教授之经验用药（见《耕耘集》），具有利尿通淋之功，依邓老经验，此药对相须为用，对热淋或劳淋急性发作或阳水，效果颇佳；《本经》云：桑寄生"主腰痛"；因尿血、口干口苦，考虑阴亦损伤，故用生首乌解毒护阴；百部配合珍、凤，增强杀菌之功，现代药理研究表明百部有抑制大肠杆菌作用。3剂后，加入金钱草、鸡内金、滑石，配以石淋通片，以增强通淋排石之功。上方补中有清，清中寓补，切中病机而奏效。

（4）右肾结石、左肾囊肿、尿血

温某，男，70岁，佛山市三水区西南镇人。

初诊：2010年7月16日。患者尿血1年，加重10天。1年前尿血，经治疗缓解（具体用药不详），本月5日又尿血，如洗肉水状，在三水防保中心、佛山市第一人民医院诊治，服保列治、哈乐等药，输液药物不详。刻下仍尿血、腰酸、乏力；舌质淡红，苔白腻微黄，脉弦滑。尿常规示：蛋白（＋），尿潜血实验（BLD）（＋＋＋），尿糖（＋＋＋）。B超检查示：右肾小结石，左肾囊肿，膀胱炎（？），前列腺肥大。证属脾肾两虚。治以健脾补肾止血。

处方：桑寄生30g，川断20g，狗脊20g，黄芪30g，太子参30g，白术18g，云茯苓15g，炙甘草5g，法半夏10g，陈皮10g，薏苡仁30g，白茅根30g，牛膝15g，田七10g，血余炭10g，生姜3片，生藕节3个。5剂，日1剂，水煎2次，早晚饭后半小时温服。

9月30日，患者托人告知：其服药两剂，尿血明显好转，已无洗肉水状，继服余下3剂巩固。

按：本例患者年老体弱，脾肾之气皆虚，脾虚则统血无权，肾虚则下元不固，血溢脉外而成尿血；乏力为脾气不足，脾失健运，气血生化亏乏，清阳不能达四肢之症；腰酸软为肾中精气不能荣其府之症；舌质淡红，苔白腻微黄，脉弦滑为脾肾不足，运化失司，湿郁化热之征。故用黄芪、太子参、白术、云茯苓、炙甘草、法半夏、陈皮、生姜健脾益气摄血；桑寄生、川断、狗脊、牛膝补肾固元；薏苡仁、白茅根、田七、血余炭、生藕节清热化湿，活血止血。药中病机而获效。

2. 淋证

（1）淋证一

秦某，女，40岁，在佛山科学技术学院饭堂工作。

初诊：2014 年 6 月 13 日。患者尿频、尿急、尿胀 10 天，腰酸，下腹冷痛，乏力；舌质淡，苔薄腻，脉虚弱。尿常规示：尿潜血实验（＋＋＋）。B 超检查示：左肾少量积水，未发现结石。证属脾肾气虚，湿热下注。治以健脾补肾，清热利尿。

处方：金钱草 15g，海金沙 15g，鸡内金 15g，怀牛膝 15g，川断 30g，桑寄生 30g，白茅根 30g，黄芪 15g，党参 15g，白术 15g，云茯苓 15g，炙甘草 6g，法半夏 10g，陈皮 10g，乌药 10g，小茴香 8g，生姜 3 片。12 剂，日 1 剂，水煎 2 次，早晚饭后半小时温服。

二诊：6 月 26 日。患者尿频、尿急、尿胀、腹冷痛、乏力等症状消失，腰仍微酸；舌质淡红，苔薄腻，脉沉。尿常规示：尿潜血实验阴性。效不更方，继服上方巩固。

三诊：6 月 28 日。患者无诉不适。彩超示：双肾、输尿管、膀胱未见局灶性病变。病已痊愈，继服上方 4 剂，巩固疗效。

按： 淋证是因肾、膀胱气化失司而致的以小便频急、淋沥不尽、尿道涩痛、小腹拘急或痛引腰腹为主要临床表现的一类病证。其相当于西医学的泌尿系感染、泌尿系结石、泌尿系肿瘤及乳糜尿等在临床表现为淋证者。本例患者证属脾肾气虚，湿热下注。脾虚则运化失职，湿郁化热，湿热下注，膀胱气化不利，故见尿频、尿急、尿胀等症；热伤血络则见尿潜血实验（＋＋＋）；脾虚气血生化乏源则见乏力；脾虚及肾，腰府失养则见腰酸；气虚失温则见下腹冷痛；舌质淡，苔薄腻，脉虚弱均为脾肾气虚，湿热下注之征。处方用黄芪、党参、白术、云茯苓、炙甘草、法半夏、陈皮、生姜益气健脾和胃；川断、桑寄生补肾壮腰；乌药、小茴香温肾散寒理气；怀牛膝补肝肾，引血下行；金钱草、海金沙、鸡内金清热利尿通淋；白茅根甘寒，凉血止血，清热利尿。诸药合用，共奏健脾补肾、清热利尿之功。药中病机而获良效。

（2）劳淋

禤某，女，52 岁，家住佛山市禅城区常方里 11 号。

初诊：2013 年 12 月 31 日。患者尿急、尿频、尿意不尽 1 月余。11 月 20 日发病，在外院服抗生素等西药无效（具体用药不详）。刻下仍尿急，尿频，尿意不尽，遇劳加重，腰酸，乏力，失眠；舌质淡，舌体胖，边有齿痕，苔白腻，脉沉弱略滑。证属脾肾亏虚。治以健脾补肾。

处方：补骨脂 15g，淫羊藿 15g，菟丝子 30g，枸杞子 30g，黄芪 15g，川牛膝 15g，党参 15g，白术 15g，云茯苓 15g，炙甘草 6g，法半夏 10g，陈皮 10g，生姜 3 片。5 剂，日 1 剂，水煎 2 次，早晚饭后半小时温服。

二诊：2014 年元月 6 日。患者尿急、尿频、尿意不尽、腰酸、乏力等症状好转，仍失眠；舌质淡，舌体胖，边有齿痕，苔白腻，脉沉弱略滑。上方加夜交藤 30g。

三诊：元月 10 日。患者无尿急、尿频、腰酸等不适，尿意不尽已愈；舌质淡，舌体胖，边有齿痕，苔白腻，脉沉弱略滑。上方 4 剂巩固。

四诊：2 月 13 日。患者无诉不适；舌质淡红，边有齿痕，苔薄白，脉沉。继服上方 4 剂巩固。痊愈。

按：本例患者久淋不愈，脾肾亏虚。脾虚则中气下陷，肾虚则下元不固，膀胱气化不利，因而出现尿急、尿频、尿意不尽，遇劳加重，腰酸、乏力等症状；脾虚气血生化乏源，血不养心则见失眠；舌质淡，舌体胖，边有齿痕，苔白腻，脉沉弱略滑均为脾肾亏虚之征。处方用补骨脂、淫羊藿、菟丝子、枸杞子温补肾中阳气，其中枸杞子取阴中求阳之意，则阳得阴助而生化无穷；川牛膝补肝肾，引血下行；黄芪、党参、白术、云茯苓、炙甘草、法半夏、陈皮、生姜益气健脾和胃。诸药合用，中气得补，肾气得固而病除。二诊加入夜交藤养心安神，针对心血不足之失眠而设。

3. 隐匿性肾炎

吴某，女，58 岁，原佛山市禅城区劳动局副局长。

初诊：2014 年 7 月 23 日。患者腰痛、腰凉、乏力 2 年，尿呈茶色。尿常规示：尿潜血实验（＋＋＋）。舌质淡，舌体胖，边有齿痕，苔白腻，脉沉略滑。7 月 18 日尿红细胞位相检查示：畸形 72000 个/mL。证属脾肾阳虚。治以温肾健脾，活血止血。

处方：菟丝子 30g，补骨脂 15g，枸杞子 30g，淫羊藿 15g，黄芪 60g，党参 30g，白术 15g，云茯苓 15g，炙甘草 6g，法半夏 10g，陈皮 10g，桑寄生 30g，茅根 30g，田七 10g，荆芥炭 10g，炮姜 5g，生姜 3 片。日 1 剂，水煎 2 次，早晚饭后半小时温服。

二诊：9 月 20 日。患者服上方 7 剂后，腰痛、腰冷、乏力减轻，服至 1 个月时，诸症消失。舌质淡，舌体胖，边有齿痕，苔白腻，脉沉略滑有力。9 月 9 日复查尿红细胞位相，畸形 18500 个/mL。尿常规示：尿潜血实验（＋＋）。效不更方，继服。

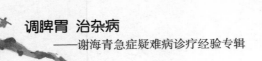
三诊：10月10日。患者失眠多梦，余无不适。10月9日尿红细胞位相检查示：畸形4000个/mL，尿红细胞计数43个/uL。舌质淡暗，苔白微腻，脉沉略有力。上方加夜交藤30g。

四诊：11月15日。患者大便偏干，呈粒状，日一次，余无不适；舌质淡，苔薄腻，脉虚。上方加肉苁蓉15g。

五诊：11月19日。患者大便通畅。尿红细胞位相检查示：畸形7500个/mL，尿红细胞计数21个/uL。肉苁蓉减至10g。

六诊：12月13日。患者头晕1周，余无不适。血压160/90mmHg；舌质淡，边有齿痕，苔白微腻，脉沉弱，上方加天麻12g。

七诊：12月23日。患者无头晕等不适，血压158/90mmHg；舌质淡，边有齿痕，苔白微腻，脉沉弱。12月13日方继服。

八诊：2015年2月4日。患者无诉不适；舌质淡，苔白微腻，脉沉有力略滑。尿红细胞位相检查示：畸形8000个/mL，尿红细胞计数18个/uL。上方继服。

九诊：2015年7月11日。患者无诉不适。6月7日尿红细胞位相检查示：畸形2000个/mL。上方继服，巩固疗效。

按：隐匿性肾炎是原发性肾小球疾病中常见的一种临床类型，由于临床表现轻微或毫无症状而得名。但是肾脏纤维化依旧恶化进展，如果不给予有效治疗，就会逐渐发展为更为严重的尿毒症。这种疾病大多偶然地在体格检查做尿常规化验的时候被发现，患者常没有水肿、血压高和肾功能损害等表现。

中医学认为：隐匿性肾炎初期多为脾肾气虚，经过积极治疗，合理调养后，大部分患者的病情可以痊愈或稳定。若未及时治疗、调养，病情进一步发展，精微物质长期外泄，可形成气阴两虚证；久病不愈，由气入血，则可形成瘀血阻络证。若在疾病发展、演变过程中感受外邪，则可合并湿热阻滞证或外感热邪证。此外，不注意摄生，过于疲劳，也会使病情加重。

本例患者证属脾肾阳虚。肾（阳）气亏虚，温煦无力，寒凝血瘀，脉络绌急，腰府失养而致腰痛、腰凉；脾虚则中气下陷，气不摄血；肾虚则下元不固，膀胱无力气化，因而出现尿呈茶色，尿潜血实验（＋＋＋）；脾虚气血生化乏源则见乏力；舌质淡，舌体胖，边有齿痕，苔白腻，脉沉略滑均为脾肾阳虚之征。处方用淫羊藿、菟丝子、枸杞子、补骨脂温补肾中阳气，其中枸杞子取阴中求阳之意，则阳得阴助而生化无穷；桑寄生补肾壮腰；炮姜入血散寒，温经止血；黄芪健脾补气；党参、白术、云茯苓、炙甘草、法半夏、陈皮、生姜益气健脾和胃；田七、荆芥炭活血止血；茅根清热利尿，凉血止血，又可防止温药过燥伤络。诸药合用，共奏温肾健脾、活血止血之功。该患者隐匿性肾炎病程虽长，但经过中医药合理治疗，病情发展缓慢，正能胜邪，处于相对稳定的阶段，所以效果还是较好的。

4. 水肿

漆某，女，44 岁，四川省营山县灵鹫镇大灵村人。

初诊：2014 年 9 月 6 日。患者头面、四肢浮肿 10 年，乏力，两膝无力；舌质淡，舌体胖，边有齿痕，苔白腻，脉虚弱。曾在佛山市第一人民医院、佛山市中医院、南方医科大学附属南方医院诊治，服利尿药等无效。经人介绍来我院治疗。证属气虚水泛。治以健脾益肺补肾，温阳化气利水。

处方：川断 30g，威灵仙 15g，桂枝 12g，黄芪 60g，桑寄生 30g，川芎 15g，川牛膝 30g，党参 15g，白术 15g，云茯苓 15g，炙甘草 6g，法半夏 10g，陈皮 10g，防己 10g，泽泻 12g，生姜 3 片。4 剂，日 1 剂，水煎 2 次，早晚饭后半小时温服。

二诊：9 月 22 日。患者服上方仅 4 剂，头面、四肢浮肿消失，乏力减。停药无复发。刻下头痛，眼胀；舌质淡，舌体胖，边有齿痕，苔白腻，脉沉。上方加菊花 10g，白芷 6g，石菖蒲 10g，葱白 1 尺（后下），4 剂，巩固治疗而痊愈。

按：本例患者正气亏虚。肺气虚宣降通调失职，上则津液不能宣发外达以营养肌肤，下则不能通调水道而将津液之代谢废物变化为尿；脾气受损，运化失司，水液代谢失常；肾气虚衰，不能化气行水，遂使膀胱气化失常，开合不利。以上三者均可引起水液潴留体内，泛溢肌肤，而成水肿。故见头面、四肢浮肿，乏力，两膝无力等症；舌质淡，舌体胖，边有齿痕，苔白腻，脉虚弱均为气虚水泛之征。方中黄芪益气补肺；党参、白术、云茯苓、炙甘草、法半夏、陈皮、生姜健脾和胃化湿；川断、桑寄生补肾；川牛膝补肝肾，引血下行；防己、泽泻利水；桂枝温阳，助膀胱化气行水；威灵仙其性善行，能通行十二经络；川芎活血化瘀，其用药理论根据为《血证论》的"瘀血化水，亦发水肿，是血病而兼水也"。诸药合用，共奏健脾益肺补肾、温阳化气利水之功。药中病机而获良效。

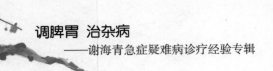

5. 肾功能衰竭呕吐

宋某，女，68 岁，佛山市禅城区人。

初诊：2011 年 8 月 11 日。患者恶心呕吐、口淡无味、泛清水 10 天，胃脘不适，纳差，嗳气，口干，舌尖麻；舌质淡，苔白干，脉沉略滑。患肾功能衰竭，在外院腹膜透析半年。证属脾胃虚寒，浊邪上犯。治以温中降逆，健脾化湿。

处方：干姜 15g，丁香 5g，柿蒂 15g，党参 15g，白术 15g，云茯苓 15g，炙甘草 5g，鸡内金 15g，山楂 15g，砂仁 15g（后下），法半夏 10g，陈皮 10g，枳壳 10g，竹茹 10g，神曲 15g，生姜 3 片。10 剂，日 1 剂，水煎 2 次，早晚饭后半小时温服。

二诊：8 月 31 日。患者呕吐、口干、泛清水等症状消失，仍口淡无味；舌质淡，苔白干，脉沉略滑。又进 7 剂，各症消失，精神转佳，纳可。继续腹透，暂停中药。

三诊：2012 年 2 月 15 日。患者近 10 日又出现呕吐、口淡无味、泛清水、胃脘不适、纳差、嗳气、口干等症，再服上方 7 剂，又明显好转。近 3 日感冒，出现恶寒、咳嗽、呕恶。天气湿热，上方加防风 10g，藿香 15g，桔梗 10g，杏仁 10g。3 剂服完，感冒痊愈。

按：恶心呕吐是慢性肾功能衰竭患者最常出现的临床症状。西医学对慢性肾衰竭患者恶心呕吐的治疗多采用透析、抑酸及胃肠动力药物等治疗，可在一定程度上缓解消化道症状，但往往不够理想。中医学认为本病多为脾肾阳虚，湿浊中阻所致。本例患者证属脾胃虚寒，浊邪上犯。久病脾阳虚弱，导致寒气内生，运化失职，湿气渐积，寒浊中阻而引起恶心呕吐、口淡无味、泛清水等症；脾气不升，胃气不降则见胃脘不适、纳差、嗳气等；气不化津则见口干、苔白干；足太阴脾经连舌本，散舌下，湿阻气血故出现舌尖麻；舌质淡，脉沉略滑均为脾胃虚寒，浊邪上犯之征。方用干姜、丁香、柿蒂温中降逆；其中丁香味辛性温，归脾、胃、肾经，温中散寒，善于降逆，为治疗胃寒呕吐之要药。党参、白术、云茯苓、炙甘草、鸡内金、山楂、砂仁、法半夏、陈皮、枳壳、竹茹、神曲、生姜健脾和胃，化湿除浊。药中病机而获效。

6. 多囊肾、肾功能不全

刘某，男，48 岁，广东省珠海市律师。

初诊：2018 年 3 月 31 日。患者倦怠乏力，大便溏薄 5 年，逐渐加重，胃脘隐痛胀闷，手指不温；舌质淡暗，边有齿痕，苔白腻，脉沉弱。既往多囊肾、高血压病史。曾在珠海市人民医院诊为多囊肾、肾功能不全。2 月 13 日化验血肌酐 212μmol/L。证属脾肾两虚，浊瘀内阻。治以健脾补肾，活瘀泄浊。

处方：党参 30g，白术 15g，云茯苓 15g，炙甘草 6g，黄芪 60g，姜半夏 10g，陈皮 10g，生牡蛎 30g（先煎），熟大黄 10g，川芎 10g，丹参 12g，皂角刺 10g，干姜 15g，菟丝子 30g，枸杞子 15g，补骨脂 10g，淫羊藿 15g，川草薢 10g，砂仁 10g（后下），天麻 10g，生姜 3 片。7 剂，日 1 剂，水煎 2 次，早晚饭后半小时温服。

二诊：4 月 7 日。患者乏力、胃脘胀痛减轻，大便溏，日 6 次，身痒，上肢尤甚；舌质淡暗，边有齿痕，苔白腻，脉沉弱。上方白术加至 30g，云茯苓加至 20g，加生晒参 15g，白蒺藜 5g。

三诊：4 月 14 日。患者仍便溏。上方云茯苓加至 30g，加薏苡仁 30g。

四诊：4 月 21 日。患者诸症减轻，大便日 4 次，舌苔前部变薄。上方补骨脂加至 15g，川草薢加至 12g，天麻加至 12g。

五诊：4 月 29 日。上方丹参加至 15g，川草薢加至 15g，天麻加至 15g。

六诊：5 月 5 日。患者身痒好转。上方继服。

七诊：6 月 2 日。患者倦怠乏力明显减轻，大便日 4 次，胃脘无隐痛、胀闷。2018 年 6 月 1 日在珠海市人民医院化验肌酐：171μmol/L。舌质淡略转淡红，边暗，苔前部变薄，脉沉略有力。上方去黄芪，加野生黄芪 60g。

八诊：6 月 9 日。患者无诉不适。上方生晒参加至 20g。

按：生理上脾主运化水湿，肾主水司开合。脾的运化须肾阳的温煦蒸化；肾司开合又受脾气的制约，即所谓"土能制水"。脾肾相互协作，共同完成水液的新陈代谢。病理上，脾与肾相互影响，互为因果。如肾阳不足，不能温煦脾阳，致脾阳不振；或脾阳久虚，进而损及肾阳，引起肾阳亦虚。本例患者罹患肾功能不全。化验血肌酐 212μmol/L。证属脾肾两虚，浊瘀内阻。脾阳虚弱，运化失职，气血化生乏源，湿浊渐积，故见倦怠乏力，大便溏薄，逐渐加重，胃脘隐痛胀闷；脾阳久虚，进而损及肾阳，温煦失职则见手指不温；舌质淡暗，边有齿痕，苔白腻，脉沉弱均为脾肾两虚，浊瘀内阻之征。方中用干姜、党参、白术、云茯苓、炙甘草、姜半夏、陈皮、砂仁、生姜温

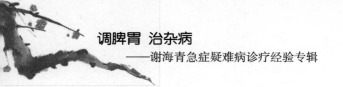

中健脾，和胃化湿；黄芪健脾补肺，提升一身之阳气；菟丝子、枸杞子、补骨脂、淫羊藿温补肾气；川芎、丹参、皂角刺活血化瘀通络；熟大黄、川草薢化湿泄浊；天麻、生牡蛎平肝潜阳。诸药合用，共奏健脾补肾、活瘀泄浊之功。药中病机而获效。此病例仍在观察治疗中。

7. 腰痛

（1）腰痛、腰椎压缩性骨折

庞某，男，78 岁，佛山市禅城区人。

初诊：2012 年 5 月 9 日。患者腰痛甚，乏力，汗多，失眠，主要是因患肺气肿并感染在本市某医院住院期间过度检查治疗所致（抗生素、激素）。舌质淡，苔薄白，脉沉弱。证属脾肾气虚，风湿外侵。治以健脾补肾，祛风除湿。

处方：黄芪 30g，浮小麦 30g，党参 30g，白术 30g，茯神 30g，炙甘草 6g，法半夏 10g，陈皮 10g，狗脊 20g，川断 30g，杜仲 15g，桑寄生 30g，姜黄 12g，夜交藤 30g，生姜 3 片。5 剂，日 1 剂，水煎 2 次，早晚饭后半小时温服。

二诊：6 月 4 日。患者服药 5 剂，自汗、乏力减，仍腰痛甚。又去佛山市第一人民医院住院，诊为腰椎压缩性骨折，用"骨水泥"愈合。出院后仍腰痛、酸、无力，口干，口苦，纳差，咳嗽；舌质淡红，苔薄白略少，脉沉弱。

处方：黄芪 30g，党参 15g，白术 15g，炙甘草 6g，陈皮 10g，狗脊 20g，桑寄生 30g，川断 30g，杜仲 15g，桔梗 12g（咳），熟地黄 12g，山萸肉 15g，黄柏 9g，知母 9g，神曲 15g，当归尾 12g，生姜 3 片。21 剂，日 1 剂，水煎 2 次，早晚饭后半小时温服。

三诊：6 月 25 日。患者服上方 21 剂，腰不痛不酸，仅无力，程度减，无口干、口苦，纳可，仍少咳；舌质淡红，苔薄白，脉沉。上方去神曲，加杏仁 10g，7 剂。

按：生理上脾为后天之本，肾为先天之本。脾运化水谷精微以充养全身，肾所藏之精虽禀受于先天，但须不断继养于后天；肾气是一身阳气之根本，脾脏依靠肾气的温煦才能正常运化水谷精微，运化水湿。病理上脾气久虚不能充养肾气，或肾气虚衰不能温养脾气，最终导致脾肾气虚。肾府失养，加上风湿外侵，气血阻滞，故腰痛甚；脾虚气血生化之源则乏力；气虚不能摄津则见汗多；血不养心则见失眠；舌质淡，苔薄白，脉沉弱均为脾肾气虚，风湿外侵之征。方用黄芪、党参、白术、炙甘草、法半夏、陈皮、生姜健脾补气和胃；浮小麦敛汗；茯神、夜交藤养心安神；狗脊、川断、杜仲、桑寄生补肾，强筋骨，祛风湿；姜黄辛散温通，外散风寒，内行气血。二诊之所以加入熟地黄、山萸肉、黄柏、知母诸滋阴降火之品，是因为患者又一次住院后出现腰酸、口干、口苦、舌苔变少等肾阴虚火旺之象。

（2）顽固性腰痛

卢某，女，28岁，原佛山市口腔医院收费员。

初诊：2013年12月19日。患者腰酸痛无力1年9个月。多处中西医治疗无效（具体用药不详）。前天针灸治疗后，有时刺痛。睡觉时受压侧麻木，下地后不听使唤1天。月经量少。舌质淡，舌体胖，边有齿痕，苔薄腻，脉沉弱。详问病情，得知腰痛不止，缘产后失于调理引起。证属肾气亏虚，寒凝血瘀。治以补肾益气，温经散寒，活血化瘀。黄芪+肾四味+生化汤加减。

处方：黄芪30g，当归15g，川芎12g，桃仁10g（打），红花6g，炮姜10g，桂枝10g，枸杞子15g，淫羊藿15g，菟丝子30g，补骨脂15g，核桃肉4枚，生姜3片。2剂，日1剂，水煎2次，早晚饭后半小时温服。

二诊：12月21日。患者腰酸无力明显好转，无刺痛、麻木等症状，颈项强硬不适；舌质淡，舌体胖，边有齿痕，苔薄腻，脉沉弱。上方加葛根30g，4剂。

三诊：12月24日。患者腰无酸软无力，平时不痛，今晨刺痛2~3次，每次持续1分钟，自行缓解，无颈项强硬或肢体麻木；舌质淡，舌体胖，边有齿痕，苔薄腻，脉沉。继服上方巩固。

2014年元月2日告知：患者已无腰酸无力等不适。

按：本例患者产后失于调理，肾气亏虚，寒凝血瘀，脉络绌急，腰府失养而致腰酸痛，有时刺痛，睡觉时受压侧麻木，下地后不听使唤，月经量少；肾为先天之本，脾为后天之本，二脏相济，温运周身，若肾虚日久，不能温煦脾土，常致脾气亏虚，则见腰部无力；舌质淡，舌体胖，边有齿痕，苔薄腻，脉沉弱均为肾气亏虚，寒凝血瘀之征。处方用核桃肉、枸杞子、淫羊藿、菟丝子、补骨脂补肾益气；黄芪健脾补气；炮姜入血散寒，温经止痛；桂枝温通经脉；当归味辛甘而性温，一药三用：一取其补血之功，以补产后血虚之不足；二取活血之用，以化瘀生新，寓生新于补血之中，生新不致留瘀，化瘀而不伤血；三取温经散寒之效。桃仁、红花、川芎助当归活血化瘀；生

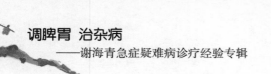

姜和胃。诸药合用，共奏补肾益气、温经散寒、活血化瘀之功而获效。

8. 前列腺增生症

李某，男，81岁，河南省邓州市人。

初诊：2014年5月10日。患者小便不畅4年、疼痛2年、加重1周。点滴不爽，排尿无力，腰酸；舌质暗红，舌体胖，苔白腻，脉弦滑。西医诊断为前列腺增生肥大，建议手术治疗。子女担心其年龄大，手术风险高，转求中医诊治。中医诊断为癃闭；证属脾肾气虚，兼有瘀热。治以补肾健脾，活血化瘀，清热利尿。

处方：补骨脂15g，淫羊藿15g，菟丝子30g，枸杞子15g，党参15g，白术15g，云茯苓15g，炙甘草6g，法半夏10g，陈皮10g，黄芪60g，川牛膝15g，皂刺12g，车前子30g，灯心草15个，川草薢12g，生姜3片。5剂，日1剂，水煎2次，早晚饭后半小时温服。

二诊：5月17日。患者小便不畅好转，疼痛、乏力、腰酸减轻；舌质暗红，舌体胖，苔白腻，脉弦滑。上方7剂继服。

三诊：5月31日。患者小便通畅，无尿痛、乏力、腰酸等不适；舌质淡红，苔薄腻，脉弦略滑。效不更方，上方继服巩固。

四诊：6月30日。患者因"支气管炎"来我科诊疗，告知前列腺增生肥大已无临床症状，很开心。

按：前列腺增生症，是中老年男子常见疾病之一，为前列腺的一种良性病变，其发病原因与人体内雄激素与雌激素的平衡失调有关。属中医学"癃闭"的范畴。本例患者年老体弱，脾肾气虚。一方面脾气不升、肾气衰惫，导致膀胱气化无权;，另一方面，脾虚健运失职，湿郁化热，湿热下注，膀胱气化不利；同时脾虚生痰，因痰致瘀，阻塞尿道而致小便不畅、疼痛，点滴不爽，排尿无力等症状；肾气亏虚，腰府失养则见腰酸；舌质暗红，舌体胖，苔白腻，脉弦滑均为脾肾气虚，兼有瘀热之征。处方用补骨脂、淫羊藿、菟丝子、枸杞子温补肾气；川牛膝补肝肾，引血下行；黄芪、党参、白术、云茯苓、炙甘草、法半夏、陈皮、生姜益气健脾和胃；皂刺活血化瘀通络；车前子、灯心草、川草薢清热利尿。诸药合用，共奏补肾健脾、活血化瘀、清热利尿之功。药中病机而获良效。

七、气血津液疾病

1. 汗证

（1）黄汗

黄某，男，28 岁，佛山市纪委一科长。

初诊：2011 年 5 月 7 日。患者黄汗染衣 3 年，伴尿黄、乏力，近 1 周感冒，流白涕，咳嗽咳白痰带黄，查体：咽红（＋＋），目不黄，双肺呼吸音粗。舌质淡，苔白微腻，脉沉弱。证属脾虚湿郁化热，外加风邪犯肺。治以健脾和胃，化湿清热，宣肺止咳。

处方：防风 9g，黄芪 15g，党参 15g，白术 15g，云茯苓 15g，炙甘草 6g，法半夏 10g，陈皮 10g，薏苡仁 15g，赤小豆 15g（针对脾虚湿郁为黄汗），蝉蜕 9g，桔梗 12g，杏仁 10g（打），白前 10g，浙贝母 10g，生姜 3 片。3 剂，日 1 剂，水煎 2 次，早晚饭后半小时温服。

5 月 11 日患者所在单位领导来电告知：很感谢！患者服药后，流涕，咳嗽咳痰已痊愈，黄汗亦明显好转。

按：黄汗病的形成，或脾虚湿郁化热，或素有郁热及汗出当风，或劳动汗出，衣里冷湿，致水过热气，而卫郁营热，交蒸肌腠而致本病。本例患者证属脾虚湿郁化热，交蒸肌腠，故见黄汗染衣、尿黄、乏力等症；风邪犯肺，肺失宣肃则见流白涕，咳嗽咳白痰带黄等症；舌质淡，苔白微腻，脉沉弱均为脾虚湿郁之征。方用黄芪、党参、白术、云茯苓、炙甘草、法半夏、陈皮健脾和胃；薏苡仁、赤小豆化湿利水清热；防风、蝉蜕、桔梗、杏仁、白前、浙贝母、生姜疏风宣肺，止咳化痰。药中病机而获效。

（2）盗汗一

刘某，男，45 岁，佛山市人。

初诊：2013 年 12 月 24 日。患者盗汗 4 天，醒后发现全身湿透。上半身、背部尤甚，且背部发凉、怕风。因 4 天前去江西省出差受寒，始得此病，回佛山后仍盗汗。舌质红，苔白微腻，脉虚弱。证属脾肺气虚，营卫不和。治以健脾补肺，调和营卫。桂枝汤加减。

处方：桂枝 12g，白芍 10g，黄芪 30g，煅龙骨 30g（先煎），煅牡蛎 30g（先煎），党参 15g，白术 15g，炙甘草 6g，砂仁 10g（后下），生姜 3 片，大

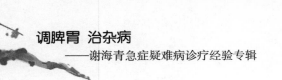

枣 5 枚。3 剂，日 1 剂，水煎 2 次，早晚饭后半小时温服。盖被。

二诊：12 月 27 日。患者服至第 2 剂，盗汗止，背部无发凉及怕风；舌质淡红，苔白微腻，脉虚数略滑。效不更方，继服上方 3 剂，巩固疗效而痊愈。

按：汗证是指由于阴阳失调，腠理不固，而致汗液外泄失常的病证。其中，不因外界环境因素的影响，寐中汗出，醒来自止者，称为盗汗，亦称为寝汗。通常认为自汗属阳虚，盗汗属阴虚。但《景岳全书·汗证》谓"自汗盗汗，亦各有阴阳之证，不得谓自汗必属阳虚，盗汗必属阴虚也"。本例患者属脾肺气虚之人，感受风邪，导致营卫不和，卫外失司，而致盗汗，醒后发现全身湿透，上半身、背部尤甚，且背部发凉、怕风；舌质红，苔白微腻，脉虚弱均为脾肺气虚，营卫不和之征。方中黄芪益气固表；党参、白术、炙甘草、砂仁健脾和胃；桂枝温经解肌，白芍和营敛阴，两药合用，一散一收，调和营卫，配以生姜、大枣、甘草，助其调和营卫之功；煅龙骨、煅牡蛎固涩敛汗。诸药合用，共奏健脾补肺、调和营卫之功。药中病机而获良效。

（3）盗汗二

张某，男，53 岁，河南省邓州市人（医生，老朋友）。

初诊：2014 年 2 月 17 日。患者全身盗汗量多 2 天。由上到下，全身湿透，睡着汗出，醒后自止。因春节期间在海南旅游，疲劳受寒，出现扁桃体炎，血象高，白细胞 12.0×10^9/L，服消炎药、退热药后，血象正常，热退（已停服西药），继之出现盗汗，盗汗之前恶寒，发热（体温不高）；舌质淡红，苔薄腻，脉沉。证属脾胃气虚，外感风寒，太、少两阳合病。治以健脾和胃，调和营卫，和解少阳。方用柴胡桂枝汤加减。

处方：桂枝 10g，白芍 12g，柴胡 12g，黄芩 12g，党参 18g，白术 15g，云茯苓 15g，炙甘草 6g，法半夏 12g，陈皮 12g，黄芪 20g，生姜 3 片，红枣 3 枚。3 剂，日 1 剂，水煎 2 次，早晚饭后半小时温服。

2 月 18 日下午来电告知：昨晚盗汗明显减少，今天全身轻松，精神好转，继服剩下的两剂中药。

2 月 22 日来电告知：昨晚已无盗汗，痊愈。

2015 年 2 月，患者携全家来佛山过春节，告诉我用这个方子治好很多盗汗患者。

按：《金匮要略·脏腑经络先后病脉证》强调"四季脾旺不受邪"。今脾胃气虚，过度疲劳，最易受寒，卫阳不固，则肌表空疏而出现恶寒；营阴不得内守则见全身盗汗量多，由上到下，全身湿透，睡着汗出，醒后自止；太阳证未罢，邪已入少阳，因病在半表半里，正邪分争故发热；舌质淡红，苔薄腻，脉沉均为脾胃气虚，外感风寒，太、少两阳合病之征。处方用桂枝汤调和营卫，解肌发表，则恶寒、盗汗自除；以小柴胡汤和解表里则发热自愈；党参、白术、云茯苓、炙甘草、法半夏、陈皮健脾和胃，鼓舞正气，有利于祛邪外出；黄芪补气摄津敛汗。诸药合用，共奏健脾和胃、调和营卫、和解少阳之功。药中病机而获良效。治愈此例盗汗的经验是：灵活运用调和营卫、和解少阳之法，不可拘泥于古人的"阳虚自汗，阴虚盗汗"之说。

（4）盗汗三

韦某，男，39岁，广西南宁市人。

初诊：2014年3月15日。患者盗汗4天，汗多，醒来发现浑身湿透。之前因患感冒，服药后好转（具体用药不详），现在停服西药后出现盗汗不止。刻下恶寒，乏力，咳少量白痰；舌质淡红，有裂纹，苔白微腻，脉虚弱。证属脾胃气虚，营卫不和。治以健脾益气，调和营卫。

处方：桂枝10g，白芍10g，黄芪30g，浮小麦30g，北杏仁10g，煅牡蛎30g（先煎），党参15g，白术15g，云茯苓15g，炙甘草6g，法半夏10g，陈皮10g，生姜3片，大枣3枚。3剂，日1剂，水煎2次，早晚饭后半小时温服。

3月21日电话告知：服药共2剂，盗汗即痊愈，停药后无复发。

按：本例患者证属脾胃气虚，表虚不固，外感风寒，营卫不和。卫阳不固，则肌表空疏而恶寒；营阴不得内守则盗汗量多，醒来发现浑身湿透；服感冒药，更伤卫阳，不能固摄津液则盗汗不止；脾虚气血生化乏源则见乏力；脾胃气虚，土不生金，肺气亦虚，宣肃失职则见咳少量白痰；舌质淡红，有裂纹，苔白微腻，脉虚弱均为脾胃气虚，营卫不和之征。方中桂枝辛温，解肌通阳，发汗解表；辅以白芍敛阴和营，且可防止桂枝发汗太过而伤阴；桂芍相配，一散一收，调和营卫，使解里和。生姜助桂枝以辛散卫分表邪；大枣助芍药养营；姜枣合用，又可以升腾脾胃生发之气而加强桂芍调和营卫之功；浮小麦、煅牡蛎收敛浮越之气，固涩止汗；黄芪益气固表敛汗；党参、白术、云茯苓、法半夏、陈皮健脾和胃；北杏仁止咳化痰；甘草调和诸药。诸药合用，共奏健脾益气、调和营卫之功。药中病机而盗汗自除。

（5）表虚自汗

练某，女，66岁，梅州市人，禅城区法院钟某之母。

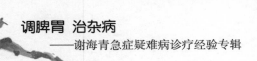

初诊：2011 年 4 月 7 日。患者感冒后晚睡前（24 点），先恶寒甚，继则上半身出汗（多）5 天。每次发作自汗持续约 20 分钟，伴上腹胀、头晕等不适，随后自行汗止。查体：血压 120/80mmHg，腹平软，无压痛及反跳痛。舌质淡红，舌体胖，苔薄腻，脉缓。证属脾虚胃滞，表虚不固。治以健脾和胃，调和营卫。方用桂枝加龙骨牡蛎汤合六君子汤加减。

处方：桂枝 10g，白芍 10g，炙甘草 6g，煅龙骨 15g（先煎），煅牡蛎 15g（先煎），党参 15g，白术 15g，云茯苓 15g，法半夏 10g，陈皮 10g，生姜 3 片，红枣 3 枚。3 剂，日 1 剂，水煎 2 次，头煎每晚 11 点 15 分服，二煎第二天早晨服，服药后盖被休息。

4 月 8 日电话告知：一剂恶寒、出汗减少，但仍失眠，继服上方。（患者因失眠担心药性太燥。我说不怕，继服）。

4 月 11 日，钟某当面告知：其母服完药，恶寒、自汗、腹胀、头晕均已消失。

按：本例患者证属脾虚胃滞，表虚不固，外感风寒，营卫不和。卫阳不固，则肌表空疏而恶风寒；营阴不得内守则汗自出；脾虚胃滞则上腹胀；清阳不升则头晕；舌质淡红，舌体胖，苔薄腻，脉缓均为脾虚胃滞，表虚不固之征。方中桂枝辛温，解肌通阳，发汗解表；辅以白芍敛阴和营，且可防止桂枝发汗太过而伤阴；桂芍相配，一散一收，调和营卫，使表解里和。生姜助桂枝以辛散卫分表邪；大枣助芍药养营；姜枣合用，又可以升腾脾胃生发之气而加强桂芍调和营卫之功。煅龙骨、煅牡蛎收敛浮越之气，固涩止汗；党参、白术、云茯苓、法半夏、陈皮健脾和胃；甘草调和诸药。诸药合用，共奏健脾和胃、调和营卫之功。

2. 贫血、双肾小结石

鲁某，女，41 岁，家住美国纽约。

初诊：2012 年 8 月 28 日。患者四肢乏力半年，伴腰酸、双膝关节疼痛、失眠。6 月初在纽约一家医院做胃肠镜检查，无异常发现。血常规示：血红蛋白（HGB）9.5g/L。既往史：双肾小结石并积液。查体：面色苍黄，睑结膜苍白，心、肺功能无异常，腹平软，双肾叩痛（±）。舌质淡，舌体略胖，边有齿痕，苔白腻，脉沉弱。证属脾肾亏虚，湿热内蕴。治以健脾补肾，清热利湿。

处方：川断 20g，桑寄生 30g，怀牛膝 15g，川木瓜 15g，黄芪 18g，当归

10g，党参15g，白术15g，茯神30g，夜交藤30g，炙甘草5g，法半夏10g，陈皮10g，金钱草10g，鸡内金12g，生姜3片。10剂，日1剂，水煎2次，早晚饭后半小时温服。

二诊：9月9日。患者四肢乏力、腰酸、双膝关节疼痛、失眠等症状明显好转；舌质淡，舌体略胖，边有齿痕，苔白腻，脉沉弱。上方牛膝加至30g，黄芪加至30g，党参加至30g，当归加至15g，金钱草加至15g。继服。

三诊：10月9日。患者无诉不适，复查血常规示：白细胞$5.37×10^9$/L，红细胞$4.96×10^{12}$/L，HGB 10.6g/L。嘱回美国后继服9月9日方药，巩固治疗而痊愈。

按：本例患者脾胃亏虚，一方面气血化生乏源，故见四肢乏力、面色苍黄、睑结膜苍白等贫血症状；血不养心则见失眠；脾虚及肾，腰府失养而见腰酸；生理上"肝肾同源"，病理上肾虚可以导致肝血不足，失于濡养则见双膝关节疼痛；另一方面健运失职，湿郁化热，湿热相合，煎熬尿液，结成砂石，故见双肾小结石；舌质淡，舌体略胖，边有齿痕，苔白腻，脉沉弱均为脾肾亏虚，湿热内蕴之征。处方用党参、白术、炙甘草、法半夏、陈皮、生姜健脾和胃化湿；黄芪、当归为当归补血汤，出自《内外伤辨惑论》，是补气生血之名方；川断、桑寄生、怀牛膝、川木瓜补肝肾，强腰膝，除湿止痛；夜交藤、茯神养心安神；金钱草、鸡内金清热利湿化石。诸药合用，共奏健脾补肾、补气生血、清热利湿之效。

3. 紫癜、头晕

郭某，女，58岁，佛山科学技术学院教师。

2012年5月16日初诊：发现紫癜3月余，伴头晕，每日发作，长期说话气不足，消瘦。Bp120/76mmHg。上肢3～4处紫癜，心、肺功能无异常，腹平软。舌质淡，舌体胖，舌尖稍红，苔白腻，脉沉弦略滑。既往史：甲状腺结节、子宫下垂、白内障。证属中气不足，痰瘀内阻。治以补中益气，化痰活瘀。

处方：黄芪18g，石菖蒲10g，天麻10g，丹参10g，炙甘草6g，升麻3g，柴胡3g，法半夏10g，陈皮10g，党参15g，白术15g，云茯苓15g，生姜3片。7剂，日1剂，水煎2次，早晚饭后半小时温服。

二诊：5月23日。患者诸症好转，头晕仅发作1次。上方加当归10g，7剂。

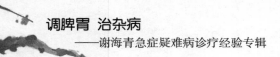

三诊：5月31日。患者诸症明显好转，气足，紫斑消失，无头晕；舌质淡，舌体胖，舌尖稍红，苔白腻，脉沉弦略滑。继服7剂。

四诊：6月26日。近日天气热，患者稍觉乏力。上方黄芪加至30g，巩固。

按：紫癜，亦称紫斑，以血液溢于皮肤、黏膜之下，出现瘀点瘀斑，压之不退色为其临床特征，中医古籍中所记载的"葡萄疫""肌衄"等病证，与本病有相似之处。本病包括西医学的过敏性紫癜和血小板减少性紫癜。本例患者脾胃受损，不能健运水谷以生化气血，故见长期说话气不足、消瘦等症；气虚则统摄无权，气不摄血，血液不循常道而溢于脉外，故导致紫癜；气虚则清阳不展，血虚则脑失所养而发生眩晕，如《景岳全书》指出"无虚不能作眩"；同时脾胃受损，不能运化水湿，聚湿生痰，痰湿中阻，则清阳不升、浊阴不降引起眩晕，如《丹溪心法》说"无痰则不作眩"；舌质淡，舌体胖，舌尖稍红，苔白腻，脉沉弦略滑均为中气不足，痰瘀内阻之征。故用黄芪、党参、白术、炙甘草、当归（二诊）、升麻、柴胡、陈皮补中益气；配合法半夏、云茯苓、石菖蒲、天麻化痰湿，除眩晕；生姜和胃；"一味丹参，功同四物"，既能补血，又能活血，是治疗紫癜的有效药物。诸药合用，共奏补中益气、化痰活瘀之功。

4. 双下肢皮下出血

梁某，男，61岁，佛山市三水区人。因反复咳嗽、咳痰10年，加重1周，并双下肢皮下出血3天，于1992年7月21日拟"慢性支气管炎、肺部感染、皮下出血原因待查"收入内科病区。住院号3192。

患者患高血压病10余年，脑梗死3年。1991年初在广州珠江医院CT检查示：肝硬化并肝内多发性囊肿、胆囊结石、脾肿大、右肾结石并囊肿。入院后查体：血压23/13.5kPa，体温、脉搏、呼吸均正常，神清，查体合作，瞳孔等大等圆，对光反射存在，巩膜无黄染，全身浅表淋巴结不肿大，双下肢满布红色出血点，小如针尖，大至6mm，平铺皮下，压之不退色，心率72次/分，律欠整，各瓣膜听诊区未闻及病理性杂音，双肺呼吸音粗，中下肺可闻及干、湿啰音，腹软，肝肋下未触及。Murphy征阳性，脾肋缘下3cm，质较硬，右肾区压痛、叩击痛。神经系统检查：左侧巴氏征阳性。肝功能检查：HBsAg（＋）、麝香草酚浊度试验（TTT）10u、脑磷脂－胆固醇絮状试验（CCFT）（＋＋）。血小板100×10^9/L，出血时间3分钟，凝血时间4分钟。

经抗感染、祛痰、降压、保肝、止血等治疗，咳嗽、咯痰、高血压等基本控制，唯下肢出血点逐渐增多，鲜红色，且伴有形体消瘦、心悸乏力、食欲不振、便下鲜血等症状。舌质淡，少苔、中间舌苔微黄、边薄白，脉滑而无力。证属气阴两虚，气不摄血，虚火灼络。治以益气养阴，佐以活血止血。方用生脉散加味。

处方：红参6g（另煎），黄芪15g，麦冬12g，五味子10g，丹参30g，赤芍10g，山楂15g，茯苓15g，白术10g，陈皮6g，白茅根30g，田七末3g（冲），槐花10g。3剂，每日1剂，水煎分两次温服。

患者服药后，出血点明显减退，心悸、乏力、便血等症状显著减轻，仍食欲不振；舌质淡，苔薄白，脉滑。上方加鸡内金10g，6剂后（煎服法同上），下肢出血点全部消退，无便血、心悸等症，自觉肢体有力，食欲增加；舌质淡红，苔薄白，脉滑。

按： 皮下出血属中医学"肌衄"的范畴。余应用生脉散加味治疗，效果令人满意。该患者属久病、多病之体，一方面久病多病使正气亏损，气虚不摄，血溢脉外而致出血；另一方面久病多病使阴津伤耗，以致阴虚火旺，虚火灼络，迫血妄行而致出血；再者久病入络，使血脉瘀阻，血行不畅，血不循经而致出血。故用生脉散加黄芪、白术、茯苓益气养阴为主，以丹参、赤芍、山楂、田七、白茅根、槐花活血凉血止血为辅。药中病机而获良效。

5. 低血压（脾肺气虚证）

林某，女，31岁，佛山市禅城区铁军小学教师。

初诊：2014年8月11日。患者疲倦乏力、气短半年，失眠，头晕，胃胀，不敢开车，散步时已觉很辛苦，气上不来。曾在多家医院就诊，服中西药无效（具体用药不详）。自以为身体虚弱，煲党参、黄芪水饮用，服后感觉胸闷难忍（此为虚不受补）。经人介绍来我院诊治。平素血压低，85/53mmHg；刻下舌质淡，苔薄腻，脉虚弱。证属脾肺气虚。治以益气补肺，健脾和胃。方用补中益气汤加减。

处方：党参15g，白术15g，云茯苓15g，炙甘草5g，法半夏10g，陈皮10g，黄芪30g，当归10g，升麻3g，柴胡5g，夜交藤30g，生姜3片。4剂，日1剂，水煎2次，早晚饭后半小时温服。

二诊：8月15日。患者仍乏力、失眠、胃胀。上方加合欢花10g，砂仁10g（后下），黄芪加至45g。

三诊：8 月 18 日。患者乏力减轻，仍胃胀。上方加香附 5g，川朴 5g，黄芪加至 60g。

四诊：8 月 30 日。患者已无疲倦、乏力、气短、头晕、胃胀、失眠等不适，散步如常，可开车上班；舌质淡红，苔薄腻，脉略有力。效不更方，继服巩固。

五诊：9 月 6 日。患者无诉不适，如常人。继服上方 5 剂，巩固疗效。

按：本例患者脾胃气虚，清阳下陷，升举无力；土不生金，肺不能主一身之气故见疲倦乏力、气短半年，不敢开车，散步时已觉很辛苦，气上不来等症状；脾虚气血生化乏源，清窍失养则见头晕；血不养心则见失眠；脾虚健运失职，气机阻滞则见胃胀；舌质淡，苔薄腻，脉虚弱均为脾肺气虚之征。处方用黄芪益气补肺，升提下陷之阳气；党参、炙甘草补脾胃之气；陈皮"得诸甘药"，"导气"使补而不腻；白术除湿；当归补血和阴；升麻、柴胡助黄芪升提下陷清阳；云茯苓、法半夏、陈皮、砂仁（二诊）、生姜健脾化湿和胃；合欢花（二诊）、夜交藤养心安神。诸药合用，共奏益气补肺、健脾和胃之功。药中病机而获良效。

6. 糖尿病及其并发症

（1）糖尿病胃轻瘫、胃痞

陈某，男，71 岁，佛山市禅城区人。

初诊：2011 年 3 月 24 日。患者胃脘痞满 3 个月，嗳气，服西药及逍遥散无效，患糖尿病 20 年；舌质暗红，苔白腻布满舌，左脉沉弦滑，右脉沉弱。证属脾虚肝郁，胃滞湿阻。治以健脾疏肝，和胃化湿，佐以辛开苦降。

处方：党参 15g，白术 15g，云茯苓 15g，炙甘草 3g，法半夏 10g，陈皮 10g，砂仁 10g（后下），制香附 12g，干姜 4g，黄连 3g，苍术 10g，川朴 10g，生姜 3 片。7 剂，日 1 剂，水煎 2 次，早晚饭后半小时温服。

患者仅服 1 剂，1 小时后始觉有效，两剂已不胀满，巩固至第 7 剂。

二诊：4 月 6 日。患者无痞满难忍，大赞该药神效！要求继续服药巩固，上方 7 剂。

三诊：5 月 5 日。患者无诉不适。因连日来下雨过多，上方加藿香 15g，薏苡仁 15g 巩固疗效。

按：糖尿病胃轻瘫（DGP）的概念由 Kassander 于 1958 年首次提出。DGP 是糖尿病常见慢性并发症之一，是在发病学上与糖尿病相关、以胃排空延迟为主要特征、不伴有机械性梗阻的胃动力障碍疾病，多由于糖尿病胃自主神经病变所致的胃动力低下，胃排空延迟，表现为食后饱胀感，或恶心、呕吐。西医学对本症的治疗除积极控制糖尿病外，消化系统症状主要是对症处理，目前尚无特效治疗药物。

中医学虽无糖尿病胃轻瘫这一病名，但根据其厌食、恶心、呕吐、早饱、腹胀等症状特点，多将其归属于"痞满""呕吐""反胃"等范畴，病位主要在胃，涉及肝脾，属虚实夹杂之证。本例患者以脾气虚弱，运化无力为本；以气滞、痰浊、湿阻为标。多因消渴日久，脾气不升，胃气不降而致脾胃健运失司；加之饮食不节，情志失畅，导致气滞、痰浊、湿阻等，使脾胃的升降功能失常，最终发展为胃轻瘫。故用党参、白术、云茯苓、炙甘草、法半夏、陈皮、砂仁、制香附、生姜健脾疏肝和胃；苍术、川朴苦温燥湿运脾；干姜、黄连辛开苦降。药中病机而获良效。

（2）糖尿病皮肤瘙痒症

曾某，男，67岁，广东省委党校教授，原省政协学习和文史资料委员会副主任。

初诊：2012年5月3日。患者四肢奇痒再次发作4天，曾在广州一省级三甲医院诊为糖尿病皮肤瘙痒症，经治疗无效（具体用药不详）。刻下仍瘙痒，无法入睡，灼热感，喜凉风、冷水，失眠，乏力，大便不畅；舌质淡，舌体略胖，苔薄腻，左脉沉弱略滑，右脉沉。查体：皮疹红，呈风团状。患高血压、糖尿病、痛风等病多年，服降压药、降糖药后，空腹血糖控制在7.2mmol/L左右。证属脾胃气虚，血燥生风。治以健脾和胃，养血祛风。

内服方：荆芥10g（后下），防风10g，薄荷12g（后下），白鲜皮12g，白蒺藜12g，当归尾12g，赤芍12g，桔梗15g，党参15g，白术15g，茯神30g，生甘草6g，法半夏10g，陈皮10g，怀山药15g，生姜3片。3剂，日1剂，水煎2次，早晚饭后半小时温服。嘱其按糖尿病饮食，禁吃海鲜。

外洗方：蛇床子30g，地肤子30g，苦参30g，花椒30g，黄柏30g，百部20g，当归尾15g，生甘草10g，防风15g，金银花30g，白鲜皮30g，生姜皮（鲜）10g。3剂，日1剂，煎水外洗30分钟。

5月6日上午9点半患者来电告知：用药当晚就显效，睡眠良好。继服上述内服方5剂巩固。服完5剂后，得知奇痒痊愈。

按：糖尿病皮肤瘙痒症在糖尿病患者中很常见，发生率为10%～40%。

西医学认为，其多由微血管病变、神经病变、代谢障碍及感染等因素单独或相互作用而引起。中医辨证常呈现虚实夹杂、多证相兼的复杂特征。本例患者年老体弱，长期患病，著作等身，思虑伤脾，以致脾胃气虚，气血生化乏源，津枯血少，失润化燥，肌肤失于濡养，经脉气血失于和调，于是血燥动而生风，邪客于肌肤，外不得透达，内不得疏泄，风为阳邪，其性瘙痒，故见四肢奇痒，无法入睡，灼热感，喜凉风、冷水，乏力等症；气血不足，血不养心则见失眠；脾胃气虚，大肠传导失职则见大便不畅；舌质淡，舌体略胖，苔薄腻，左脉沉弱略滑，右脉沉均为脾胃气虚，血虚生风之征。方用党参、白术、生甘草、法半夏、陈皮、怀山药健脾和胃，以使气血生化有源；茯神养心安神；当归尾、赤芍养血活血，寓有"治风先治血，血行风自灭"之意；荆芥、防风、生姜、薄荷、白鲜皮、白蒺藜祛风清热，除湿止痒；桔梗《珍珠囊》谓其为"舟楫之剂"，载药上行、外行。外洗方是皮肤瘙痒的有效方剂，具体用法为：装入纱布袋后煎煮，全身皮肤瘙痒者取汁 500mL，用棉纱布涂洗患处 30 分钟，每天 2~3 次，每日一剂。或采用泡澡的方式，将煎好的药汁倒入浴池，再加入适量温水，注意水的温度不要太热以免烫伤，水量不要太多，要保持药物的浓度，每天泡 30 分钟左右。外阴瘙痒者煎汁适量局部先熏再洗。

（3）糖尿病肢体闭塞性动脉硬化症

李某，男，76 岁，农工党佛山市委会专职副主委李某之父，佛山市南海区人。

初诊：2013 年 7 月 1 日。患者右下肢肿胀、疼痛、麻木再次发作 5 天，灼热感，乏力；舌质淡暗，舌体胖，边有齿痕，苔中后部白腻，脉沉弦滑。查体：右下肢微红、硬，肿胀，指凹性。一年前曾发生此症，经治疗好转。患高血压、糖尿病 8 年，经服西药（具体用药不详），血压正常，血糖餐前 7.0mmol/L，餐后 9.0mmol/L。诊为糖尿病肢体闭塞性动脉硬化症。证属气虚、痰瘀、热毒。治以益气健脾，化痰活瘀，清热解毒。方用六君子汤合四妙勇安汤加减。

处方：党参 30g，黄芪 60g，白术 15g，云茯苓 15g，生甘草 10g，法半夏 10g，陈皮 10g，枳壳 10g，竹茹 10g，怀山药 30g，薏苡仁 30g，泽泻 10g，鸡血藤 30g，川牛膝 30g，川木瓜 30g，金银花 30g，玄参 30g，当归 30g，丹参 30g，生姜皮 5g。7 剂，日 1 剂，水煎 2 次，早晚饭后半小时温服。

7月16日，其女儿电话告知：服上药诸症明显减轻，效果很好。继服上方。

二诊：7月20日。患者服药至第2剂，右下肢胀痛消失；服药至第3剂，麻木消除；第4剂，灼热感从上向下逐渐消失。刻下稍乏力，尿少；舌质淡暗，舌体胖，边有齿痕，苔中后部白腻，脉沉弦滑，查体：双下肢弹性稍差，不红。上方黄芪加至90g，泽泻加至15g，另加炮山甲粉3g（冲），7剂巩固。

9月3日患者之女带朋友找我看病，告知其父的腿病已痊愈，右下肢肿胀、疼痛、麻木、灼热感等症状消除。

按：糖尿病肢体闭塞性动脉硬化症是糖尿病常见的血管并发症。由于动脉狭窄或动脉闭塞引起肢体局部缺氧所致的一组症状：早期可出现患肢发凉、麻木和间歇性跛行；进一步发展为静息痛，伴患肢皮温下降，感觉减弱，皮肤变薄，汗毛脱落，肌肉萎缩，趾甲增厚变形，足背动脉搏动减弱或消失；晚期肢端发生溃疡坏疽和继发感染。与中医所述消渴病脱疽基本一致。本例患者年老体衰，病情迁延日久，正气不足，脾胃气虚，以致运化功能失职，湿浊内生，湿郁化热，湿热酿毒下注；气虚推动无力，瘀血阻滞；痰瘀、热毒互结而见右下肢肿胀、疼痛、麻木、灼热感、发红、硬等症状；脾虚气血化生乏源则见乏力；舌质淡暗，舌体胖，边有齿痕，苔中后部白腻，脉沉弦滑均为气虚、痰瘀、热毒之象。处方用大量黄芪，取其益气而能托毒外出，又能推动血运，促进瘀血活化之功效；党参、白术、云茯苓、法半夏、陈皮、枳壳、竹茹、怀山药、薏苡仁、泽泻、生姜皮益气健脾，化湿除痰；川牛膝、川木瓜、鸡血藤、当归、丹参活血化瘀，除湿通络；玄参、金银花清热泻火解毒；甘草清解百毒，配金银花以加强清热解毒之力。诸药合用，共奏益气健脾、化痰活瘀、清热解毒之功。药中病机而获良效。

（4）糖尿病并发左脚跟坏疽

李某，男，92岁，江西省人民医院住院患者，佛山科学技术学院后勤领导之父。

初诊：2013年4月3日。患者糖尿病并发左脚跟坏疽，两脚大趾发黑，乏力。查体：面色、神态可（手机彩信显示），溃疡面有白色分泌物，周围红肿。舌质红，舌体胖，少苔、少量薄白苔，脉弦细（江西省人民医院中医科田主任会诊告诉余）。证属气阴两伤，血瘀热毒。治以益气养阴，活血化瘀，清热解毒。方用四妙勇安汤加味。

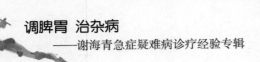

处方：黄芪 30g，太子参 30g，怀山药 30g，黄精 30g，川牛膝 30g，鸡血藤 30g，当归 20g，川芎 15g，丹参 15g，皂刺 12g，炮山甲 10g，陈皮 10g，玄参 30g，金银花 30g，生甘草 10g，生姜 3 片。日 1 剂，水煎 2 次，早晚饭后半小时温服。

2014 年 2 月 3 日，其儿子及儿媳来佛山找我看病，说其父亲服上药后，效果不错，部分症状明显改善。可惜老人家怕药苦，没坚持服药，随后（过几个月）就去世了。

按： 糖尿病坏疽是糖尿病一种严重的并发症，是糖尿病患者致残，甚至致死的重要原因之一。本例患者年老体衰，病情迁延日久，以致气阴两伤，气虚推动无力，瘀血阻滞；阴虚则火旺，燥热内结，营阴被灼，脉络瘀阻，蕴毒发为痈疽而见左脚跟坏疽，两脚大趾发黑，溃疡面有白色分泌物，周围红肿，乏力等症。舌质红，舌体胖，少苔、少量薄白苔，脉弦细均为气阴两伤，血瘀热毒之征。处方用黄芪、太子参、怀山药、黄精益气养阴；川牛膝、鸡血藤、当归、川芎、丹参、皂刺、炮山甲活血化瘀；玄参、金银花清热泻火解毒；甘草清解百毒，配金银花以加强清热解毒之力；陈皮、生姜和胃。诸药合用，共奏益气养阴、活血化瘀、清热解毒之功。虽初步取得疗效，可惜老人家年高，没坚持服药，加上心肺严重疾患，随后去世。

（5）2 型糖尿病（气阴两伤证）

刘某，女，69 岁，广东省潮州市人。

初诊：2013 年 7 月 9 日。患者口干、乏力、喜冷饮、失眠多梦 3 个月。查体：腹平软。舌质偏红，苔少，脉弦略滑。空腹血糖 16.63mmol/L，餐后血糖 35.35mmol/L，尿糖（＋＋＋）。诊为 2 型糖尿病，证属气阴两伤。治以益气养阴。

处方：黄芪 18g，党参 15g，白术 15g，茯神 30g，生甘草 6g，知母 10g，沙参 15g，陈皮 10g，花粉 15g，怀山药 30g，黄精 15g，石斛 15g，麦冬 15g，丹参 12g，生姜 3 片。21 剂，日 1 剂，水煎 2 次，早晚饭后半小时温服。

二诊：7 月 31 日。患者口干、乏力、喜冷饮明显减轻，仍多梦；舌质淡，尖略红，苔薄白、部分微腻，脉弦略滑。空腹血糖 13.6mmol/L，糖化血红蛋白（HbA1c）11.8%。效不更方，继服。

三诊：8 月 2 日。患者稍乏力，余症减轻；舌质淡，尖略红，苔薄白微腻，脉弦略滑。上方黄芪加至 38g，加花旗参 10g（另煎兑入）。

四诊：8月16日。患者无口干、乏力、喜冷饮、失眠多梦等不适，空腹血糖10.3mmol/L。继服。

五诊：9月3日。患者无口干、乏力、喜冷饮、失眠多梦等不适。上方去花粉，加枸杞子15g。

六诊：10月8日。患者9月26日在佛山市第二人民医院查空腹血糖11.52mmol/L，糖化血红蛋白9.3%。刻下无口干、喜冷饮、失眠多梦等不适，稍乏力。上方加熟地黄15g，生黄芪加至58g，去知母。后因回家加服一种西药（具体不详），空腹血糖一直维持在6.0左右，无不适症状。

按：本例患者证属气阴两伤。气虚不能化津，阴虚失于濡润则见口干；阴虚生燥热则见喜冷饮；气虚则见乏力；阴血不足，心失所养则见失眠多梦；舌质偏红，苔少，脉弦略滑均为气阴两伤之征。处方用黄芪、党参、白术、怀山药、生甘草、陈皮、生姜益气健脾；沙参、花粉、黄精、石斛、麦冬、知母养肺、胃、肾之阴，清肺、胃之热；丹参养血活血；茯神养心安神。诸药合用，益气养阴，能快速消除口干、乏力、喜冷饮、失眠多梦等症状，对降低空腹血糖及糖化血红蛋白似有一定作用。

（6）2型糖尿病（糖尿病周围神经病变、糖尿病视网膜病变）

伍某，男，55岁，广东省湛江市人。

初诊：2013年11月23日。患者口干13年，手足麻木、疼痛5年，呈对称性，夜间为甚，视物模糊，流口水，头晕，失眠多梦，靠安眠药维持，纳差，便秘，3~4天1次大便；舌质淡红，边有齿痕，苔白腻，脉弦滑。查体：血压145/82mmHg（长期服降压药），眼睑肿，心功能无异常，腹平软，空腹血糖17.5mmol/L。既往史：患者于13年前无明显诱因出现口干、多饮、多尿，每日饮水量约3000mL，尿量约3500mL，饭量大增，体重在2年期间下降8kg。12年前因"腹部不适"在外院住院治疗期间查空腹血糖大于7mmol/L，诊断为2型糖尿病，不规则口服降糖药物治疗。5年前出现双侧足底麻痹，呈对称性，夜间为甚，并有视物模糊。证属气阴两虚，痰瘀阻络。治以补气养阴，活血化瘀，化痰通络。方用补阳还五汤加减。

处方：沙苑子15g，枸杞子15g，沙参15g，山茱萸15g，茺蔚子15g，夜交藤30g，茯神30g，酸枣仁15g，柏子仁15g，黄芪60g，地龙15g，桂枝10g，川牛膝30g，党参15g，白术15g，炙甘草6g，法半夏10g，陈皮10g，神曲15g，山楂15g，桃仁12g，赤芍15g，川芎15g，全蝎粉5g（冲），生姜3

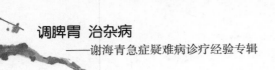
片。7剂，日1剂，水煎2次，早晚饭后半小时温服。

二诊：11月30日。患者手脚疼痛好转，大便可，每日1~2次，口干仍明显，余症同上；舌苔前部变薄，左脉细滑数，右脉沉滑数。上方加知母10g。

三诊：12月9日。患者精神好转，无手脚痛及流口水，仍乏力、手脚麻木、视物不清；舌质淡红，苔中前部薄腻，脉沉略滑。12月6日测空腹血糖13.9mmol/L。上方黄芪加至90g。

四诊：12月12日。患者精神好转，无手脚痛及流口水，仍乏力、手脚麻木、视物不清；舌质淡红，苔中前部薄腻，脉沉略滑。黄芪加至120g。

五诊：12月18日。患者精神好转，无手脚痛及流口水，乏力、手脚麻木好转，仍视物不清；舌苔前部变薄，寸脉沉，关尺沉有力略滑。黄芪仍用120g。

按：本例患者病情迁延日久，气阴两伤则见口干；正气不足，脾胃气虚，以致运化功能失职，湿浊内生，聚湿生痰；气虚推动无力，瘀血阻滞；痰瘀互结，脉络瘀阻，筋脉肌肉失去濡养，故见手足麻木、疼痛，呈对称性，夜间为甚，流口水等症状；《素问》谓"肝受血而能视"，今阴血不足，肝失所养故见视物模糊；阴血不足，心失所养则见失眠多梦；脾胃受损，不能健运水谷以生化气血，气虚则清阳不展，血虚则脑失所养而发生头晕；同时脾胃受损，不能运化水湿，聚湿生痰，痰湿中阻，则清阳不升、浊阴不降引起头晕；脾失健运，湿浊内停则见纳差，眼睑肿；大肠传导失司则见便秘；舌质淡红，边有齿痕，苔白腻，脉弦滑均为气阴两虚，痰瘀阻络之征。处方重用生黄芪，补益元气，意在气旺则血行，瘀去络通；党参、白术、炙甘草、法半夏、陈皮、神曲、山楂、生姜健脾和胃化痰；枸杞子、沙参、山茱萸补肾养阴；沙苑子益肾固精，补肝明目；茺蔚子活血明目；夜交藤、茯神、酸枣仁、柏子仁养心安神，润肠通便；桃仁、赤芍、川芎、全蝎粉活血祛瘀通络；地龙通经活络，力专善走，周行全身，以行药力；桂枝通络治手麻疼痛；川牛膝通经活血，引血下行，治脚麻木疼痛。诸药合用，共奏补气养阴、活血化瘀、化痰通络之功，对2型糖尿病周围神经病变引起的手足麻木、疼痛有一定疗效。

八、肢体经络疾病

1. 痉证、神经官能症

周某，男，33岁，佛山市禅城区人。

初诊：2011年11月17日。8月底，患者因生气、抽烟后，觉左上腹气压迫感，时隐痛，2小时后颈强硬，四肢麻木、抖动、僵硬，上肢尤重，发作时意识清醒，口微干苦，大便不畅，失眠，近10天发作4次。在佛山市第一人民医院脑电图检查示大致正常脑电图，MRI检查示左侧额顶叶皮层下少许小缺血变性灶。诊为神经官能症，服西药无效（具体用药不详）。舌质淡，苔薄腻，脉沉弦。证属肝郁脾虚，血虚动（肝）风。治以疏肝健脾，养血息风。

处方：全蝎10g，白芍15g，粉葛根15g，牛膝15g，广地龙15g，柴胡10g，枳实10g，竹茹10g，党参15g，白术15g，茯神30g，炙甘草6g，法半夏10g，陈皮10g，砂仁10g（后下），制香附10g，夜交藤30g，生姜3片。7剂，日1剂，水煎2次，早晚饭后半小时温服。

二诊：11月26日。患者四肢麻、抖、硬无发作，腹微胀。继服上方7剂。

三诊：12月8日。患者上症无发作，肠鸣；舌质淡，苔薄腻，脉沉弦。上方加干姜6g，7剂。

四诊：12月15日。患者虽喝点酒，上症无发作，仍肠鸣。上方加干姜至10g，7剂巩固。

五诊：2012年元月9日。患者无诉不适，继服上方巩固。

按： 痉证是以项背强直，四肢抽搐，甚至口噤、角弓反张为主要临床表现的一种病证。痉证病在筋脉，属肝所主，筋脉有约束联系和保护骨节肌肉的作用，其依赖肝血的濡养而保持刚柔相兼之性。如阴血不足，肝失濡养，筋脉刚劲太过，失却柔和之性，则发为痉证。本例患者证属肝郁脾虚，血虚动肝风。一方面脾虚不化水湿，痰浊阻滞经脉，筋脉失养而致痉；另一方面气血生化不足，血虚则不能濡养筋脉；故见颈强硬，四肢麻木、抖动、僵硬，上肢尤重；肝郁脾虚，气机阻滞则见左上腹气压迫感，时隐痛；气有余便是火则口干苦；大肠传导失司则大便不畅；脾虚气血生化乏源，心失所养则见失眠；舌质淡，苔薄腻，脉沉弦均为肝郁脾虚，血虚动肝风之征。方用柴胡、白芍、制香附疏肝解郁；党参、白术、炙甘草、法半夏、陈皮、砂仁、枳实、竹茹、生姜健脾和胃化痰；茯神、夜交藤养心安神；白芍、粉葛根养血生津，敛阴柔肝止痉；全蝎、牛膝、广地龙通络息风止痉。诸药合用，共奏疏肝健脾、养血息风之效。

2. 痹证

（1）风湿热痹证

刘某，女，65 岁，同济医院梁院长之岳母，住院部一区 35 床。

初诊：2011 年 8 月 26 日。患者双膝疼痛 1 年，加重 1 个月，左膝刺痛厉害，屈伸不利，走路难忍，手指关节疼痛，夏季或遇热加重，不怕风及寒冷，便溏，日 3～4 次；舌质淡，舌体胖，苔薄微腻，脉虚略滑。类风湿因子（RF）41IU/mL，抗链球菌溶血素 O（ASO）正常。证属脾胃气虚，风湿热痹。治以健脾和胃，清热通络，祛风除湿。

处方：知母 12g，桂枝 10g，桑枝 15g，忍冬藤 30g，姜黄 10g，威灵仙 15g，赤芍 12g，乌梢蛇 12g，党参 18g，白术 30g，薏苡仁 30g，炙甘草 6g，法半夏 10g，陈皮 10g，川牛膝 30g，川木瓜 30g。5 剂，日 1 剂，水煎 2 次，早晚饭后半小时温服。5 剂服完，各症显效。又服 5 剂出院，继续在家服上药。

二诊：9 月 20 日。患者精神转佳，无诉不适。上方知母减至 10g，7 剂巩固治疗。

按：痹证是由于风、寒、湿、热、痰、瘀等邪气闭阻经络，影响气血运行，导致肢体、筋骨、关节、肌肉等处发生疼痛、重着、酸楚麻木，或关节屈伸不利、僵硬、肿大、变形等症状的一种病证。其病因，常见内因包括过度劳逸、饮食失当、跌仆损伤、老年久病，外因多为感受风寒湿邪、风湿热邪。其病位，病初邪在经脉、筋骨、肌肉、关节，日久也可由经络累及脏腑。基本病机为风、寒、湿、热、痰、瘀等邪气滞留筋脉、关节、肌肉，经脉闭阻。病理性质属虚实相兼。本例患者证属脾胃气虚，风湿热痹。系素体脾胃气虚，运化失职，湿郁化热，感受风热外邪，邪气入里与热相合，流注经络关节，或风寒湿邪侵袭人体，日久缠绵不愈，邪留经脉，郁久化热，气血痹阻，不通则痛，故见双膝疼痛，左膝刺痛厉害，屈伸不利，走路难忍，手指关节疼痛，夏季或遇热加重，不怕风及寒冷；脾胃气虚，运化失职则见便溏；舌质淡，舌体胖，苔薄微腻，脉虚略滑均为脾胃气虚，风湿热痹之征。方用知母清热养阴；桂枝辛散温通，走而不守，横通肢节，外可调和营卫，内可助阳化气，起气布湿散之效，同时又可助膀胱气化，使湿有去路；桑枝、忍冬藤、姜黄、威灵仙、赤芍、乌梢蛇、薏苡仁、川牛膝、川木瓜祛风除湿，清热通络；党参、白术、炙甘草、法半夏、陈皮健脾和胃，培补中土，鼓舞正气，促使气血流通，湿邪得化。药中病机而获良效。

（2）两膝双脚疼痛灼热

谢某，女，59岁，河南省南阳市人，本人之堂姐。

初诊：2012年7月13日。患者两膝以下、双脚疼痛灼热30年，膝盖疼甚，腰痛，胃胀，泛酸；舌质淡，舌体胖，苔白腻，脉沉弱。多方求医无效。证属脾肾两虚，湿热下注。治以健脾补肾，清热燥湿。方用三妙汤合六君子汤化裁加入补肾之品。

处方：黄柏10g，苍术10g，川牛膝15g，川木瓜30g，狗脊20g，川断30g，桑寄生30g，党参15g，白术15g，云茯苓15g，炙甘草6g，法半夏10g，陈皮10g，砂仁10g（后下），制香附10g，生姜3片。日1剂，水煎2次，早晚饭后半小时温服。

8月27日患者来电告知：8月17日开始服第一剂药，共服上方10剂，无下肢灼热感，疼痛大减，仅左膝仍疼痛（比以前明显减轻），泛酸，大便溏；无法察舌、诊脉。上方黄柏减至5～3g，白术、云茯苓加至30g，加干姜5g，继服30剂痊愈。

按： 脾胃气虚，阴火内生是本病的发病根本。一方面脾胃亏虚，健运失职，湿郁发热，湿热相合，流注下肢，气血痹阻，不通则痛，故见两膝以下、双脚疼痛灼热，膝盖疼甚；土壅木郁则见胃胀，泛酸；另一方面脾虚及肾，腰府失养而见腰痛；舌质淡，舌体胖，苔白腻，脉沉弱均为脾肾两虚，湿热下注之征。处方用党参、白术、云茯苓、炙甘草、法半夏、陈皮、砂仁、制香附、生姜健脾疏肝，和胃化湿；川木瓜、狗脊、川断、桑寄生固肾气，强腰膝，畅气血，除湿止痛。黄柏、苍术合川牛膝为三妙丸，出自《医学正传》，是治疗湿热下注的名方。其中黄柏苦寒，寒以清热，苦以燥湿，且偏入下焦；苍术苦温，善能燥湿；牛膝能补肝肾，祛风湿，且引药下行。诸药合用，共奏健脾补肾、清热燥湿之功。

（3）痹证、脏躁

马某，女，60岁，河南省内乡县人，本人之表姐。

初诊：2013年9月1日。患者双脚、小腿、双膝胀痛2年，左脚尤甚，

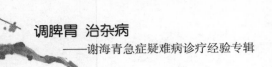
触地即疼，心慌，多梦，易怒，乏力，患抑郁症多年，悲伤欲哭，常梦见死去的亲人。体重160多斤，大便干；舌质淡，舌体胖，苔白腻（电话述说，无法诊得脉）。证属气虚痰瘀阻滞，脾虚肝郁，痰热内扰。治以补气活瘀通络，健脾疏肝，清心豁痰。方用国医大师李振华教授的清心豁痰汤加减。

处方：党参15g，白术15g，云茯苓15g，炙甘草6g，法半夏10g，陈皮10g，枳实10g，竹茹10g，石菖蒲10g，郁金10g，莲子心5g，砂仁10g（后下），制香附12g，龙骨30g（先煎），黄芪30g，鸡血藤30g，夜交藤30g，川牛膝15g，川木瓜15g，川断30g，生姜3片，红枣5个。25剂，每剂水煎3次，早晚各温服1次，每3天服2剂。

9月29日患者来电告知：空腹服上方，时恶心，腿、脚疼痛时减轻。嘱饭后0.5~1小时继服上方。

12月15日患者来电告知：服药至25剂，双脚、小腿、双膝疼痛明显减轻，可自由走路，一般不觉疼痛，大便通畅，心慌减轻，仍失眠多梦，近日因感冒输液后，乏力甚，胸闷气。嘱上方黄芪加至90g，党参加至30g，另加当归15g，山茱萸30g（考虑感冒用药耗气所致乏力甚等症）。

2014年元月28日患者来电告知：服上方共55剂，无脚、膝、腿痛等不适，心慌、多梦、易怒、乏力明显减轻，已停药多时，无复发。

按：本例患者长期患抑郁症，临床表现与《金匮要略》所载"妇人脏躁"病类似。一方面脾胃气虚，土壅木郁，肝脾失调，气郁化火，上扰心神，故出现心慌、多梦、易怒，悲伤欲哭，常梦见死去的亲人；另一方面脾胃亏虚，健运失职，湿浊流注下肢，气血痹阻，不通则痛，故见双脚、小腿、双膝胀痛，左脚尤甚，触地即疼；脾虚气血化生乏源则见乏力；大肠传导失司则见大便干；脾虚湿阻则身体肥胖；舌质淡，舌体胖，苔白腻均为气虚痰瘀阻滞，脾虚肝郁，痰热内扰之征。处方用党参、白术、云茯苓、法半夏、陈皮、枳实、竹茹、砂仁、制香附、生姜健脾疏肝化痰；郁金行气解郁；石菖蒲开窍醒神；莲子心清心除烦；夜交藤养心安神；龙骨镇静安神定惊；黄芪补气；川断补肝肾，强腰膝；鸡血藤养血活血；川牛膝、川木瓜补肝肾，通经络，引药下行；炙甘草、红枣甘润补中缓急，即《内经》云"肝苦急，急食甘以缓之"之意。诸药合用，共奏补气活瘀通络、健脾疏肝、清心豁痰之功。药中病机而获良效。

（4）气血虚痹

李某，女，63岁，家住浙江省金华市汤溪镇蒋村42号。

初诊：2014年3月29日。患者右上肢肘关节胀疼难忍20余天，曾在外院封闭治疗无效。右下肢疼痛无力，走路轻飘飘，失眠；舌质淡，苔薄腻，脉沉略滑。既往史：曾因脑血管瘤破裂做过颅部手术。证属气虚血瘀。治以补气活瘀通络。

处方：桂枝10g，桑枝15g，桑寄生30g，夜交藤30g，川芎15g，桃仁12g，红花10g，当归尾10g，川牛膝15g，威灵仙15g，黄芪30g，党参15g，白术15g，茯神30g，炙甘草6g，法半夏10g，陈皮10g，全蝎5g，生姜3片。5剂，日1剂，水煎2次，早晚饭后半小时温服。

二诊：4月2日。患者右上肢肘关节仍胀疼难忍，右下肢疼痛无力，头晕，舌质淡，苔薄腻，脉沉略滑。上方加天麻12g，全蝎加至10g，继服。

三诊：4月14日。患者睡眠可，上肢疼痛减轻，乏力；舌质淡，苔薄腻，脉沉略滑。上方去茯神，桂枝加至15g，黄芪加至60g，加云茯苓15g。

四诊：4月28日。患者右上、下肢疼痛基本消失。上方去川牛膝，加怀牛膝15g。

五诊：5月9日。患者无诉不适；舌质淡红，苔薄腻，脉沉略滑。继服4月28日方10剂巩固疗效。准备回浙江老家。

按：本例患者乃正气亏虚，气虚血滞，脉络瘀阻所致。正气亏虚，不能行血，以致脉络瘀阻，不通则痛，故见右上肢肘关节胀疼难忍，右下肢疼痛无力，走路轻飘飘等症状；气虚不能生血，血不养心则见失眠；舌质淡，苔薄腻，脉沉略滑均为气虚血瘀之征。本证以气虚为本，血瘀为标，即王清任所谓"因虚致瘀"。方中黄芪补益元气，意在气旺则血行，瘀去络通；当归尾活血通络而不伤血；川芎、桃仁、红花协同当归尾以活血养血祛瘀；全蝎通经活络止痛；桂枝、桑枝通络，治右上肢肘关节胀疼难忍；牛膝通经活血，引血下行，针对右下肢疼痛无力而设；党参、白术、炙甘草、法半夏、陈皮、生姜健脾和胃；夜交藤、茯神养心安神；威灵仙祛风除湿，通络止痛；桑寄生补肝肾，强筋骨。诸药合用，共奏补气活瘀通络之功。药中病机而获良效。

（5）痹证（寒极似火）

李某，男，59岁，江西省南昌市人。

初诊：2014年2月3日。患者头痛、腰痛、膝痛1年，全身怕冷发紧，膝、腰、头部尤甚。2013 年 1～3 月，不明原因低热，服中西药缓解（具体用药不详）；继之出现上症，且口干口苦，易喉痛，牙痛，在南昌市服清热泻火祛风类中药无效。刻下仍头痛、腰痛、膝痛，全身怕冷发紧，膝、腰、头部尤甚，乏力，口干口苦，易喉咙痛、牙痛；舌质淡红，苔薄腻，脉沉。证属脾肾阳虚，湿热内蕴，风寒外袭。治以健脾温肾，清热燥湿，祛风止痛。

处方：白芷 8g，石菖蒲 10g，川芎 12g，细辛 5g，桂枝 10g，白芍 10g，黄芪 30g，制附子 10g（先煎），怀牛膝 30g，白术 15g，黄柏 10g，知母 10g，菟丝子 30g，枸杞子 30g，补骨脂 15g，淫羊藿 10g，生姜 3 片，大枣 5 枚。15剂，日 1 剂，水煎 2 次，早晚饭后半小时温服。

2 月 28 日患者来电告知：上方服 15 剂，头痛、腰痛、膝痛、全身怕冷发紧、口干口苦明显好转，仍稍乏力，胃泛酸，考虑久服知（母）、（黄）柏，寒凉伤胃所致。上方去黄柏、知母，黄芪加至 60g，附子加至 15g（先煎），另加法半夏 10g，陈皮 10g，砂仁 10g（后下）。又服 15 剂，头痛、腰痛、膝痛、全身怕冷发紧、口干口苦等症状基本消除。

按： 此例患者证属脾肾阳虚，无力温煦，腰府失养；头为诸阳之会，太阳经主一身之表，其经脉上行颠顶，风寒外袭，循经上犯，清阳之气被遏；寒为阴邪，易伤阳气。无论外寒久留，还是阳虚生寒，临床均可见到阳虚阴寒凝滞之象，故见头痛、腰痛、膝痛，全身怕冷发紧，膝、腰、头部尤甚；脾虚气血生化乏源则见乏力；脾肾阳虚，无力温煦，健运失职，湿郁化热，则见口干口苦、喉咙痛、牙痛等症状；舌质淡红，苔薄腻，脉沉均为脾肾阳虚，湿热内蕴，风寒外袭之征。方中桂枝温通经脉，散寒止痛，逐邪于外；附子辛热，温肾助阳，温里以振奋阳气，鼓邪达外；二药配合，相辅相成，助阳解表。细辛归肺、肾二经，芳香气浓，性善走窜，通彻表里，既能祛风散寒，助桂枝解表，又可鼓动肾中真阳之气，协附子温里。菟丝子、枸杞子、补骨脂、淫羊藿温补肾气；黄芪、白术、生姜、大枣益气健脾；白芍合桂枝调和营卫；黄柏、知母清热燥湿；白芷祛风止头痛；石菖蒲化湿开窍；川芎辛温香燥，走而不守，既能行散，上行可达颠顶，又入血分，下行可达血海，活血行气，祛风止痛；怀牛膝补益肝肾，引血下行，主治膝痛。诸药合用，共奏健脾温肾、清热燥湿、祛风止痛之功。药中病机而获良效。前医一见口干口苦、喉咙痛、牙痛诸症，就简单使用清热泻火苦寒之品。实为舍本逐末！而不知产生此湿热证的根本乃脾肾阳虚，无力温煦，健运失职。因此犯了

"虚虚实实"之误。单纯使用清热泻火之品，必使脾肾阳气更虚，病情越发严重。

3. 腰椎间盘突出症

杨某，男，61岁，河南省邓州市人。

初诊：2014年12月10日。患者下肢疼痛麻木12年，加重1周。伴双脚冷痛、麻木，无法正常走路。曾在外院做CT检查示：腰椎间盘脱出。舌质淡，苔白腻，脉弦。证属脾肾阳虚，瘀血阻络。治以健脾温肾，活血化瘀，通络止痛。

处方：木瓜15g，川芎15g，川牛膝30g，当归15g，桂枝10g，制附子10g（先煎），党参15g，白术15g，云茯苓15g，炙甘草6g，法半夏10g，陈皮10g，黄芪15g，生姜7片。4剂，日1剂，水煎2次，早晚饭后半小时温服。

二诊：12月15日。患者下肢疼痛、双脚冷痛好八九成，可以正常走路，仍麻木。效不更方，继服上方4剂，以巩固疗效。

按：本例患者年老体弱，久病失治，导致脾肾阳虚。脾虚气血生化乏源，气虚不能行血，以致脉络瘀阻，不通则痛；肾阳亏虚，寒凝血瘀，脉络绌急，故见下肢疼痛麻木，伴双脚冷痛、麻木，无法正常走路等症状；舌质淡，苔白腻，脉弦均为脾肾阳虚，瘀血阻络之征。处方用黄芪、党参、白术、云茯苓、炙甘草、法半夏、陈皮、生姜益气健脾和胃；制附子温肾助阳，散寒止痛；桂枝温通经脉；川芎、当归活血养血祛瘀；木瓜、川牛膝通经活络，其中牛膝兼引血下行，针对下肢疼痛麻木而设。诸药合用，共奏健脾温肾、活血化瘀、通络止痛之功。药中病机而获良效。

4. 干燥综合征一

刘某，女，55岁，佛山科学技术学院教师。

初诊：2013年5月10日。患者口干17年，胃胀，少腹冷，便溏，乏力甚，失眠，腰酸，本来喜欢唱歌，因"不够气"唱不出来。患干燥综合征17年。查体：腹平软。舌质淡，舌体胖，边有齿痕，苔前部薄腻，中间有拇指大小的一块区域，光红无苔，根部白腻，脉沉略滑。证属气阴两伤，心脾两虚。治以益气养阴，健脾和胃，养心安神。

处方：党参30g，黄芪30g，白术30g，云茯苓30g，炙甘草5g，法半夏10g，陈皮10g，砂仁10g（后下），制香附10g，桑寄生30g，沙参15g，石斛

15g, 酸枣仁 15g, 夜交藤 30g, 柴胡 3g, 升麻 3g, 生姜 3 片。7 剂, 日 1 剂, 水煎 2 次, 早晚饭后半小时温服。

二诊: 5 月 18 日。患者口干、胃胀、失眠减轻, 仍乏力, 少腹冷, 舌苔中间生出白苔 (服药第 3 剂, 光红无苔区即生出白苔。患者很开心), 脉沉略滑。上方黄芪加至 60g, 加当归 10g, 干姜 9g, 小茴香 8g, 7 剂。

三诊: 5 月 29 日。患者无胃胀、乏力等不适, 口干、失眠、少腹冷等症状明显减轻, 唱歌自然流畅; 舌脉同 5 月 18 日。继服 5 月 18 日方药巩固疗效。

按: 本例患者长期罹患干燥综合征等病, 以致气阴两伤, 心脾两虚, 且以气虚为主。气虚不能生津, 导致阴虚不能濡润, 故见口干 17 年; 脾胃气虚, 不能健运水谷以生化气血, 则见乏力甚, "不够气"无法唱歌; 脾虚健运失职则见便溏; 气机阻滞则见胃胀; 气虚失温则见少腹冷; 血不养心则见失眠; 脾虚及肾, 腰府失养则见腰酸; 舌质淡, 舌体胖, 边有齿痕, 苔前部薄腻, 中间有拇指大小的一块区域, 光红无苔, 根部白腻, 脉沉略滑均为气阴两伤, 心脾两虚之征。处方用党参、黄芪、白术、云茯苓、炙甘草、法半夏、陈皮、砂仁、制香附、当归 (二诊)、柴胡、升麻、生姜补中益气, 健脾和胃; 桑寄生主治腰酸; 沙参、石斛养阴; 酸枣仁、夜交藤养心安神。诸药合用, 共奏益气养阴、健脾和胃、养心安神之效。值得一提的是, 该患者生病过程中舌苔部分脱落, 脱落处光滑无苔可见舌质, 即中医学所谓的剥 (落) 苔, 一般主胃气不足, 胃阴枯竭或气血两虚, 亦是全身虚弱的一种现象。本案例以补气为主, 稍加沙参、石斛等养阴之品, 服药至第 3 剂, 光红无苔区即生出白苔。这进一步验证了中医学"苔乃胃气所生"之理论确为至理名言!

5. 干燥综合征、贫血 (原因待查)

向某, 女, 48 岁, 佛山科学技术学院教师。曾于 2012 年 4 月 24 ~ 27 日在佛山市第一人民医院住院治疗。

入院情况: 因"反复膝关节疼痛 6 年"入院。查体: 全身皮肤黏膜无黄染、皮疹及出血点, 浅表淋巴结未及肿大, 四肢关节无红肿、压痛, 双下肢无浮肿。

诊疗经过: 完善相关检查。血红蛋白浓度 100g/L, 血清铁蛋白 33.1ng/mL, 抗核抗体阳性, 滴度 1:100, 抗 SS－A 抗体阳性, 抗心磷脂抗体 (IgG) 阳性, 骨髓涂片、胸片及颈椎片未见异常。腹部 B 超检查示: 左肾小囊肿。

头颅CT检查示：双侧筛窦少许炎症，轻度脑萎缩。予免疫抑制、改善自主神经紊乱、纠正贫血等对症治疗。出院诊断：干燥综合征、轻度贫血、紧张性头痛、左肾囊肿、筛窦炎。出院带药：醋酸泼尼松片（强的松）、硫酸羟氯喹片、谷维素片、白芍总苷胶囊（帕夫林）、双嘧达莫片（潘生丁）、叶酸片、益血生胶囊、黛力新、鲁南贝特等。

初诊：2013年5月2日。患者反复关节疼痛7年，头晕眼花，失眠，腰痛，鼻干、痛，眼干，手心脚心热，冬季手足不温，麻木，口麻，便秘；舌质淡，苔白微腻，脉沉略滑。血压110/76mmHg，面部黑斑、黄褐斑。查体：腹平软，双肾区无叩击痛，膝关节（-）。证属脾肾两虚，气血不足。治以健脾补肾，益气养血。

处方：黄芪18g，党参15g，白术15g，炙甘草5g，法半夏10g，陈皮10g，菟丝子30g，肉苁蓉15g，沙参15g，当归10g，白芍15g，川芎10g，熟地黄15g，茯神30g，夜交藤30g，川牛膝15g，川木瓜15g，桂枝10g，生姜3片。7剂，日1剂，水煎2次，早晚饭后半小时温服。

二诊：2013年5月9日。患者失眠、鼻干、乏力好转，余症同上。上方黄芪加至30g，7剂。

三诊：5月24日。患者仍贫血，面色苍黄。嘱逐步减西药，上方去川牛膝、川木瓜、桂枝，加肉桂3g，怀牛膝15g（补肾）。

四诊：6月13日。上方加阿胶10g（烊）。

五诊：7月3日。患者仍贫血。上方加制首乌30g，21剂。

7月10日查血常规：白细胞3.11×10^9/L，红细胞2.49×10^{12}/L，血红蛋白86g/L。

六诊：7月26日。患者诸症好转。血常规示：白细胞4.64×10^9/L，红细胞3.01×10^{12}/L，血红蛋白106g/L。7月3号方继服。（9月4日黄芪由30g加至50g，9月25日加至90g。）

七诊：10月29日。患者诸症好转。白细胞4.49×10^9/L，红细胞3.22×10^{12}/L，血红蛋白114g/L。7月26号方继服，黄芪仍用90g。

八诊：12月5日。患者胸痛，余无不适，上方加薤白10g。12月19日无胸痛等不适，上方去薤白。

2014年2月17日：患者自停激素等西药2月余，手、膝关节痛；舌质淡红，苔薄腻，脉沉弱。上方加桂枝10g。元月24日在佛山市第一人民医院检查：红细胞沉降率（ESR）54mm/h，IgG 18g/L，IgA 4.86g/L，白细胞 3.06×10^9/L，红细胞 3.53×10^{12}/L，抗核抗体阳性，滴度1：100，抗SS-A抗体阳性。

九诊：2014年10月9日。患者无诉不适；白细胞 3.17×10^9/L，红细胞 3.25×10^{12}/L；舌质淡红，苔薄腻，脉虚弱。上方继服。

按：本例患者长期罹患干燥综合征等病，以致脾肾两虚，气血不足。脾肾阳虚，失于温养，故见反复关节疼痛，冬季手足不温；气虚推动无力，血行不畅则见麻木；脾虚气血化生乏源则见头晕眼花；大肠传导失职则见便秘；血不养心则见失眠；肾虚腰府失养则见腰痛；脾肾两虚，气血不足则见面部黑斑、黄褐斑；气虚不能生血，阴血虚不能濡润则见鼻干、痛，眼干；阴虚生内热则见手心、脚心热；舌质淡，苔白微腻，脉沉略滑均为脾肾两虚，气血不足之征。处方用黄芪、党参、白术、炙甘草、法半夏、陈皮、生姜益气健脾；菟丝子、肉苁蓉温补肾阳，润肠通便；桂枝温经通脉，散寒止痛；川牛膝、川木瓜补肾活血，通络止痛；沙参滋阴润燥；当归、白芍、川芎、熟地黄为四物汤，乃补血调血的名方；夜交藤、茯神养心安神。诸药合用，对改善关节疼痛、头晕眼花等症状有作用，特别是停掉强的松片、硫酸羟氯喹片等西药后，以上症状仍持续改善。

外科疾病

一、皮肤疾病

我在治疗关节型银屑病、湿疹等皮肤疾患时，发现这些病例多为正气不足，外感风邪，搏于肌肤，气虚血瘀，营卫不和，肌肤失养所致。故用桂枝汤、补中益气汤合四物汤化裁，补中益气，活血化瘀，调和营卫，加上祛风通络止痒的广地龙、炮山甲、全蝎、蜈蚣、乌梢蛇、白鲜皮、生姜而成。往往取得较好的临床疗效。

后来，我偶然知道了李可老中医的乌蛇荣皮汤，愚之治疗皮肤疾患的临床思路、药物选择竟然与李老先生有不谋而合之处！为了纪念临床家李可在皮肤病治疗上的贡献，本人将几经改进、创制的皮肤病方子更名为"健脾乌蛇荣皮汤"。根据气候变化、个体差异稍作加减，对瘾疹、过敏性皮炎、中毒性红斑、面部黑斑、神经性皮炎、传染性软疣、湿疹、玫瑰糠疹、关节型银屑病等均有令人满意的疗效。具体药物组成：

桂枝 10g，赤芍 15g，荆芥 10g（后下），蝉蜕 12g，白鲜皮 15g，白蒺藜 15g，制首乌 30g，桃仁 10g，红花 10g，生地黄 15g，当归 15g，川芎 15g，乌梢蛇 30g，党参 15g，白术 15g，云茯苓 15g，炙甘草 6g，法半夏 10g，陈皮 10g，生姜 3 片，红枣 3 枚。

本方从整体入手，着眼后天之本脾胃，重在调理气血失和。处方用党参、白术、云茯苓、炙甘草、法半夏、陈皮、生姜、红枣健脾和胃化湿，使气血化生有源，气足行血有力，血足濡润肌肤；荆芥、蝉蜕、白鲜皮、白蒺藜疏散风热，化湿止痒；桃仁、红花、生地黄、当归、川芎养血活血化瘀，取

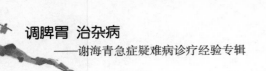

"治风先治血，血行风自灭"之意；制首乌合白蒺藜养血祛风止痒；桂枝汤（用赤芍易白芍）调和营卫，活血化瘀；乌梢蛇通络祛风止痒。诸药合用，共奏健脾和胃、清热化湿、活血化瘀、疏风止痒之功。

1. 瘾疹、胆管癌术后

沈某，女，71岁。

初诊：2011年5月20日。患者全身皮肤瘙痒1周，面部、胸部、两臀部上方皮疹尤甚，红色，遇热加重，且臀上方皮肤色红如巴掌大，10cm×15cm，咽干，小便黄，大便秘，乏力；舌质偏红，苔薄白少，脉略滑。查体：皮疹色红，目黄，腹部因胆管癌术后外接一引流袋，每日引流胆汁600～700mL。刻下在佛山市第一人民医院住院治疗，连续使用抗过敏药无效（具体药、量不详）。证属脾虚肝郁，血虚生风，湿热郁蒸。治以健脾疏肝利胆，养血祛风，清热除湿。

处方1：荆芥10g（后下），蝉蜕10g，白鲜皮12g，白蒺藜10g，桔梗10g，丹参12g，郁金10g，柴胡10g，赤小豆15g，火麻仁15g，玄参15g，党参15g，白术15g，生甘草5g，陈皮10g，生姜皮5g。3剂，日1剂，水煎2次，早晚饭后半小时温服。

处方2：蛇床子30g，地肤子30g，苦参30g，花椒30g，黄柏15g，生甘草10g，防风15g，金银花30g，当归尾15g，白鲜皮15g，生姜皮10g。日1剂，水煎2次，外洗兼外敷。

5月22日其女儿来电告知：内外兼治，效果很好。瘙痒减，面、胸、臀皮疹消退，仍潮红。继续内服1方、外用2方各6剂。佛山市第一人民医院肝胆外科护士看到中药疗效颇佳，索要该外用方以治其他身痒患者。

二诊：5月31日。患者皮肤瘙痒已痊愈，纳增，眠欠佳，黄疸明显消退，每日引流胆汁约400mL（服药前每日600～700mL），浓缩；舌淡红，舌两边已有薄白苔，左脉滑，右脉沉。处方1去荆芥、蝉蜕、白蒺藜、桔梗，加茯神30g，怀山药15g，鸡内金10g，同时停外用药。中午，遇见其主管医生李梅生博士，他觉得中药太神奇啦！连声说："真是不可思议——胆汁引流减少，黄疸又没加深，肝功趋向好转，胆汁跑哪儿去了？"

6月28日患者诸症好转，5月31日方继服。

三诊：7月29日。患者服化疗药（具体不详）1个月，面色青黄灰暗，胃脘冷疼，大便次数增多（每日8次），乏力，腰酸。5月31日方去白鲜皮、火麻仁，加薏苡仁18g，黄芪18g，桑寄生30g，干姜5g，怀山药加至30g。

四诊：8月10日。患者面色好转，胃不痛，大便每日2次，质可，口干。上方干姜减至3g，加桔梗10g。

五诊：9月28日。患者睡眠一般，余症稳定好转。8月10日方加夜交藤30g。

六诊：10月18日。患者口腔溃疡，纳差。天气干燥，上方加黄连5g，沙参15g，鸡内金加至15g。服3剂口腔溃疡痊愈，纳好。继服9月28日方巩固治疗。

按： 瘾疹是一种皮肤出现鲜红色或苍白色风团，时隐时现的瘙痒性皮肤病。总因禀赋不耐，人体对某些物质过敏所致。可因卫外不固，风寒、风热之邪客于肌表，或因肠胃湿热郁于肌肤，或因气血不足，虚风内生，或因情志内伤，冲任不调，肝肾不足，而致风邪搏结于肌肤而发病。本例患者虽在外省一家医院行胆管癌手术，但经佛山市第一人民医院肝胆外科医生诊查：癌组织仍部分残存，其瘙痒形成可能与肝内胆汁淤滞或肝外胆道阻塞，血清中的胆汁酸盐含量升高刺激皮肤神经末梢有关。证属脾虚肝郁，血虚生风，湿热郁蒸。邪客于肌肤，外不得透达，内不得疏泄，风性瘙痒，热为阳邪，故见全身皮肤瘙痒，面部、胸部、两臀部上方皮疹尤甚，红色，遇热加重，且臀上方皮肤色红如巴掌大，10cm×15cm，咽干，目黄，小便黄（湿热熏蒸所致），大便秘，乏力，舌质偏红，苔薄白少，脉略滑等。方用党参、白术、生甘草、陈皮健脾和胃，以使气血生化有源；丹参、郁金、柴胡、赤小豆疏肝利胆退黄，兼活血治风；火麻仁润肠通便；玄参、桔梗滋阴泻火利咽；荆芥、蝉蜕、生姜皮、白鲜皮、白蒺藜祛风清热，除湿止痒。处方2是皮肤瘙痒的有效外洗方。药中病机而获良效。值得一提的是，经过健脾、疏肝、利胆，脾气健运及肝胆疏泄功能得以恢复，胆汁引流虽减少，黄疸又没加深，原因是胆汁得到转化利用。

2. 过敏性皮炎、中毒性红斑

罗某，男，10岁，其母为佛山科学技术学院教师。

初诊：2013年4月24日。患儿全身皮肤起风团、瘙痒2个月。2月25日不明原因（疑吃火锅引起）出现全身皮肤红斑、丘疹，有的成片状，瘙痒明显。先后在佛山市第一人民医院、佛山市妇幼保健院、佛山市中医院就诊，诊为过敏性皮炎、中毒性红斑（?），服用甲泼尼龙片、氯雷他定片，静滴抗过敏药物、液氮冷冻治疗无效。患儿的父母很着急，认为西医治疗该病的几乎所有（药物及其他）方案都用完了，仍越来越严重，准备去北京诊疗。后经佛山科学技术学院毛萍教授介绍来我科诊治。

刻下面部、躯干皮疹呈团状、片状，最大片约 10cm×15cm，瘙痒，天气闷热时加重，早晨起床、午睡后加重，色鲜红，随后慢慢变为淡红。平时便秘，乏力。舌质淡，舌体胖，苔白腻，中后部微黄，脉沉略滑。诊断为瘾疹；证属脾虚湿盛，风热外袭。治以健脾化湿，疏散风热。

内服药：佩兰 12g，薏苡仁 18g，荆芥 10g（后下），防风 9g，薄荷 10g（后下），蝉蜕 10g，白鲜皮 10g，白蒺藜 10g，金银花 12g，丹参 10g，当归尾 10g，桔梗 10g，党参 15g，白术 15g，云茯苓 15g，生甘草 5g，法半夏 8g，陈皮 10g，生姜 3 片。7 剂，日 1 剂，水煎 2 次，早晚饭后半小时温服。

外用药：蛇床子 30g，地肤子 30g，苦参 30g，花椒 30g，黄柏 15g，白鲜皮 30g，金银花 30g，百部 15g，当归尾 15g，防风 15g，生甘草 10g，生姜皮 5g。7 剂，日 1 剂，煲水外洗两次，每次 30 分钟。

二诊：5 月 7 日。患儿服药、外洗至第 4 天，皮疹已基本消失，偶尔会起一两个如指甲大小的皮疹，淡红，不痒，一擦外用药即消失。为此其母一直称赞中医药"真神奇"！刻下全身无皮疹；舌质淡，舌体胖，苔前部及两边已变薄白，中后部白腻微黄，范围缩小，脉沉弱。热毒减轻，上方去金银花，继服 5 剂巩固治疗，外用药 5 剂，用法同上。嘱饮食清淡，避风邪。

三诊：5 月 14 日。患儿偶尔头面部起一两个小皮疹，自动消失；舌质淡红，舌体略胖，苔后部薄腻，脉沉有力。上方佩兰减至 10g，薏苡仁减至 15g，隔日用 1 剂（内服、外用交替用药）巩固。

四诊：5 月 20 日。患儿上症本已痊愈，然昨晚感冒高热，上症复发，症同 4 月 24 日；舌质淡红，舌体胖，苔中后部微腻，脉沉；体温 39℃。外洗药同上。

内服药：荆芥 10g（后下），防风 9g，柴胡 9g，黄芩 9g，粉葛根 12g，佩兰 9g，白鲜皮 10g，白蒺藜 10g，生石膏 50g（先煎），桔梗 12g，党参 12g，白术 12g，云茯苓 12g，生甘草 5g，法半夏 7g，陈皮 10g，生姜 3 片。3 剂，日 1 剂，水煎 2 次，早晚饭后半小时温服。

5 月 21 日上午来电告知：1 剂热退疹消，体温恢复正常。继服上方巩固，外用药不变。

2014年秋，该小孩来找我看痤疮，得知过敏性皮炎已痊愈。

按： 过敏性皮炎指因皮肤或黏膜接触某些外界致病物质而引起的皮肤急性或慢性炎症反应。中医学认为，患者禀赋不耐，皮肤腠理不密，接触某些致病物质，使毒邪侵入皮肤，蕴郁化热，邪热与气血相搏而发病。本例患者学习用功，思虑伤脾，以致脾胃气虚，气血生化乏源，失润化燥，肌肤失于濡养，经脉气血失于和调，加上风热外袭，以致邪客于肌肤，外不得透达，内不得疏泄，风为阳邪，其性瘙痒，故见面部、躯干皮疹呈团状、片状，色鲜红，瘙痒，天气闷热加重，早晨起床、午睡后加重；脾胃气虚，大肠传导失职则见便秘；气血生化乏源则见乏力；舌质淡，舌体胖，苔白腻，中后部微黄，脉沉略滑均为脾虚湿盛，风热外袭之征。处方用党参、白术、云茯苓、生甘草、法半夏、陈皮、生姜、佩兰、薏苡仁健脾和胃化湿；荆芥、防风、薄荷、蝉蜕、白鲜皮、白蒺藜疏散风热，化湿止痒；金银花清热解毒；丹参、当归尾活血化瘀，取"治风先治血，血行风自灭"之意；桔梗开宣肺气，载药上行，有利于祛邪外出及大便通畅（因肺与大肠相表里）。其中外用方是治疗皮肤瘙痒的有效方剂。药中病机而获良效。5月20日四诊，上症本已痊愈，然患儿突然感冒高热，又引起上症复发，此时应灵活变通，切不可照搬照抄初诊的原方。结果，1剂服完，热退疹消，又获痊愈。

3. 面部黑斑一

陈某，女，24岁，安徽省人。

初诊： 2013年10月22日。患者面部布满黑斑5年，伴大便不通畅，每周1次，质可，颈痛，月经量少，少腹胀；舌质淡，舌体胖，苔白腻，脉虚弱。证属脾肾两虚，瘀血内阻。治以健脾补肾，活血化瘀。

处方： 葛根15g，菟丝子30g，肉苁蓉15g，制首乌15g，小茴香6g，乌药10g，党参15g，白术15g，云茯苓15g，炙甘草6g，法半夏10g，陈皮10g，花粉15g，北杏仁12g，桃仁12g，红花6g，当归12g，生姜3片。90剂，日1剂，水煎2次，早晚饭后半小时温服。

二诊： 2014年元月24日。患者服用上方3个月，面色红润，仅眼周及鼻根部仍有黑斑，大便通畅，每日1次，心情转佳，无颈痛及腹胀；舌质淡红，舌体胖，苔白腻，脉沉。上方红花加至10g，巩固治疗。

按： 本例患者脾胃受损，不能健运水谷以生化气血；气虚行血无力，瘀血内阻，新血不生；脾虚及肾，黑乃肾之本色，肾虚本色外现。以上三者均可导致面部布满黑斑；脾胃健运失职，气机阻滞则见少腹胀；大肠传导失司则见大便不通畅；气血生化乏源，冲任不足则见月经量少；气虚津液运行不利，经脉失去濡养则见颈痛；舌质淡，舌体胖，苔白腻，脉虚弱均为脾肾两虚，瘀血内阻之征。处方用党参、白术、云茯苓、炙甘草、法半夏、陈皮、生姜健脾和胃；菟丝子、肉苁蓉、小茴香、乌药温阳补肾；桃仁、红花、当归养血活血；制首乌、花粉滋阴养血，合肉苁蓉、北杏仁，起到温肾、润肠、通便的作用；葛根鼓舞胃气上行，升津液以濡润经脉，专为颈痛而设。诸药合用，共奏健脾补肾、活血化瘀之功，药中病机而获良效。面部黑斑非一朝一夕形成，一定要坚持服药才能奏效。这一点必须在开药前向患者解释清楚。

4. 面部黑斑二

温某，男，35岁，佛山市禅城区人。

初诊：2014年4月10日。患者面部布满黑斑2年余，失眠多梦，腰酸，乏力；舌质淡，舌体胖，苔白腻，脉虚弱略滑。证属脾肾两虚，瘀血内阻。治以健脾补肾，活血化瘀。

处方：枸杞子30g，补骨脂15g，淫羊藿15g，菟丝子30g，桂枝10g，荆芥炭10g，夜交藤30g，首乌30g，白鲜皮15g，白蒺藜15g，当归尾10g，川芎10g，桃仁10g，红花10g，赤芍10g，党参15g，白术15g，炙甘草6g，生姜皮5g。5剂，日1剂，水煎2次，早晚饭后半小时温服。

二诊：5月13日。患者服上方仅5剂，黑斑已变淡，后因工作忙，今日才二诊，面部黑斑明显变淡，无失眠多梦，腰酸、乏力好转；舌质淡，舌体胖，苔白腻，脉虚弱略滑。效不更方，继服上方7剂，巩固疗效。

按： 本例患者脾胃受损，不能健运水谷以生化气血，失润化燥，肌肤失于濡养，经脉气血失于和调；气虚行血无力，瘀血内阻，新血不生；脾虚及肾，黑乃肾之本色，肾虚本色外现。以上三者均可导致面部布满黑斑；脾虚气血化生不足则见乏力；血不养心则见失眠多梦；肾虚腰府失养则见腰酸；舌质淡，舌体胖，苔白腻，脉虚弱略滑均为脾肾两虚，瘀血内阻之征。处方用党参、白术、炙甘草健脾益气；补骨脂、菟丝子、淫羊藿、枸杞子培补肾气；桃仁、红花、川芎、当归尾、首乌养血活血化瘀；桂枝汤（赤芍易白芍）调和营卫，活血化瘀；荆芥炭、生姜皮、白鲜皮、白蒺藜疏散风热化湿，合桂枝透邪外出，能促使面部瘀血消散，有利于消除黑斑；夜交藤养心安神。诸药合用，共奏健脾补肾、活血化瘀之功。药中病机而获良效。

5. 痤疮一

杨某，女，29岁，广州日报编辑。

初诊：2010年12月20日。患者面部痤疮1年，痒，乏力，失眠，曾在广州多家医院诊治无效。查体：两面颊部痤疮红肿、硬、融合成片。舌质淡，边有齿痕，苔薄腻，脉沉弱。证属脾胃气虚，肺经风热，血瘀痰结。治以健脾和胃，疏风清肺，活血化痰。

处方：金银花12g，防风9g，白芷6g，当归尾12g，陈皮10g，浙贝母10g，花粉15g，赤芍12g，皂刺12g，生甘草6g，党参15g，白术25g，茯神30g，薏苡仁30g，法半夏10g，生姜3片。12剂，日1剂，水煎2次，早晚饭后半小时温服。

二诊：2011年元月4日。患者诸症明显好转，不红，仅剩下颌角处有痤疮，不硬，微痒，无乏力；舌质淡，边有齿痕，苔薄腻，脉沉弱。上方加蝉蜕10g，继服7剂。嘱注意休息，不熬夜，禁食海鲜及辛辣之品。

三诊：元月20日。患者痤疮已痊愈，仅有色素沉着。继服元月4日方7剂，巩固疗效。

按：痤疮，中医称"肺风粉刺""粉刺"等，常发于颜面及胸背部，初起为小丘疹和脓疱。西医学认为，痤疮是多因素综合作用的毛囊皮脂腺疾病，包括皮脂分泌过多、毛囊口角化过度、痤疮丙酸杆菌增殖、过度的免疫反应；另外，还与遗传及心理因素有关。随着人们生活节奏加快、生活压力加大、环境污染加剧等，本病发病呈上升趋势。中医学认为，引起痤疮的原因包括：常由肺经风热阻于肌肤所致；或因过食肥甘、油腻、辛辣食物，脾胃蕴热，湿热内生，熏蒸于面而成；或因青春之体，血气方刚，阳热上升，与风寒相搏，郁阻肌肤所致。本例患者证属脾胃气虚，肺经风热，血瘀痰结，故见面部痤疮，痒，红肿，硬，融合成片，乏力，失眠，舌质淡，边有齿痕，苔薄腻，脉沉弱等。处方用党参、白术、薏苡仁、生甘草、法半夏、陈皮、生姜健脾和胃；金银花清热解毒；防风、白芷疏风，引邪气外透；当归尾、赤芍、皂刺、浙贝母、花粉活血化痰散结；茯神养心安神。药中病机而获良效。

6. 痤疮、阴火上扰

马某，女，42岁，河南省内乡县人，本人之表侄女。

初诊：2013年11月5日。患者电话告知：其面部痤疮（经常）结成块，气色暗，有蝴蝶斑；平时老上火，有时口腔溃疡，有时牙痛，失眠多梦，醒后很长时间睡不着，皮肤干燥，手心干热不出汗，晚上口干想喝水，有时运动也不出汗，老是脸通红；整天浑身沉困乏力，中午感觉头昏不清，白头发多；小便老是排不尽，解完还要在马桶上蹲4~5分钟，夜晚小便4~5次，排不尽现象更严重；月经提前，色暗，每次月经前四五天开始感冒，上火症状加重，颈肩腰腿都酸痛。曾服丸药（不详），输6天青霉素、双黄连注射液，接着又输丹参注射液4天，共10天，花了一千五六百元无效，还是整天觉得热，冬天又四肢冰凉、暖不热。证属脾肾两虚，阴火内生。治以健脾温肾，潜降阴火。

处方：金银花15g，白芷8g，当归尾12g，赤芍12g，浙贝母12g，天花粉15g，皂角刺12g，炮山甲3g（打粉冲服），沙参15g，酸枣仁15g，夜交藤30g，党参15g，白术15g，茯神30g，生甘草9g，法半夏10g，陈皮10g，黄芪15g，乌药10g，小茴香6g，生姜3片。日1剂，水煎2次，早晚饭后半小时温服。

二诊：11月8日。患者服两剂药，痤疮稍减轻，头昏沉好转，而且口内感觉很甜，手、脸皮肤也比以前柔和；今天月经来，少腹也没胀痛。继服上方。

2014年元月10日得知：患者服上药后，口腔溃疡、牙痛、脸通红等阴火上炎症状消失；颈肩腰腿酸痛、小便排不尽、浑身沉困乏力等脾肾两虚症状明显改善。面部仍有痤疮，后来因鼻炎复发，自服我以前开的治鼻炎药4剂，2剂显效，4剂痤疮竟获痊愈。[鼻炎药方：苍耳子9g，辛夷花9g，白芷6g，党参10g，黄芪15g，白术10g，柴胡3g，升麻3g，炙甘草3g，川芎10g，细辛2g，薄荷9g（后下），石菖蒲10g，五味子6g，生姜3片，葱白1条引子。]

按：脾肾亏虚，中气不足，阴火内生是本例病证的发病机理。本例患者一方面脾胃亏虚，元气不足，心火炽盛，另一方面中气下陷，谷气下流，湿郁化热，故见面部痤疮，脸通红，平时老上火，有时口腔溃疡，有时牙痛，皮肤干燥，手心干热不出汗，晚上口干想喝水，整天觉得热等症状；脾胃受损，不能健运水谷以生化气血，气虚行血无力，瘀血内阻，新血不生，脾虚及肾，黑乃肾之本色，肾虚本色外现，以上均可导致面部气色暗，有蝴蝶斑；脾虚健运失职，气血生化乏源，则见浑身沉困乏力，中午感觉头昏不清；气虚失温则见四肢冰凉；脾虚及肾，肾阳失温失固则见颈肩腰腿酸痛，小便排不尽；发为血之余，又为肾之华，刻下血虚、肾亏则见白发增多；血不养心则见失眠多梦；气虚统摄无权，行血无力故见月经提前，色暗。处方用黄芪、党参、白术、甘草、法半夏、陈皮、生姜补中益气，和胃化湿；乌药、小茴香温肾散寒；金银花潜降阴火；夜交藤、茯神、酸枣仁养心安神；白芷、当归尾、赤芍、浙贝母、天花粉、皂角刺、炮山甲活血化瘀，化痰散结；沙参养阴，主治虚火伤阴之口干。诸药合用，共奏健脾温肾、潜降阴火之功。服上药后，口腔溃疡、牙痛、脸通红等阴火上炎症状消失；颈肩腰腿酸痛、小便排不尽、浑身沉困乏力等脾肾两虚症状明显改善。面部仍有痤疮，后来因鼻炎复发，自服我以前开的治鼻炎药4剂，2剂显效，4剂痤疮竟获痊愈。这件事使我悟出了以下道理：治面部痤疮常须加入祛风透窍之"风药"，不能单纯使用清热解毒之品；否则邪热或湿热不能透发，病必不除！

7. 神经性皮炎

耿某，女，42岁，佛山市中级人民法院法官。

初诊：2014年2月13日。患者反复颈项部、腋下瘙痒3年，加重10天，便秘，失眠；舌质淡，尖有瘀点，舌体胖，苔白腻，脉沉略滑。查体：患处皮肤增厚、粗糙、脱屑。证属脾虚湿热，瘀血内阻，风邪外袭。治以健脾和胃，清热化湿，活血化瘀，疏风止痒。

处方1：循经艾灸及患处艾灸。

处方2：蝉蜕15g，葛根30g，桂枝12g，桃仁12g，红花10g，川芎12g，当归12g，赤芍10g，首乌30g，荆芥炭10g，白鲜皮15g，白蒺藜15g，乌梢蛇30g，柏子仁15g，夜交藤30g，党参15g，白术15g，黄芪30g，炙甘草6g，陈皮10g，生姜3片。10剂，日1剂，水煎2次，早晚饭后半小时温服。

二诊：2月26日。患者颈项皮肤基本正常，腋下微痒，大便可，睡眠好转；舌质淡，尖有瘀点，舌体胖，苔白腻，脉沉略滑。上方继服20剂。痊愈。

按：神经性皮炎是一种常见的慢性皮肤神经功能障碍性皮肤病。中医称为"牛皮癣"或"摄领疮"。其特点是皮肤有局限性苔藓样变，伴有阵发性瘙痒。皮损好发于颈项部、四肢伸侧，尤其是肘、膝及踝部背侧、骶尾部。本例患者脾胃气虚，健运失职，湿郁化热；气虚行血无力，瘀血内阻；脾虚气血生化乏源，失润化燥，肌肤失于濡养，经脉气血失于和调，加上风邪外袭，以致邪客于肌肤，外不得透达，内不得疏泄，风为阳邪，其性瘙痒，故见反复颈项部、腋下瘙痒，患处皮肤增厚、粗糙、脱屑；大肠传导失职则见

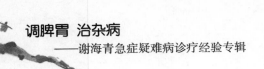
便秘；脾虚气血生化乏源，血不养心则见失眠；舌质淡，尖有瘀点，舌体胖，苔白腻，脉沉略滑均为脾虚湿热，瘀血内阻，风邪外袭之征。处方用黄芪、党参、白术、炙甘草、陈皮、生姜健脾和胃化湿；荆芥炭、蝉蜕、白鲜皮、白蒺藜疏散风热，化湿止痒；其中荆芥炭入血分，透邪外出；桃仁、红花、川芎、当归养血活血化瘀，取"治风先治血，血行风自灭"之意；制首乌合白蒺藜养血祛风止痒；桂枝汤（用赤芍易白芍）调和营卫，活血化瘀；乌梢蛇通络祛风止痒；葛根升津液，舒经脉，理颈项，以散经输之邪；柏子仁安神通便；夜交藤养心安神。诸药合用，共奏健脾和胃、清热化湿、活血化瘀、疏风止痒之功。药中病机而获良效。同时循经艾灸及患处艾灸，旨在补中理表，行气活血；疏通经络，祛邪外出。

8. 湿疹

（1）亚急性湿疹

刘某，女，24 岁，中国工商银行佛山分行职工。

初诊：2014 年 2 月 7 日。患者全身皮肤瘙痒 2 周，需不停搔抓，便秘；先左右髋部起皮疹，瘙痒，抓之蔓延至胸腹、背部、四肢（对称）、面颈部，呈不规则形状，红肿，糜烂，胸腹背腰尤甚；舌质淡，舌体胖，苔薄腻，脉虚弱。曾两次在外院急诊及皮肤科就诊，内服、外擦药物无效（具体用药不详）。冬季寒冷加重，往年有类似病史，但没有此次严重。本症没有明显诱因，可疑亚急性湿疹。证属脾虚湿热，瘀血内阻，风邪外袭。治以健脾和胃，清热化湿，活血化瘀，疏风止痒。

内服方：荆芥炭 10g，防风 10g，薄荷 10g（后下），蝉蜕 12g，桔梗 10g，桃仁 10g，红花 10g，川芎 10g，当归 10g，桂枝 10g，白鲜皮 15g，白蒺藜 15g，赤芍 10g，制首乌 15g，党参 15g，白术 15g，炙甘草 10g，火麻仁 30g，生姜 3 片。3 剂，日 1 剂，水煎 2 次，早晚饭后半小时温服。

外洗方：防风 15g，当归 15g，百部 15g，金银花 30g，黄柏 15g，花椒 30g，苦参 30g，地肤子 30g，蛇床子 30g，赤芍 15g，白鲜皮 30g，生甘草 10g，生姜皮 5g。2 剂，两日 1 剂，水煎 2 次，每日 1 次，外洗 30 分钟。

二诊：2 月 10 日。患者服第 1 剂全身痒甚；服第 2 剂仅胸、背、腹、头、上肢痒；服第 3 剂仅背痒，余处不痒，皮疹结痂脱屑，红肿糜烂减轻，大便可；舌质淡，舌体胖，苔薄腻，脉虚弱。上方麻仁减至 15g，外洗方同上，6 剂。

三诊：2月15日。患者全身无瘙痒等不适，仅有皮疹色素沉着（呈褐色）；舌质淡红，苔薄白，脉沉。上方继服3剂巩固。

2月20日在医学院校园遇到患者，其已不瘙痒，色素沉着已变淡。痊愈。

按：本例患者脾胃气虚，健运失职，湿郁化热，气虚行血无力，瘀血内阻，脾虚气血生化乏源，失润化燥，肌肤失于濡养，经脉气血失于和调，加上风邪外袭，以致邪客于肌肤，外不得透达，内不得疏泄，风为阳邪，其性瘙痒，故见全身皮肤瘙痒，需不停搔抓，先左右髋部起皮疹，瘙痒，抓之蔓延至胸腹、背部、四肢（对称）、面颈部，呈不规则形状，红肿，糜烂，胸腹背腰尤甚；脾胃湿热，大肠传导失职则见便秘；舌质淡，舌体胖，苔薄腻，脉虚弱均为脾虚湿热，瘀血内阻，风邪外袭之征。处方用党参、白术、炙甘草、生姜健脾和胃化湿；荆芥炭、防风、薄荷、蝉蜕、白鲜皮、白蒺藜疏散风热，化湿止痒；其中荆芥炭入血分，透邪外出；桃仁、红花、川芎、当归养血活血化瘀，取"治风先治血，血行风自灭"之意；制首乌合白蒺藜养血祛风止痒；桂枝汤（用赤芍易白芍）调和营卫，活血化瘀；火麻仁润肠通便；肺主皮毛，桔梗开宣肺气，有利于药物外达皮肤。其中外洗方是治疗皮肤瘙痒的有效方剂。诸药合用，共奏健脾和胃、清热化湿、活血化瘀、疏风止痒之功。药中病机而获良效。

（2）湿疹二

王某，男，87岁，家住佛山市三水区西南街道。

初诊：2013年12月2日。患者全身皮肤（含面部、双手）瘙痒、发红30天。查体：全身皮肤粗糙，变厚，红肿，呈斑状或大片状。舌质淡，舌体胖，苔白腻，脉沉弦滑。证属脾虚湿热，瘀血内阻，风邪外袭。治以健脾和胃，清热化湿，活血化瘀，疏风止痒。

内服方：荆芥10g（后下），防风10g，蝉蜕12g，威灵仙15g，桃仁10g，红花6g，川芎12g，当归尾12g，全蝎5g，生甘草10g，党参15g，白术15g，云茯苓15g，法半夏10g，陈皮10g，白鲜皮12g，白蒺藜12g，生姜3片。10剂，日1剂，水煎2次，早晚饭后半小时温服。

外用方：蛇床子30g，地肤子30g，苦参30g，花椒30g，黄柏15g，白鲜皮30g，赤芍15g，金银花30g，百部15g，当归15g，防风15g，生甘草10g，生姜皮10g。10剂，日1剂，水煎2次，每次外洗30分钟。

二诊：12月12日。患者头面、躯干已不痒，红肿消退，双手仍红，双下

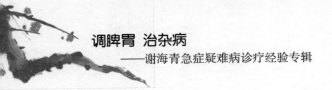

肢微痒，怕冷；舌质淡，舌体胖，苔白腻，脉沉弦滑。内服方加桂枝 10g，乌梢蛇 30g，20 剂巩固。外用药不变。其中有 2 天因天气干燥致鼻衄，每剂内服中药加茅根 30g，藕节 3 个而鼻出血缓解。

2014 年元月 7 日得知，患者全身皮肤瘙痒、红肿消退，无怕冷等不适。痊愈。

按：湿疹是由多种内外因素引起的瘙痒剧烈的一种皮肤炎症反应。湿疹分急性、亚急性、慢性三期，急性期具渗出倾向，慢性期则浸润、肥厚。有些患者直接表现为慢性湿疹。其皮损具有多形性、对称性、瘙痒和易反复发作等特点。中医学认为，患者禀赋不耐，皮肤腠理不密，接触某些致病物质，使毒邪侵入皮肤，蕴郁化热，邪热与气血相搏而发病。本例患者年老体弱，脾胃气虚，健运失职，湿郁化热，气虚行血无力，瘀血内阻，脾虚气血生化乏源，失润化燥，肌肤失于濡养，经脉气血失于和调，加上风邪外袭，以致邪客于肌肤，外不得透达，内不得疏泄，风为阳邪，其性瘙痒，故见全身皮肤瘙痒、粗糙、变厚、红肿、呈斑状或大片状等症状；舌质淡，舌体胖，苔白腻，脉沉弦滑均为脾虚湿热，瘀血内阻，风邪外袭之征。处方用党参、白术、云茯苓、生甘草、法半夏、陈皮、生姜健脾和胃化湿；荆芥、防风、蝉蜕、白鲜皮、白蒺藜疏散风热，化湿止痒；桃仁、红花、川芎、当归尾养血活血化瘀，取"治风先治血，血行风自灭"之意；威灵仙祛风通络；全蝎通经活络。其中外用方是治疗皮肤瘙痒的有效方剂。诸药合用，共奏健脾和胃、清热化湿、活血化瘀、疏风止痒之功。药中病机而获良效。二诊加入桂枝、乌梢蛇，旨在加强通络祛风止痒之力。

（3）湿疹三

杨某，男，65 岁，江西省赣州市寻乌县人。

初诊：2013 年 12 月 31 日。患者皮肤湿疹瘙痒 1 年。查体：背部、下肢皮肤粗糙变厚，抓破流黄水，患处皮色暗滞。舌质淡，舌体胖，边有齿痕，苔薄腻，脉弦滑。既往史：患糖尿病多年，服降糖药后，血糖控制在正常范围内。在江西治疗湿疹无效（具体用药不详）。慕名求余诊治。证属脾胃湿热，瘀血内阻，风邪外袭。治以健脾和胃，清热化湿，活血化瘀，祛风散邪。

处方：桂枝 10g，荆芥炭 10g，蝉蜕 12g，白鲜皮 15g，白蒺藜 15g，制首乌 30g，当归 10g，黄芪 30g，川芎 10g，红花 10g，桃仁 10g，赤芍 12g，乌梢蛇 30g，党参 15g，白术 15g，云茯苓 15g，炙甘草 6g，法半夏 10g，陈皮 10g，生姜 3 片。5 剂，日 1 剂，水煎 2 次，早晚饭后半小时温服。

二诊：2014 年元月 7 日。患者瘙痒好转；舌质淡，舌体胖，边有齿痕，苔薄腻，脉弦滑。效不更方，继服上方 5 剂。

三诊：元月 14 日。患者白天已不痒，晚上双大腿有两小片痒。继服上方。

四诊：元月 22 日。患者上症瘙痒十去其九，皮疹不再新发，背部、双下肢皮肤暗滞；舌质淡，苔前部变薄，脉弦滑。上方继服巩固。

按：湿疹是由多种内外因素引起的瘙痒剧烈的一种皮肤炎症反应。主要归属于中医学"浸淫疮""湿毒"之范畴。本例患者脾胃气虚，健运失职，湿郁化热，湿热互结壅于肌肤，影响气血运行，气虚行血无力，瘀血内阻，脾虚气血生化乏源，失润化燥，肌肤失于濡养，经脉气血失于和调，加上风邪外袭，以致邪客于肌肤，外不得透达，内不得疏泄，风为阳邪，其性瘙痒，故见皮肤湿疹瘙痒，背部、下肢皮肤粗糙变厚，抓破流黄水，患处皮色暗滞等症；舌质淡，舌体胖，边有齿痕，苔薄腻，脉弦滑均为脾胃湿热，瘀血内阻，风邪外袭之征。处方用黄芪、党参、白术、云茯苓、炙甘草、法半夏、陈皮、生姜健脾和胃化湿；荆芥炭、蝉蜕、白鲜皮、白蒺藜疏散风热，化湿止痒；桃仁、红花、川芎、当归养血活血化瘀，取"治风先治血，血行风自灭"之意；制首乌合白蒺藜养血祛风止痒；桂枝汤（用赤芍易白芍）调和营卫，活血化瘀；乌梢蛇通络祛风止痒。诸药合用，共奏健脾和胃、清热化湿、活血化瘀、祛风散邪止痒之功。药中病机而获效。

（4）湿疹四

钟某，男，46 岁。

初诊：2014 年元月 6 日。患者双上肢皮肤瘙痒 20 天。查体：皮疹呈红色斑、片状，圆形或不规则形，抓之破损、结痂。曾在佛山市禅城区中心医院诊为癣，在佛山市皮肤病防治所诊为湿疹，外涂药物无效。舌质淡红，苔白腻，脉沉。证属脾胃湿热，瘀血内阻，风邪外袭。治以健脾和胃，清热化湿，活血化瘀，祛风散邪。

处方：桂枝 10g，川芎 10g，红花 10g，桃仁 10g，当归尾 10g，赤芍 12g，制首乌 15g，白鲜皮 12g，白蒺藜 12g，乌梢蛇 30g，党参 15g，白术 15g，云茯苓 15g，炙甘草 6g，法半夏 10g，陈皮 10g，生姜 3 片，生姜皮 5g。3 剂，日 1 剂，水煎 2 次，早晚饭后半小时温服。

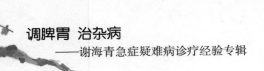

二诊：元月 10 日。患者皮肤不痒、不红，仅有结痂；舌质淡红，苔白腻，脉沉。效不更方，继服 4 剂巩固。

三诊：元月 17 日。患者皮肤不痒不红，无新皮疹出现，仅有结痂脱去留下的痕迹；舌质淡红，苔薄腻，脉沉。继服 2 剂巩固。痊愈。

按：本例患者脾胃气虚，健运失职，湿郁化热，湿热互结壅于肌肤，影响气血运行，气虚行血无力，瘀血内阻，脾虚气血生化乏源，失润化燥，肌肤失于濡养，经脉气血失于和调，加上风邪外袭，以致邪客于肌肤，外不得透达，内不得疏泄，风为阳邪，其性瘙痒，故见双上肢皮肤瘙痒，皮疹呈红色斑、片状，圆形或不规则形，抓之破损、结痂等症；舌质淡红，苔白腻，脉沉均为脾胃湿热，瘀血内阻，风邪外袭之征。处方用党参、白术、云茯苓、炙甘草、法半夏、陈皮、生姜健脾和胃化湿；生姜皮、白鲜皮、白蒺藜疏散风热、化湿止痒；桃仁、红花、川芎、当归尾养血活血化瘀，取"治风先治血，血行风自灭"之意；制首乌合白蒺藜养血祛风止痒；桂枝汤（用赤芍易白芍）调和营卫，活血化瘀；乌梢蛇通络祛风止痒。诸药合用，共奏健脾和胃、清热化湿、活血化瘀、祛风散邪止痒之功。药中病机而获效。

（5）全身泛发性慢性湿疹

梁某，女，22 岁，佛山科学技术学院理学院学生。

初诊：2014 年 6 月 24 日。患者全身皮肤湿疹瘙痒 17 年，加重 7 年，冬天干燥及梅雨季节湿热天气时加重。全身皮肤粗糙、变厚，抓破流黄水，褐色暗滞，脱屑，干燥，腰背部、下肢及腹部尤甚，伴乏力、口干苦、失眠，长期内服、外用中西药（具体用药不详），效果不佳。经理学院陈院长介绍前来诊治。舌质淡红，苔白微腻，脉沉。证属脾虚湿热，瘀血内阻，风邪外袭。治以健脾和胃，清热化湿，活血化瘀，疏风止痒。

处方：桂枝 10g，蝉蜕 12g，荆芥炭 10g，白鲜皮 12g，白蒺藜 12g，桃仁 10g，红花 10g，生地黄 15g，当归尾 10g，川芎 10g，赤芍 12g，制首乌 30g，乌梢蛇 30g，夜交藤 30g，党参 15g，白术 15g，云茯苓 15g，炙甘草 6g，法半夏 10g，陈皮 10g，生姜 5 片，红枣 3 枚。4 剂，日 1 剂，水煎 2 次，早晚饭后半小时温服。

二诊：6 月 28 日。上方患者仅服 4 剂，上肢、下肢、腹部湿疹皮肤已变平、较光滑，背部湿疹皮肤仍粗糙增厚；舌质淡，苔前部变薄，中间白腻，脉虚。效不更方，继服。

三诊：7月3日。患者上肢、腹部皮肤已光滑，下肢及背部湿疹亦明显好转，瘙痒明显减轻；舌质淡红，苔中后部白微腻，脉略滑。上方继服。

四诊：7月29日。患者上症明显好转，皮肤仍觉略干燥，下肢、背亦明显。

五诊：8月5日。患者上肢、腹部、背腰、下肢皮肤已光滑，皮肤干燥瘙痒明显好转，有汗出（以前患处皮肤不出汗）；舌质淡红，苔前部薄白，后部白微腻，脉沉略有力。上方继服。

六诊：10月8日。天气干燥，患者皮肤亦干燥；舌质淡红，苔白微腻，脉沉有力。上方加沙参15g，白鲜皮加至15g，白蒺藜加至15g。

七诊：11月19日。天气干燥，患者部分皮疹脱皮，便溏；舌质淡红，苔薄腻，脉沉。上方白术加至30g，沙参加至30g。

八诊：2015年2月14日。患者病情尚稳定。上方继服巩固。

九诊：3月17日。天气湿热，患者眼周、四肢、躯干瘙痒稍多，部分脱皮，但症状比去年梅雨季节减轻；舌质淡红，苔白微腻，脉沉。上方去沙参，当归尾加至15g，川芎加至15g，加佩兰15g，薏苡仁30g。

十诊：3月21日。上方桂枝加至15g。

十一诊：5月11日。近日雨水特别多，患者下肢湿疹溃烂流水10天，自己用龙胆紫溶液外涂，表面结痂，里面仍渗水。嘱改用炉甘石洗剂外涂。

十二诊：5月18日。患者下肢湿疹溃烂流水略好转，面部、上肢、腹部、腰背部湿疹仍比往年同期好转；舌质淡红，苔白微腻，脉沉。上方去佩兰、薏苡仁，加苍术10g，黄柏3g。

十三诊：6月8日。患者下肢湿疹溃烂流水明显好转，范围缩小，余无不适；舌质淡红，苔白微腻，脉沉。上方加苦参12g。

截至2015年9月底，患者下肢已无溃烂流水，其余皮肤（面部、上肢、躯干）基本恢复正常。

按：本例患者脾胃气虚，健运失职，湿郁化热，湿热互结壅于肌肤，影响气血运行，气虚行血无力，瘀血内阻，脾虚气血生化乏源，失润化燥，肌肤失于濡养，经脉气血失于和调，加上风邪外袭，以致邪客于肌肤，外不得透达，内不得疏泄，风为阳邪，其性瘙痒，故见全身湿疹瘙痒，皮肤粗糙、变厚，抓破流黄水，褐色暗滞，脱屑，干燥，腰背部、下肢及腹部尤甚；由于本病的形成与"失润化燥""湿热互结"有关，故冬天干燥及梅雨季节湿热天气病情加重；湿热内蕴则见口干苦；脾虚气血生化乏源则见乏力；血不养心则见失眠；舌质淡红，苔白微腻，脉沉均为脾虚湿热，瘀血内阻，风邪外袭之征。处方用党参、白术、云茯苓、炙甘草、法半夏、陈皮、生姜、红枣健脾和胃化湿；荆芥炭、蝉蜕、白鲜皮、白蒺藜疏散风热，化湿止痒；桃仁、红花、川芎、生地黄、当归尾养血活血化瘀，取"治风先治血，血行风自灭"之意；制首乌合白蒺藜养血祛风止痒；桂枝汤（用赤芍易白芍）调和营卫，活血化瘀；乌梢蛇通络祛风止痒；夜交藤养心安神。诸药合用，共奏健脾和胃、清热化湿、活血化瘀、疏风止痒之功。药中病机而获效。此症虽取得一定疗效，但由于病程长，皮疹蔓延全身皮肤，要想彻底治愈，还需进一步研究。

（6）传染性软疣、湿疹

娄某，男，20 岁，河南省洛阳市人，广东外语外贸大学学生。

初诊：2014 年 3 月 17 日。患者皮肤湿疹瘙痒 3 月余，躯干、四肢尤甚，同时遍布褐色疣，瘙痒，天气潮湿加重，抓之流血。曾在洛阳市中心医院诊为湿疹、传染性软疣。刻下全身仍遍布有蜡样光泽的丘疹或结节状软疣小体，顶端凹陷，能挤出乳酪状物质，瘙痒，抓之流血；舌质淡，舌体胖，苔白腻，脉沉略滑。证属脾虚湿热，瘀血内阻，风邪外袭。治以健脾和胃，清热化湿，活血化瘀，疏风止痒。

处方：桂枝 10g，蝉蜕 12g，乌梢蛇 30g，荆芥炭 10g，白鲜皮 15g，白蒺藜 15g，赤芍 15g，当归 15g，首乌 30g，川芎 15g，红花 10g，桃仁 12g，党参 15g，白术 15g，云茯苓 15g，炙甘草 6g，法半夏 10g，陈皮 10g，生姜 3 片，红枣 3 枚。7 剂，日 1 剂，水煎 2 次，早晚饭后半小时温服。

二诊：3 月 29 日。患者瘙痒消失，部分皮疹、疣变平，没有新出现皮疹（疣）；舌质淡红，苔白腻，脉沉。因天气潮湿，上方加佩兰 15g，薏苡仁 30g，14 剂继服。

4 月 25 日电话随访：患者上方共服 21 剂，瘙痒消失，皮疹（疣）变平，没有出现新的皮疹（疣），仅有一些色素沉着，已痊愈。

按：传染性软疣相当于中医学之"鼠乳"。本病是由传染性软疣病毒感染引起的一种传染性皮肤病。皮损表现为特征性有蜡样光泽的丘疹或结节，顶端凹陷，能挤出乳酪状物质的软疣小体。本例患者脾胃气虚，健运失职，湿郁化热，气虚行血无力，瘀血内阻，脾虚气血生化乏源，失润化燥，肌肤失于濡养，经脉气血失于和调，加上风邪外袭，以致邪客于肌肤，外不得透达，内不得疏泄，风为阳邪，其性瘙痒，故见皮肤湿疹瘙痒，躯干、四肢尤甚，全身遍布有蜡样光泽的丘疹或结节状软疣小体，顶端凹陷，能挤出乳酪状物质，瘙痒，抓之流血等症状；舌质淡，舌体胖，苔白腻，脉沉略滑均为脾虚湿热，瘀血内阻，风邪外袭之征。方中党参、白术、云茯苓、炙甘草、法半夏、陈皮、生姜、红枣健脾和胃化湿；荆芥炭、蝉蜕、白鲜皮、白蒺藜疏散风热，化湿止痒；其中荆芥炭入血分，透邪外出；桃仁、红花、川芎、当归养血活血化瘀，取"治风先治血，血行风自灭"之意；制首乌合白蒺藜养血祛风止痒；桂枝汤（用赤芍易白芍）调和营卫，活血化瘀；乌梢蛇通络祛风止痒。诸药合用，共奏健脾和胃、清热化湿、活血化瘀、疏风止痒之功。药中病机而获良效。

9. 玫瑰糠疹

梁某，男，32岁，佛山市禅城区行政服务中心职员。

初诊：2014年元月7日。患者上半身躯干（腰带以上）、上肢起糠皮样皮疹1个月，微痒，像蚊虫叮咬，摸之碍手，经外院紫外线照射治疗后，呈褐色；舌质淡，边有齿痕，苔白微腻，脉沉略滑。西医诊为玫瑰糠疹；证属脾胃湿热，瘀血内阻，风邪外袭。治以健脾和胃，清热化湿，活血化瘀，祛风散邪。

处方：荆芥10g（后下），蝉蜕12g，桂枝10g，桃仁10g，红花10g，川芎10g，赤芍12g，当归尾10g，制首乌15g，白鲜皮15g，白蒺藜15g，党参15g，白术15g，云茯苓15g，炙甘草6g，法半夏10g，陈皮10g，生姜皮5g，乌梢蛇30g。10剂，日1剂，水煎2次，早晚饭后半小时温服。

二诊：元月25日。上方患者共服10剂，因没时间看病而停药。无新皮疹出现，基本无痒，上肢皮肤已正常，躯干有散在淡褐色痕迹，大便溏，日2~3次；舌质淡红，苔薄腻，脉沉。上方白鲜皮减至10g，白蒺藜减至10g，白术加至30g，云茯苓加至30g，加红枣3枚。继服4剂巩固而痊愈。

按： 玫瑰糠疹是常见的炎症性皮肤病，好发于躯干和四肢近端，可见大小不等、数目不定的玫瑰色斑片，其上有糠状鳞屑。本病有自限性，一般持续6~8周而自愈；但也有经久不愈的情况。由于很多玫瑰糠疹患者延误治疗后容易遗留难看的色素沉着，应及早治疗。本例患者脾胃气虚，健运失职，湿郁化热，湿热互结壅于肌肤，影响气血运行；气虚行血无力，瘀血内阻；

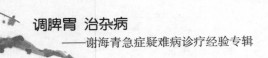

脾虚气血生化之源，失润化燥，肌肤失于濡养，经脉气血失于和调，加上风邪外袭，以致邪客肌肤，外不得透达，内不得疏泄，风为阳邪，其性主痒，故见上半身躯干（腰带以上）、上肢起糠皮样皮疹，微痒，像蚊虫叮咬，摸之碍手，呈褐色等症状；舌质淡，边有齿痕，苔白微腻，脉沉略滑均为脾胃湿热，瘀血内阻，风邪外袭之征。处方用党参、白术、云茯苓、炙甘草、法半夏、陈皮、健脾和胃化湿；荆芥、蝉蜕、白鲜皮、白蒺藜、生姜皮疏散风热，化湿止痒；桃仁、红花、川芎、当归尾养血活血化瘀，取"治风先治血，血行风自灭"之意；制首乌合白蒺藜养血祛风止痒；桂枝汤（用赤芍易白芍）调和营卫，活血化瘀；乌梢蛇通络祛风止痒。诸药合用，共奏健脾和胃、清热化湿、活血化瘀、祛风散邪止痒之功。药中病机而获效。本病治疗的意义在于尽快消除痒感、如蚊虫叮咬等症状，以及清除难看的色素沉着。

10. 关节型银屑病

李某，女，60岁，原佛山科学技术学院后勤总经理。

初诊：2010年3月5日上午。患者两肘、腕、指关节酸胀疼痛半年余。早晨起来感觉双手、上肢僵硬，与冷热无关，出汗较多，周身困乏无力，四肢尤甚，像是从骨里发出的酸困感，偶觉头晕，轻度脱发，面色青黄，失眠，嗳气，口黏；两膝关节疼痛，双下肢皮肤有银币状皮疹，瘙痒，抓之脱屑。曾用甲氨蝶呤、环磷酰胺等免疫抑制剂（用量不详）治疗两个月，两膝关节疼痛、双下肢皮肤银币状皮疹等症状缓解，停药即复发；舌质淡红，苔白腻，左脉沉弱，右脉沉略滑。证属正气不足，外感风邪，气虚血瘀，营卫不和。治以补中益气，活血通络，调和营卫。

处方：黄芪30g，党参30g，白术18g，茯神30g，炙甘草5g，法半夏10g，陈皮10g，升麻5g，柴胡5g，桂枝12g，当归12g，川芎10g，赤芍10g，桑枝15g，木瓜15g，广地龙15g，炮山甲10g（先煎），生姜3片。3剂，日1剂，水煎2次，早晚饭后半小时温服。

二诊：3月8日。患者周身酸困，四肢乏力明显减轻，右下最后一牙痛，余症同上。上方加知母10g，鸡血藤30g，改炙甘草为生甘草，3剂。

三诊：3月11日。患者诸症明显好转，面色有光泽，精神好转，口不黏，苔前中部变薄，唯下肢皮疹仍瘙痒。8日方加白鲜皮10g，4剂。当日患者去中山大学第一附属医院，在该院做心内科医生的儿子惊叹其母"这一周来，面色好多了"！

四诊：3月15日。患者诸症继续好转。天气潮湿，上方加羌活10g，去白鲜皮（以后准备加入外洗中药中）。

五诊：3月18日。患者无牙痛，余症好转。上方去升麻、知母，加乌梢蛇12g，以加强通络之功，针对两前臂酸困及皮疹而设。

六诊：3月29日。患者诸症好转，舌苔白腻，根微黄。上方加薏苡仁18g，6剂。

七诊：4月7日。患者口黏，苔腻。上方加佩兰15g。

八诊：4月15日。患者口仍黏，不乏力。上方去柴胡，加苍术5g。

九诊：4月28日。患者（代诉）脐下冷。上方去玄参，加小茴香6g，乌药10g。

十诊：5月5日。患者诸症好转，口微黏，脐下仍冷。上方苍术加至8g，小茴香加至8g。

十一诊：5月13日。患者口仍黏，心胸夜间烦热。上方加山栀子8g。

十二诊：5月21日。患者早晨起床"眼袋"大，稍乏力，嘱其工作不要太累。上方加生姜皮适量，玉米须15g。

十三诊：5月28日。患者头跳痛。上方加菊花12g，全蝎5g，去乌药、小茴香。

十四诊：6月4日。患者自己加服尼莫地平、怡美力（尼美舒利片）头痛好转。上方全蝎加至8g。

十五诊：6月12日。患者头痛无反复，大便通畅，不用服降压药，血压110/70mmHg。上方去菊花、全蝎，加蜈蚣1条。

十六诊：6月26日。天气潮湿多雨，湿热明显，上方加佩兰10g，蜈蚣2条。

十七诊：7月21日。患者大便时软。白术加至30g。

十八诊：8月17日。患者便软好转，觉心中有火，口糜。上方加莲子心6g。

十九诊：9月16日。患者手晨僵基本消除，能吃能睡，体重增加，血压115/80mmHg，腰膝略痛，口不黏。上方去佩兰，白术18g减为15g，加桑寄生30g。

二十诊：10月12日。患者心中无灼热感，眼袋大。上方去莲子心，加玉米须10g。

二十一诊：11 月 4 日。上方加白鲜皮 12g。

2011 年 2 月 23 日，患者春节回家，由于停药，加上劳累，下肢皮疹增多，肘、胸偶见小片状皮疹，痒，红肿，口黏。上方加佩兰 10g（针对气候潮湿）。外洗方：蛇床子 30g，地肤子 30g，苦参 30g，白鲜皮 30g，黄柏 15g，生甘草 10g，当归尾 15g，防风 15g，花椒 20g，百部 15g，金银花 30g，生姜皮 10g，粗海盐少许。煎水外洗。

二十二诊：7 月 28 日。患者去广东省中医院皮肤科诊疗 4 个月。药用肿节风、赤芍、紫草加活血通络之品，停掉甲氨蝶呤等，皮疹略好转，四肢关节尚可。近 2 周来腰酸，小便无力，少腹冷；舌质淡红，苔白腻，左脉沉弱，右脉沉略滑。上方去山甲、苡仁、羌活，蜈蚣减至 1 条，加小茴香 10g，狗脊 20g，川断 30g，益智仁 6g。2 月 23 日外洗方加沙参 30g，外涂洗。

二十三诊：8 月 11 日。患者仍小便自遗无力，余症明显好转，皮疹稍多，但不痒。血压 110/72mmHg。考虑温燥所为，上方加泻白散，即桑白皮 15g，地骨皮 15g，以泻白屑。

二十四诊：10 月 13 日。患者除上肢僵硬稍重外，大小便等均正常。考虑与近半月雨水多天气潮湿有关（违背秋燥，至而不去），上方蜈蚣加至 3 条，乌梢蛇加至 15g。又告知 10 月 1 日起脸上皮疹增多，用上述外洗方后消失。

二十五诊：2012 年 3 月 29 日。患者近半年每 2 日服上方 1 剂（煲 2 次），诸症好转，唯皮疹多（因天冷没外用），无腰痛、腹冷及小便遗尿等。上方去益智仁、小茴香、狗脊、川断，蜈蚣减至 1 条；继用上方外洗药。

二十六诊：5 月 31 日。经外洗、内服同用，患者背部、四肢皮疹明显减少，精神好，纳可，二便调，无关节僵硬，唯面部、前额、下颌两侧皮疹增多，红肿，痒，无屑，感觉热气从胸向上冒，血压 105/70mmHg；舌淡红，苔薄白，根微腻，脉沉弱。证属风燥血热兼气虚。处方：荆芥 10g（后下），蝉蜕 10g，白鲜皮 12g，白蒺藜 12g，赤芍 12g，丹参 15g，紫草 12g，威灵仙 15g，鸡血藤 15g，党参 15g，白术 15g，茯神 30g，生甘草 6g，陈皮 10g，生姜皮 5g。此内服药先服 3 剂，再与上方交替服（隔日）。外洗药不变（加温）。

10 月 8 日患者来电告知：诸症稳定，皮疹无增多。7 月初因精神好，睡眠佳，食欲正常，皮疹减少而停用中药，改服安利、灵芝粉。

随访至 2014 年 10 月，患者各种情况尚好。

按：银屑病，中医学称之为白疕，是一种慢性复发性皮肤病。此病例为正气不足，外感风邪，搏于肌肤，气虚血瘀，营卫不和，肌肤失养所致。故用桂枝汤、补中益气汤合四物汤化裁，补中益气，活血化瘀，调和营卫，加上祛风通络止痒的广地龙、炮山甲、全蝎、蜈蚣、乌梢蛇（五诊）、白鲜皮、生姜而成。药中病机而获效。同时间断性用蛇床子、地肤子、苦参、白鲜皮、黄柏、生甘草、当归尾、防风、花椒、百部、金银花、生姜皮、粗海盐少许，煎水外洗，加强止痒去屑作用。通过较长时间的中医药治疗，机体阴阳渐趋平衡，病情稳定，停掉甲氨蝶呤、环磷酰胺等免疫抑制剂，免受这些西药较强的副作用。

11. 药物性（盐酸厄洛替尼）皮炎

徐某，男，48岁，在佛山市公安局工作。

初诊：2017年2月15日。患者全身皮肤粗糙、变厚、干燥、如湿疹样2年，无瘙痒感，面部、外阴部皮疹尤甚，便溏；舌质淡，苔薄腻，脉虚弱。因患肺腺癌2年，服靶向治疗药物特罗凯（盐酸厄洛替尼片，150mg，每日1次）所致。证属脾虚湿热，瘀血内阻，虚风内生。治以健脾和胃，清热化湿，活血化瘀，疏风散邪。

处方：桂枝10g，赤芍10g，荆芥10g（后下），蝉蜕10g，白鲜皮15g，白蒺藜15g，乌梢蛇30g，当归10g，川芎10g，生地黄15g，制首乌15g，党参15g，白术15g，云茯苓15g，炙甘草6g，姜半夏10g，陈皮10g，生姜3片，红枣3个。3剂，日1剂，水煎2次，早晚饭后半小时温服。

二诊：2月17日。患者上症皮疹干燥。上方加沙参10g，黄芪30g。

三诊：2月22日。患者如上症。上方沙参加至12g，蝉蜕加至12g。

四诊：2月27日。患者上症皮疹略好转。上方蝉蜕加至15g。

五诊：3月3日。上方沙参加至15g。

六诊：3月14日。上方党参加至30g。

七诊：3月27日。患者失眠。上方加夜交藤30g。

八诊：4月26日。患者上症皮疹明显好转。天气多雨潮湿，上方加佩兰5g。

九诊：5月20日。患者皮疹消退十之八九，大便正常，睡眠佳。天气转好，上方减佩兰至3g。近期2次复查CT示：肺癌肿块变小。

十诊：11月25日。患者皮疹基本消退，稍乏力，无咳嗽；舌质淡，苔白腻，地图舌，脉沉。上方去佩兰，黄芪加至60g，加五灵脂30g（包煎），生

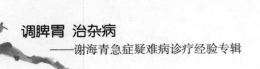
晒参 30g, 浙贝母 15g, 海藻 30g。

按: 本例患者罹患肺腺癌 2 年, 复加靶向治疗、放疗, 脾胃气虚, 健运失职, 湿郁化热, 气虚行血无力, 瘀血内阻, 脾虚气血生化之源, 失润化燥, 肌肤失于濡养, 经脉气血失于和调, 加上血虚生风, 以致邪客于肌肤, 外不得透达, 内不得疏泄, 故见全身皮肤粗糙、变厚、干燥, 如湿疹样, 面部、外阴部皮疹尤甚; 脾胃气虚, 健运失职则见便溏; 舌质淡, 苔薄腻, 脉虚弱均为脾虚湿热, 瘀血内阻, 虚风内生之征。处方用党参、白术、云茯苓、炙甘草、姜半夏、陈皮、生姜、红枣健脾和胃化湿; 荆芥、蝉蜕、白鲜皮、白蒺藜疏散风热, 化湿; 桂枝汤 (用赤芍易白芍) 调和营卫, 活血化瘀; 当归、川芎、生地黄、制首乌养血活血化瘀, 取"治风先治血, 血行风自灭"之意; 乌梢蛇通络祛风。诸药合用, 共奏健脾和胃、清热化湿、活血化瘀、祛风散邪之功。药中病机而获效。

12. 血栓性浅静脉炎

庞某, 男, 78 岁, 佛山市禅城区人, 好友之父。

初诊: 2012 年 6 月 3 日。患者双上肢前臂静脉发红、发热、疼痛 2 天, 从双手 (沿静脉回流方向) 向上蔓延, 伴上肢皮肤瘙痒, 双下肢皮肤亦痒。查体: 患肢局部红肿, 静脉压痛, 可触及痛性索状硬条或串珠样结节。证属风湿热毒内蕴。治以祛风除湿, 清热解毒。

处方: 地肤子 30g, 蛇床子 30g, 苦参 30g, 花椒 30g, 黄柏 15g, 白鲜皮 30g, 金银花 30g, 百部 15g, 当归尾 15g, 防风 10g, 甘草 10g。3 剂, 日 1 剂, 水煎 2 次, 每次外洗、浸泡 30 分钟。嘱清淡饮食, 禁食辛辣肥甘之品。

二诊: 6 月 7 日。患者上症显效, 静脉微红, 不向上蔓延, 无压痛, 皮肤不痒。照上方, 3 剂, 日 1 剂, 水煎 4 次, 每次外洗、浸泡 30 分钟巩固。

三诊: 6 月 11 日。患者基本痊愈。上方 3 剂外洗浸泡, 以巩固疗效。

6 月 25 日患者见到我, 告知其静脉炎已痊愈。嘱其停用外洗中药。

按: 静脉炎是指静脉血管的急性无菌性炎症, 根据病变部位不同, 可分为浅静脉炎和深静脉炎。本例患者为静脉输入强刺激性、高浓度药物或使用时间较长, 损伤静脉内皮细胞。静脉血管内膜损伤后, 形成血栓, 迅速导致整条浅静脉壁的炎症反应, 甚至累及静脉周围组织, 并有渗出液, 局部表现有疼痛、肿胀和压痛的索状硬条或串珠状硬结, 全身反应不明显。中医学认为该病为年老体弱, 长期过度静脉输液所致。证属风湿热毒内蕴, 气血运行受阻，不通则痛。故见双上肢前臂静脉发红、发热、疼痛，从双手（沿静脉回流方向）向上蔓延，伴上肢皮肤瘙痒，双下肢皮肤亦痒，静脉压痛，可触及痛性索状硬条或串珠样结节等症。故用地肤子、蛇床子、苦参、花椒、黄柏、白鲜皮、金银花、百部、当归尾、防风、甘草祛风除湿，清热解毒，煎水外洗、浸泡。药中病机而获良效。

13. 带状疱疹

（1）带状疱疹一

容某，女，79岁。

2006年10月9日，患者因左腰部剧烈刺痛，入住佛山市某三甲医院，次日患部出现成簇的黄豆大小的丘疱疹和水疱，确诊为带状疱疹，经阿昔洛韦、维生素 B$_{12}$、曲马多等治疗10天，患者仍疼痛难忍，遂于10月19日自动出院，转来我院中医中药治疗。刻下左腰部仍剧烈疼痛，无法正常睡眠，迫切要求止痛，需由别人搀扶才能勉强步行（发病前行走自如）；伴神疲乏力，自汗，恶心，纳差，5日无大便。查体：心肺正常，左腰部皮疹呈带状分布，水疱部分已破。舌质淡，舌体胖，苔白腻，脉沉无力。B超检查示：双肾、输尿管、膀胱未见异常。证为脾虚血瘀毒结。内服健脾通络解毒方。

处方：黄芪30g，党参18g，白术15g，云茯苓15g，炙甘草6g，鸡内金15g，法半夏10g，陈皮10g，砂仁10g（后下），制香附12g，夜交藤30g，蜈蚣2条，地龙15g，威灵仙15g，延胡索10g，丹参30g，柴胡10g，板蓝根30g，火麻仁30g。日1剂，水煎分两次温服。同时外敷青黛适量（水疱破处，用青黛直接敷；水疱未破处，用温开水调青黛敷患处）。

4天后，患者疼痛减轻，对睡眠的影响减小，食欲渐增，大便通畅，水疱全部结痂；舌脉同前。上方去麻仁，继续服用10天，仍外敷青黛粉，患处已不疼痛，结痂脱落，仅有色素沉着；睡眠、饮食、大小便恢复如常，无自汗、恶心等不适，行走自如；舌质淡红，苔薄微腻，脉沉有力。

随访至2007年4月，患者均正常。

按：健脾通络解毒方由我创制，用于治疗老年带状疱疹后遗神经痛或脾虚血瘀毒结型带状疱疹。方药组成：黄芪30g，党参18g，白术15g，云茯苓15g，炙甘草6g，鸡内金15g，法半夏10g，陈皮10g，砂仁10g（后下），制香附12g，夜交藤30g，蜈蚣2条，地龙15g，威灵仙15g，延胡索10g，丹参30g，柴胡10g，板蓝根30g。日1剂，水煎分两次温服。服药2周为1疗程。

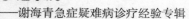

同时外敷青黛适量（水疱破者，青黛末直接外敷患处；水疱未破者，用温开水调青黛敷患处）。

老年患者正气不足，神经修复功能降低，罹患带状疱疹时，往往疼痛剧烈或发生后遗神经痛，且持续时间久，影响正常生活和睡眠。发生于头部者，可以损害眼球各部，甚至引起失明。老年患者也难以忍受西药的副作用。我采用中药内服和外用，老年患者易于接受，未发现任何毒副反应。值得注意的是：患此病的老年人在诊治的过程中，一部分患者同时查出患有恶性肿瘤或糖尿病。本病的主要病机为本虚标实，虚实错杂。具体表现为脾虚血瘀毒结。治当健脾活血，通络解毒，尤其以扶正放在首位。否则，一味清热解毒，最易损伤中阳而出现腹胀痛、呕吐、神疲懒言、四肢乏力等不适，导致患者更加痛苦而无法坚持治疗。方中六君子汤加黄芪、鸡内金、夜交藤，旨在健脾益气、和胃、养心安神；蜈蚣、地龙、威灵仙、延胡索、丹参、柴胡、板蓝根功专活血通络，解毒止痛。青黛，味咸性寒，有清热凉血解毒之用，外敷患处，有清除余毒之功，亦可促使水疱结痂，皮疹消失。内外结合，药中病机而获良效。

（2）带状疱疹二

梁某，女，37岁，佛山市三水区人。

初诊：2014年9月9日。患者左侧腰部、胁部、乳下部皮肤发红疼痛，起疱3天。皮疹范围约3×4cm，第1天火辣辣疼痛，发红，晚上加重，无法入睡；第2天起水疱，乏力；舌质淡，舌体胖，边有齿痕，苔白腻，脉虚弱。西医诊断为带状疱疹；中医证属脾胃气虚，肝胆湿热。治以健脾和胃，清热化湿，通络止痛。

处方1：柴胡10g，夏枯草12g，龙胆草10g，威灵仙15g，当归尾10g，夜交藤30g，赤芍12g，丹参15g，郁金12g，黄芪30g，党参15g，白术15g，云茯苓15g，炙甘草6g，法半夏10g，陈皮10g，蜈蚣2条，生姜3片。4剂，日1剂，水煎2次，早晚饭后半小时温服。

处方2：青黛粉20g，温开水调匀，敷患处。

二诊：9月13日。患者水疱好转，皮肤发红减轻，疼痛时轻时剧；舌质淡，舌体胖，边有齿痕，苔白腻，脉虚弱。效不更方，继服"处方1"。外用药同上。

三诊：9月17日。患者皮疹处皮肤微红，结痂，疼痛十去七八，灼热感消失，仍乏力；舌质淡，边有齿痕，苔白微腻，脉沉略有力。上方龙胆草减至 5g，加薏苡仁 30g，外用药同上。

四诊：9 月 22 日。患者疼痛基本消失，皮疹结痂，不红不热，无乏力；舌质淡，舌体胖，边有齿痕，苔薄腻，脉沉略有力。上方夏枯草减至 5g。

五诊：9 月 26 日。患者无诉不适，精神转佳；舌质淡，边有齿痕，苔薄腻，脉沉有力。上方去夏枯草、龙胆草，继服 4 剂巩固而愈。

按：带状疱疹是由水痘－带状疱疹病毒引起的急性感染性皮肤病。对此病毒无免疫力的儿童被感染后，发生水痘。部分患者被感染后成为带病毒者而不发生症状。由于病毒具有亲神经性，感染后可长期潜伏于脊髓神经后根神经节的神经元内，当抵抗力低下或劳累、感染、感冒时，病毒可再次生长繁殖，并沿神经纤维移至皮肤，使受侵犯的神经和皮肤产生强烈的炎症。皮疹一般有单侧性和按神经节段分布的特点，有集簇性的疱疹组成，并伴有疼痛；年龄愈大，神经痛愈重。本病好发于成人，春秋季节多见。发病率随年龄增大而呈显著上升。本例患者脾胃气虚，健运失职，湿郁化热，土壅木郁，遂致肝胆湿热，阻塞经络，不通则痛，故见左侧腰部、胁部、乳下部皮肤发红，火辣疼痛，起疱，晚上加重，无法入睡等症状；脾虚气血生化乏源则见乏力；舌质淡，舌体胖，边有齿痕，苔白腻，脉虚弱均为脾胃气虚，肝胆湿热之征。方中黄芪、党参、白术、云茯苓、炙甘草、法半夏、陈皮、生姜健脾益气，和胃化湿；夜交藤养心安神；丹参、郁金、柴胡、当归尾、赤芍疏肝理气，活血化瘀；威灵仙性猛，善走而不守，通十二经络而达止痛之功；夏枯草、龙胆草、青黛清泻肝胆湿热；蜈蚣通络止痛。诸药合用，共奏健脾和胃、清热化湿、通络止痛之功。药中病机而获良效。

（3）带状疱疹剧烈胁痛

郑某，女，54 岁，汾江中学老师。

初诊：2011 年 3 月 24 日。患者右胁肋剧烈疼痛 6 天，无法忍受，心烦，乏力；舌质淡，苔白微腻，脉沉弱。查体：表面不红、不肿。外院皮肤科诊为带状疱疹。用药无效（具体不详）。证属肝郁脾虚，化火生热。治以疏肝健脾，清热泻火，通络止痛。方用丹栀逍遥散加味。

处方：当归尾 10g，白芍 12g，柴胡 10g，白术 15g，云茯苓 15g，生甘草 6g，薄荷 5g（后下），牡丹皮 10g，山栀子 10g，蜈蚣 1 条，黄芪 15g，龙胆草 10g，生姜 3 片。3 剂，日 1 剂，水煎 2 次，早晚饭后半小时温服。

二诊：3月28日。患者胁痛明显好转，可忍受，继服原方4剂。

三诊：4月1日。患者胁痛基本消失，手触之仍稍感不适，口淡，胃痛。上方去龙胆草，加法半夏10g，陈皮10g，5剂。

四诊：4月6日。患者已痊愈。

按：带状疱疹是由水痘－带状疱疹病毒所引起的急性疱疹性皮肤病。皮疹多发于一侧，沿周围神经呈带状分布，常见于腰背、腰腹、胸胁、颜面、颈部，也可侵犯鼻、口腔及会阴部黏膜，疱疹局部灼痛难忍。本病属于中医"蛇串疮""缠腰火丹"范畴。多由正虚失调、外邪侵袭而致内伏温毒夹少阳郁火或肝胆湿热外发。故发病前期，往往有倦怠等症。

本病的形成由情志不畅，肝气郁结，久而化火，或饮食不节，脾失健运，湿浊内生郁而化热，湿热内蕴，复因外感毒邪，以致湿热火毒蕴积肌肤而成。年老或体弱者，常因血虚肝旺，湿热毒盛，气血凝滞，不通则痛，以致右胁肋剧烈疼痛，无法忍受；脾虚则乏力；肝郁化火则心烦；舌质淡，苔白微腻，脉沉弱均为正气不足，脾虚湿阻之征。故用当归尾、白芍、柴胡、白术、云茯苓、生甘草、薄荷、生姜疏肝解郁，健脾化湿；牡丹皮、山栀子、龙胆草清泻肝经所化之火热；黄芪培补正气；蜈蚣通络解毒止痛。药中病机而获良效。

（4）带状疱疹后遗神经痛一

黄某，男，81岁，离休干部，家住佛山市乐园北街4－201房。

初诊：2011年4月2日。患者3月1日患带状疱疹，从左颈部蔓延至前胸，经佛山市中医院抗病毒、对症治疗好转，结痂后疼痛加重，灼热感，影响睡眠。3月20日出现口眼㖞斜（左面瘫）。于今日上午经人介绍来我院诊治。舌质淡胖，苔薄腻，左脉弦滑，右脉沉弱，血压140/78mmHg。证属脾虚血瘀，余毒未清，风痰阻络。治以健脾通络，解毒止痛，化痰息风。

处方：黄芪15g，白术15g，茯神30g，炙甘草6g，法半夏10g，陈皮10g，板蓝根15g，党参15g，蜈蚣2条，威灵仙15g，桔梗9g（引药上行），延胡索10g，全蝎5g，僵蚕10g，白附子5g，生姜3片。5剂，日1剂，水煎2次，早晚饭后半小时温服。同时，青黛30g，取适量温开水调敷患处，日2次。

二诊：4月6日。患者颈胸部疼痛明显好转，偶然微疼，灼热感基本消除，结痂处皮肤渐趋正常；舌质淡胖，苔薄腻，左脉弦滑，右脉沉弱。上方5

剂继服。

三诊：4月18日。患者颈胸基本无疼痛，无灼热，口喝好转。上方7剂巩固疗效，同时配合针刺治口喝而痊愈。

按：带状疱疹后遗神经痛症乃部分免疫功能低下或年老体弱患者，常于皮损消退后遗留顽固性的神经痛症状，且病程持久，疼痛剧烈，甚则彻夜难眠。因正气虚弱，余毒未清，正不胜邪，又经络阻塞，不通则痛，病程迁延。本例患者证属脾虚血瘀，余毒未清，风痰阻络，故出现带状疱疹结痂后，从左颈部蔓延至前胸疼痛加重，影响睡眠，口眼喝斜，舌质淡胖，苔薄腻，左脉弦滑，右脉沉弱等；灼热感为余毒未清。处方用生黄芪为君药，取其益气而能托毒外出，又能推动血运，促进瘀血活化之功效；党参、白术、茯神、炙甘草、法半夏、陈皮、生姜健脾益气，和胃安神；威灵仙性猛，善走而不守，通十二经络而达止痛之功；板蓝根、青黛清除余毒；桔梗引药上行，直达颈胸；蜈蚣、延胡索解毒通络止痛；全蝎、僵蚕、白附子化痰息风，专治口眼喝斜。诸药合用，脾气得健、正气得复、余毒得清、痰瘀得化、肝风得平、经经得通而病愈。

（5）带状疱疹后遗神经痛二

黎某，女，68岁，佛山烟草公司退休职工。

初诊：2012年11月5日。患者右胁肋窜痛、刺痛1月余。9月25日右胁疼痛，9月28日出现疱疹5粒，9月29日疱疹增多呈片状，在佛山市中医院输抗病毒针6天，配服西药（卡马西平片、多塞平片、盐酸阿米替林片），中药具体不详，加激光治疗，现已结痂，皮肤暗红，但疼痛加剧，发胀，从前部行窜至后背，好像针、刀刺痛，瘙痒，晚上加重，每晚疼醒；吃饭时右上腹胀闷，疼痛旋即加重，微热感，大便不畅，粪质可，口苦，失眠多梦，乏力，自汗；舌质暗红，苔白腻，脉沉弱略滑。查体：局部皮肤暗红，触痛。西医诊为带状疱疹后遗神经痛；中医证属脾胃气虚，瘀毒阻络。治以健脾通络解毒。

处方1：黄芪18g，党参15g，白术15g，茯神30g，炙甘草6g，法半夏10g，陈皮10g，砂仁12g（后下），制香附15g，柴胡10g，川芎15g，白芍15g，蜈蚣2大条，地龙15g，威灵仙15g，延胡索12g，板蓝根30g，夜交藤30g，生姜3片。7剂，日1剂，水煎2次，早晚饭后半小时温服。

处方2：蛇床子30g，地肤子30g，苦参30g，花椒30g，黄柏15g，白鲜

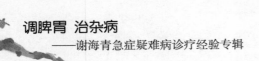

皮 30g，金银花 30g，百部 15g，当归尾 15g，防风 15g，生甘草 10g，生姜皮 5g。日 1 剂，水煎 2 次，每次外洗 30 分钟后，用少量（10mL）预留外用药液，混入青黛粉 5g，外涂患处。

二诊：11 月 12 日。患者上症瘙痒、疼痛明显好转，无乏力、自汗，纳可，大便畅，每晚可熟睡 2 个小时，其余时间断断续续睡觉；舌质暗红，苔白腻，脉沉弱略滑。外用药不变，内服药板蓝根减至 25g，蜈蚣加至 2 + 1/2 条，7 剂。

三诊：11 月 19 日。患者上症疼痛、瘙痒明显减轻，可睡 4 个小时，无刀刺样，口微淡；舌质暗红，苔白腻，脉沉有力。上方去外洗药，仍用青黛粉（温开水调匀）外涂，内服药板蓝根减至 15g，7 剂。

四诊：11 月 26 日。患者疼痛、瘙痒、口苦、乏力、自汗等症状基本消失，平素睡眠不佳。上方加龙齿 30g（先煎），7 剂巩固治疗痊愈。

按：本例患者证属脾胃气虚，瘀毒阻络，气血凝滞，不通则痛，故出现疱疹结痂后疼痛反而加剧，发胀，从前部行窜至后背，好像针、刀刺痛，瘙痒，晚上加重，每晚疼醒；吃饭时右上腹胀闷，疼痛旋即加重，微热感等症；脾胃气虚，气血化生乏源则见乏力；气不摄津则见自汗；血不养心则失眠多梦；土壅木郁则右上腹胀闷；大肠传导失职则大便不畅；余毒未清则见口苦；舌质暗红，苔白腻，脉沉弱略滑均为脾胃气虚，瘀毒阻络之征。处方用黄芪，取其益气而能托毒外出，又能推动血运，促进瘀血活化之功效；党参、白术、炙甘草、法半夏、陈皮、砂仁、生姜健脾和胃；夜交藤、茯神养心安神；制香附、柴胡、川芎、白芍疏肝理气止痛；威灵仙性猛，善走而不守，通十二经络而达止痛之功；蜈蚣、地龙、延胡索解毒通络止痛；板蓝根清除余毒。处方 2 是皮肤瘙痒的有效外洗方。诸药合用，脾气得健，正气得复，余毒得清，瘀血得化，经络得通而病愈。

（6）带状疱疹后遗神经痛三

王某，女，75 岁，湖北人。

初诊：2013 年 1 月 22 日。患者腰胁疼痛 1 年余，下肢无力。2011 年 9 月患带状疱疹，在佛山市第二人民医院输液治疗（具体用药不详）后，疱疹消失，疼痛减轻，但时常腰胁部胀痛、刺痛，四肢无力，两腿尤甚，迈不开步，纳差，失眠，长期治疗无效；舌质淡暗，舌体胖，有裂纹，苔白腻，左脉沉弱，右脉沉弱略滑。诊为带状疱疹后遗神经痛；中医证属脾胃气虚，瘀毒阻络。治以健脾通络解毒。

处方：板蓝根 15g，威灵仙 15g，制香附 15g，延胡索 12g，夜交藤 30g，茯神 30g，蜈蚣 2 条，黄芪 30g，法半夏 10g，陈皮 10g，党参 15g，白术 15g，炙甘草 6g，生姜 3 片。7 剂，日 1 剂，水煎 2 次，早晚饭后半小时温服。

二诊：元月 30 日。患者腰胁疼痛明显减轻，两腿明显有力，连声称赞"治疗效果好，又便宜"；舌质淡暗，舌体胖，有裂纹，苔白腻，左脉沉，右脉沉略滑。上方加川牛膝 15g，7 剂，巩固治疗而痊愈。

按： 本例患者证属脾胃气虚，瘀毒阻络，气血凝滞，不通则痛，故出现腰胁部胀痛、刺痛；脾胃气虚，气血化生乏源则见四肢无力，两腿尤甚，迈不开步；脾虚健运失职则见纳差；血不养心则见失眠；舌质淡暗，舌体胖，有裂纹，苔白腻，左脉沉弱，右脉沉弱略滑均为脾胃气虚，瘀毒阻络之征。处方用黄芪，取其益气而能托毒外出，又能推动血运，促进瘀血活化之功效；党参、白术、炙甘草、法半夏、陈皮、生姜健脾和胃；夜交藤、茯神养心安神；制香附理气止痛；威灵仙性猛，善走而不守，通十二经络而达止痛之功；蜈蚣、延胡索解毒通络止痛；板蓝根清除余毒。诸药合用，共奏健脾通络解毒之效。

（7）带状疱疹后遗神经痛四

洪某，女，66 岁，佛山市禅城区人。

初诊：2013 年 2 月 8 日。患者右外阴部至肛门部热痛、疱疹 13 天，因患带状疱疹，经西医治疗（氯诺昔康分散片），疱疹结痂。刻下仍疼痛剧烈，比原来疼甚，影响睡眠，尿急尿痛，乏力，纳差，右腰背、肩胀痛甚，耳鸣，心烦。查体：右外阴至肛门疱疹结痂。舌质淡，舌体胖，苔白腻，脉沉弦滑。证属脾胃气虚，瘀毒阻络。治以健脾通络解毒。

处方：柴胡 10g，龙胆草 10g，车前子 30g（包煎），板蓝根 20g，威灵仙 15g，蜈蚣 2 条，丹参 15g，延胡索 12g，广地龙 15g，黄芪 30g，党参 15g，白术 15g，云茯苓 15g，生甘草 6g，法半夏 10g，陈皮 10g，制香附 15g，生姜 3 片。4 剂，日 1 剂，水煎 2 次，早晚饭后半小时温服。青黛 20g，温开水调敷患处，每日 3 次。

二诊：2013 年 2 月 16 日。患者因怕弄脏衣服，没有使用青黛外敷，服药 4 剂，疼痛大减（基本不痛），睡眠正常，无尿痛、尿急、纳差、耳鸣、心烦等不适；舌质淡，舌体胖，舌苔转薄腻，脉沉略滑。上方去龙胆草，继服 3

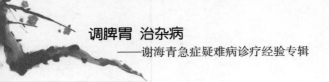

剂。

三诊：2月20日。患者无诉不适；舌质淡，舌体胖，舌苔转薄腻，脉沉略滑。继服上方3剂，巩固治疗痊愈。

按：本例患者证属脾胃气虚，肝胆湿热，瘀毒阻络，气血凝滞，不通则痛；且肝经绕阴器，故出现疱疹结痂后右外阴部至肛门部仍疼痛剧烈，灼热，比原来疼甚，右腰背、肩胀痛甚，影响睡眠；脾胃气虚，气血化生乏源则见乏力；脾虚健运失职则见纳差；余毒湿热下注，膀胱气化不利则见尿急尿痛；胆经出走于耳前，从耳后入耳中，余毒循经上扰耳窍则见耳鸣；余毒上扰心神则见心烦；舌质淡，舌体胖，苔白腻，脉沉弦滑均为脾胃气虚，瘀毒阻络之征。处方用黄芪，取其益气而能托毒外出，又能推动血运，促进瘀血活化之功效；党参、白术、云茯苓、甘草、法半夏、陈皮、生姜健脾和胃；制香附、柴胡疏肝理气止痛；威灵仙性猛，善走而不守，通十二经络而达止痛之功；蜈蚣、丹参、延胡索、广地龙解毒通络止痛；板蓝根清除余毒；车前子清热利尿，导热下行；龙胆草清利肝经湿热。诸药合用，脾气得健，正气得复，余毒得清，瘀血得化，经络得通而病愈。

二、其他外科疾病

1. 甲状腺疾病

（1）甲状腺功能亢进症一

刘某，女，41岁，佛山科学技术学院后勤工人。

初诊：2011年3月14日。患者颈前肿大2个月，曾在佛山市第二人民医院诊为甲亢，服他巴唑、心得安及中药无效，刻下消瘦（体重下降10kg），腰酸，头发花白，脱发，月经量少，心悸心慌，多汗，失眠多梦，眼突，眼睛干涩，急躁易怒，手颤，大便4~5次/日，质可，乏力明显，口干欲饮。查体：血压130/70mmHg，颈前肿大，中等硬度，触痛；心率101次/分，律齐；腹平软，无压痛及反跳痛；TSH↓，FT3↑，FT4↑。舌质淡，边有齿痕，上有裂纹，苔薄腻，脉沉弱略滑。证属肝郁脾虚，气阴两虚。治以疏肝健脾，益气养阴。方用逍遥散合一贯煎加减。

处方：当归10g，白芍10g，柴胡6g，云茯苓15g，白术18g，炙甘草5g，薄荷5g（后下），生地黄15g，牡丹皮10g，知母10g，枸杞子15g，川楝子

10g，夜交藤 30g，酸枣仁 15g，琥珀末 3g（分 2 次冲），牛膝 15g，桑寄生 30g，黄芪 18g，生姜 3 片。6 剂，日 1 剂，水煎 2 次，早晚饭后半小时温服。（原西药继服。）

二诊：4 月 1 日。患者睡眠 6 个半小时，不再继续消瘦，口不干，脱发、易怒、乏力、腰酸、心慌明显减轻，大便 1~2 次，月经量增多，心率 79 次/分，颈前肿胀变小变软；近 2 日感冒，咽喉痒痛，鼻塞，微咳咯黄痰。上方 6 剂继服，前 3 剂加蝉蜕 10g，桔梗 15g，黄芩 9g。

三诊：4 月 8 日。患者无鼻塞、咳黄痰等，体重增加 1.5kg，大便每日 1 次，偶 2 次，眼微干，其余症状均消失，心率 78 次/分。上方 6 剂。

四诊：6 月 10 日。患者无诉不适。上方继服巩固。

五诊：8 月 8 日。患者各症消失，体重恢复正常。血压 105/70mmHg，心率 72 次/分，无口干。上方去知母，每周服 2~3 剂巩固。

六诊：10 月 29 日。患者无诉不适。每周服 1~2 剂巩固。

按：甲状腺功能亢进症简称"甲亢"，是由于甲状腺合成释放过多的甲状腺激素，造成机体代谢亢进和交感神经兴奋，引起甲状腺肿大、心悸、出汗、进食和便次增多及体重减少的病症。部分患者还常常伴有突眼、手颤等症状。本例患者证属肝郁脾虚，气阴两虚。气虚则乏力，表不固则汗出；阴虚生内热则口干怕热、眼睛干涩；水不制火而心火旺盛则心悸；水不涵木而肝风内生则手颤；肝火上逆煎熬津液为痰，痰气凝结于颈则颈前肿大；痰聚则眼突；阴血不足，肝体失养，致肝气郁结而急躁易怒；脾虚运化失职则大便次数增多；脾虚气血生化不足则消瘦；肝郁血虚，疏泄不利则月经量少；心肝肾阴血不足则见腰酸、头发花白、脱发、失眠多梦、心慌；舌质淡，边有齿痕，上有裂纹，苔薄腻，脉沉弱略滑均为肝郁脾虚，气阴两虚之征。故用当归、白芍、柴胡、云茯苓、白术、炙甘草、薄荷、生姜、川楝子疏肝解郁，养血柔肝，健脾化湿；黄芪、生地黄、枸杞子益气养阴；虽阴虚火旺，也不能纯粹养阴，因为壮火食气，气更不足，方中用黄芪取阳生阴长之意；牡丹皮、知母清热泻火；夜交藤、酸枣仁、琥珀末养心安神；桑寄生、牛膝补肾治腰酸。药中病机而获良效。

（2）甲状腺功能亢进症术后复发

黄某，女，39 岁，在佛山市禅城区工作。

初诊：2012 年 7 月 20 日。患者急躁易怒 3 年，胸闷（紧），心悸，头晕，口干，咽喉干，声嘶，乏力，胃痛，大便软。查体：咽红（＋＋），心率88次/分，律齐，双肺呼吸音清，未闻及干、湿啰音，腹平软，无压痛及反跳痛。舌质淡红，尖有瘀点，苔薄腻，脉滑略数。1999年因甲亢采用手术治疗，2010年12月甲亢复发，服他巴唑等药治疗至今。2012年7月13日复查甲状腺功能：FT3 8.38pmol/L，FT4 20.53pmol/L，TSH 0.004mIU/L。诊为甲亢；证属肝郁脾虚，气阴两虚，心血不足。治以疏肝健脾，益气养阴，宁心安神。

处方：当归10g，白芍15g，柴胡10g，薄荷5g（后下），枳壳10g，竹茹10g，生诃子15g，桔梗15g，玄参15g，夜交藤30g，龙齿30g（先煎），党参15g，白术15g，茯神30g，炙甘草6g，法半夏10g，陈皮10g，生姜3片。3剂，日1剂，水煎2次，早晚饭后半小时温服。

二诊：7月23日。患者服2剂，胸闷、咽喉干即好转。效不更方，继服。

三诊：7月30日。患者无胸闷、心悸、胃痛、头晕等不适，声嘶好转，便溏。上方白术加至30g，玄参减至10g，14剂。

四诊：8月14日。患者诸症消失，无声嘶，大便正常。复查甲状腺功能：FT3 4.42pmol/L，FT4 14.16pmol/L，TSH 0.016mIU/L。中药继服，他巴唑亦继服。

五诊：11月12日。患者无诉不适。从10月1日起每剂中药煎两次，每日服1次，分两天服完，以巩固疗效。

按：本例患者证属肝郁脾虚，气阴两虚，心血不足。肝气郁结而急躁易怒、胸闷（紧）；脾虚运化失职则见胃痛、大便软；气虚则乏力；阴虚生内热则口干、咽喉干、声嘶；阴血不足，肝体失养则见头晕；心血不足，血不养心则见心悸；舌质淡红，尖有瘀点，苔薄腻，脉滑略数均为肝郁脾虚，气阴两虚，心血不足之征。故用当归、白芍、柴胡、薄荷疏肝解郁，养血柔肝；党参、白术、炙甘草、法半夏、陈皮、生姜、枳壳、竹茹健脾补气化痰；玄参、生诃子、桔梗养阴利咽；夜交藤、茯神、龙齿宁心安神。药中病机而获良效。

2. 下肢肿胀、肝吸虫病

何某，男，67岁，广东省佛山市人。

初诊：2013年2月18日。患者双下肢（膝以下）再次肿胀1月余。首次于2012年12月14～24日，在佛山市第一人民医院住院，诊为肝吸虫病。消肿后出院，旋即复发（2013年元月10日），微痒，口干口苦，下腹痛，尿黄，阳强（早晨小便时），腰痛。查体：目黄，腹软，下腹压痛，双下肢肿胀，皮肤绷紧、光亮，压之凹陷疼痛。舌质淡，舌体微胖，边有齿痕，苔白微腻、润，脉沉弱，滑甚。每日喝1斤白酒，多至2斤，抽烟，喜肥腻。证属脾胃气虚，湿热下注。治以健脾和胃，清热燥湿。方用六君子汤合三妙汤加味。

处方：苍术12g，黄柏12g，川牛膝15g，丹参15g，益母草30g，银花藤30g，草薢15g，薏苡仁30g，白鲜皮15g，金钱草15g，乌药10g，大腹皮10g，桑寄生30g，党参15g，白术15g，云茯苓15g，生甘草5g，法半夏10g，陈皮10g，生姜3片。7剂，日1剂，水煎2次，早晚饭后半小时温服。禁酒及肥甘。

二诊：2月25日。患者双下肢肿胀消去大半，皮肤起皱纹，无痒，无口干苦、下腹痛、腰痛等不适，阳强好转，但便溏。查体：腹平软。舌质淡，舌体微胖，边有齿痕，苔薄白，脉沉弱略滑。上方去白鲜皮，加白术至30g，7剂。

3月4日患者电话告知：其双下肢已无肿胀，皮肤颜色正常，无痒，无口干苦、下腹痛、腰痛、阳强、尿黄、便溏等不适。即告痊愈。嘱禁酒及肥甘。

按： 本例患者长期抽烟，嗜酒过度，喜食肥腻，损伤脾胃，以致运化功能失职，湿浊内生，湿郁化热，湿热下注，而见双下肢肿胀，皮肤绷紧、光亮，压之凹陷疼痛；湿热熏蒸肌肤则见下肢微痒；湿热熏蒸充盈脉道，瘀血阻滞，郁而化火，下扰宗筋则见阳强；湿热阻滞于脾胃肝胆，致肝失疏泄则见口干口苦；胆液不循常道，随血泛溢则见目黄、尿黄；湿热内结，气机壅滞，不通则痛，故见下腹痛；脾虚及肾，腰府失养则见腰痛；舌质淡，舌体微胖，边有齿痕，苔白微腻、润，脉沉弱，滑甚均为脾胃气虚，湿热下注之征。处方用党参、白术、云茯苓、生甘草、法半夏、陈皮、乌药、大腹皮、草薢、薏苡仁、生姜健脾和胃，理气化湿；金钱草利湿退黄；丹参、益母草活血利水；银花藤、白鲜皮清热解毒，疏通经络，化湿止痒；黄柏苦寒，寒以清热，苦以燥湿，且偏入下焦；苍术苦温，善能燥湿；川牛膝引药下行，桑寄生主治腰痛。诸药合用，共奏健脾和胃、清热燥湿之功。药中病机而获良效。

3. 左下肢静脉闭塞性脉管炎

梁某，女，90岁，广东省肇庆市广宁县人。

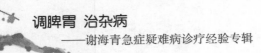

初诊：2014 年 3 月 3 日。患者左下肢肿胀、绷紧发亮 7 天，局部灼热，脚冷，乏力，曾在广宁县人民医院及佛山市第一人民医院诊为左下肢静脉闭塞性脉管炎，治疗无效（具体用药不详），经人介绍来我科诊治。刻下仍见左下肢肿胀、绷紧发亮，局部灼热，脚冷，乏力；舌质淡，舌体胖，边有条状瘀斑，苔白腻，脉沉弱。证属气虚血瘀，湿热下注。治以益气活血，清热燥湿。方用补阳还五汤合四妙汤加味。

处方：黄柏 10g，苍术 10g，薏苡仁 30g，川牛膝 30g，赤小豆 15g，黄芪 90g，益母草 30g，桃仁 10g，红花 10g，川芎 15g，当归尾 10g，赤芍 10g，制香附 12g，生姜 3 片，生姜皮 5g。3 剂，日 1 剂，水煎 2 次，早晚饭后半小时温服。

二诊：3 月 7 日。患者左下肢肿胀、绷紧发亮明显好转，无灼热，便溏；舌质淡，舌体胖，边有条状瘀斑，苔白腻，脉沉弱。上方加全蝎 10g，桂枝 10g，白术 30g，云茯苓 30g，炙甘草 5g，广地龙 15g，3 剂。

三诊：3 月 24 日。患者因服药时大便溏而停药，停药后大便正常。共服六剂，左下肢肿胀消失九成，皮肤颜色正常，无绷紧发亮，无乏力，局部不热。查体：用力压左下肢，皮肤弹性欠佳，微凹。舌质淡红，边有少量瘀斑，苔薄白，脉滑。继服 3 月 7 日方 5 剂，巩固治疗而痊愈。

按：本例患者年老体衰，正气不足，脾胃气虚，以致运化功能失职，湿浊内生，湿郁化热，湿热下注，阻滞气机；气虚推动无力，瘀血阻滞；湿热瘀血互结，故见左下肢肿胀、绷紧发亮，局部灼热；湿热瘀血阻滞，阳气不达四末则见脚冷；正气不足则见乏力；舌质淡，舌体胖，边有条状瘀斑，苔白腻，脉沉弱均为气虚血瘀，湿热下注之征。处方用大量黄芪，取其益气推动血运，促进瘀血活化之功效；桃仁、红花、川芎、当归尾、赤芍活血化瘀；全蝎、广地龙（二诊）活瘀通络；益母草活血利水；制香附理气，有助于瘀血及水湿消散；黄柏苦寒，寒以清热，苦以燥湿，且偏入下焦；苍术苦温，善能燥湿；川牛膝引药下行；二诊加入桂枝、白术、云茯苓、炙甘草，合薏苡仁、赤小豆、生姜、生姜皮健脾化湿利水。诸药合用，共奏益气活血，清热燥湿之功。药中病机而获良效。

4. 颈淋巴结核

方某，女，53 岁，广东省汕头市人。

初诊：2014 年 10 月 18 日。患者发现左、右颈肿物 10 天，转颈时疼痛，乏力，纳差，便溏，每日大便 8 次，失眠；舌质淡，苔白微腻，脉虚弱。中山大学附属肿瘤医院 MRI 检查示：双颈Ⅱ区、左颈Ⅴ区多发淋巴结肿大，坏死明显，考虑为淋巴结核。证属脾虚胃滞，痰火瘀结。治以健脾和胃，化痰活瘀，泻火散结。

处方：党参 15g，白术 15g，云茯苓 15g，炙甘草 6g，法半夏 10g，陈皮 10g，浙贝母 15g，当归尾 15g，白芷 6g，皂刺 15g，花粉 15g，夏枯草 30g，夜交藤 30g，猫爪草 30g，生牡蛎 30g（先煎），蜈蚣 2 条，生姜 3 片。4 剂，日 1 剂，水煎 2 次，早晚饭后半小时温服。

10 月 20 日佛山市第一人民医院病理检查示：左颈镜下淋巴组织增生，灶区有变性，结合临床有结核的可能？

二诊：11 月 8 日。患者服药 4 剂后，颈部肿物消肿八成，转项时已不疼痛，失眠好转，纳可，大便质可，仍每日 8 次；舌质淡，苔薄腻，脉虚弱。上方白术加至 30g，云茯苓加至 30g，加黄芪 30g，7 剂，巩固治疗，肿物消除。

按：颈部淋巴结核多因结核杆菌经口腔（龋齿或扁桃体）侵入，由淋巴管到达颌下或颏下淋巴结；亦可因肺、肠结核病灶经血液扩散所致。临床上常见，女性多于男性。据有关资料统计，男性以 30 岁年龄组最多，女性以 50 岁年龄组最多。本病相当于中医学"瘰疬"的范畴。

本例患者脾胃气虚，运化失职，湿郁化生痰热，同时土壅木郁，气滞血瘀，且气有余便是火，最终导致痰、火、瘀内结，阻于颈项之脉络而成瘰疬，故见左、右颈肿物 10 天，转颈时疼痛；脾虚健运失职则见纳差、便溏；气血生化乏源则见乏力；血不养心则见失眠；舌质淡，苔白微腻，脉虚弱均为脾虚胃滞，痰火瘀结之征。处方用党参、白术、云茯苓、炙甘草、法半夏、陈皮、生姜健脾益气，和胃化湿；当归尾、皂刺活血化瘀软坚；法半夏、浙贝母、猫爪草、生牡蛎、蜈蚣化痰软坚散结，通络止痛；花粉、夏枯草泻火散结消肿；妙用白芷，取"火郁发之"之意；夜交藤养心安神。诸药合用，共奏健脾和胃、化痰活瘀、泻火散结之功。药中病机而病愈。

5. 胰周及肾周渗出积液

王某，男，48 岁，家住佛山市禅城区。曾于 2014 年 8 月 1～18 日在佛山市第一人民医院住院 17 天。

入院情况：因突发左上腹痛 1 天入院。查体：腹平坦，未见胃肠型、蠕

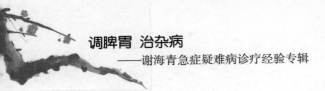

动波，腹壁静脉无曲张，上腹部肌紧张，左上腹有压痛，腹部未触及包块，肝脾肋下未及，移动性浊音阴性，肝肾区无叩痛，肠鸣音弱。

诊疗经过：入院后完善相关检查。8月1日查尿淀粉酶＞12000IU/L↑。8月4日局麻下行腹腔穿刺置管引流术，予胃肠减压、禁食、补液、抗感染、营养支持等对症处理。8月15日CT检查示急性胰腺炎，对照8月5日CT片示：胰腺肿大同前，胰周及肾周渗出积液较前增多，部分形成包裹；所见双下肺实变较前减轻，双侧胸腔积液吸收。余所见同前。出院诊断：重症急性胰腺炎；胆囊炎伴胆囊结石，胆总管结石；2型糖尿病

初诊：2014年8月29日。患者腹不适，腰痛，尿黄，眼花；舌质淡，舌体胖，边有齿痕，苔白微腻，脉虚略滑。胰周及肾周仍有渗出积液，部分形成包裹。经人介绍来我科诊治。证属脾虚肝郁，痰瘀内结，湿热内蕴。治以益气健脾，疏肝理气，化痰活瘀，清热利湿。

处方：丹参15g，郁金12g，柴胡10g，泽泻10g，党参30g，黄芪60g，白术15g，云茯苓15g，大腹皮10g，炙甘草6g，法半夏10g，陈皮10g，桑寄生30g，砂仁10g（后下），金钱草15g，鸡内金15g，三棱10g，薏苡仁60g，白芥子10g，生姜3片。6剂，日1剂，水煎2次，早晚饭后半小时温服。

二诊：9月20日。佛山市第一人民医院9月15日CT检查示：对照8月5日照片，胰腺肿大同前，胰周及肾周渗出积液较前减少，部分包裹，双下肺少许炎症，较前好转。上方继服6剂。

三诊：9月27日。患者腹无不适，腰痛、眼花等症状消失，尿微黄；舌质淡，舌体胖，边有齿痕，苔薄腻，脉沉有力。上方加金钱草至18g，6剂巩固。

四诊：10月31日。患者精神转佳，大便干，眼屎，小便黄，余无不适；舌质淡，舌体胖，边有齿痕，苔白微腻，脉沉。佛山市第一人民医院彩超检查示：胰周、肾周无渗出液，无包裹。上方加木贼10g，巩固治疗而痊愈。

按：本例患者脾胃气虚，运化失职，聚湿生痰；同时土壅木郁，气滞血瘀；以上二者形成痰瘀互结，故见腹不适，胰周及肾周仍有渗出积液，部分形成包裹等；湿郁化热，湿热内蕴，熏蒸肝胆则见尿黄；脾虚及肾，腰府失养则见腰痛；脾虚气血生化之源，肝血不足则见眼花；舌质淡，舌体胖，边有齿痕，苔白微腻，脉虚略滑均为脾虚肝郁，痰瘀内结，湿热内蕴之征。处方用黄芪、党参、白术、云茯苓、炙甘草、泽泻、薏苡仁、法半夏、陈皮、

砂仁、大腹皮、生姜健脾益气，理气和胃，化湿除痰；白芥子豁痰散结，透达经络，尤善去皮里膜外之痰；丹参、郁金、柴胡、三棱疏肝理气，活血化瘀；桑寄生补肝肾，主腰痛；金钱草、鸡内金清热利湿化石。诸药合用，共奏益气健脾、疏肝理气、化痰活瘀、清热利湿之功。药中病机而获良效。

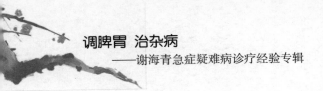

妇科疾病

一、月经病

1. 痛经

陈某，女，42岁，佛山市疾控中心领导。

初诊：2011年6月5日。患者近1年来痛经，有血块，少腹冷，便溏，乏力，腰酸，失眠；舌质淡，苔薄腻，脉沉弱。证属脾虚寒凝，气滞血瘀。治以健脾益气，温经散寒，理气活血止痛。

处方：黄芪18g，党参15g，白术30g，茯神30g，炙甘草5g，法半夏10g，陈皮10g，夜交藤30g，桃仁10g（打），红花6g，当归10g，川芎12g，乌药10g，小茴香8g，桑寄生30g，生姜3片。7剂，日1剂，水煎2次，早晚饭后半小时温服。

二诊：6月11日。患者近两日来月经，痛经、少腹冷、乏力等症状明显减轻，月经血块减少，但咳嗽，胃脘隐痛；舌质淡，苔薄腻，脉沉弱。上方加桔梗12g，杏仁10g（打），砂仁10g（后下），7剂。

三诊：8月23日。患者诸症显效，未见咳嗽及胃痛，无痛经，月经无血块，今次月经量多色红，晚上口干，头晕。上方去桔梗、杏仁、桃仁、红花，加生地黄15g，石菖蒲10g，天麻10g，7剂而愈。

按：本例患者证属脾虚寒凝，气滞血瘀，不通则痛，故见痛经、有血块、少腹冷等症；脾虚运化失职，气血化生不足则见便溏、乏力；血不养心则失眠；脾虚及肾，肾府失养则腰酸。处方用党参、白术、黄芪、炙甘草、法半夏、陈皮、生姜健脾和胃；乌药、小茴香温肾散寒，行气止痛；当归、川芎、桃仁、红花活血化瘀止痛；茯神、夜交藤养心安神；桑寄生"主腰痛"（《本草经》）。诸药合用，脾气得健、肾气得温、肝气得疏、气血得通，痛经痊愈。

2. 痛经、月经后期

刘某，女，30岁，家住佛山市禅城区南庄镇。

初诊：2010年10月12日。患者痛经3个月，月经质稠，经常推迟（延期）7～10天，月经时呕吐胃内容物，少腹冷；舌质暗淡有瘀点，苔白腻，脉沉弱。证属脾虚寒凝，气滞血瘀。治以健脾益气，温经散寒，理气活血止痛。

处方：党参15g，白术15g，云茯苓15g，炙甘草6g，法半夏10g，陈皮10g，当归10g，川芎10g，桃仁10g，红花6g，乌药10g，小茴香8g，制香附10g，生姜3片。日1剂，水煎2次，早晚饭后半小时温服。

腰酸痛加桑寄生30g，川断20g；神疲乏力，白带稀、量多加黄芪18g，芡实15g；上腹胀、隐痛加砂仁10g（后下）；口干加玄参15g；乳房胀加柴胡6g。每次月经欲来服6剂，

两月后患者诸症明显好转。复诊诸症消失，巩固治疗而痊愈。

按：中医学认为，痛经的主要病因病机是：妇女在经期及月经前后血海由充盈转为泻溢，气血变化急骤，这时情绪波动，起居不慎或外邪乘虚而入，均易导致冲任失调、瘀血阻滞；或寒凝经脉、气血不和，胞宫经血受阻，以致不通则痛；或致冲任胞宫失于濡养，不荣则痛。其病位在冲任、胞宫，又与肝、脾、肾三脏紧密相关。治疗上主要以调理冲任气血为主。而在临床论治时，须根据不同的证候，或行气，或活血，或散寒，或清热，或补虚，或泻实。治法分两步：月经期调血止痛以治标；平时辨证求因而治本；并结合素体情况或调肝，或益肾，或扶脾。同时，痛经患者起居生活应有常度，不要临经之际强行冒风寒或涉水作业，应注意避免进食寒凉生冷或刺激性食物，以免经脉凝涩、血行受阻；还要保持情绪轻松，切勿精神紧张，预先畏惧疼痛发生。本例患者证属脾虚寒凝，气滞血瘀，故见痛经，月经质稠，经常推迟（延期），月经时呕吐胃内容物，少腹冷，舌质暗淡有瘀点，苔白腻，脉沉弱等。处方用党参、白术、云茯苓、炙甘草、法半夏、陈皮、生姜健脾和胃；乌药、小茴香温肾散寒，行气止痛；当归、川芎、桃仁、红花、制香附理气止痛，活血化瘀。诸药合用，脾气得健、肾气得温、肝气得疏、气血得通而痛经向愈。

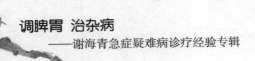

3. 月经先期

邹某，女，39 岁，在佛山市台商协会工作。

初诊：2013 年 9 月 22 日。患者月经先期（半月一次月经）1 年。月经黑血块，腰酸，失眠多梦，易怒，口干口苦，乏力，下腹胀。查体：面部痤疮多，腹平软。舌质淡，舌体胖，苔白腻，脉沉弱略滑。证属脾虚肝郁，瘀血内阻。治以健脾疏肝，活血化瘀。

处方：党参 15g，白术 15g，茯神 30g，炙甘草 6g，法半夏 10g，陈皮 10g，夜交藤 30g，桑寄生 30g，小茴香 8g，乌药 10g，当归 10g，川芎 10g，红花 6g，桃仁 10g，生姜 3 片。4 剂，日 1 剂，水煎 2 次，早晚饭后半小时温服。

二诊：10 月 17 日。患者服上药，月经 30 天来一次，经期为 7 天，黑血块减少，面部痤疮明显减少；舌质淡，舌体胖，苔白腻，脉沉略滑。效不更方，继服 4 剂巩固。

按：本例患者脾虚气血生化乏源，中气不足，统摄无权，冲任不固，经血失统，故见月经先期，半月一次月经，乏力等症状；气虚行血无力，瘀阻冲任则见月经黑血块；气不生血，血不养心则见失眠多梦；肾虚腰府失养则见腰酸；土壅木郁，肝失疏泄则见易怒；气郁化火则见口干口苦，面部痤疮多；肝郁气机阻滞则见下腹胀；舌质淡，舌体胖，苔白腻，脉沉弱略滑均为脾虚肝郁，瘀血内阻之征。处方用党参、白术、炙甘草、法半夏、陈皮、生姜健脾和胃；乌药、小茴香温肾散寒，疏肝理气；桑寄生主治腰酸；夜交藤、茯神养心安神；桃仁、红花、当归、川芎养血活血，行气化瘀。诸药合用，脾气得健，肝气得疏，瘀血得活而病除。

4. 月经后期

（1）月经后期一

陈某，女，38 岁，在佛山市禅城区社保局工作。

初诊：2013 年 4 月 24 日。患者月经后期 1 年余，最长 3 个月未来月经，先后服激素 1 个月及中药好转。平时月经色暗有血块。刻下 2 月未来月经（排除妊娠），少腹冷，大便不畅，失眠，腰酸，腿软，乏力；舌质淡，苔薄腻，脉沉弱。证属脾肾两虚，瘀血阻络。治以健脾补肾，活血化瘀。

处方：乌药 10g，小茴香 8g，川牛膝 15g，川芎 12g，桃仁 12g，红花 6g，白芍 12g，当归 12g，肉苁蓉 15g，桑寄生 30g，黄芪 18g，党参 18g，白术

15g，茯神 30g，炙甘草 6g，法半夏 10g，陈皮 10g，大黄 10g（不后下），广木香 10g（后下），生姜 3 片。10 剂，日 1 剂，水煎 2 次，早晚饭后半小时温服。

二诊：5 月 14 日。患者服药至第 3 剂，月经来，色量正常，持续 5 天；继服上药，精神转佳，无乏力、腰酸、腿软等不适，肠鸣增加，大便可；舌质淡红，苔中前部薄白，后部微腻，脉沉。上方去大黄、木香，继服 10 剂巩固。

按： 本例患者脾虚生化之源亏乏，冲任气血不足；气虚行血无力，瘀阻冲任而不畅；同时，脾虚及肾，肾气不足，精血衰少，冲任气血亦不足。以上三方面皆可导致血海不能按时满溢，而引起月经周期延后，甚至两、三个月不来月经；脾虚气血化生乏源则见乏力、腿软；大肠传导失职则大便不畅；血不养心则见失眠；肾虚腰府失养则见腰酸；脾肾阳虚失温则见少腹冷；气滞血瘀，而见平时月经色暗有血块；舌质淡，苔薄腻，脉沉弱均为脾肾两虚之征。处方用黄芪、党参、白术、炙甘草、法半夏、陈皮、生姜健脾和胃；桑寄生、乌药、小茴香温肾散寒；肉苁蓉温补肾阳，润肠通便；桃仁、红花、当归、川芎、白芍养血活血，行气化瘀；茯神养心安神；川牛膝补肾活血，引血下行；大黄、广木香化瘀行气，开通闭塞，为国医大师李振华教授用于"通经"的独到的临床经验。诸药合用，共奏健脾补肾、活血化瘀之功。

（2）月经后期二

郑某，女，27 岁，佛山市三水区人。

初诊：2013 年 11 月 6 日。患者月经延后 14 年。从初潮起每次延后，最长延后 15 天，平时延后 4～8 天，月经色暗有血块，经前及行经第 1 天胸部及少腹胀痛，第 2 天开始好转。查体：前额痤疮，腹平软。舌质淡，舌体胖，边有齿痕，苔薄腻，左脉沉略滑，右脉沉略弦滑。证属脾胃气虚，瘀血内阻，气滞化热。治以健脾和胃，疏肝理气，活血化瘀，清热解毒。

处方：党参 15g，白术 15g，云茯苓 15g，生甘草 6g，法半夏 10g，陈皮 10g，制香附 12g，柴胡 10g，当归 10g，白芍 15g，川芎 12g，益母草 30g，桃仁 10g，金银花 10g，生姜 3 片。3 剂，日 1 剂，水煎 2 次，早晚饭后半小时温服。

二诊：11 月 9 日。患者服至第 2 剂，适逢来月经，胸部及少腹无胀痛，月经亦无血块，痤疮变平、减少，仅感腰困。上方加川断 30g，继服 1 个月而

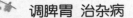

病愈。其母今日也来看病（同女儿一起），直叹中药神奇！因为今次"胸部及少腹无胀痛"为14年来首次。

按：本例患者脾虚生化之源亏乏，冲任气血不足，气虚行血无力，瘀阻冲任而不畅，皆可导致血海不能按时满溢，而引起月经周期延后，月经色暗有血块；土壅木郁，气机郁滞则见胸部及少腹胀痛；脾虚健运失职，湿郁化热蕴毒则见前额痤疮；舌质淡，舌体胖，边有齿痕，苔薄腻，左脉沉略滑，右脉沉略弦滑均为脾胃气虚，瘀血内阻，气滞化热之征。处方用党参、白术、云茯苓、生甘草、法半夏、陈皮、生姜健脾和胃；制香附、柴胡疏肝理气；当归、白芍、川芎、益母草、桃仁活血化瘀；金银花清热解毒。药中病机而获良效。

5. 经期延长

（1）经期延长一

郗某，女，40岁，河南省人。

初诊：2010年元月31日。患者由其配偶陪伴，从广州来佛山看病。其经血不止半月余，少腹冷；舌质淡，舌体胖，苔薄腻，脉沉。证属脾肾两虚，气不摄血。治以健脾固肾，补气摄血。

处方：乌药10g，小茴香6g，艾叶10g，桑寄生30g，川断30g，黄芪18g，党参18g，白术18g，炙甘草6g，陈皮9g，蒲黄炭10g，荆芥炭10g，地榆炭10g，芡实15g，地稔根30g，阿胶10g（烊）。3剂，日1剂，水煎2次，早晚饭后半小时温服。

2月2日患者来电：经血已止。

二诊：3月11日。患者本月经行11天未止，在广州某医院服5剂中药无效。刻下血多稍暗，少腹隐疼，不冷，乏力不明显。上方去艾叶，加田七10g，生姜3片，米醋1两，后下，滚两滚儿。黄芪、党参、白术减至各15g。3剂。

3月13日下午患者来电：服上方后，今日上午已止血，下午少腹疼，骶部冷。可能与这两天天气寒湿有关，嘱11日方加艾叶10g，继服3剂。

3月20日，患者带其子看咽喉炎时告诉我，上方服药不到3剂，少腹疼，骶部冷已痊愈，月经停止。

按：本例患者脾肾两虚，脾失统摄，肾失温煦，冲任不固，而出现经期延长，经血不止，少腹冷，舌质淡，舌体胖，苔薄腻，脉沉等。故用乌药、小茴香、艾叶、桑寄生、川断、黄芪、党参、白术、芡实、炙甘草、陈皮（防止补药腻胃）健脾固肾治本；蒲黄炭、荆芥炭、地榆炭、地稔根、阿胶养血止血治标（其中地稔根为妇科名家罗元恺常用的养血止血药）。药中病机而获良效。

（2）经期延长二

彭某，女，31岁，在佛山市台商协会工作。

初诊：2013年8月24日。患者月经期延长半年余，每次行经持续12天，量多色暗有血块，腰酸，乏力，纳差，少腹稍冷，胃痛，便秘；舌质淡，舌体胖，边有齿痕，苔白腻，脉沉弱。证属气虚血瘀。治以健脾益气，活血化瘀。

处方：黄芪18g，党参15g，白术15g，云茯苓15g，炙甘草6g，法半夏10g，陈皮10g，川断20g，桃仁10g，红花6g，当归10g，川芎10g，生姜3片。4剂，日1剂，水煎2次，早晚饭后半小时温服。

二诊：10月17日。患者当月月经经期7天，血块减少，腰酸、乏力、胃痛、纳差、便秘等消失，少腹仍稍凉；舌质淡，舌体胖，边有齿痕，苔白腻，脉沉弱。刻下又感乏力，上方当归加至12g，黄芪加至30g，加小茴香6g，乌药10g，4剂，继服巩固。

三诊：11月15日。患者月经期为7天，量正常，无血块，色稍暗，少腹稍凉，余无不适；舌质淡红，苔中前部变薄，脉沉弱。上方小茴香加至8g，另加桂枝5g。巩固治疗而痊愈。

按：本例患者脾虚生化之源亏乏，冲任之气不足，脾失统摄，不能制其经血，且气虚行血无力，瘀阻冲任而不畅，新血不得归经而妄行，故见经期延长，每次行经持续12天，量多色暗有血块；脾虚气血化生乏源则见乏力；脾虚及肾，腰府失养则见腰酸；气虚失温则见少腹冷；脾胃气虚，健运失职则见胃痛，纳差；大肠传导失司则见便秘；舌质淡，舌体胖，边有齿痕，苔白腻，脉沉弱均为气虚血瘀之征。处方用黄芪、党参、白术、云茯苓、炙甘草、法半夏、陈皮、生姜健脾和胃；二诊加入乌药、小茴香温肾散寒；川断补肾壮腰；桃仁、红花、当归、川芎养血活血，行气化瘀。诸药合用，脾气得健、瘀血得化而经期恢复正常。

6. 倒经

林某，女，26岁，在佛山市禅城区工作。

初诊：2014 年 9 月 13 日。患者经前或经期鼻衄 1 年余，量较多，鲜红色，衄血多时，月经即止，时胃痛，经常少腹冷，大便软；舌质淡，苔薄腻，脉虚弱。证属脾肾虚寒，肺火上冲。治以健脾温肾，清肺降火。

处方：党参 15g，白术 15g，云茯苓 15g，炙甘草 6g，法半夏 10g，陈皮 10g，砂仁 10g（后下），炮姜 10g，艾叶 10g，乌药 10g，小茴香 8g，生地黄 15g，桑白皮 15g，地骨皮 15g，枇杷叶 30g，怀牛膝 15g，生姜 3 片。6 剂，日 1 剂，水煎 2 次，早晚饭后半小时温服。

二诊：9 月 20 日。患者服上方，大便稀，日 4~5 次，大便前腹冷痛，平素不顺心时易生气；舌质淡，苔薄腻，脉虚弱。上方去桑白皮、地骨皮，加当归 10g，柴胡 10g，白芍 10g。

三诊：10 月 9 日。患者本次月经经前、经期无鼻衄，月经量少，无血块，少腹冷好转；舌质淡红，舌体胖，苔白微腻，左脉沉略滑，右脉虚弱。秋天干燥，唇干，上方加沙参 15g。

四诊：2015 年 3 月 14 日。患者服药至今，病情逐步好转，3 月 6~14 日来月经，色量均正常，有小血块，少腹稍冷，本次月经前后没有鼻出血；舌质淡暗略红，苔白腻，脉沉。上方继服。

按：倒经是指妇女于经行前后或正值经期，出现有规律的、同期性的鼻出血，有的还会伴有吐血、外耳道流血、眼结膜出血、便血等。西医学称为"代偿性月经"或"替代性月经"。此种现象若反复发作不愈，往往会导致月经周期紊乱，严重者会引起贫血症而影响身体健康。由于鼻黏膜等上述器官对卵巢分泌的雌激素较为敏感，雌激素可使其毛细血管扩张、脆性增加，因而易破裂出血。有人认为鼻黏膜与女性生殖器官之间有生理上的联系，故倒经多为鼻黏膜出血。倒经大多是由子宫内膜异位症引起，病因可能与各脏层上皮分化异常相关。此病多见于青春期女性。而目前，西医对倒经还没有特别有效的治疗方法。虽多采用电灼出血点及子宫内膜异位灶，或长期应用雌激素－孕激素周期治疗，但效果均不理想。

依照《易经》，肝属木，于卦为震，震为雷，则肝中所藏之相火为"雷火"；因其威力强大，又名"霹雳火"，故能反侮肺金，中医称为"木火刑金"或"肝火犯肺"。本例患者证属脾肾虚寒，肺火上冲。脾胃虚寒，健运失职，土壅木郁，（肝）气有余便是火，木火刑金，肺开窍于鼻，故出现经前或经期鼻衄，量较多，鲜红色，衄血多时，月经即止；脾失健运则见大便软；

气机阻滞则见胃痛；脾虚及肾，温煦无力则见少腹冷；舌质淡，苔薄腻，脉虚弱均为脾肾虚寒，肺火上冲之征。处方用党参、白术、云茯苓、炙甘草、法半夏、陈皮、砂仁、生姜健脾益气，和胃化湿；炮姜、艾叶温经止血；乌药、小茴香温肾散寒止痛；生地黄、桑白皮、地骨皮、枇杷叶清肺降火，凉血止血；怀牛膝补肝肾，引血下行。诸药合用，共奏健脾温肾、清肺降火之功而获效。二诊加入当归、柴胡、白芍，旨在疏肝柔肝，化解有余之气（火）。

7. 经行嘶哑

林某，女，27岁，家住佛山市南海区大沥镇谢边村。

初诊：2014年元月16日。患者每逢经期出现声嘶、咳嗽、咯黄痰、头晕3个月，经期延长6个月（经期约12天），月经有血块。若不治疗，上症逐渐加重，需输液方可缓解。下月经行第一天开始重复出现上述症状。舌质淡，苔薄腻，脉虚弱。查体：咽红（＋＋），双肺呼吸音粗。证属脾胃气虚，瘀血内阻，风热犯肺。治以健脾和胃，活血化瘀，疏风宣肺。

处方：荆芥10g（后下），蝉蜕10g，黄芩10g，桔梗15g，北杏仁10g，浙贝母10g，生诃子10g，党参15g，白术15g，云茯苓15g，生甘草6g，法半夏10g，陈皮10g，砂仁10g（后下），桃仁10g，红花6g，川芎10g，当归尾10g，胖大海10g，生姜3片。2剂，日1剂，水煎2次，早晚饭后半小时温服。

二诊：6月18日。患者上症略好转，继服上方3剂。

7月10日，患者谓上方服5剂，病已痊愈。

随访得知，每逢经期，不再出现声嘶、咳嗽、咯黄痰、头晕等不适，经期7天。

按：本例患者脾虚气血生化之源亏乏，统摄无权，不能制其经血，气虚行血无力，瘀阻冲任而不畅，新血不得归经，故导致经期延长，月经有血块；同时月经来时气血更虚则见头晕；《内经》所曰"邪之所凑，其气必虚"揭示了气虚是导致一切疾病的内在因素，如卫气的启闭防御功能失调，机体抵抗力降低，风热之邪入侵，使肺失宣肃，气机阻滞，声户开合不利，导致声嘶、咳嗽、咯黄痰等症状；舌质淡，苔薄腻，脉虚弱均为脾胃气虚，瘀血内阻，风热犯肺之征。方用党参、白术、云茯苓、法半夏、陈皮、砂仁、生姜健脾和胃；荆芥、蝉蜕、桔梗、杏仁、浙贝母、黄芩、生诃子、胖大海、生

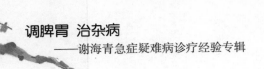

甘草疏风宣肺，清化热痰，利咽开音；桃仁、红花、川芎、当归尾活血化瘀。诸药合用，共奏健脾和胃、活血化瘀、疏风宣肺之功。药中病机而获良效。

8. 经行头痛、高血压

张某，女，47 岁，佛山市南海区一中学教师。

初诊：2013 年 4 月 22 日。患者头剧烈胀痛，恶心半天，大便溏，失眠，刻下经行第 2 天，有少量黑血块，每次月经来之前便溏，少腹痛，腰痛，月经第 2～3 天头隐痛或剧烈胀痛，月经过后乏力，多眠。查体：血压 150/100mmHg。舌质淡暗，舌体胖，边有齿痕，苔白腻，左脉沉略滑，右脉弦滑。（近日天气多雨潮湿。）诊为经行头痛；证属脾虚痰浊，肝阳上亢。治以健脾化痰，平肝潜阳。

处方：白芷 8g，川芎 15g，石菖蒲 10g，天麻 12g，钩藤 12g，藿香 12g（针对天气潮湿、恶心），石决明 30g（先煎），川牛膝 15g，枳壳 10g，竹茹 10g，法半夏 10g，陈皮 10g，党参 15g，白术 30g，云茯苓 30g，炙甘草 5g，夜交藤 30g，生姜 3 片。7 剂，日 1 剂，水煎 2 次，早晚饭后半小时温服。

二诊：4 月 27 日。患者服上方 5 剂，已无头痛、恶心、便溏等不适，精神好转；血压 120/85mmHg；舌质淡，舌体胖，苔前部薄白，中后部薄腻，脉沉有力略滑。继服剩下的中药两剂，接着服今日新开方药：上方去藿香，7 剂。巩固治疗而痊愈。

随访 1 年，患者无复发。

按：本例患者脾胃受损，不能健运水谷以生化气血，气虚则清阳不展，血虚则脑失所养而发生头痛；月经来时气血更虚，故每逢月经第 2～3 天头痛发作，月经过后乏力、多眠；同时脾胃受损，不能运化水湿，聚湿生痰，痰湿中阻，土壅木郁，气郁化火，使肝阴暗耗，风阳升动，亦可引起头剧烈胀痛及血压升高；脾虚健运失职则见大便溏；胃气上逆则见恶心；血不养心则见多眠；气虚不能行血，瘀血阻滞，不通则痛而见少腹痛，月经有黑血块；脾虚及肾，则见腰痛；舌质淡暗，舌体胖，边有齿痕，苔白腻，左脉沉略滑，右脉弦滑均为脾虚痰浊，肝阳上亢之征。处方用党参、白术、云茯苓、炙甘草、法半夏、陈皮、枳壳、竹茹、生姜健脾化痰；白芷、川芎、石菖蒲化痰开窍，活瘀止痛；藿香芳香化湿止呕；天麻、钩藤、石决明平肝潜阳；夜交藤滋养心神；川牛膝活血通经，引血下行。诸药合用，脾气得健、痰浊得化、肝阳得潜而病除。

二、妊娠病

1. 妊娠恶阻、口唇单纯疱疹

双某，女，40 岁，佛山市同济小学副校长。

初诊：2013 年 1 月 4 日。患者妊娠 50 天，恶心呕吐 15 天，食欲不振，失眠，乏力，腹部隐痛，少腹多见，唇痛。曾在佛山市妇幼保健院服药保胎（具体用药不详）。查体：上下口唇疱疹红肿，局部肿甚；腹平软。舌质淡，舌体胖，边有齿痕，苔白腻，脉沉弱，不显滑（胎气尚不明显）。诊为妊娠恶阻、口唇单纯疱疹；证属脾虚湿热。治以健脾清热安胎。

内服方：党参 15g，白术 15g，茯神 30g，炙甘草 5g，陈皮 10g，夜交藤 30g，砂仁 15g（后下），黄芩 10g，生姜 3 片。5 剂，日 1 剂，水煎 2 次，早晚饭后半小时温服。

外用方：金银花 50g，白鲜皮 50g，生姜皮 5g。5 剂，日 1 剂，水煎 2 次，滤液混匀，取适量每次外洗、外敷口唇 30 分钟，每日 3~5 次。

元月 11 日患者电话告知：9~10 日已无恶心、呕吐，纳增，睡眠好转。口唇疱疹已愈。

按：本例患者平素脾胃虚弱，运化失职，湿浊内生，湿郁化热，湿热相合，且受孕后血聚胞宫养胎，经血不泻，冲脉气盛，冲气夹湿热上逆犯胃，胃失和降而致恶心呕吐，食欲不振；气机郁滞则见腹部隐痛；脾虚气血生化不足则乏力；血不养心则见失眠；脾开窍于口，其华在唇，刻下湿热上犯则见唇痛；口唇单纯疱疹是平素脾胃虚弱，加上妊娠后血聚胞宫，引起免疫力下降，使潜伏于体内的疱疹病毒大量繁殖，导致口唇起泡而发病；舌质淡，舌体胖，边有齿痕，苔白腻，脉沉弱均为脾虚湿盛之征。处方用党参、白术、炙甘草、陈皮、生姜健脾和胃；夜交藤、茯神养心安神；砂仁行气和中安胎；黄芩清热燥湿安胎。诸药合用，共奏健脾和胃、清热安胎之效。金银花、白鲜皮清热燥湿解毒；生姜皮和脾行水。三药水煎外用，可有效地抑制单纯疱疹病毒，迅速消除口唇肿胀疼痛。

2. 妊娠咳嗽

（1）妊娠咳嗽一

招某，女，27 岁，吾妻之外甥女。

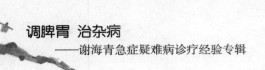
初诊：2012 年 6 月 18 日。患者妊娠 3 月余。咳嗽、咳黄痰 3 天，伴流涕，喉咙痒痛。查体：咽红（＋＋＋），心功能无异常，双肺呼吸音粗。舌质淡，苔薄腻，脉沉弱。证属脾胃气虚，风邪犯肺化热。治以健脾和胃，疏风宣肺，清热安胎。

处方：荆芥 10g（后下），蝉蜕 10g，黄芩 10g（清热安胎），玄参 12g，生甘草 6g，桔梗 12g，党参 12g，白术 12g，砂仁 10g（后下），生姜 3 片。3 剂，日 1 剂，水煎 2 次，早晚饭后半小时温服。

服药 2 剂半，咳嗽已愈。其夫感叹说："该药真神！效果好，又不影响胎儿！"

7 月 20 日，患者妊娠 4 月余，又出现上述症状。上方玄参加至 15g，桔梗加至 15g，3 剂，日 1 剂，水煎 2 次，早晚饭后半小时温服。察舌：舌质淡，苔薄腻。观其面色：如平常（不因妊娠而改变）。诊脉：左脉寸、关略滑、尺弱，右脉寸、关、尺滑而有力。虑其女孩居多，准否？有待产后验证。

7 月 24 日服药至第 3 剂，患者咳嗽明显好转，去香港购物一天。因劳累病情反复，又照 7 月 20 日方药，服用 2 剂痊愈。

12 月 20 日夜，得知患者于 12 月 16 日早晨顺产一女，体重 3.75kg。与 7 月 20 日的面色、脉象相符合。

按：平素体弱或孕后气血聚于胞宫以养胎，脾虚运化不健，水谷精微不能上荣于肺，土不生金则肺气虚。本例患者脾胃气虚，复感风邪化热致肺气宣肃失司则见咳嗽，咳黄痰，伴流涕、喉咙痒痛等症；舌质淡，苔薄腻，脉沉弱均为脾胃气虚之征。处方用党参、白术、生甘草健脾补气，培土生金；荆芥、蝉蜕、生姜疏散风邪；桔梗开宣肺气，止咳化痰；玄参养阴生津，用于治疗咽喉痛；黄芩清风邪所化之肺热，配砂仁以安胎。诸药合用，共奏健脾和胃、疏风宣肺、清热安胎之功。药中病机而获良效。

（2）妊娠咳嗽二

梁某，女，30 岁，佛山市人。

初诊：2014 年 7 月 28 日。患者咳嗽 4 天，咳黄痰，咽喉痒；舌质淡红，苔白微腻，脉虚略滑。妊娠 26 周。证属脾胃气虚，风邪犯肺。治以健脾和胃，疏风宣肺，清热安胎。

处方：荆芥 10g（后下），蝉蜕 10g，桔梗 15g，北杏仁 10g，党参 15g，白术 15g，云茯苓 15g，生甘草 6g，陈皮 10g，黄芩 10g，砂仁 10g（后下），生姜 3 片。2 剂，日 1 剂，水煎 2 次，早晚饭后半小时温服。

二诊：8 月 4 日。患者服上方 2 剂，咳嗽好转九成，黄痰、咽喉痒减轻，暂停药。近两日仍有少量咳嗽，少量淡黄痰，咽喉微痒，舌质淡红，苔白微腻，脉虚略滑，上方黄芩减至 5g，2 剂而愈。

按： 本例患者脾胃气虚，复感风邪化热致肺气宣肃失司则见咳嗽、咳黄痰、咽喉痒等症；舌质淡红，苔白微腻，脉虚略滑均为脾胃气虚，风邪犯肺之征。处方用党参、白术、云茯苓、生甘草、陈皮健脾和胃，培土生金；荆芥、蝉蜕、生姜疏散风邪；桔梗、北杏仁宣降肺气，止咳化痰；黄芩清风邪所化之肺热，配砂仁以安胎。诸药合用，共奏健脾和胃、疏风宣肺、清热安胎之功。药中病机而获良效。

3. 妊娠荨麻疹

杨某，女，28 岁，中国工商银行佛山分行职工，妊娠 5 个月 10 天。

初诊：1997 年 3 月 29 日。患者 3 月 23 日始感身痒，无风团，26 号吃螺肉后即起淡红色风团，融合成片，下肢尤甚，时隐时现，瘙痒不堪。遂诊为急性荨麻疹。10% 葡萄糖酸钙针 10mL 加入 50% 葡萄糖注射液 40mL 中静脉推注，无效。刻下上症依然，皮肤划痕症阳性；舌质淡红，苔薄白，脉浮滑。处以自拟消疹汤。

处方：荆芥 10g（后下），防风 10g，白蒺藜 12g，薄荷 10g（后下），当归 9g，赤芍 9g，蝉蜕 10g，牛蒡子 10g，金银花 15g，桔梗 9g，白鲜皮 10g，生甘草 6g。2 剂，日 1 剂，水煎分两次温服。第三煎加鲜胡荽 15g，水煎滤液洗身 10 分钟，再用温水冲净。

用药后前半夜患者全身风团更多，尤以头颈、手足为甚，瘙痒加剧，心烦不安，后半夜皮疹渐退，心平静，排稀便两次。3 月 31 日，上方去金银花、桔梗、赤芍，以防过凉伤及脾胃阳气。巩固治疗 1 剂，诸症悉平，直到婴儿出生未有复发。

按： 荨麻疹属中医学瘾疹的范畴。其发病可概括为两个方面；一为感受风邪，与热结合，侵袭肌肤腠理所致。妊娠期间，阴血聚于冲任以养胎，故肌体阴血相对不足，阳气相对偏亢，且岭南气候温热，风邪侵袭人体极易热化，合为风热；因风性善行而数变，故瘙痒风团时隐时现。二为先天禀赋不耐，过食膏粱厚味，荤腥动风化火之品，如鱼、虾、蟹等异性蛋白，造成肠胃功能失调，风热发于肌表而为本病。

治疗上多采用治病与安胎并举。虽有抗过敏疗法、封闭疗法、自血疗法、针灸疗法等，而这些方法多有伤害胎儿之弊。中医多采用疏风散热，佐以清热解毒之品，自拟消疹汤，药中虽有温有凉，但总的仍为辛凉之性，这符合古人所谓"产前不宜热"的原则。之所以有当归、赤芍，即运用了"治风先治血，血行风自灭"的经验，从而加强了祛风散邪的作用。桔梗载药上行达表，旨在促使邪气向上向外透发，第三煎加鲜胡荽取汁擦身，能促进疹子迅速外透，而且十分方便，因岭南人素有每天洗澡的习惯。

三、其他妇科病

1. 产后脱发

彭某，女，28岁，农工党佛山市委会干事。

初诊：2013年12月4日。患者产后脱发2个月，乏力、腰酸、失眠3个月。头前部脱发尤甚，每次洗头掉发70~80条，患者带5包每次脱掉的头发让我看，我大吃一惊！舌质淡，苔薄腻，脉虚弱。证属脾肾两虚，血虚失养。治以健脾补肾，益气养血生发。

处方：补骨脂15g，菟丝子30g，淫羊藿15g，枸杞子30g，党参30g，黄芪30g，当归12g，首乌15g，夜交藤30g，茯神30g，陈皮5g（防滋补太过），生姜3片。8剂，日1剂，水煎2次，早晚饭后半小时温服。并用生姜皮煲水擦洗头部。

二诊：12月12日。患者无乏力及腰酸，失眠好转，不再脱发；舌质淡，苔薄腻，脉虚弱。效不更方，继服上方4剂巩固疗效。

2014年2月24日患者来电告知：脱发处已生出新发，痊愈。

按：头发的生长与滋养，全赖于血和精，肾藏精，故有"发为血之余""其（肾）华在发"之说。一方面产后气血两亏，加上脾胃虚弱，气血生化乏源，肝藏血不足，发失所养；另一方面脾虚及肾，导致肾之精气不足，无法营养头发。故见产后脱发；脾虚气血化生不足则见乏力；血不养心则见失眠；肾虚腰府失养则见腰酸；舌质淡，苔薄腻，脉虚弱均为脾肾两虚，血虚失养之征。处方用党参、黄芪健脾益气；补骨脂、菟丝子、淫羊藿、枸杞子补肾填精；当归、首乌养血生发；夜交藤、茯神养心安神；陈皮理气，防滋补太过；生姜和胃。诸药合用，共奏脾肾两补、益气养血生发之效。生姜皮煲水擦洗头部有助于新发长出。

2. 卵巢衰退

吕某，女，42岁，佛山市人。

初诊：2013年12月27日。患者月经停止2个月，10月27日最后一次来月经，手冷，失眠。先后到郑州、佛山多家医院服中西药无效。中医医生告诉她年龄偏大（42岁），恐怕不会再来月经。妇科医生要求她终身服激素。患者不情愿，今经人介绍求余诊治。刻下仍无月经，手冷，失眠，自述外阴萎缩，无白带；舌质淡，苔薄腻，脉虚弱。12月3日外院彩超检查示：子宫内膜厚5mm。12月23日在郑州一家医院彩超检查示：子宫内膜4mm。证属脾肾两虚，血虚血瘀。治以健脾补肾，养血活血。

处方：党参15g，白术15g，云茯苓15g，炙甘草6g，法半夏10g，陈皮10g，木香10g（后下），大黄10g（后下），桂枝10g，黄芪15g，菟丝子30g，夜交藤30g，酸枣仁15g，合欢花10g，川牛膝15g，桃仁10g，红花8g，川芎15g，当归15g，生姜3片。4剂，日1剂，水煎2次，早晚饭后半小时温服。

二诊：2014年元月3日。患者服上药4剂，失眠即愈。上方加枸杞子30g，补骨脂15g，淫羊藿叶15g，黄芪加至30g。

三诊：元月9日。患者无手冷、失眠等不适；舌质淡，苔薄腻，脉虚弱。上方加熟地黄15g（因胃口好，可加入）。

四诊：元月15日。患者无诉不适；舌质淡，苔薄腻，脉虚弱。上方加紫河车粉5g（冲），红参10g（另煎兑入），肉桂3g（取人参养荣汤之意）。

五诊：2月8日。患者无诉不适；舌质淡红，苔薄白，脉沉。上方肉桂加至5g，继服。（2月7日B超检查示：子宫内膜厚13mm。）以后每月27日起、连续7天继续加大黄10g（后下），木香10g（后下），其余时间去掉大黄、木香。

六诊：2月27日。患者已来月经；2月28日，色黑量少；3月1日，量较多。

七诊：4月22日。患者无诉不适；舌质淡红，苔薄白，脉沉。上方熟地黄加至30g。

八诊：5月27日。患者4月、5月无月经来，自述无不适，有白带，无外阴萎缩。5月20日外院B超检查示：子宫内膜10mm。舌质淡红，苔薄腻，脉沉。上方继续加木香10g（后下），大黄10g（后下）。

5 月 29～31 日，患者来少量咖啡样月经，一直持续至 6 月 5 日停止，量不多。

九诊：8 月 18 日。患者无诉不适；舌质淡红，苔薄白，脉沉。上方黄芪加至 60g。

9 月 1 日患者来少量月经，有血块，持续 5 日。

10 月 15～22 日，患者月经量增多、黑、血块多；舌质淡红，苔薄腻，脉沉。

十诊：2015 年元月 16 日。患者无诉不适，元月 8 日来少量月经，11～16 日月经量由多转少，像正常人的月经一样；舌质淡红，苔薄白，脉沉有力。

处方：红参 10g（另煎兑入），白术 30g，云茯苓 15g，炙甘草 6g，陈皮 10g，黄芪 60g，菟丝子 30g，杞子 30g，补骨脂 15g，淫羊藿 15g，夜交藤 30g，酸枣仁 15g，合欢花 10g，川牛膝 15g，桃仁 12g，红花 10g，川芎 15g，当归 15g，熟地黄 30g，肉桂 5g，紫河车粉 5g（冲），生姜 3 片。4 剂，日 1 剂，水煎 2 次，早晚饭后半小时温服。估计月经将来日，连续 7 天加大黄 10g（后下），木香 10g（后下），其余时间去掉大黄、木香。

2015 年 3 月 5～11 日，患者来月经，量色如常人，无血块；精神转佳，面色红润，食欲好，二便调；舌质淡红，苔薄白，脉沉有力。

按：本例患者由于卵巢功能衰退而较早出现月经稀发，月经过少，渐至闭经和性器官萎缩，常有促性腺激素水平的上升和雌激素的下降。西医学对该病的有效治疗方法是使用激素。但使用激素剂量过多，很可能会诱发或加重乳腺癌等。此例证属脾肾两虚，血虚血瘀。肾为"先天之本"，脾胃为"后天之本"，所以肾与脾胃是相互资助、相互依存的。肾的精气有赖于水谷精微的培育和充养，才能不断充盈和成熟，而脾胃运化水谷精微则必须借助于肾阳的温煦。脾虚日久则会导致肾虚；或肾气不足，不能温煦则致脾虚。脾虚生化之源亏乏，冲任气血不足；气虚行血无力，瘀阻冲任而不畅；同时肾气不足，精血衰少，冲任气血亦不足。以上三方面皆可导致冲任亏损，血海空乏，甚则无血可下，故见月经停止，外阴萎缩，无白带等症；气虚温煦无力则见手冷；血不养心则见失眠；舌质淡，苔薄腻，脉虚弱均为脾肾两虚，血虚血瘀之征。处方用黄芪、党参（四诊红参）、白术、云茯苓、炙甘草、法半夏、陈皮、生姜益气健脾和胃；菟丝子、枸杞子、补骨脂、淫羊藿（二诊）、紫河车（四诊）补肾填精；其中紫河车为血肉有情之品，乃人类的胎盘，味甘、咸，性温，入肺、心、肾经，有补肾益精、益气养血之功。现代研究认为，胎盘含蛋白质、糖、钙、维生素、免疫因子、女性激素、助孕酮、类固醇激素、促性腺激素、促肾上腺皮质激素等，能促进乳腺、子宫、阴道、睾丸的发育，对甲状腺也有促进作用。桂枝温通经脉；夜交藤、酸枣仁、合欢花养心安神；桃仁、红花、川芎、当归、熟地黄（三诊）养血活血；四诊加肉桂温阳和营，合健脾、补肾、养血药同用，起到阳生阴长、充精旺血的作用；川牛膝补肾活血，引血下行；大黄、广木香化瘀行气，开通闭塞，为国医大师李振华教授用于"通经"的独到的临床经验。诸药合用，共奏健脾补肾、养血活血之功。药中病机而获效。用中医药治疗卵巢衰退，患者精神转佳，面色红润，食欲好，二便调；月经基本能来，量色时如常人。在一定意义上可以替代激素疗法，而且未发现任何副作用。

3. 更年期综合征

苟某，女，48 岁，家住佛山市惠景三街 42 号。

初诊：2014 年元月 13 日。患者月经先期 1 年（5~7 天），经期延长 1 个月（9 天），月经色黑有血块（量少），头晕，稍腰酸，乏力，便溏，胃胀；舌质暗淡，舌尖瘀点，苔白腻，脉虚弱。经熟人介绍来我院诊治。证属脾肾气虚，瘀血内阻。治以健脾补肾，活血化瘀。

处方：党参 15g，白术 15g，云茯苓 15g，炙甘草 6g，法半夏 10g，陈皮 10g，砂仁 10g（后下），枸杞子 15g，补骨脂 15g，淫羊藿 15g，菟丝子 30g，黄芪 30g，川芎 10g，红花 6g，川牛膝 15g，桃仁 12g，当归 12g，生姜 3 片。7 剂，日 1 剂，水煎 2 次，早晚饭后半小时温服。

二诊：元月 20 日。患者头晕、乏力、腰酸、胃胀等症状好转，仍便溏，口干；舌质暗淡，舌尖瘀点，苔白腻，脉虚弱。上方白术加至 30g，加沙参 15g，7 剂。

三诊：2 月 10 日。患者无诉不适，自觉精神好，有力，无口干，2 月 3 日来月经，无提前，经期已正常，黑色转红；舌质暗淡，舌尖瘀点，苔白腻，脉虚弱。上方去沙参，继服 7 剂。

四诊：3 月 10 日。患者 3 月暂无月经，但精神好转，面色红润，自觉有力；舌质暗淡，舌尖瘀点，苔白腻，脉沉有力。上方当归加至 15g，红花加至 10g。

3 月 15 日患者来电告知：今日又来月经，色、量均可。

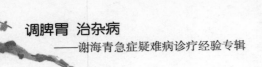

五诊：4 月 16 日。患者本月仍有月经来。因清明节回家劳累，天气湿热，致乏力，下肢水肿，稍失眠；舌质淡红，苔白微腻，脉虚弱略滑。上方加夜交藤 30g，益母草 30g，黄芪加至 60g，7 剂。

六诊：5 月 5 日。患者下肢无水肿，无乏力。继服 7 剂巩固。

按：女性更年期综合征出现在女性卵巢功能逐渐衰退至完全消失的过渡时期，根据其临床表现，属于中医学"绝经前后诸证"的范畴。本病的发生是由于妇女在绝经前后，肾气逐渐衰竭，冲任亏虚，精血不足，天癸渐绝，月经将断乃至绝经而出现相应的生理变化，但有些女性由于体质或精神因素及其他因素的影响，一时不能适应这些生理变化，使阴阳失去平衡，脏腑气血功能失调而出现一系列脏腑功能紊乱的证候。本例患者脾肾气虚失养，故见头晕、腰酸、乏力；脾虚健运失职，气机阻滞则见便溏、胃胀；脾肾气虚，一方面冲任之气不足，脾失统摄，不能制其经血，另一方面气虚行血无力，瘀阻冲任而不畅，新血不得归经而妄行，故见月经先期，经期延长，月经色黑有血块（量少）；舌质暗淡，舌尖瘀点，苔白腻，脉虚弱均为脾肾气虚，瘀血内阻之征。处方用黄芪、党参、白术、云茯苓、炙甘草、法半夏、陈皮、砂仁、生姜益气健脾和胃；菟丝子、补骨脂、淫羊藿、枸杞子温补肾气；桃仁、红花、当归、川芎活血化瘀，补血养血；川牛膝补益肝肾，引血下行。诸药合用，共奏健脾补肾、活血化瘀之功。药中病机而获效。

4. 乳腺纤维腺瘤

林某，女，50 岁，同济医院中药房职工。

初诊：2011 年 3 月 26 日。患者左胸及左乳房胀闷刺痛半月，失眠，两乳腺增生，约黄豆或花生大小；舌质淡，舌体胖，边有齿痕，苔白腻，左脉关浮弦滑，右脉滑。证属肝郁脾虚，痰瘀阻络。治以疏肝解郁，健脾化痰，活瘀散结

处方：当归尾 10g，白芍 12g，柴胡 9g，白术 15g，云茯苓 15g，炙甘草 6g，浙贝母 10g，薏苡仁 18g，薄荷 5g（后下），王不留行 10g，制香附 10g，炮山甲粉 1.5g（冲），生牡蛎 30g（先煎），生姜 3 片。16 剂，日 1 剂，水煎 2 次，早晚饭后半小时温服。嘱调情志，适劳逸，清淡饮食。

二诊：4 月 13 日。患者胸胀及左乳刺痛消失，无失眠；舌质淡，舌体胖，边有齿痕，苔白腻，左脉关浮弦滑，右脉滑。上方加法半夏 10g，陈皮 10g。

三诊：5 月 18 日。患者无症状，继服上药。

四诊：6月10日。患者无症状，继服上药。

3月11日、6月10日、2012年2月8日三次在佛山市第一人民医院彩超检查结果比较如下：

2011年3月11日结果示：①左乳：9点钟8mm×5mm增生结节，内下方9mm×4mm纤维腺瘤；②右乳：11mm×8mm最大增生结节，结节及腺瘤内均可见血液信号。

2011年6月10日结果示：①左乳：9点钟8mm×5mm增生结节，内下方7mm×4mm纤维腺瘤；②右乳：6mm×3mm最大增生结节。

2012年2月8日结果示：①左乳；9点钟5mm×3mm增生结节，内下方6mm×4mm纤维腺瘤；②右乳：8mm×6mm最大增生结节，结节及腺瘤内均未见血液信号。

按：乳腺纤维腺瘤、乳腺增生属于中医学"乳癖"的范畴。西医学认为，该病的发生与内分泌紊乱、卵巢功能失调有关。中医学认为本病与肝肾、脾胃及冲任等脉密切相关。本例患者证属肝郁脾虚，痰瘀阻络。肝为刚脏，性喜条达而恶抑郁。若所愿不遂，情志抑郁，疏泄失常，可致肝气郁结，血行不畅。肝属木，脾属土，肝郁易克脾土，脾失健运，痰湿内生。气血痰湿阻滞乳络，不通则痛，积久成块，引起乳房肿块和疼痛；脾生血，肝藏血，生血乏源，藏血亦不足，心失所养则失眠；舌质淡，舌体胖，边有齿痕，苔白腻，左脉关浮弦滑，右脉滑均为肝郁脾虚，痰瘀阻络之征。方中柴胡入厥阴经，疏肝解郁，宣畅气机，得香附之助，气郁、气滞、气结可散；薄荷少许，助柴胡散肝郁而生之热；伍与白芍善养肝体，敛肝气，补肝阴，缓肝急，止疼痛；得当归之助不但增加了养血、补血之功效，亦寓意和血、行血、散郁之作用；配以白术、云茯苓、薏苡仁、生姜，意在补气健脾，运湿化痰；炮山甲粉、生牡蛎、王不留行、浙贝母化痰软坚散结；炙甘草益气补中，缓肝之急。诸药合用，共奏疏肝解郁、益气健脾、化痰散结之效。肝郁得解，脾虚得健，气血冲和，诸症自除，腺瘤减小，瘤内血液断流。同时开导患者持积极、乐观、豁达、开朗的生活态度，有利于本病的康复和预防。

5. 子宫脱垂、便秘

刘某，女，76岁，佛山科学技术学院一教师之母，山东人，住在黑龙江。

初诊：2013年11月13日。患者便秘30年，子宫脱垂3月余。大便时一用力，就发生子宫脱垂，须用手上托才能复位；舌质淡暗，苔白腻，左脉沉

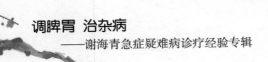
弱，右脉寸关弦滑尺弱，证属中气下陷。治以补中益气，润肠通便。

处方：黄芪60g，火麻仁15g，桔梗5g（开宣肺气），升麻3g，柴胡3g，当归10g，肉苁蓉15g，党参18g，白术60g（大量用能通便），陈皮5g，枳实5g，炙甘草6g，生姜3片，蜜三匙（服时混入）。5剂，日1剂，水煎2次，早晚饭后半小时温服。

二诊：11月18日。患者服药后大便1次，较顺畅，暂未发生子宫脱垂现象，口干；舌质淡，苔中间白微腻，左脉沉有力，右脉寸关滑而有力。上方加知母5g，7剂。

三诊：12月28日。患者服上药12剂，仅发生1次子宫脱垂，随后停药。近日天气寒冷，又发生子宫脱垂，无口干，腹冷；舌质淡，苔中间白微腻，左脉沉有力，右脉寸关滑而有力。上方去知母，加干姜10g，继服7剂。

四诊：2014年元月14日。半月余时间患者子宫脱垂仅发生2次，大便可。上方黄芪加至90g，山茱萸30g，7剂。

五诊：元月21日。患者无子宫脱垂发生，大便正常；舌质淡红，苔薄腻，脉沉有力。元月14日方继服巩固。

按：本例患者年老体弱，脾胃气虚，清阳下陷，摄纳不力，升举无能，故见子宫脱垂；脾胃气虚，大肠传导无力，加上气虚不能布津，肠道失濡则见便秘；大便时一用力则中气消耗更甚，故易发生子宫脱垂；舌质淡暗，苔白腻，左脉沉弱，右脉寸关弦滑尺弱均为中气下陷之征。处方用黄芪升提下陷之阳气，本人认为必须大剂量使用，否则犹如隔靴搔痒，起不到升提作用；党参、炙甘草补脾胃之气；陈皮、枳实"得诸甘药"，"导气"使补而不腻；白术除湿，且大剂量白术又能通便；当归补血和阴；升麻、柴胡助黄芪升提下陷清阳；火麻仁、肉苁蓉、蜂蜜润肠通便；肺与大肠相表里，桔梗开宣肺气助大便排出；生姜和胃。诸药合用，中气得健，升举有力，则子宫脱垂可以自复其位。脾胃气升，元气旺盛，动力充足，津液得布，故排泄顺畅，便秘自愈。

儿科疾病

一、脾系疾病

1. 腹胀、睡眠不宁

潘某，女，2岁11个月，河南省漯河市人。

初诊：2012年7月12日。患儿腹胀两年半，嗳气，睡眠不宁，自汗，大便前部秘结；舌质淡，苔薄微腻，脉弱，指纹风关紫。证属脾虚胃滞。治以健脾和胃。

处方：党参6g，白术8g，茯神12g，炙甘草3g，法半夏3g，陈皮5g，浮小麦10g，神曲10g，炒山楂8g，砂仁4g（后下），广木香4g（后下），火麻仁8g，干姜2g，生姜1片。3剂，日1剂，水煎2次，早晚饭后半小时温服。

二诊：7月15日。患儿腹胀、自汗好转，仍大便前部偏干，身痒，流涕，咳；舌质淡，苔薄微腻，脉弱。上方加葱白1条（带须），蝉蜕2个，桔梗6g，川贝4g，杏仁4g（打）。

服用3剂，无身痒、流涕、咳嗽等不适。继用7月12日方药巩固治疗，腹胀、睡眠不宁等症状消失。

按："胃不和则卧不安"出自《素问·逆调论》："阳明者胃脉也，胃者，六腑之海，其气亦下行，阳明逆，不得从其道，故不得卧也。《下经》曰：'胃不和则卧不安'，此之谓也。"本例小儿睡眠不宁主要病机是脾虚胃滞。即《素问》所谓的"胃不和则卧不安"。小儿脏腑娇嫩，脾常不足，运化失职，脾气不升，胃气不降，则见腹胀、嗳气；气不摄津则见自汗；大肠传导失职则见便秘；舌质淡，苔薄微腻，脉弱均为脾虚胃滞之征。处方用党参、白术、

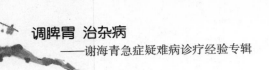

炙甘草、法半夏、陈皮、神曲、炒山楂、砂仁、广木香、干姜、生姜健脾和胃；浮小麦益气敛汗；茯神养心安神；火麻仁润肠通便。药中病机而获效。

2. 小儿睡眠不宁

李某，男，1 岁 11 月，其母为佛山市第一人民医院医生。

初诊：2011 年 3 月 5 日。患儿睡眠不宁 1 周，口臭，流涕；心、肺功能无异常；舌质淡，苔薄白，指纹淡。证属脾虚肝旺，心火上炎，外感风邪。治以健脾柔肝，清心疏风。

处方：蝉蜕 3g，灯心草 1 扎，夜交藤 5g，白芍 3g，神曲 6g，党参 3g，白术 3g，茯神 6g，炙甘草 2g，陈皮 3g，生姜 1 片。3 剂，日 1 剂，水煎 2 次，早晚饭后半小时温服。

3 剂痊愈，两周后得知无复发。

按： 小儿睡眠不宁是一种常见的儿童睡眠障碍。其病因病机可归纳为寒、热、虚、惊四大类。临床具体辨证主要有脏寒气滞证、心肝郁热证、惊恐伤神证、脾胃虚弱证、阴虚内热证、饮食积滞证、心肝血虚证、瘀血阻滞证、痰热扰心证等。本例患者为脾虚肝旺，心火上炎，外感风邪，故见睡眠不宁、口臭、流涕、舌质淡、苔薄白、指纹淡等。处方用党参、白术、神曲、炙甘草、陈皮健脾和胃；白芍柔肝；灯心草、夜交藤、茯神清泻心火，养心安神；蝉蜕疏风定惊；生姜祛风。诸药合用，脾气得健、肝旺得抑、心火得清、外风得疏而病除。

3. 小儿呕吐

（1）风寒犯胃呕吐、急性胃炎

庞某，女，2 岁，佛山市禅城区人。

初诊：2013 年 1 月 8 日。患儿呕吐 1 天，呕吐 20 多次，先呕胃内容物，接着呕吐清水，无特殊味道；舌质淡，苔白微腻，指纹风关浮。查体：腹平软。证属风寒犯胃。治以疏风散寒，芳香化浊。方用藿香正气散加减。

处方：藿香 6g，大腹皮 3g，苏叶 4g，炙甘草 2g，川朴 2g，陈皮 5g，砂仁 5g（后下），神曲 10g，法半夏 3g，白术 8g，云茯苓 8g，生姜 3 片。3 剂，日 1 剂，水煎 2 次，早晚饭后半小时温服。

二诊：元月 11 日。患儿呕吐痊愈，但因过早喝奶粉及接触"腹泻"儿童，昨日虽无呕吐，但腹泻 4 次，臭；舌质淡，苔白，指纹沉淡紫。上方加车前子 9g（包煎），石榴皮 5g，黄芩 3g，粉葛根 6g，党参 8g，3 剂，日 1 剂，水煎2次，早晚饭后半小时温服。

另外，肯特令（蒙脱石散）1/3包（1.0g），每日2次，混入煲好过滤的中药中口服（口感不苦）。

元月13日晚得知：患儿腹泻已止，无呕吐。

按： 脾主运化，喜燥恶湿。脾胃虚弱，运化失职，水湿内阻，复感风寒之邪，内扰脾胃，浊阴不降，胃气上逆则呕吐频繁，多为清水，无特殊味道，如《素问》所谓"诸病水液，澄澈清冷，皆属于寒"；舌质淡，苔白微腻，指纹风关浮均为风寒犯胃之征。故用藿香芳香化湿，升清降浊；苏叶、生姜疏风散寒，引邪外出；厚朴、大腹皮行气化湿畅中；白术、茯苓健脾运湿；半夏、陈皮、砂仁、神曲燥湿和胃，降逆止呕；炙甘草调和药性。诸药合用，风寒得除，湿浊得化，清升浊降，气机通畅，呕吐自愈。二诊呕吐虽止，但因过早喝奶粉及接触"腹泻"儿童，出现腹泻4次、大便臭等症状，此时湿邪部分转化为湿热邪气，故加入车前子、黄芩、粉葛根等清热化湿、升清止泻之品。

（2）伤食感寒呕吐、急性胃炎

黎某，男，3岁11个月，家住佛山市禅城区南庄镇。

初诊：2013年2月17日。患儿呕吐1天，日10余次，第一次呕吐物为胃内容物（饭），以后为清水，吃粥或饮水约10分钟即呕，欲饮水而不纳，腹胀，自觉呕吐后舒服。问病史，得知病前吃粽子、红薯等过多过杂。查体：腹平软，无压痛及反跳痛。舌质淡，苔薄微腻，脉浮。诊为急性胃炎；中医证属饮食伤胃，复感风寒。治以消食和胃，疏风散寒。方用保和丸合藿香正气散加减。

处方：紫苏叶5g，藿香7g，神曲12g，山楂10g，法半夏4g，砂仁5g（后下），川朴4g，陈皮6g，党参9g，白术9g，云茯苓9g，炙甘草3g，生姜3片。3剂，日1剂，水煎2次频服。

当日晚上9点14分家长来电：患儿仍呕吐不能食，发热，体温38℃，但能吃中药（不呕吐药），欲去其他医院输液。我虑其能吃中药，告知曰：小孩饿不坏，观察一下。结果凌晨2点多已退烧，体温36.5℃。18日早晨8点体温37.3℃，已不呕，可饮温水。上午及下午体温正常，36.9℃，纳好转，可吃面，无呕吐。

2月19日中午，患儿因纳好吃菜过多，腹胀疼，呕1次，但精神好，纳

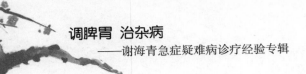

正常，无发热，下午不呕。上方巩固3剂而痊愈。

按：脾主运化，喜燥恶湿。患者吃粽子、红薯等过多过杂，饮食不节，损伤脾胃，脾胃虚弱，运化失职，水湿内阻，复感风寒之邪，内扰脾胃，浊阴不降，胃气上逆则见呕吐，欲饮水而不纳；湿阻中焦，气机不利，因而腹胀；舌质淡，苔薄微腻，脉浮均为饮食伤胃，复感风寒之征。故用藿香芳香和中化湿，升清降浊；苏叶疏散风寒，引邪外出；党参、白术、茯苓健脾运湿；厚朴、砂仁行气化湿，畅中除满；半夏、陈皮燥湿和胃，降逆止呕；神曲、山楂消食和胃；甘草、生姜调和脾胃，且和药性。诸药合用，食积得消、风寒得除、湿浊得化，清升浊降，气机通畅，呕吐自愈。

4. 小儿秋季腹泻

治疗小儿秋季腹泻时，本人常使用车前子与石榴皮。其中车前子增强利湿之效，使湿热分消，起到"利小便以实大便"的作用；与石榴皮同用，一利一收，相反相成，则泄泻立止，又不至于闭门留寇。之所以选用车前子，是北宋文坛大师欧阳修给我的启发。

北宋嘉祐六年（1061），欧阳修担任了相当于宰相的参知政事一职，突患暴泻，虽屡经太医局名医诊治，效果不显。一日，心中焦急的欧阳修夫人对他说："街市上有人出售治疗腹泻的草药，三文钱一帖，偏方治大病，何不一试？"欧阳修不以为然地说："吾辈的脏腑与市井小民的大不相同，岂可服用那种低贱的草药？"夫人听后却并不死心，又想出一良策，嘱咐佣人去市上将药买回，冒充太医局送来的新药，让欧阳修用米汤调服，岂料仅服一次，腹泻便霍然而愈。欧阳修痊愈后请来卖药主人，厚赠钱财，力叩其方。卖药人便如实相告。当他得知仅一味车前子时，感叹不已！

小儿秋季腹泻常出现患儿腹泻次数较多伴小便短少等症状，在使用车前子与石榴皮的同时，可结合辨证灵活用药，往往有药到病除之效。

（1）小儿秋季腹泻一

李某，女，2岁10个月。

初诊：1999年8月25日。患儿腹泻3天，曾静滴3∶2∶1平衡液，内服思密达无效。大便次数仍每日8～10次，呈黄绿色稀水，似蛋花样，泻下急迫，臭秽难闻，夹食物残渣，小便短黄。查体：心、肺功能无异常，肠鸣音亢进，肛门红赤。舌苔黄腻，指纹紫。

处方：车前子10g（包煎），石榴皮、黄芩、黄连、炙甘草各3g，神曲、鸡内金、葛根各6g。两剂，每日1剂，水煎滤汁，放温，加入思密达1包，搅匀，分2次或多次喂服。1剂泻止，巩固1剂而痊愈。

按：此患儿为感受暑热湿邪，内伤脾胃，运化失司，湿热流注肠道而成，故见大便黄绿如蛋花、臭秽，肛红，小便短黄等症。方用葛根芩连汤清热利湿，加入车前子增强利湿之功，使其湿热分消，则泄泻可止；加入石榴皮以涩肠止泻；由于小儿脾常不足，湿热内侵，更消化无力，故加入神曲、鸡内金以开胃；思密达为双八面体蒙脱石，一能固定病毒、细菌，二可减轻汤药苦味，兑入中药液，适于小儿口服。

（2）小儿秋季腹泻二

钟某，男，1岁3个月。

初诊：2000年11月3日。患者泄泻2天，大便清稀如水样，每日10余次，纳差，无汗，小便短少，肛门潮红；舌苔薄白，指纹浮。

处方：车前子8g（包煎），大腹皮、苏叶各4g，陈皮5g，茯苓、白术各9g，藿香、神曲、鸡内金各6g，炙甘草、半夏、石榴皮、桔梗各3g，生姜3片，红枣3枚。照上案服法，同样兑入思密达粉，1剂减轻，3剂痊愈。

按：此患儿为外感风寒之邪，侵袭肠胃，脾失健运，升降失调，清浊不分，饮食不化，传导失司，故大便泄泻如水样清稀；寒湿困阻脾胃则纳少；水湿阻滞，膀胱气化不利则小便短少。故用藿香正气散（汤）疏风散寒，健脾宽中；加入车前子，"利小便以实大便"；石榴皮涩肠止泻以治标；思密达使口感良好。诸药合用，则湿浊内化、风寒外解、脾胃功能恢复而泻止。

（3）小儿秋季腹泻三

麦某，女，2岁。

初诊：2000年5月6日。患者泄泻1个月，初起如蛋花样，经多家医院诊治，效果不佳。近2周来大便有白冻，泄泻不爽，酸臭，夹有不化食物，每日7～8次，食少神疲，小便短少。查体：面色苍白，四肢不温，心、肺功能无异常，腹软，无压痛及反跳痛，肝脾未及，肠鸣音亢进。舌质淡，苔白，指纹沉。大便常规正常。

处方：党参、车前子（包煎）各10g，石榴皮、黄连、炙甘草各3g，干姜5g，茯苓、白术各9g，神曲、鸡内金各6g。按上案服法，3剂泻止。继用六君子汤2剂巩固而愈。

按：此患儿久治不效，正虚邪恋，寒热错杂，肠胃传导失司，故缠绵难

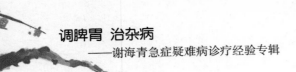

愈，大便白冻酸臭，泄泻不爽；中阳不运则精微无以化生，故出现神疲、四肢不温；邪恋膀胱，气化不利，则小便短少。方中干姜、党参、白术、茯苓、炙甘草温中健脾；黄连、车前子清除余邪；石榴皮收涩固脱而止泻。

（4）小儿秋季腹泻四

黄某，男，9 个月，佛山市高明区人。

初诊：2012 年 10 月 25 日。患儿腹泻 11 天，起初每日 7～8 次，刻下每日 4～5 次，黄水便，小便黄少。曾在佛山市第一人民医院诊为秋季腹泻，打针、服药无效（具体用药不详）。查体：面色苍黄，消瘦，皮肤粗糙，腹胀，无压痛及反跳痛，麦氏点无压痛，肛门红。舌质淡，苔白，指纹淡红而沉。证属脾胃虚寒，湿热内蕴。治以温中健脾，清热化湿。

处方：车前子 9g（包煎），石榴皮 5g，神曲 10g，藿香 5g，桔梗 3g，黄芩 3g（针对肛红），粉葛根 5g，干姜 3g（针对苔白、体质差），党参 6g，白术 5g，云茯苓 5g，炙甘草 2g，法半夏 3g，陈皮 5g，广木香 3g（后下），生姜 1 片。3 剂，日 1 剂，水煎 2 次，早晚饭后半小时温服。

肯特令（蒙脱石散）1/3 包（1.0g），每日 2 次，混入煲好过滤的中药中口服（口感不苦）。

当天服 1 剂见效（稀便仅 2 次），2 剂泻止，每日软便 1 次。

二诊：2013 年 2 月 27 日。患儿腹泻 6 天，每日 8～10 次，大便酸臭，蛋花样且夹不消化奶酪，纳差，尿黄少，咳，苔白。气候湿热，曾在佛山市第一人民医院看两次无效。上方车前子加至 10g，加黄连 3g，干姜减至 2g，肯特令用法、用量同上次。第 1 天仍腹泻 7～8 次，家人很紧张；第 2 剂腹泻次数减，第 3 天泻止痊愈。

按：小儿秋季腹泻多数由轮状病毒感染所致，因常发生在秋冬季，故通常称为"秋季腹泻"。目前西医尚无针对轮状病毒的特效药。本例患者平素脾胃虚寒，运化失职，湿浊内生，湿郁化热，湿热相合，复因外感湿热之邪，内外相合，伤及肠胃，传化失常而发生腹泻，呈黄水便；湿热下注则见肛门红；膀胱气化不利则见小便黄少；脾胃虚寒，健运失司，气血化生不足而见面色苍黄、消瘦、皮肤粗糙、腹胀；舌质淡，苔白，指纹淡红而沉均为脾胃虚寒之征。处方用干姜、党参、白术、云茯苓、炙甘草、法半夏、陈皮、广木香、生姜、神曲、藿香温中健脾，和胃化湿；黄芩清热燥湿；葛根解肌清热，升清止泻；桔梗载药上行，益肺气有利于清气上升；车前子增强利湿之效，使湿热分消；车前子合石榴皮，一利一收，相反相成，则泄泻立止，又不至于闭门留寇。

(5) 小儿秋季腹泻五

孔某，男，9个半月，家住佛山市政府家属院。

初诊：2013年1月1日。患儿腹泻5天，呈蛋花样，腥味，日4~5次，纳可，尿黄少。曾在外院检查血常规示：中性粒细胞比率下降，淋巴细胞比率显著升高，诊为秋季腹泻，服蒙脱石散、利巴韦林、双歧杆菌等药无效。查体：精神可，面红，腹平软，肛不红。舌质淡红，苔薄白，指纹红。证属脾胃虚寒，湿热内蕴。治以温中健脾，清热化湿。

处方：车前子8g（包煎），石榴皮3g，藿香5g，苏叶4g，桔梗3g，神曲6g，党参6g，白术6g，云茯苓6g，炙甘草2g，法半夏2g，陈皮5g，黄芩3g（面红），干姜2g（针对苔白，肛不红），大腹皮3g，生姜1片。3剂，日1剂，水煎2次，早晚饭后半小时温服。每次1/4碗，放入蒙脱石散1/4包混匀。

元月4日，其祖母庞大姐电话告诉我一个"好消息"：患儿"元月3日始大便成形，每日1次，痊愈"。

按：本例患者平素脾胃虚寒，运化失职，湿浊内生，湿郁化热，湿热相合，复因外感湿热之邪，内外相合，伤及肠胃，传化失常而发生腹泻，呈蛋花样，腥味；湿热下注，膀胱气化不利则见小便黄少；舌质淡红，苔薄白，指纹红均为脾胃虚寒，湿热内蕴之征。处方用干姜、党参、白术、云茯苓、炙甘草、法半夏、陈皮、大腹皮、生姜、神曲、藿香温中健脾，和胃化湿；苏叶行气宽中和胃；黄芩清热燥湿；桔梗载药上行，益肺气，有利于清气上升；车前子增强利湿之效，使湿热分消；车前子合石榴皮，一利一收，相反相成，则泄泻立止，又不至于闭门留寇。

5. 胃脘下坠

庞某，女，10岁半，佛山市禅城区人。

初诊：2014年8月1日。患儿胃脘下坠胀满3个月，纳差，失眠，鼻塞；舌质淡红，苔薄腻，脉虚弱。证属中气不足，清阳下陷。治以补中益气，升阳举陷。方用补中益气汤加减。

处方：黄芪15g，当归8g，升麻3g，柴胡3g，夜交藤20g，党参15g，白术15g，云茯苓10g，炙甘草5g，法半夏8g，陈皮8g，神曲15g，山楂10g，

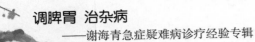

辛夷花12g。5剂，日1剂，水煎2次，早晚饭后半小时温服。

二诊：8月6日。患者已无胃脘胀满、下坠、失眠等不适，纳好，仅有鼻塞一症；舌质淡红，苔薄腻，脉虚弱。上方加生姜3片，大葱白1尺（后下），又服5剂而痊愈。

按：本例患者脾胃气虚，运化失职，土壅木郁，肝郁气机阻滞，胃滞无法和降，故见胃脘胀满、纳差等症状；中气不足，清阳下陷则见胃脘下坠；脾虚气血生化乏源，血不养心则见失眠；土不生金，肺失宣发则见鼻塞；舌质淡红，苔薄腻，脉虚弱均为中气不足，清阳下陷之征。处方用黄芪升提下陷之阳气；党参、炙甘草补脾胃之气；陈皮"得诸甘药"，"导气"使补而不腻；白术除湿；当归补血和阴；升麻、柴胡助黄芪升提下陷清阳；云茯苓、法半夏、陈皮、神曲、山楂、生姜（二诊）健脾化湿和胃；夜交藤养心安神；辛夷花、大葱白（二诊）通鼻窍。诸药合用，共奏补中益气、升阳举陷之功。药中病机而获良效。

6. 肠系膜淋巴结炎

李某，女，10岁，河南省人。

初诊：2014年6月17日。患儿腹痛拒按9天，痛甚致哭，便秘，曾在外院口服消炎药（具体用药不详），效果不佳；舌质淡红，苔薄腻，脉沉。6月10日在佛山市第一人民医院B超检查示：可见数个（肠）系膜淋巴结，大者约14mm×6mm。证属脾虚胃滞，肠胃积热。治以健脾和胃，轻下热结。方用小承气汤合六君子汤加减。

处方：大黄5g（后下），川朴5g，枳实5g，党参15g，白术10g，云茯苓10g，炙甘草5g，法半夏8g，陈皮10g，黄芪12g。3剂，日1剂，水煎2次，早晚饭后半小时温服。

二诊：6月20日。患儿仍腹痛拒按；舌质淡红，苔薄腻，脉沉。停服佛山市第一人民医院开的消炎药，上方中药大黄加至10g，川朴加至8g，枳实加至8g，加桃仁9g，桂枝5g，10剂。

三诊：6月30日。患儿腹痛明显好转，无拒按。上方桃仁加至10g，加制香附9g，10剂。

四诊：7月11日。患儿无腹痛等不适。继服上方4剂，巩固治疗而痊愈。

12月9日复查彩超示：腹主动脉旁等处未见淋巴结增大，肝、胆、脾未见异常。

按：肠系膜淋巴结炎为儿童腹痛的常见原因之一，多属病毒感染或沙门菌感染。常在急性上呼吸道感染病程中并发，或继发于肠道炎症之后。由于远端回肠的淋巴引流十分丰富，回肠、大肠区淋巴结多。上呼吸道感染或肠道感染后，病毒、细菌及其毒素沿血循环到达该区淋巴结，引起肠系膜淋巴结炎。本例患者脾虚健运失职，湿郁化热；又遇感染外邪，入里化热；二热相合，积于肠胃。此时表邪已除，唯里热（肠胃积热）阻滞气机，不通则痛，且大肠传导失职，故出现腹痛拒按，痛甚致哭，便秘等症；舌质淡红，苔薄腻，脉沉均为脾虚胃滞，肠胃积热之征。方中大黄泄热通便，厚朴行气散满，枳实破气消痞，诸药合用，可以轻下热结，消除腹痛拒按；党参、白术、云茯苓、炙甘草、法半夏、陈皮健脾和胃；之所以用黄芪，"脉沉"气虚故也。诸药合用，脾气得健、胃气得降、积热得下、腑气得通而病除。

7. 磨牙

江某，男，7 岁半，佛山市禅城区小学生。

初诊：2014 年 7 月 16 日。患儿每夜磨牙、喷嚏 1 年余；舌质淡，苔白微腻，脉虚。证属脾虚、胃滞、心火。治以健脾、和胃、清心。

处方：党参 12g，白术 10g，云茯苓 10g，炙甘草 3g，法半夏 5g，陈皮 7g，莲子心 3g，白蔻仁 5g，鸡内金 10g，神曲 10g，辛夷花 10g，桔梗 5g，夜交藤 15g，灯心草 7 个，生姜 2 片。日 1 剂，水煎 2 次，早晚饭后半小时温服。

二诊：7 月 27 日。上方桔梗加至 8g。

三诊：8 月 11 日。上方断断续续服 11 剂，患儿磨牙显著改善，早晨仍有少量喷嚏。上方继服 4 剂而痊愈。

按：磨牙症是指睡眠时有习惯性磨牙或白昼也有无意识磨牙习惯者，随时间一点一点加重。夜磨牙是中枢神经系统大脑皮质颌胃运行区的部分脑细胞不正常兴奋导致三叉神经功能紊乱，三叉神经支配咀嚼肌发生强烈持续性非功能性收缩，使牙齿发生嘎嘎响声的咀嚼运动。人在 6～13 岁时处于换牙期，为适应上下牙齿磨合，偶然有磨牙属生理现象；但每晚过度地出现磨牙就是病理状态了。本例患者一方面脾虚健运失职，胃气失和，另一方面气血生化乏源，阴血不足导致心火上炎，故出现每夜磨牙；土不生金，肺失宣发则见喷嚏；舌质淡，苔白微腻，脉虚均为脾虚胃滞，心火上炎之征。处方用党参、白术、云茯苓、炙甘草、法半夏、陈皮、白蔻仁、内金、神曲、生姜

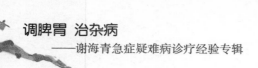

健脾和胃；莲子心、灯心草清心降火；夜交藤养心安神；桔梗、辛夷花开宣肺气，畅通鼻窍。诸药合用，脾气得健、胃气得和、心火得清而病除。

二、其他儿科病

1. 外感高热

袁某，男，3岁8个月，佛山人民广播电台某领导之外孙。

初诊：2013年4月16日。患儿发热3天，咳嗽，咽痛，纳差。查体：体温39.2℃，咽有充血斑点8～10处，心功能无异常，双肺呼吸音粗。舌质淡红、尖红，苔薄微腻，脉沉。证属外感风寒，入里（虚）化热。治以解肌清热，疏散风寒，健脾和胃。

处方：荆芥5g（后下），白芷4g，柴胡4g，黄芩5g，粉葛根9g，生石膏30g（先煎），桔梗6g，杏仁4g（打），佩兰4g（针对天气湿热），神曲15g，党参6g，白术6g，云茯苓6g，生甘草3g，法半夏3g，陈皮6g，生姜2片。4剂，日1剂，水煎2次，饭后半小时温服2～3次。

看完病，患儿的外公说："开6剂，六六顺。"我坚持说："4剂就够了。"但考虑到老人爱孙心切，恐其不悦，赶忙补充道："四有杀气，能很快杀死病毒，使孩子康复。"对方听了笑起来。

4月18日患儿的外公来电话讲："您的药真灵！一剂下去体温37.8℃，2剂后体温36.7℃。"纳好，痊愈。

按：本证为太阳经风寒未解，渐次入里化热，传入少阳经及阳明经，故出现发热、咽痛等；肺失宣肃则见咳嗽；纳差为脾失健运所致；舌质淡红、尖红，苔薄微腻，脉沉均为正气不足，外感风寒，入里化热之征。处方用荆芥、白芷、生姜解太阳经之邪；柴胡、黄芩和解少阳；葛根、生石膏，解邪郁阳明经所化之热；桔梗、杏仁开宣肺气，降气止咳；党参、白术、云茯苓、生甘草、法半夏、陈皮、神曲健脾和胃，一方面防止黄芩、石膏等药寒凉伤胃；另一方面培补中土，鼓舞正气，有利于祛邪外出。因天气潮湿，故加入佩兰芳香化湿。

2. 手足口病

薛某，2岁10个月，家住美国纽约。

初诊：2013年11月15日。当日晚间患儿之母从美国纽约打来电话说，

11 月 11 日发现其子口腔痛、溃疡，手心和脚掌有红疹（因恐惧传染，吓得邻家小孩不敢与他玩），便溏，很烦躁，晚上老是哭。美国医生说没办法治疗，让其带孩子回家休息喝水。该病应诊断为手足口病；中医证属脾胃气虚，湿热内蕴，风热外袭。治以健脾和胃，清热化湿，疏风清热。

处方：金银花 8g，连翘 8g，荆芥 5g（后下），蝉蜕 8g，黄芩 4g，黄连 3g，生地黄 6g，竹叶 6g，木通 5g，桔梗 5g，生甘草 5g，神曲 12g，白术 10g，茯苓 10g，陈皮 5g，生姜 3 片，芫荽 2 棵。日 1 剂，水煎 2 次，早晚饭后半小时温服。

11 月 21 日得知：患儿服药后口腔溃疡及疼痛逐步减轻至消失，手心和脚掌红疹消失，睡眠安静，大便正常。11 月 18 日已痊愈。11 月 19 日已返学校（幼儿园）。

按： 手足口病（Hand，foot and mouth disease，HFMD）是由肠道病毒引起的传染病，多发生于 5 岁以下儿童，可引起手、足、口腔等部位的疱疹，少数患儿可引起心肌炎、肺水肿、无菌性脑膜炎等并发症。个别重症患儿病情发展很快，最终可能导致死亡。多数发病初期会出现类似感冒的症状，发烧情况可能持续 4~5 日。手掌、脚掌，有时臀部，亦会出现无痛的疱疹。口腔内会有疼痛的溃疡，导致吞咽困难，因而食欲减退。这些溃疡及皮疹通常会在 7~10 日内消退。并发症并不常见。

《金匮要略》云："四季脾旺不受邪。"患儿脾胃气虚，健运失职，湿郁化热，湿热内蕴，加上风热外袭，故见口腔痛、溃疡，手心和脚掌有红疹等症状；热邪扰心则见烦躁；脾失健运则见便溏。处方用白术、茯苓、陈皮、生姜、神曲健脾和胃，培补中土，有利于祛邪外出；黄芩、黄连、生地黄、竹叶、木通清热化湿，凉血滋阴；金银花、连翘辛凉轻宣，透泄散邪，清热解毒；荆芥、蝉蜕、生姜、芫荽疏散风邪；桔梗舟楫之剂，载药上行；生甘草清热解毒，调和药性。诸药合用，共奏健脾和胃、清热化湿、疏风清热之功。手足口病尽管部分患者症状较轻，可以自愈，但该患儿口腔疼痛厉害，非常烦躁，晚上不停哭闹。服中药后，上症很快缓解，痛苦迅速解除。

3. 小儿遗尿

（1）小儿遗尿一

何某，女，5 岁，家住佛山市禅城区文昌路 63 号 A 座。

初诊：2012 年 10 月 10 日。患儿每晚遗尿近 5 年，夜尿多、每夜 3~4

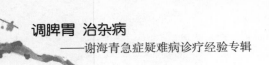

次，时眠不宁，纳差，咳嗽1个月。查体：面色苍黄，心功能无异常，双肺呼吸音粗，腹平软。舌质淡，苔薄微腻，脉沉弱略滑。证属下元虚冷，中气不足。治以温肾缩尿，补中益气。方用缩泉丸合补中益气汤加减。

处方：蝉蜕8g，夜交藤12g，桔梗10g，北杏仁8g（打），党参10g，黄芪10g，怀山药12g，桑螵蛸10g，乌药5g，益智仁5g，升麻3g，当归5g，神曲15g，生姜1片。7剂，日1剂，水煎2次，早晚饭后半小时温服。

二诊：10月17日。患儿近1周病情明显好转，只有1次遗尿床上，但夜尿仍多，每晚3~4次；舌质淡，苔薄微腻，脉沉弱略滑。上方继服。

三诊：11月26日。患儿自行停药后，症如从前，无咳嗽。嘱坚持服药，上方去蝉蜕、北杏仁，桔梗减至5g，党参加至15g，黄芪加至15g。

2013年7月29日，其父来电告知：去年11月26日方服至今，遗尿明显好转，每周偶遗尿1次，余症消失．继服上方。

2014年2月13日，其父带人来佛山科学技术学院附院找我看病时告知：患儿断断续续服上方至2013年8月，停药至今，基本无遗尿，上症痊愈。

按：小儿遗尿，是指3岁以上儿童在睡眠中不自觉地小便自遗。多因大脑皮层及皮层下中枢功能不成熟或精神行为因素导致排尿控制功能失调引起。中医学认为，遗尿的发生主要与膀胱、肾、脾、肺脏腑有关，小儿"脏腑娇嫩，形气未充"，脏腑功能未臻成熟，易受各种因素影响而致肺脾肾功能失常，水液代谢、固摄障碍而致病，小儿"肾常虚弱"，肾气不足，则不能化气行水，固摄无权，影响膀胱开合；小儿"脾常不足"，脾气亏虚，脾失健运，水液运化失常；肺气虚则肺失宣肃，水道失摄，故肺脾肾气虚导致水液的传输、代谢、摄固失常而致本病。《素问》谓膀胱"不约为遗尿"，认为脾肺肾与膀胱气虚失温为遗尿的主要病机。气不生血，血不养心则见眠不宁；脾失健运则见纳差。处方用益智仁温肾纳气，暖脾摄津，固涩缩尿；台乌温散下焦虚冷，以助膀胱气化，固涩小便；山药健脾补肾而涩精气；桑螵蛸补肾止遗；黄芪、党参、当归、升麻补中益气，以加强脾之运化、肺之通调水道的功能。神曲、生姜消食和胃；夜交藤养心安神。诸药合用，共奏温肾缩尿、补中益气之功。肾气复而膀胱约束有权，遗尿则愈。因初诊兼咳嗽一症，故临时加入蝉蜕、北杏仁等药，三诊无咳嗽即去之。

（2）小儿遗尿二

刘某，男，4岁8个月，佛山市禅城区南庄镇人。

初诊：2014 年 4 月 12 日。患儿遗尿 1 年余。纳差，每晚遗尿 2～3 次；舌质淡红，苔薄腻，脉虚弱。尿潜血（＋）。证属脾肾两虚。治以补肾健脾缩泉。

处方：菟丝子 10g，淫羊藿叶 8g，补骨脂 8g，枸杞子 10g，党参 10g，白术 8g，炙甘草 5g，陈皮 7g，金樱子 5g，黄芪 10g，神曲 15g，生姜 1 片。3 剂，日 1 剂，水煎 2 次，早晚饭后半小时温服。

二诊：4 月 15 日。患儿每晚遗尿减为 2 次；舌质淡红，苔薄腻，脉虚弱。效不更方，上方 5 剂继服。

三诊：5 月 5 日。患儿每晚遗尿 1～0 次，纳好转。继服上方巩固。

四诊：5 月 24 日。患儿每晚 11 点小便 1 次，可睡至天亮。继服上方巩固。

五诊：8 月 7 日。在佛山市中医院化验尿潜血（－）。

六诊：8 月 12 日。患儿无诉不适，晚上已无遗尿，纳好。上方 3 剂巩固。

2015 年 2 月 11 日，其父母带该患儿来看咳嗽，告知其晚上遗尿已痊愈。尿潜血（－）。

按：本例患者证属脾肾两虚。肾气不足，则不能化气行水，固摄无权，影响膀胱开合；小儿"脾常不足"，脾气亏虚，脾失健运，水液运化失常；故脾肾气虚导致水液的传输、代谢、摄固失常而致遗尿。脾失健运则见纳差。舌质淡红，苔薄腻，脉虚弱均为脾肾两虚之征。处方用菟丝子、羊藿叶、补骨脂、枸杞子、金樱子温补肾气，固涩缩尿；黄芪、党参、白术、炙甘草、陈皮、神曲、生姜益气健脾和胃。诸药合用，共奏补肾健脾缩泉之功。药中病机，遗尿则愈。

4. 甲营养不良

梁某，女，8 岁 5 个月，佛山市禅城区纪委某领导之外孙女。

初诊：2013 年 6 月 13 日。患儿爪甲变薄变小如蚕噬，枯槁不荣 4 个月，甲周围脱皮，不痒，纳差，便秘。查体：左手食（反甲）、中、无名、小指爪甲枯槁，右中、无名、小指爪甲枯槁。舌质淡，苔白腻，脉沉弱。甲屑真菌培养：无真菌生长。Ca 1.45mmol/L，Fe 7.44μmol/L，Zn 72.49μmol/L。曾在佛山市妇幼保健院补 Ca 等治疗两月无效。诊断为甲营养不良；中医证属脾胃气虚，肝血不足。治以健脾益气，养血补肝。方用八珍汤加减。

处方：党参 12g，白术 12g，云茯苓 10g，炙甘草 4g，法半夏 5g，陈皮

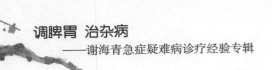

9g，白鲜皮 8g（针对甲周围脱皮），神曲 15g，山楂 10g，当归 8g，熟地黄 10g，白芍 10g，川芎 5g，生姜 2 片。7 剂，日 1 剂，水煎 2 次，早晚饭后半小时温服。

二诊：6 月 25 日。患儿精神好，纳佳，大便通；舌质淡，苔白腻，脉沉弱。继服上方 15 剂。指甲不再继续向坏处发展。

2014 年元月 6 日，其外公告知：患儿服完 15 剂后，又照原处方在药店买几剂中药继续服用，现指甲基本恢复正常。

按：甲营养不良是一种多因素引起的甲损害，常累及所有指、趾甲。患者指（趾）甲变薄、浑浊、变形、易碎；甲表面失去光泽，粗糙，常有纵嵴及甲剥离，真菌镜检阴性。目前西医尚无有效的治疗方法。本例患儿证属脾胃气虚，肝血不足。脾气虚无以生化，肝血虚无以营养，且肝脏其华在爪，故出现爪甲变薄变小如蚕噬，枯槁不荣，甲周围脱皮等症；脾虚无以运化则见纳差；大肠传导失职则见便秘；舌质淡，苔白腻，脉沉弱均为脾胃气虚，肝血不足之征。处方用党参、白术、云茯苓、炙甘草、法半夏、陈皮、神曲、山楂、生姜健脾益气，消食和胃；当归、白芍、川芎、熟地黄为四物汤，乃补血调血的名方；白鲜皮清热燥湿祛风，针对甲周围脱皮而设。药中病机而获良效。

5. 特异性皮炎

刘某，男，4 岁 3 个月，广东省鹤山市人。

初诊：2014 年 6 月 13 日。患儿全身皮肤瘙痒 3 年，外阴部尤甚，半夜醒来不停搔抓，抓破渗血，舌质淡红，苔薄腻，脉浮而无力。西医诊为特异性皮炎，曾就诊于多家医院，服中西药无效（具体用药不详）。证属脾虚湿热，瘀血内阻，风邪外袭。治以健脾和胃，清热化湿，活血化瘀，疏风止痒。

处方 1：桂枝 5g，蝉蜕 8g，荆芥炭 5g，夜交藤 10g，白鲜皮 6g，白蒺藜 6g，制首乌 10g，当归尾 5g，川芎 5g，红花 4g，桃仁 5g，党参 10g，白术 8g，云茯苓 8g，炙甘草 3g，陈皮 5g，乌药 5g（引药入肝经抵阴部），生姜 2 片。10 剂，日 1 剂，水煎 2 次，早晚饭后半小时温服。

处方 2：金银花 60g，白鲜皮 60g，生姜皮 5g。日 1 剂，煲水外涂、外洗。

二诊：6 月 23 日。患儿上症无瘙痒，半夜不再搔抓，以前抓破的皮肤已结痂，纳差；舌质淡红，苔薄腻，脉浮。上方加神曲 15g，继服 28 剂。外用药不变。

三诊：7月18日。患儿上症无瘙痒，半夜不再搔抓，以前抓破的皮肤已恢复正常，纳好；舌质淡红，苔薄腻，脉浮。继服10剂巩固而愈。

按：特异性皮炎是具有遗传倾向的一种过敏反应性皮肤病，多数患者由婴儿湿疹反复发作迁延而成，70%的患者家族中有皮肤过敏、哮喘或过敏性鼻炎等遗传过敏史，是一种具有慢性、瘙痒性、炎症性特点的皮肤病。本例患者脾胃气虚，健运失职，湿郁化热；气虚行血无力，瘀血内阻；脾虚气血生化乏源，失润化燥，肌肤失于濡养，经脉气血失于和调，加上风邪外袭，以致邪客于肌肤，外不得透达，内不得疏泄，风为阳邪，其性瘙痒，故见全身皮肤瘙痒3年，外阴部尤甚，半夜醒来不停搔抓，抓破渗血等症状；舌质淡红，苔薄腻，脉浮而无力均为脾虚湿热，瘀血内阻，风邪外袭之征。方中党参、白术、云茯苓、炙甘草、陈皮、生姜健脾和胃化湿；乌药引药入肝经，抵阴部；夜交藤养心安神；荆芥炭、蝉蜕、桂枝、生姜、白鲜皮、白蒺藜疏散风邪，化湿止痒；其中荆芥炭入血分，透邪外出；桃仁、红花、川芎、当归尾养血活血化瘀，取"治风先治血，血行风自灭"之意；制首乌合白蒺藜养血祛风止痒。诸药合用，共奏健脾和胃、清热化湿、活血化瘀、疏风止痒之功。药中病机而获良效。处方2用金银花、白鲜皮、生姜皮煲水外涂、外洗，旨在加强清热化湿、疏风止痒之力。

6. 色素性紫癜

张某，女，10岁10个月，广东省韶关市人，其母为乳源县人民医院妇产科医生。

初诊：2014年8月27日。患儿双下肢皮肤出现褐色斑疹2年余，晒太阳加重，双下肢（小腿、足部）可见大小不一的类圆形斑疹，部分呈环状、半环状或同心圆样外观，融合成片，呈淡褐色，无隆起，压之不退色，无腿毛。于2013年9月6日在广州市儿童医院诊为色素性紫癜，治疗效果不佳。舌质淡，舌体略胖，苔薄腻，脉虚弱。证属脾虚湿热，瘀血内阻，风邪外袭。治以健脾和胃，清热化湿，活血化瘀，疏风散邪。

处方：桂枝10g，蝉蜕10g，白蒺藜10g，白鲜皮10g，生地黄12g，制首乌15g，当归尾10g，桃仁10g，红花6g，川芎8g，赤芍10g，乌梢蛇25g，党参15g，白术15g，云茯苓15g，炙甘草5g，法半夏8g，陈皮10g，荆芥炭10g，生姜3片，红枣3枚。3剂，日1剂，水煎2次，早晚饭后半小时温服。

二诊：8月30日。患儿症如上述。上方生地黄加至15g。

三诊：9月6日。上方共服9剂，患儿双下肢皮损颜色稍变淡。其母感叹道："世界性医学难题中医也有效！""中医太神奇了！"皮肤略干燥，考虑为秋天气候干燥所致。舌质淡红，苔前部变薄，脉虚略有力略滑。上方生地黄加至30g，乌梢蛇加至30g，7剂。

四诊：9月13日。患儿双下肢皮损继续变淡，舌质淡红，苔前部变薄，脉虚略有力略滑。上方白鲜皮加至12g，白蒺藜加至12g，34剂。

五诊：10月18日。患儿双下肢皮损颜色稍变淡，纳好；舌质淡红，苔薄白，中间微腻，脉沉略滑。上方桂枝加至12g，蝉蜕加至12g，首乌加至20g，加川牛膝15g。

六诊：11月22日。患儿双下肢皮肤色素稳定，没有继续增多，部分变淡，腿毛恢复正常，天气干燥，皮肤亦干燥；舌质淡红，苔薄腻，脉沉。上方加沙参15g，白鲜皮加至15g。

七诊：2015年2月12日。患儿双下肢皮损继续变淡，左小腿外侧、右小腿内侧类圆形斑疹基本消退，双足背皮肤恢复正常，余处皮疹好转；服中药后体质增强，很少感冒；舌质淡红，苔薄腻，脉沉略有力。上方首乌加至30g，当归尾加至12g。

八诊：2015年7月18日。患儿双下肢皮损变淡，消退十之六七，余无不适；舌质淡红，苔薄腻，脉沉略有力。上方继服巩固疗效。

九诊：2015年11月14日。患儿双下肢皮损变淡，消退十之九五，无新皮疹出现，皮肤不干燥，腿毛生长正常，余无不适；舌质淡红，苔薄腻，脉沉略有力。上方继服巩固疗效。

按：色素性紫癜是一组以紫癜样丘疹及含铁血黄素沉着为主的慢性皮肤病。一般认为与毛细血管壁病变有关，重力和静脉压升高是重要的局部诱发因素。本例患者脾胃气虚，健运失职，湿郁化热；气虚行血无力，瘀血内阻；脾虚气血生化乏源，失润化燥，肌肤失于濡养，经脉气血失于和调，加上风邪外袭，以致邪客于肌肤，外不得透达，内不得疏泄，故见双下肢皮肤出现褐色斑疹，晒太阳加重，双下肢（小腿、足部）可见大小不一类圆形斑疹，部分呈环状、半环状或同心圆样外观，融合成片，呈淡褐色，无隆起，压之不退色，无腿毛等症；舌质淡，舌体略胖，苔薄腻，脉虚弱均为脾虚湿热，瘀血内阻，风邪外袭之征。方中党参、白术、云茯苓、炙甘草、法半夏、陈皮、生姜、红枣健脾和胃化湿；荆芥炭、蝉蜕、白鲜皮、白蒺藜疏散风热，化湿透邪；其中荆芥炭入血分，透邪外出；桃仁、红花、川芎、当归尾、生地黄养血活血化瘀，取"治风先治血，血行风自灭"之义；制首乌合白蒺藜养血祛风；桂枝汤（用赤芍易白芍）调和营卫，活血化瘀；乌梢蛇通络祛风。诸药合用，共奏健脾和胃、清热化湿、活血化瘀、疏风散邪之功。药中病机而取得初步疗效。服中药后体质增强，很少感冒，双下肢皮损持续变淡，腿毛恢复正常。

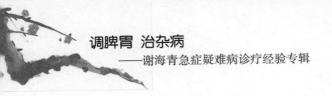
耳鼻喉口腔疾病

一、耳鼻喉疾病

1. 耳鸣

（1）感觉神经性耳鸣、慢性化脓性中耳炎、左鼓膜穿孔

张某，女，46 岁，桂城一中学老师。

初诊：2011 年 12 月 17 日。患者本月 9 日因生气致耳鸣，如汽车过桥之震动声，耳时痒，时痛如针刺，双耳有水从耳中流出的感觉，便溏。曾在佛山市第一人民医院、佛山市中医院诊为左侧慢性化脓性中耳炎，左鼓膜穿孔，感觉神经性耳聋，静脉注射地塞米松、服药无效（具体用药不详）。市中医院建议其住院治疗，患者不从，经人介绍延余诊治。刻下症状如上述；舌质淡，舌体胖，边有齿痕，苔薄腻，脉滑略弦。证属肝郁脾虚，风痰上阻耳窍。治以疏肝解郁，健脾化痰，祛风开窍。

处方：柴胡 10g，白芍 15g，当归 9g，党参 15g，白术 30g，云茯苓 30g，炙甘草 6g，法半夏 10g，陈皮 10g，薏苡仁 30g，石菖蒲 10g，川芎 15g，磁石 30g（先煎），防风 10g，薄荷 6g（后下，针对耳痒，逍遥散组成之一），桔梗 10g（引药上行；教师职业易咽喉痛），生姜 3 片、老葱白 1 尺（后下）。7 剂，日 1 剂，水煎 2 次，早晚饭后半小时温服。嘱调情志，避风寒，适劳逸。

二诊：12 月 28 日。患者服药至第 2 剂，耳鸣、痒、痛、水流出等感觉消失，仅听声音如隔墙，大便可，近两日头胀。血压 120/90mmHg。舌质淡，舌体胖，边有齿痕，苔薄腻，脉弦滑。上方加天麻 10g，7 剂。

三诊：2012 年元月 6 日。患者无耳鸣及耳聋（无"隔墙"现象），连续失眠两个夜晚。上方加夜交藤30g，天麻加至12g，7剂。

服完7剂，患者耳鸣痊愈，睡眠转佳，血压正常。

按：本例患者平素脾胃气虚，运化失职，聚湿生痰，土壅木郁，复加情志不畅，肝失疏泄条达，肝气郁结，阳亢生风，夹痰上逆，阻塞清窍，故出现耳鸣，如汽车过桥之震动声，耳时痒，双耳有水从耳中流出的感觉；气滞血瘀则痛如针刺；脾失健运则便溏；舌质淡，舌体胖，边有齿痕，苔薄腻，脉滑略弦均为肝郁脾虚，风痰上阻耳窍之征。方用柴胡、白芍、当归疏肝柔肝解郁；党参、白术、云茯苓、炙甘草、法半夏、陈皮、薏苡仁、石菖蒲健脾化痰开窍；川芎活血行气；防风、薄荷、生姜、老葱白祛风开窍；桔梗引药上行；磁石平肝潜阳，聪耳明目。诸药合用，共奏疏肝解郁、健脾化痰、祛风开窍之效。

（2）神经性耳鸣

孙某，男，61岁，佛山市中医院放射科专家。

初诊：2013年4月8日。患者每日出现耳鸣半年，如蝉叫，失眠多梦，腰酸，服西药（不详）无效；舌质淡，舌体胖，边有齿痕，苔白腻，脉沉略滑。血压140/95mmHg，长期服西药降压药，控制在正常范围内。证属痰浊上扰，肾气不足。治以健脾化痰，补肾聪耳。方用温胆汤合六味地黄汤加减。

处方：石菖蒲10g，枳壳10g，竹茹10g，磁石30g（先煎），夜交藤30g，熟地黄18g，山茱萸15g，桑寄生30g，怀牛膝15g，法半夏10g，陈皮10g，白术15g，茯神30g，炙甘草5g，党参15g，生姜3片，大葱白1尺（后下）。30剂，日1剂，水煎2次，早晚饭后半小时温服。

二诊：5月9日。患者耳鸣每2～3天发生1次，便溏；舌质淡，舌体胖，边有齿痕，苔白腻，脉沉略滑。上方加怀山药30g，薏苡仁15g，天麻10g，30剂。

9月14日偶遇患者，告知其服上方两月，耳鸣好八成，又服血栓通胶囊两月，现已无耳鸣而痊愈。

按：本例患者脾胃受损，不能健运水谷以生化气血，气虚则清阳不展，血虚则耳窍失养而发生耳鸣；同时脾胃受损，不能运化水湿，聚湿生痰，痰郁则化热，痰热郁结，循经上壅，耳窍被蒙，亦可导致耳鸣；痰湿中阻，土壅木郁，气郁化火，使肝阴暗耗，风阳升动，引起血压升高；脾虚及肾，则见腰酸；肾为先天之本，藏精生髓，上通于脑，开窍于耳，肾精不足，则耳窍失养，轻则耳鸣，重则听力下降甚至耳聋失聪；血不养心则见失眠多梦；舌质淡，舌体胖，边有齿痕，苔白腻，脉沉略滑均为痰浊上扰，肾气不足之征。处方用党参、白术、炙甘草、法半夏、陈皮、枳壳、竹茹、生姜健脾化痰；石菖蒲化痰开窍；大葱白辛温通阳开窍；夜交藤、茯神养心安神；熟地黄、山茱萸、桑寄生、怀牛膝补肾填精；磁石宁心安神，平肝潜阳，补肾聪耳。诸药合用，共奏健脾化痰、补肾聪耳之功。在取得显著疗效的基础上，根据"久病多瘀"，瘀阻耳窍，气血流行不畅，耳窍失养的理论，又服血栓通胶囊两月，活血化瘀，达到治愈耳鸣之目的。

（3）耳鸣、鼻衄

裴某，男，49岁，佛山市禅城区纪委书记。

初诊：2011年5月18日。患者耳鸣如蝉鸣两个半月（坐几次飞机而诱发）；易醒，口干，鼻塞（慢性过敏性鼻炎，正在使用粉尘螨滴剂，舌下含服；糠酸莫米松鼻喷雾剂，滴鼻用）。空腹血糖6.8mmol/L，血压110/85mmHg。舌质淡，舌体胖、稍偏向右，边有齿痕，苔薄腻，脉中取细，沉取滑。证属脾虚痰湿，肝肾阴虚，风邪犯肺。治以健脾和胃，滋补肝肾，疏风宣肺。

处方：蝉蜕10g，辛夷花12g，黄芪18g，党参18g，陈皮10g，法半夏10g，云茯苓15g，炙甘草5g，白术30g，枳壳10g，竹茹10g，制首乌15g，石菖蒲10g，黄精15g，川芎15g，郁金15g，磁石30g（先煎），夜交藤30g。7剂，日1剂，水煎2次，早晚饭后半小时温服。

5月25日，患者带队检查工作时见到我，告知其服上药效果不错，睡眠等症好转。因工作忙暂停药。

二诊：6月21日。患者仍耳鸣，余症好转，血压135/（85~90）mmHg。上方7剂继服。

三诊：6月28日。患者耳鸣略好转，余症明显好转，血压110/82mmHg。上方加薏苡仁15g，7剂。

四诊：8月2日。服药3个月来患者耳鸣好转，仅偶发，鼻塞、失眠等症明显好转。很开心。化验结果好转：①2010年9月16日，空腹血糖6.82mmol/L（长期），糖化血红蛋白5.8%，甘油三酯3.0mmol/L，总胆固醇5.97mmol/L，低密度脂蛋白胆固醇3.59mmol/L。②2011年7月24日：空腹血糖5.49mmol/L，糖化血红蛋白5%，甘油三酯1.37mmol/L，总胆固醇

5.62mmol/L，低密度脂蛋白胆固醇 3.54. mmol/L；仅总胆红素 24.7μmol/L，直接胆红素 3.6μmol/L，间接胆红素 21.1μmol/L。上方加赤小豆 15g，丹参 15g，继服。

按： 耳鸣相当于西医学的神经性耳鸣，鼻鼽相当于西医学的过敏性鼻炎。鼻鼽的病因病机是：肺气虚弱，卫表不固，风寒乘虚而入，犯及鼻窍，邪正相搏，肺气不得通调，津液停聚，鼻窍壅塞，遂致鼻塞、喷嚏、流清涕，此外脾虚则脾气不能输布于肺，肺气也虚，而肺气之根在肾，肾虚则摄纳无权，气不归元，风邪得以内侵。故鼻鼽的病变在肺，但其病理变化与脾肾有一定关系。本例患者证属脾虚痰湿，肝肾阴虚，耳窍失养，故见耳鸣如蝉鸣、口干等症；脾虚气血生化乏源，心失所养则易醒；"邪之所凑，其气必虚"，正气不足，风邪外袭，壅塞肺窍，肺气不宣则鼻塞；舌质淡胖，边有齿痕，苔薄腻，脉中取细，沉取滑均为脾虚痰湿，肝肾阴虚之征。方用黄芪、党参、陈皮、法半夏、云茯苓、炙甘草、白术、枳壳、竹茹健脾和胃，化湿除痰；石菖蒲、川芎、郁金解郁开窍；制首乌、黄精、磁石滋补肝肾聪耳；夜交藤养心安神；蝉蜕、辛夷花散风邪，通鼻窍。诸药合用，共奏健脾和胃、滋补肝肾、疏风宣肺之功。不仅神经性耳鸣、慢性过敏性鼻炎明显好转，而且血糖、血脂也基本降至正常。抓住病机，治病求本，起到了"一好百好"的意外效果。

2. 耳痛

吴某，男，45 岁，佛山市天安塑料有限公司董事长。

初诊：2013 年 8 月 10 日。患者左耳及耳前疼痛 3 天，咀嚼时加重，稍乏力，失眠；舌质淡，舌体胖，边有齿痕，苔白腻，脉沉略滑。查体：左耳外耳道干爽，无脓水流出。证属脾胃气虚，肝胆火热。治以健脾化湿，清肝泄热。

处方：夏枯草 12g，柴胡 10g，磁石 30g（先煎），石菖蒲 10g，黄芩 10g，白芷 6g，党参 15g，白术 15g，云茯苓 15g，生甘草 5g，法半夏 10g，陈皮 10g，薏苡仁 30g，白蔻仁 10g，生姜 3 片。5 剂，日 1 剂，水煎 2 次，早晚饭后半小时温服。

8 月 15 日患者来电：上症已痊愈。

按： 足少阳胆经一分支从耳后进入耳中，出走于耳前。肝胆相表里。本例患者脾胃气虚，土壅木郁，肝脾失调，气郁化火，循经上扰，故见左耳及

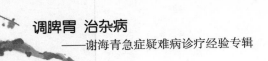

耳前疼痛,咀嚼时加重;气血生化不足则见乏力;肝火扰心则见失眠;舌质淡,舌体胖,边有齿痕,苔白腻,脉沉略滑均为脾胃气虚,肝胆火热之征。处方用党参、白术、云茯苓、生甘草、法半夏、陈皮、薏苡仁、白蔻仁、生姜健脾和胃化湿;夏枯草、柴胡、黄芩清泻肝胆火热;白芷消肿止痛;石菖蒲化湿开窍,有利于耳部郁火外散;磁石平肝潜阳,镇惊安神,特别适用于肝胆火热上扰之失眠。诸药合用,共奏健脾化湿、清肝泄热之功而病除。

3. 梅尼埃病

许某,男,34岁,在佛山市禅城区纪委工作。

初诊:2011年11月23日。患者头晕、恶心欲呕4天,乏力,坐电梯耳不适,大便溏。血压118/90mmHg,心、肺功能无异常。舌质淡,舌体胖,边有齿痕,苔薄腻,脉沉弱略滑。在佛山市第二人民医院CT检查、拍颈椎片未发现异常。诊为梅尼埃病;中医证属脾胃气虚,痰浊中阻。治以健脾和胃,化湿除痰。

处方:天麻12g,石菖蒲10g,枳实10g,竹茹10g,党参15g,白术15g,云茯苓15g,炙甘草6g,法半夏10g,陈皮10g,怀山药15g,薏苡仁15g,生姜3片。7剂,日1剂,水煎2次,早晚饭后半小时温服。

二诊:12月1日。患者诸症好转,上方7剂巩固。

三诊:12月16日。患者精神转佳,头晕明显好转,偶发作(原来天天发作),无恶心欲呕,大便正常。上方7剂巩固而愈。

按:梅尼埃病是一种特发性内耳疾病,西医学认为该病主要的病理改变为膜迷路积水。本例患者证属脾胃气虚,痰浊中阻。脾胃受损,不能健运水谷以生化气血,气虚则清阳不展,血虚则脑失所养而发生眩晕,如《景岳全书》指出"无虚不能作眩";同时脾胃受损,不能运化水湿,聚湿生痰,痰湿中阻,则清阳不升,浊阴不降引起眩晕,如《丹溪心法》说"无痰则不作眩";脾虚气血生化乏源则乏力;胃失和降则恶心欲呕;脾失健运则便溏;舌质淡,舌体胖,边有齿痕,苔薄腻,脉沉弱略滑均为脾胃气虚,痰浊中阻之征。方用党参、白术、云茯苓、炙甘草、法半夏、陈皮、枳实、竹茹、怀山药、薏苡仁、石菖蒲、生姜健脾化痰开窍;天麻息风除眩。药中病机而获良效。

4. 鼻衄

(1)鼻衄一

李某,女,49岁,佛山科学技术学院医学院副书记。

初诊：2013 年 12 月 13 日。患者喷嚏、乏力、失眠、背冷痛 10 年。背部冷痛范围从大椎穴至腰骶部，宽约 10cm，凌晨 4 点加重，紧接着喷嚏不断；舌质淡，苔薄腻，脉虚弱。曾服开瑞坦（氯雷他定）等西药无效；用补中益气汤合桂枝汤加减治疗，乏力、背痛稍好转，刻下仍背冷甚，喷嚏。证属脾肾阳虚，风邪犯肺。治以健脾温肾，疏风宣肺。

处方：黄芪 30g，桂枝 15g，白芍 10g，当归 10g，夜交藤 30g，桑寄生 30g，茯神 30g，党参 15g，白术 15g，砂仁 10g（后下），炙甘草 15g，法半夏 10g，陈皮 10g，细辛 5g，制附子 15g（先煎），生姜 3 片，大枣 3 枚，大葱白 1 尺（后下）。4 剂，日 1 剂，水煎 2 次，早晚饭后半小时温服。

二诊：12 月 18 日。患者服第 1 剂口干，自行减桂枝、附子至 10g。服完其余 3 剂，虽天冷甚，但乏力、背冷痛等症状明显改善，凌晨 4 点不再发作，仍喷嚏；舌质淡红，有裂纹，苔前部薄白，后部微腻，左脉沉有力，右脉沉弱。效不更方，上方制附子减至 10g，桂枝减至 10g，继服。

三诊：12 月 26 日。患者乏力、失眠，背冷痛等症状明显改善，凌晨 4 点不再发作，仍喷嚏。上方加白芷 8g，制附子加至 15g。

四诊：12 月 31 日。上方加菟丝子 30g。

服上方 35 剂（略有加减），喷嚏、乏力、失眠、背冷痛等不适基本得到控制。只是在冷空气到来时，服 3～4 剂预防复发。嘱避风寒，禁生冷。

按：鼻鼽是以突然和反复发作的鼻痒、喷嚏、流清涕、鼻塞等为特征的一种常见、多发性鼻病。本病相当于西医学的过敏性鼻炎。鼻鼽多由肺气虚，卫表不固，风寒乘虚侵入而引起。本例患者证属脾肾阳虚，风邪犯肺。脾虚则脾气不能输布于肺，土不生金，肺气渐虚，而肺气之根在肾，肾虚则摄纳无权，气不归元，风邪得以内侵，犯及鼻窍，邪正相搏，肺气不得宣发，鼻窍壅塞，遂致喷嚏不断；腰为肾之府，乃肾之精气所溉之域，肾与膀胱相表里，足太阳经过之，今肾阳虚，温煦无力则见背部冷痛，范围从大椎穴至腰骶部，宽约 10cm；子午流注中寅时（3 点至 5 点）对应肺，故凌晨 4 点加重，紧接着喷嚏不断；脾虚气血生化乏源则见乏力；血不养心则见失眠；舌质淡，苔薄腻，脉虚弱均为脾肾阳虚之征。方中附子辛热，温肾助阳，鼓邪达外；桂枝温通经脉，散寒祛风；细辛归肺、肾二经，芳香气浓，性善走窜，通彻表里，既能祛风散寒，助桂枝祛邪，又可鼓动肾中真阳之气，协附子温里；黄芪、党参、白术、炙甘草、法半夏、陈皮、砂仁、生姜、大枣益气健脾和胃；桑寄生补肾壮腰；白芍、当归养血；夜交藤、茯神养心安神；大葱白通鼻窍。诸药合用，脾肾阳气得温，先后天之本得固而获良效。

（2）鼻鼽二

王某，男，49岁，佛山科学技术学院副教授。

初诊：2014年11月15日。患者鼻塞、喷嚏、流涕微黄3年，经常需用纸巾擦拭，乏力，汗多，夜尿多，每晚3～4次，多次服西药、喝凉茶无效（具体用药不详）。准备去上海手术治疗，后经人介绍来我科诊治。舌质淡，舌体胖，苔白腻，脉虚弱。证属脾肺气虚，风邪上犯。治以健脾补肺，疏风清热，芳香透窍。

处方：白芷8g，鹅不食草10g，辛夷花15g，苍耳子10g，桂枝10g，白芍12g，桑叶12g，石菖蒲10g，黄芪30g，党参15g，白术15g，云茯苓15g，炙甘草6g，法半夏10g，陈皮10g，生姜3片，大葱白1尺（后下）。4剂，日1剂，水煎2次，每次煎毕，先用中药蒸气熏鼻15分钟，至中药液放温，滤液，早晚饭后半小时温服。

二诊：11月20日。上方桂枝加至12g，加桔梗15g。

三诊：11月24日。上方党参加至30g。

四诊：12月2日。患者鼻塞、流涕明显减少，精神转佳，无乏力，汗不多，夜尿减少至1次。上方桑叶减至10g。

五诊：12月8日。上方加沙参12g。

六诊：12月12日。上方加防风10g（因感冒）。

七诊：12月22日。上方桑叶减至5g，防风减至5g（因感冒好转）。

八诊：12月25日。上方去防风。

九诊：12月29日。患者上症明显好转；舌质淡红，苔前部变薄，脉沉略有力。上方继服，巩固疗效。

上方略作加减，断续服药至2015年5月28日，患者精神转佳，面色明润，鼻塞流涕、乏力、汗多等症状消失，晚上不须起床小便。准备停药。

按：本例患者脾胃虚弱，运化失职，气血精微生化不足，土不生金，致肺气日虚，复感风邪，内犯于肺，肺失宣降，邪气循经上壅鼻窍，加之脾虚不能升清降浊，湿浊内生，因聚鼻窍而为病，故见鼻塞、喷嚏、流涕微黄等症状；脾虚气血生化乏源则见乏力；气不摄津则见汗多；脾虚及肾，肾气不固则见夜尿多；舌质淡，舌体胖，苔白腻，脉虚弱均为脾肺气虚，风邪上犯之征。方中黄芪益气补肺；党参、白术、云茯苓、炙甘草、法半夏、陈皮、生姜健脾和胃，化痰除湿；桂枝、白芍调和营卫，化气和阴阳；桑叶疏风清热；白芷、辛夷花、鹅不食草、苍耳子、大葱白芳香透窍；石菖蒲化湿开窍。诸药合用，共奏健脾补肺、疏风清热、芳香透窍之功。本药煎好后先熏鼻，再内服，一药两用，起到加强疗效的作用。值得一提的是，本例仅用党参、白术、黄芪等健脾药物，就治愈了"夜尿多"等症状，足以证明"补后天以养先天"这一理论的正确性。

5. 鼻渊

杨某，女，10岁2个月，佛山市禅城区学生。

初诊：2013年9月22日。患者流黄色浓稠鼻涕1周，咳嗽咳黄痰，头蒙，左耳闭，身体胖；舌质淡，舌体略胖，苔白腻，脉沉弱。既往有鼻窦炎史。证属脾胃气虚，风热上犯。治以健脾和胃，疏风清热，芳香透窍。

处方：白芷6g，辛夷花12g，鹅不食草10g，苍耳子10g，柴胡10g，桑叶12g，浙贝母10g，北杏仁10g（打），桔梗15g，黄芩10g，薏苡仁30g，党参15g，白术12g，云茯苓12g，炙甘草6g，法半夏8g，陈皮10g，生姜3片，大葱白1尺（后下）。4剂，日1剂，水煎2次，煎好后先熏鼻30分钟，待药液放温时，过滤，早晚饭后半小时温服。

二诊：9月25日。患者黄鼻涕及黄痰减少，仍耳闭。上方加石菖蒲10g。

三诊：9月30日。患者黄鼻涕及黄痰等症继续好转。上方桑叶减至10g。

四诊：10月8日。患者黄涕及黄痰微量，无咳，无耳闭，无头蒙；舌苔前部变薄，脉沉。上方白术、云茯苓分别加至15g巩固。

五诊：10月19日。患者无诉不适；舌质淡红，苔转薄，脉沉有力。上方去黄芩，继服4剂巩固而痊愈。

按：鼻渊是指以鼻流浊涕，如泉下渗，量多不止为主要特征的鼻病；常伴头痛、鼻塞、嗅觉减退、鼻窦区疼痛，久则虚眩不已。该病是鼻科常见病、多发病之一，亦有"脑漏""脑渗"等别称。西医学的鼻窦炎症性疾病可参考本病进行治疗。本例患者脾胃虚弱，运化失职，气血精微生化不足，正气亏虚，复感风热之邪，内犯于肺，肺失宣降，邪热循经上壅鼻窍，加之脾虚不能升清降浊，湿浊内生，困聚鼻窍而为病，故见流黄色浓稠鼻涕，咳嗽咳黄痰等症状；痰湿、风热上犯清窍则见头蒙，左耳闭；脾失健运，痰湿内阻则身体胖；舌质淡，舌体略胖，苔白腻，脉沉弱均为脾胃气虚，风热上犯之

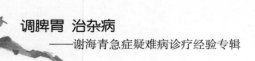

征。处方用党参、白术、云茯苓、炙甘草、法半夏、陈皮、薏苡仁、生姜健脾和胃，化痰除湿；柴胡、桑叶、浙贝母、北杏仁、桔梗、黄芩疏风清热，宣肺止咳化痰；白芷、辛夷花、鹅不食草、苍耳子、大葱白芳香透窍。诸药合用，共奏健脾和胃、疏风清热、芳香透窍之功。本药煎好后先熏鼻，再内服，一药两用，起到加强疗效的作用。

6. 急性喉炎

（1）急性喉炎、鼻咽癌放疗后

钟某，男，43岁，佛山市禅城区人。

初诊：2011年4月11日。患者声音嘶哑2天，咽痒，舌歪（因鼻咽癌放疗所致）；舌质淡，苔薄腻，脉沉弱。查体：咽红（＋＋）。证属气阴两伤，风邪外袭。治以益气养阴，疏风开音。

处方：蝉蜕10g，荆芥10g（后下），桔梗15g，生甘草6g，玄参15g，生诃子15g，胖大海10g，党参15g，白术18g，云茯苓18g，法半夏10g，陈皮10g，怀山药15g，生姜3片。3剂，日1剂，水煎2次，早晚饭后半小时温服。嘱淡盐水漱喉咙。雾化吸入。

4月14日电话随访，患者症情明显好转，声音基本无嘶哑，咽不痒。清淡饮食调理而愈。

二诊：2012年8月13日。患者又出现声音嘶哑1周，无上感症状，乏力，便溏；舌质红，舌歪，苔薄白，前部少苔，脉沉弱略细。鼻咽癌放疗后5年。

处方：荆芥10g（后下），蝉蜕10g，玄参12g，胖大海10g，桔梗15g，生甘草10g，党参15g，黄芪18g，怀山药15g，沙参15g，薏苡仁30g，生诃子15g，生姜3片。5剂，日1剂，水煎2次，早晚饭后半小时温服。

服药至第2剂，患者仍音哑，因急于求成，要求雾化吸入。我告诉他喷喉药物有激素，用之不妥。仍坚持用中药，服完5剂，基本痊愈。乃改用党参、黄芪、沙参、花粉、玉竹等益气养阴之品调理而愈。

按：急性喉炎属中医学"急喉瘖"的范畴，是以声音不扬、嘶哑甚至失音为主要表现的喉病。本例患者因鼻咽癌放疗而致气阴两伤，复加风邪外袭，肺气失宣，声户开合不利，故见声音嘶哑、咽痒、舌歪（因鼻咽癌放疗所致）、舌质淡、苔薄腻、脉沉弱等。方用党参、白术、云茯苓、法半夏、陈皮、怀山药、生姜、玄参健脾益气养阴；蝉蜕、荆芥、桔梗、生甘草、生诃子、胖大海疏风宣肺，利咽开音。药中病机而获效。

（2）急性喉炎二

刘某，女，39岁，佛山市南海区初中教师。

初诊：2011年4月12日。患者声音嘶哑、失声2天，咽喉痒痛，咳嗽咳黄绿痰。查体：咽红（＋＋），双肺呼吸音粗。舌质淡，边有齿痕，苔薄腻，脉沉。西医诊断为急性喉炎、急性支气管炎；证属脾胃气虚，风热犯肺。治以健脾和胃，疏风宣肺，清化热痰。

处方：蝉蜕12g，荆芥10g（后下），桔梗15g，杏仁10g（打），浙贝母10g，黄芩10g，玄参15g，生诃子12g，胖大海10g，生甘草9g，党参15g，白术15g，云茯苓15g，法半夏10g，陈皮10g，生姜3片。3剂，日1剂，水煎2次，早晚饭后半小时温服。

4月14日电话随访，患者可出声，嘶哑好转。

二诊：4月15日。患者声嘶基本痊愈，唯咳嗽甚，少量黄痰，舌质淡，边有齿痕，苔薄腻，脉沉。上方蝉蜕减至10g，生诃子加至15g，加瓜蒌仁15g，3剂，巩固治疗而痊愈。

按：本例患者证属脾胃气虚，风热犯肺。《内经》曰："邪之所凑，其气必虚。"揭示了气虚是导致一切疾病的内在因素，如卫气的启闭防御功能失调，机体抵抗力降低，风热之邪入侵，使肺失宣肃，气机阻滞，声户开合不利，导致声音嘶哑、失声、咽喉痒痛、咳嗽咳黄绿痰等症；舌质淡，边有齿痕，苔薄腻，脉沉为脾虚湿阻之征。方用党参、白术、云茯苓、法半夏、陈皮、生姜健脾和胃化湿；蝉蜕、荆芥、桔梗、杏仁、浙贝母、黄芩、玄参、生诃子、胖大海、生甘草疏风宣肺，清化热痰，利咽开音。诸药合用，共奏健脾和胃、疏风宣肺、清化热痰之效，达到利咽开音之目的。

7. 急性化脓性扁桃体炎

钟某，男，37岁，佛山市口腔医院职工。

初诊：2014年8月5日。患者咽痛、发热、恶寒3天，头痛，周身酸痛，乏力，口干，微咳；舌质淡红，苔白腻，脉虚弱。曾静脉滴注头孢呋辛钠等药两天无效。体温38.5℃，咽红（＋＋＋），扁桃体Ⅱ度肿大，有较多白色脓液。血常规：白细胞11.22×10^9/L，中性粒细胞比例71.0%。西医诊断为急性化脓性扁桃体炎；中医证属表寒里热化毒，脾胃气虚。治以疏风解表，清热解毒，健脾和胃。

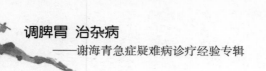

处方：荆芥 10g（后下），防风 10g，白芷 6g，佩兰 12g，柴胡 10g，黄芩 10g，粉葛根 15g，生石膏 60g（先煎），桔梗 15g，浙贝母 10g，北杏仁 10g，胖大海 10g，金银花 15g，连翘 15g，芦根 30g，党参 15g，云茯苓 15g，生甘草 6g，法半夏 10g，陈皮 10g，生姜 3 片。3 剂，日 1 剂，水煎 2 次，早晚饭后半小时温服。

二诊：8 月 7 日。患者咽痛好转，无恶寒、发热、头身痛、乏力等不适；咽红（++），扁桃体Ⅰ度肿大，脓液明显减少；舌质淡红，苔白腻，脉略有力。上方去荆芥、防风、葛根，生石膏备用，不发热不用，白芷加至 8g，佩兰加至 15g，3 剂。

8 月 12 日患者告知，服完上方已痊愈。咽不红肿、不痛，无脓液。

按：急性化脓性扁桃体炎中医称为"乳蛾"。是指因外邪侵袭，邪毒积聚喉核，或脏腑亏损，咽喉失养，虚火上炎所致的以咽部疼痛、咽干不适、异物感，喉核红赤肿起，表面有黄白脓点为主要临床表现的咽部疾病。本例患者外感风寒未解，渐次入里化热，蕴积肺胃，加之过食辛辣，致肺胃热毒炽盛，咽喉首当其冲，火热邪毒搏结喉核而致此病。故见咽痛、扁桃体Ⅱ度肿大、有较多白色脓液、发热、口干等症；外感风寒未解，太阳经气不利故出现恶寒、头痛、周身酸痛；外寒内热，肺失宣肃则见微咳；脾虚气血生化乏源则见乏力；舌质淡红，苔白腻，脉虚弱均为表寒里热化毒，脾胃气虚之征。处方用荆芥、防风、白芷、生姜解太阳经之邪；柴胡、黄芩和解少阳；葛根、生石膏解邪郁阳明经所化之热；金银花、连翘清热解毒；桔梗、浙贝母、北杏仁、胖大海止咳利咽；佩兰化湿；芦根甘寒，清热生津；党参、云茯苓、生甘草、法半夏、陈皮健脾和胃，一方面防止黄芩、金银花、连翘、石膏等药寒凉伤胃；另一方面培补中土，鼓舞正气，有利于祛邪外出。

8. 喉咙疼痛难忍兼憋气

钟某，男，45 岁，佛山市禅城区人。

初诊：2012 年 4 月 30 日。患者喉咙疼痛难忍 5 天，晚上憋气（吐不过气）致醒 2 天，自云："生不如死。"曾在外院服西药、输液（具体用药不详）、喷喉（超声雾化）4 天，无效。查体：咽红（+++），扁桃体不大，心、肺功能无异常。舌质淡，舌体胖，苔白腻，脉虚弱。证属脾胃阳虚，湿热内蕴，风邪犯肺。治以温中健脾，清热化湿，疏风利咽。

处方：荆芥 10g（后下），蝉蜕 10g，桔梗 15g，玄参 12g，黄芩 10g，黄连 10g，干姜 10g，薏苡仁 18g，胖大海 10g，党参 15g，白术 15g，云茯苓 15g，生甘草 6g，法半夏 10g，陈皮 10g，生姜 3 片。3 剂，日 1 剂，水煎 2 次，早晚饭后半小时温服。

服药 1 剂，半夜排大便 1 次，即觉轻松一些；第 2 天上午病情减半；继服至第 3 剂，白天已无喉咙疼痛，晚上无憋气，仅喉咙微痛（夜晚）。继服上方 3 剂。

二诊：5 月 5 日。患者上症继续好转，无憋气，晚上觉轻微咽喉痛，早晨有一口黄痰，鼻塞，便溏；舌苔前部转薄。上方去荆芥、蝉蜕，加佩兰 12g，辛夷花 12g，浙贝母 10g，薏苡仁加至 30g，白术加至 25g，云茯苓加至 25g，2 剂。

三诊：5 月 7 日。患者无憋气，无鼻塞，无便溏，仅晚上咽喉微痛不适。5 月 5 日方继服 3 剂，巩固治疗而痊愈。

按：脾与胃，一脏一腑，互为表里，共主升降。脾胃阳虚，则脾气不升，胃气不降而致脾胃健运失司，土壅木郁，气机阻滞，故见憋气致醒；湿郁化热，复风邪犯肺，肺失宣肃，咽喉不利故见喉咙疼痛难忍；舌质淡，舌体胖，苔白腻，脉虚弱均为脾胃阳虚之征。方用干姜、党参、白术、云茯苓、薏苡仁、生甘草、法半夏、陈皮、生姜振奋脾胃阳气，化湿理气治憋气；荆芥、蝉蜕、桔梗、玄参、黄芩、黄连、胖大海清热化湿，疏风利咽治喉咙疼痛难忍。药中病机而获良效。

9. 慢性咽炎

（1）慢性咽炎伴耳痒

谢某，男，30 岁，河南省内乡县谢圪垯村人。

初诊：2012 年 7 月 7 日。患者喉咙痒、干 3 月余，伴耳痒，便溏。服中西药无效（具体用药不详）。长期吸烟。查体：咽红（＋＋）。舌质淡，苔薄腻，脉弦略细。诊为慢性咽炎；证属脾胃气虚，土不生金，风邪犯肺。治以健脾和胃，培土生金，疏风利咽。

处方：荆芥 12g（后下），蝉蜕 12g，桔梗 15g，玄参 15g，胖大海 10g，生诃子 12g，石菖蒲 10g，党参 15g，白术 25g，云茯苓 25g，生甘草 6g，法半夏 10g，陈皮 10g，生姜 3 片。4 剂，日 1 剂，水煎 2 次，早晚饭后半小时温服。

二诊：7 月 12 日。患者喉咙干痒明显好转，仍耳痒，便溏甚。上方加白术、云茯苓至30g，另加怀山药30g，薏苡仁30g，干姜5g，2剂。

三诊：7月16日。患者咽喉无痒、干，无耳痒。痊愈而停服中药。

按： 平素体弱，加上长期嗜烟，肺气不足；或脾虚运化不健，水谷精微不能上荣于肺则肺气日虚。本例患者脾胃气虚，土不生金，肺气不足，复感风邪伤肺，则见喉咙痒、干；风袭耳窍则见耳痒；脾虚运化不健则见便溏；舌质淡，苔薄腻，脉弦略细均为脾胃气虚，土不生金，风邪犯肺之征。处方用党参、白术、云茯苓、生甘草、法半夏、陈皮、生姜健脾和胃，培土生金；荆芥、蝉蜕、生姜疏散风邪；桔梗、玄参、胖大海、生诃子清利咽喉；石菖蒲开耳窍，有利于风邪外出而耳痒止。

（2）慢性咽炎、虚火喉痹

徐某，女，50岁，佛山科学技术学院教育学院美声教师。

初诊：2014年元月7日。患者咽喉痛、痒、干3年，乏力，腰酸，无法唱歌，甚至不能讲话太多，否则上症加重。多次中西医治疗无效（具体用药不详）。舌质淡，舌体胖，苔薄腻，脉虚弱。证属脾肺气虚，风邪犯肺。治以健脾和胃，培土生金，疏风宣肺。

处方：荆芥10g（后下），蝉蜕10g，桔梗15g，玄参12g，生诃子10g，黄芪30g，党参15g，白术15g，怀山药15g（偏润），生甘草6g，法半夏10g，陈皮10g，生姜3片。4剂，日1剂，水煎2次，早晚饭后半小时温服。

二诊：元月14日。患者无咽痛、痒、干，乏力等不适，腰酸减轻；舌质淡，舌体胖，苔薄腻，脉虚弱。效不更方，上方继服4剂巩固。

后来患者带人来找我看病，告知其咽炎已基本痊愈。

三诊：4月30日。因其母在佛山市中医院手术后两月去世，操劳、伤心过度，咽喉微痛，稍乏力，但远比以前轻，胸闷；舌质淡，舌体胖，边有齿痕，苔薄腻，脉虚弱。上方加薤白10g，4剂。

四诊：5月6日。患者无胸闷，咽痛、痒、干等不适，仍乏力；舌苔前部变薄，左脉虚弱，右脉沉有力。上方去薤白，继服巩固而痊愈。

按： 久病伤肺或平素体弱，肺气不足；或脾虚运化不健，水谷精微不能上荣于肺，土不生金则肺气日虚。本例患者脾肺气虚，风邪留滞不去或复感风邪致宣肃失司，气机阻滞则见咽喉痛；风性主痒则见咽痒；气不化津则见咽干；脾虚气血生化乏源则见乏力；脾虚及肾，腰府失养则见腰酸；唱歌或讲话太多消耗脾肺之气，则上症加重；舌质淡，舌体胖，苔薄腻，脉虚弱均为脾肺气虚,风邪犯肺之征。方用黄芪、党参、白术、怀山药、法半夏、陈皮、生姜益气补肺,健脾和胃,培土生金;荆芥、蝉蜕、桔梗、玄参、生诃子、生甘草疏风宣肺,清热利咽。诸药合用,共奏健脾和胃、培土生金、疏风宣肺之功而获良效。

二、口腔疾病

1. 口腔溃疡

(1) 复发性口腔溃疡一

李某,男,53岁,广东省佛山市人。

初诊:2011年11月27日。患者舌尖、口腔溃疡3天,疼痛难忍,呈复发性,服锌制剂、维生素B_2片等无效;舌质淡,舌尖溃疡周边红,舌体胖,苔白微腻,脉沉。证属脾胃气虚,湿热内蕴,心火上炎。治以健脾和胃,清热化湿,养阴清心。

处方:生地黄15g,竹叶15g,黄芩10g,黄连10g,黄柏10g,干姜8g,赤芍12g,党参15g,白术15g,云茯苓15g,生甘草6g,法半夏10g,陈皮10g,生姜3片。3剂,日1剂,水煎2次,早晚饭后半小时温服。

服3剂后,舌尖、口腔溃疡明显好转,疼痛消失。嘱:饮食清淡,多饮水而痊愈。

按: 复发性口腔溃疡是一种以周期性反复发作为特点的口腔黏膜局限性溃疡损伤,可发生在口腔黏膜的任何部位。以口腔的唇、颊、软腭、舌或齿龈等处的黏膜出现单个或者多个大小不等的圆形或椭圆形溃疡,表面常覆盖灰白假膜,边界清楚,周围黏膜红而微肿,局部灼痛,流口水,常伴口臭、口干、尿黄、大便干结等症状为主要特征,重的口疮可扩展到整个口腔,甚至引起发烧和全身不适。一般认为是由于内分泌紊乱、机体免疫力低下或缺乏维生素B_2及微量元素锌等因素引起。轻者数天可愈,重者可迁延数月或数年不愈,痛苦不堪。中医学习惯上认为本病多因心火上炎或脾胃积热而发生,故一味强调清热泻火、解毒养阴凉血为常规治法。但不少患者往往屡治屡败。究其原因:部分口腔溃疡之所以顽固复发难治,是因为其病机并非单一的火热,而是虚实并存,寒热错杂。治疗上应攻补兼施,寒热并用。选药上应在清热泻火、解毒养阴之品中加入干姜、党参、白术、云茯苓、薏苡仁、法半

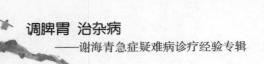
夏、陈皮、甘草等，以温中阳、健脾胃、助运化，达到标本兼治之目的。否则，清热有余，补脾不足，寒凉太过，更伤脾阳，运化失常，湿阻热化更甚，故无效或加重。

本例患者为脾虚湿盛，郁而化热，湿热熏蒸为病。脾胃阳气虚弱，一方面气血生化乏源，阴血不足导致心火上炎；另一方面脾失健运，又致湿阻化热；因脾开窍于口，手少阴心经之别系舌本，足太阴脾经连舌本，散舌下，故出现舌尖、口腔溃疡，疼痛难忍等症；舌质淡，舌尖溃疡周边红，舌体胖，苔白微腻，脉沉均为脾胃气虚，湿热内蕴，心火上炎之征。处方用生地黄、竹叶、赤芍、黄芩、黄连、黄柏清热化湿，滋阴降火；党参、白术、云茯苓、法半夏、陈皮、干姜、生甘草、生姜温中阳、健脾胃、助运化，防止芩、连、柏等苦寒伤胃。诸药合用，共奏健脾和胃、清热化湿、养阴清心之功，标本兼治而获良效。

（2）复发性口腔溃疡二

万某，男，21岁，江西省南昌市人。

初诊：2014年4月30日。患者反复口腔舌部溃疡10余年，疼痛难忍。此次来广东2月余，口腔溃疡一直未愈，曾服牛黄解毒丸等药无效。刻下溃疡剧烈疼痛，咽喉痛，大便干结，4日1次；舌质淡，舌体胖，苔白腻，脉虚弱略滑。证属脾胃虚寒，湿热内蕴，心火上炎。治以温中健脾，清热化湿，养阴清心。

处方：黄芩10g，黄连10g，干姜10g，生地黄15g，淡竹叶12g，木通10g，党参15g，白术15g，云茯苓15g，炙甘草6g，法半夏10g，陈皮10g。5剂，日1剂，水煎2次，早晚饭后半小时温服。

二诊：5月5日。患者口腔舌部溃疡已痊愈，不疼痛，咽喉不痛，大便正常；舌质淡，舌体胖，苔白腻，脉沉。上方加薏苡仁30g，5剂，巩固疗效。

按：此证为脾虚湿盛，郁而化热，湿热熏蒸为病。牛黄解毒丸等药清热有余，补脾不足，寒凉太过，更伤脾阳，运化失常，湿阻热化更甚，故无效或加重。脾胃阳气虚弱，一方面气血生化乏源，阴血不足导致心火上炎；另一方面脾失健运，又致湿阻化热；因手少阴心经之别系舌本，脾开窍于口，且足太阴脾经连舌本，散舌下，故出现口腔舌部溃疡反复发作，疼痛难忍；火热上熏则见咽喉痛；湿热内蕴，大肠传导失职则见大便干结；舌质淡，舌体胖，苔白腻，脉虚弱略滑均为脾胃虚寒，湿热内蕴，心火上炎之征。处方用干姜、党参、白术、云茯苓、炙甘草、法半夏、陈皮温中健脾；生地黄、竹叶、木通、黄芩、黄连清热化湿，滋阴降火。诸药合用，共奏温中健脾、清热化湿、养阴清心之功。标本兼治而获良效。

（3）口唇干裂兼口腔溃疡

卢某，女，26岁，佛山市禅城区人。

初诊：2012年4月18日。患者口唇干裂结痂3周，伴口腔溃疡、疼痛，服、涂维生素无效（具体不详）。查体：口唇干燥、结痂，口腔溃疡周围充血，腹平软。舌质淡，舌体胖，苔薄腻，脉沉弱略滑。证属脾胃气虚，湿热内蕴，心火上炎。治以健脾和胃，清热化湿，养阴清心。

处方：黄芩10g，黄连10g，干姜10g，生地黄15g，竹叶12g，知母10g，木通9g，党参15g，白术15g，云茯苓15g，炙甘草6g，法半夏10g，陈皮10g，生姜3片。4剂，日1剂，水煎2次，早晚饭后半小时温服。

4月21日，患者服药3剂，上症明显好转，上方继服。

二诊：5月2日。上方共服7剂，因五一放假，患者停药3天。刻下已无口腔溃疡及疼痛，口唇无干裂，结痂好九成；舌质淡，舌体胖，苔薄腻，脉沉略滑。效不更方，继服上方3剂。

三诊：5月12日。患者上症基本痊愈。继服上方2剂，以巩固疗效。

按：此证为脾虚湿盛，郁而化热，湿热熏蒸为病。脾胃阳气虚弱，一方面气血生化乏源，阴血不足导致心火上炎；另一方面脾失健运，又致湿阻化热；火热灼伤津液。又因脾开窍于口，其华在唇，故出现口唇干裂结痂，伴口腔溃疡、疼痛等症；舌质淡，舌体胖，苔薄腻，脉沉弱略滑均为脾胃气虚、湿热内蕴、心火上炎之征。处方用生地黄、竹叶、知母、黄芩、黄连、木通清热化湿，滋阴降火；党参、白术、云茯苓、法半夏、陈皮、干姜、炙甘草、生姜温中阳、健脾胃、助运化、防止芩、连等苦寒伤胃。诸药合用，共奏健脾和胃、清热化湿、养阴清心之功，标本兼治而获良效。

2. 舌痛

（1）舌痛一

李某，女，52岁，家住佛山市禅城区。

初诊：2010年5月3日。患者因吃黑胡椒饭引起舌剧痛灼热20天，无溃疡，胃不适，腰酸；舌质红，尖甚，少苔，脉弱。证属脾胃湿热，心火上炎。治以健脾和胃，清热化湿，滋阴降火。

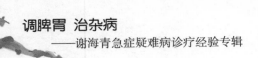

处方：生地黄 15g，竹叶 15g，玄参 15g，石斛 15g，黄芩 10g，黄连 10g，黄柏 10g，生甘草 6g，太子参 30g，白术 15g，怀山药 15g，法半夏 10g，陈皮 10g，干姜 5g，桑寄生 30g。3 剂，日 1 剂，水煎 2 次，早晚饭后半小时温服。

二诊：5 月 6 日。患者舌痛明显好转；舌质红，少苔，脉弱。上方去黄柏，继服 3 剂。

7 月 5 日患者来电告知：共服上方 6 剂，舌疼已痊愈，至今无复发。

按： 胡椒具有辛热之性，对体质虚寒之人，适量服用，可起到温中暖胃的作用。但食之过量，即可耗伤脾气胃阴，导致心火上炎；脾失健运，又致湿阻化热；因手少阴心经之别系舌本，足太阴脾经连舌本，散舌下，故出现舌剧痛灼热，胃不适，舌质红，尖甚，少苔，脉弱等。处方用生地黄、竹叶、玄参、石斛、黄芩、黄连、黄柏清热化湿，滋阴降火；太子参、白术、怀山药、法半夏、陈皮、干姜、生甘草健脾胃助运化，防止芩、连等苦寒伤胃；桑寄生主治腰酸。药中病机而获良效。

（2）舌面灼痛

周某，女，52 岁，家住佛山市禅城区惠景一街 34 号。

初诊：2011 年 6 月 8 日。患者舌上面疼痛难忍伴灼热 2 个月，口苦，乏力甚，大便先硬后软不畅。曾在区中心医院服口炎清等药无效；又转服清热汤药，效仍不佳。舌质淡，边有齿痕，苔薄腻，脉沉弱略滑。证属脾虚湿盛，郁而化热。治以温中健脾，化湿清热。

处方：黄芩 10g，黄连 10g，干姜 10g，生地黄 15g，竹叶 10g，党参 15g，白术 15g，云茯苓 15g，生甘草 5g，法半夏 10g，陈皮 10g，薏苡仁 18g，生姜 3 片。5 剂，日 1 剂，水煎 2 次，早晚饭后半小时温服。

二诊：6 月 15 日。患者舌面灼热疼痛、口苦、乏力、大便不畅等症状明显好转；舌质淡，边有齿痕，苔薄腻，脉沉弱略滑。仍寒温并用，清补兼施。继服上方 5 剂，巩固治疗而痊愈。

按： 此证为脾虚湿盛，郁而化热，湿热熏蒸为病。前医清热有余，补脾不足，寒凉太过，更伤脾阳，运化失常，湿阻热化更甚，故无效或加重。脾胃阳气虚弱，一方面气血生化乏源，阴血不足导致心火上炎；另一方面脾失健运，又致湿阻化热；因手少阴心经之别系舌本，足太阴脾经连舌本，散舌下，故出现舌上面疼痛难忍伴灼热、口苦、乏力甚、大便先硬后软不畅等症；舌质淡，边有齿痕，苔薄腻，脉沉弱略滑均为脾虚湿盛，郁而化热之征。处方用生地黄、竹叶、黄芩、黄连清热化湿，滋阴降火；党参、白术、云茯苓、薏苡仁、法半夏、陈皮、干姜、生甘草、生姜温中阳、健脾胃、助运化，防止芩、连等苦寒伤胃。诸药合用，共奏温中健脾、和胃化湿、兼清郁热之功，标本兼治而获良效。

3. 口腔扁平苔藓

冯某，女，56岁，佛山市人。

初诊：2014年7月18日。患者发现口舌扁平苔藓1年余，先后在佛山市第一人民医院、佛山市中医院、广东省口腔医院就诊，服激素等药无效。刻下右侧颊黏膜、舌右侧呈片状、线型或网状型苔藓样白苔，其中颊黏膜苔藓范围约2cm×3cm，灼热疼痛，伴乏力、腹痛；舌质淡红，苔薄腻，脉虚弱。口腔科医生诊断为口腔扁平苔藓；中医证属脾胃虚寒，湿热内蕴，心火上炎。治以温中健脾，清热化湿，清心泻火。

处方：生地黄15g，竹叶12g，木通9g，黄芩10g，黄连10g，干姜10g，党参15g，白术15g，云茯苓15g，生甘草6g，法半夏10g，陈皮10g，砂仁10g（后下），广木香10g（后下），生姜3片。日1剂，水煎2次，早晚饭后半小时温服。

二诊：7月31日。患者口舌扁平苔藓疼痛明显减轻，灼热好转，无乏力及腹痛，仅感口唇干；舌质淡红，苔薄腻，脉虚弱。上方加沙参15g。

三诊：8月4日。患者唇干减轻，余症继续好转，但睡眠欠佳，大便先干后正常；舌质淡红，苔薄腻，脉虚弱。上方加柏子仁15g。

四诊：8月15日。患者睡眠、大便好转，口腔扁平苔藓范围明显缩小，灼痛继续好转。上方柏子仁减至10g，去沙参。

五诊：8月27日。患者吃毒蛇肉后，大便干。上方柏子仁加至15g。

六诊：10月29日。患者口腔扁平苔藓范围明显缩小，基本无灼痛，无乏力、腹痛等不适，口唇微干；舌质淡，苔薄腻，脉沉。上方加沙参10g。

按：口腔扁平苔藓是一种常见的慢性口腔黏膜皮肤疾病，最易出现在颊黏膜，一般不具有传染性。该病的发病机制尚未完全明确，目前的研究表明，其发病与精神因素（如疲劳、焦虑、紧张）、免疫因素、内分泌因素、感染因素、微循环障碍因素、微量元素缺乏及某些全身疾病（糖尿病、感染、高血压、消化道功能紊乱）有关。推测可能由自身反应性T淋巴细胞介导的对上皮基底细胞损害所致，临床和组织病理表现与移植物抗宿主反应极为相似。

10%～50%的扁平苔藓患者出现口腔损害。目前西医学尚无特效治疗本病的方法。本例患者证属脾胃虚寒，湿热内蕴，心火上炎。一方面脾胃虚寒，健运失职，湿郁化热，另一方面脾虚气血生化乏源，阴血不足导致心火上炎，因手少阴心经之别系舌本，脾开窍于口，且足太阴脾经连舌本，散舌下，故出现右侧颊黏膜、舌右侧呈片状、线型或网状型苔藓样白苔，灼热疼痛等症状；脾虚气血生化乏源则见乏力；脾虚健运失职，气机阻滞则见腹痛；舌质淡红，苔薄腻，脉虚弱均为脾胃虚寒，湿热内蕴，心火上炎之征。处方用干姜、党参、白术、云茯苓、生甘草、法半夏、陈皮、砂仁、广木香、生姜温中健脾和胃；生地黄、竹叶、木通、黄芩、黄连清热化湿，滋阴降火。诸药合用，共奏温中健脾、清热化湿、清心泻火之功。标本兼治而获良效。

阴火专篇

阴火为病，上蹿下跳，无处不到，导致多种怪病顽疾。

脾胃气虚，中气不足是阴火产生的根本原因。

一方面，脾胃亏虚，元气不足，心火炽盛。《脾胃论》曰："元气不足，而心火独盛。心火者，阴火也，起于下焦，其系系于心，心不主令，相火代之。"东垣认为，元气不足导致的心火为阴火，阴火并不是心阳，而是下焦离位的相火。"相火，下焦包络之火，元气之贼也"，相火为下焦（肾）之阳气，是命门之火。在正常情况下，它对五脏六腑有温养作用，即为"少火"。我们知道，少火之所以能安居其位，有赖于脾气脾阳充足，脾气健旺，脾土发挥敦阜、监护的功能，所谓"土厚火自敛"。若"脾胃气虚，下流于肾"，抑遏源于下焦之相火，则迫使其由原本能生气之少火，变成贼害元气的壮火。这种火离位上行，上冲至胸与手厥阴心包经相连成为包络之火。故出现"气高而喘，身热而烦，脉洪大而头痛"这样一些临床症状。

另一方面，中气下陷，谷气下流，湿郁发热。《内外伤辨惑论》曰：此发热，乃由"肾间受脾胃下流之湿气，闭塞其下，致阴火上冲，作蒸蒸而躁热"。这是李杲"气虚发热"的又一病机，发热并非外来之邪所致，而是因为脾胃气虚，不能升清，水谷精微等清气反下流成湿，致湿气闭塞下焦，郁久而化热。可见，东垣所指的"阴火"，一指"下焦离位的相火"，二指湿郁化火。

阴火为病，上蹿下跳，无处不到，导致多种怪病顽疾。如气虚发热身如火烧、面红如涂脂，以及躯体某一部位灼热难忍，长期不愈。

治疗上必须补中益气，潜降阴火。绝对不能单独使用清热泻火之品，否则苦寒伤胃，中气更伤，阴火更旺，病情愈重。这就犯了"虚虚实实"之戒。

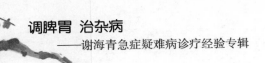

1. 气虚发热如火烧

耿某，女，58岁，河南省邓州市人。

初诊：2010年2月22日。患者四肢乏力，阵发性身热如火烧3月余，心情不好；舌质淡，苔白微腻，脉沉无力。证属中气不足，阴火内生。治以补中益气，潜降阴火。方用补中益气汤加减。

处方：黄芪18g，党参15g，白术15g，云茯苓15g，炙甘草6g，当归8g，升麻5g，柴胡5g，黄芩6g，山栀子10g，牡丹皮10g，陈皮9g，生姜3片，红枣3枚。3剂，日1剂，水煎2次，早晚饭后半小时温服。

二诊：2月26日。患者四肢有力，身热如火烧大减，心情转佳；舌质淡，苔白微腻，脉沉有力。效不更方，继用上方6剂，巩固治疗而痊愈。

按：脾胃气虚，中气不足，阴火内生是其发病机理。临床上多存在过度劳累、饮食失调，或久病失于调理等病因，症见四肢乏力，阵发性身热如火烧，舌质淡，苔白微腻，脉沉无力。本例以辛甘温之剂，补其中而升其阳，甘寒以泻其火。即东垣提出的甘温除热法，方用补中益气汤加减。其中党参、黄芪、炙甘草补脾胃之气；陈皮"得诸甘药"，既能"导气"，又能"益元气"，使补而不腻；白术、当归除湿和阴；胃中清气下流，加味薄之升麻"引胃气上腾而复其本位"，柴胡"引清气行少阳之气上升"；黄芩、山栀子、牡丹皮潜降阴火。诸药合用，清升浊降，湿无以生、无以郁而化热；土实则火能自敛，能安居其位，相火潜降无以上冲于心而获良效。

2. 脸颊潮红如涂脂

吴某，女，13岁，家住佛山市禅城区惠景二街（南海实验中学学生）。

初诊：2012年1月14日。患者双脸颊潮红如涂脂1个月，低热2周，下午3点尤甚。曾在外院拍胸片示：肺纹理增粗。做痰检，排除肺结核。经用日夜百服咛、头孢等抗生素治疗，低热消除。仍面红如涂脂，刻下乏力，时胃痛，口干口苦；舌质淡红，苔薄腻，脉沉弱。查体：心、肺、腹未见异常。证属中气不足，阴火上炎。治以补中益气，潜降阴火，甘温除热。方用补中益气汤加减。

处方：党参15g，黄芪15g，生甘草5g，陈皮10g，当归10g，白术15g，升麻5g，柴胡3g，黄柏3g，知母5g，生姜3片。3剂，日1剂，水煎2次，早晚饭后半小时温服。

二诊：元月17日。患者面红如涂脂明显好转，乏力减轻，无胃痛、口干、口苦等不适；舌质淡红，苔薄腻，脉沉弱。上方继服。

三诊：元月20日。效不更方，上方巩固。

四诊：2月2日。患者去吉林旅游后咳嗽2天。上方加桔梗12g，杏仁10g（咳愈去此二味），3剂。服毕咳愈。

五诊：3月3日。患者上述诸症好转，睡眠差；舌质淡红，苔薄腻，脉沉。上方加夜交藤30g。

六诊：5月12日。患者脸基本不红。上方每周2剂巩固。

七诊：7月21日。患者精神转佳，无面红及发热等不适；舌质淡红，苔薄白，脉沉有力。痊愈。

按：脾胃气虚，中气不足，阴火内生是本病的发病机理。一方面脾胃亏虚，元气不足，心火炽盛，另一方面中气下陷，谷气下流，湿郁发热，故见双脸颊潮红如涂脂、低热等症；中气不足，失于温养则见乏力、胃痛；阴火上炎则口干口苦；舌质淡红，苔薄腻，脉沉弱均为中气不足之征。方用补中益气汤加减。其中党参、黄芪、甘草补脾胃之气；陈皮"得诸甘药"，既能"导气"，又能"益元气"，使补而不腻；白术、当归除湿和阴；胃中清气下流，加味薄之升麻"引胃气上腾而复其本位"，柴胡"引清气行少阳之气上升"；黄柏、知母潜降阴火；生姜和胃。诸药合用，清升浊降，湿无以生、无以郁而化热；土实则火能自敛，能安居其位，相火潜降无以上冲于心而获良效。

3. 腹部灼热

张某，女，64岁。

初诊：2012年2月16日。患者左腹部灼热感2天，嗳气，大便可，前天伴胸部、右腹灼热，既往曾经出现两大腿灼热（从腹部流向下）。查体：腹平软，无压痛及反跳痛。肾功能、尿常规等化验结果未见异常。舌质淡，苔薄腻，脉沉弱。证属脾胃气虚，阴火内生。治以健脾和胃，潜降阴火。

处方：防风10g，白芍15g，党参15g，白术15g，云茯苓15g，炙甘草5g，法半夏10g，陈皮10g，砂仁10g（后下），广木香10g（后下），黄连10g，干姜6g，生姜3片。2剂，日1剂，水煎2次，早晚饭后半小时温服。

二诊：2月18日。患者腹部灼热感消失，嗳气减少。上方继服巩固。痊愈。

按：脾胃气虚，中气不足，阴火内生是本病的发病机理。一方面脾胃亏

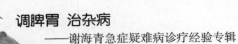

虚，元气不足，心火炽盛，另一方面中气下陷，谷气下流，湿郁发热，故见左腹部灼热感，伴胸部、右腹灼热，两大腿灼热（从腹部流向下）；中气不足，脾气不升，胃气不降则嗳气；舌质淡，苔薄腻，脉沉弱均为脾胃气虚、中气不足之征。方用党参、白术、云茯苓、炙甘草、法半夏、陈皮、砂仁、广木香、生姜健脾和胃；防风、白芍合白术、陈皮抑肝扶脾；黄连（量多）配干姜（量少）潜降阴火且不伤胃阳。药中病机而获效。

4. 气虚发热、胃角腺癌肺肝转移

李某，男，77 岁，江苏省海安县人，佛山中国科学院产业技术研究院李院长之父。

初诊：2013 年 10 月 20 日。患者上腹胀满 4 个月，嗳气，口干甚，欲饮水，口淡，纳差，吞咽不顺，时呕吐食物或白黏痰，大便先干后正常（黄色），四肢乏力甚，几乎每日出现发热，最高体温 39℃，无恶寒。经静脉滴注抗生素及退热药，体温暂时恢复正常，但很快发热又起。查体：37.4℃，面红畏光，见光则面部痒痛干裂；腹平软，扪之则舒。舌质暗红，舌体胖，花剥苔，苔白如散在雪花状，底部光红无苔，脉虚数略滑。8 月 9 日在南通市肿瘤医院胃镜检查示：胃角见一巨大深凹溃疡，表面覆盖大量坏死物，周围黏膜不规整。病理诊断为胃角腺癌。10 月 15 日在海安县人民医院 CT 检查示：两肺多发结节及肝内多发结节影，考虑转移。家属表示："病至晚期，虽无法奏效，若能减轻每日发热等痛苦，也就满意了。"证属大气不运，胃阴亏损。治以大补元气、滋养胃阴为主，佐以活血散结之品。

处方 1：生晒参 300g，壁虎 200g，田七 100g，蜈蚣 50g，炮山甲 50g。打成细粉，每次 3g，每日 3 次，饭前开水冲服。

处方 2：黄芪 90g，西洋参 15g（另煎兑入），花粉 15g，石斛 15g，白术 15g，怀山药 30g，炙甘草 6g，法半夏 10g，陈皮 10g，白蔻仁 10g，山茱萸 90g，佛手 10g，鸡内金 20g，焦山楂 15g，神曲 15g，大象皮 15g（针对溃疡），当归 15g，五灵脂 15g（包煎），生姜 10g，升麻 5g，柴胡 3g（发热时加入），代赭石 30g（先煎，呕甚加入）。煎汤，少量频服。10 月 24 日始服药。

11 月 7 日其子告知：服上方，患者无发热，但呕吐黏痰仍多。

2014 年元月 22 日，其子来找我看胃病，告知其父服上方中药后，直到去世，没有发热症状出现。可惜因为其梗阻严重，身体极弱，起初无法服用粉药，继之汤药也无法吃，不能继续治疗而去世。

按：本例胃角腺癌肺肝转移患者，元气大伤，肺、脾、肾气化失常，癌瘤之阴邪迅速扩张，脾气不升，胃气不降，故见上腹胀满，嗳气，口淡，纳差，吞咽不顺，时呕吐食物或白黏痰，大便先干后正常（黄色），四肢乏力甚等症状；气不化津，胃阴亏损则见口干甚，欲饮水；脾胃亏虚，元气不足，心火炽盛则见面红畏光，见光则面部痒痛干裂；脾胃气虚，中气不足，阴火内生则见几乎每日出现发热，最高体温39℃；舌质暗红，舌体胖，花剥苔，苔白如散在雪花状，底部光红无苔，脉虚数略滑均为大气不运，胃阴亏损之征。方中黄芪用量90g，最善补肺，提升一身之阳气；西洋参大补元气，益胃生津；山茱萸90g，大补肾气，其酸敛之性，可防黄芪升提太过；三药合用，起到养正癌自退的作用。白术、当归除湿和阴；胃中清气下流，加味薄之升麻"引胃气上腾而复其本位"，柴胡"引清气行少阳之气上升"；陈皮"得诸甘药"，既能"导气"，又能"益元气"，使补而不腻；炙甘草补脾胃之气，调和诸药；怀山药、法半夏、白蔻仁、佛手、鸡内金、焦山楂、神曲、生姜加强健脾和胃之力；花粉、石斛加强滋养胃阴之功；大象皮、五灵脂活血化瘀，收敛溃疡；代赭石平肝镇逆。此患者虽病入膏肓，梗阻严重，身体极弱，无法服用粉药。但上述汤药含有补中益气汤之意，少量频服使清升浊降，阴火潜降，有效解除了"每日出现发热，最高体温39℃，经静脉滴注抗生素及退热药，体温暂时恢复正常，但很快发热又起"的痛苦。

5. 痞满、阴火上扰

曹某，女，80岁，广东省台山市人。

初诊：2014年元月21日。患者胃脘痞满不适1年余，嗳气，晚上感觉有股热气上冲至头面，即刻引起面部烘热，口干，口苦，双膝麻木，腿发软，背痛，乏力；舌质瘀暗，苔腻微黄，脉沉略滑。证属脾肾阳虚，阴火上扰。治以温补脾肾，潜降阴火。

处方：代赭石30g（先煎，降气火），干姜15g，黄连10g，肉桂5g，知母10g，川芎15g（针对舌暗），制香附10g，桑寄生30g，黄芪30g，党参15g，白术15g，云茯苓15g，炙甘草5g，法半夏10g，陈皮10g，砂仁10g（后下），生姜5片。5剂，日1剂，水煎2次，早晚饭后半小时温服。

二诊：元月25日。患者胃脘痞满、热气上冲等症状明显减轻，嗳气、背痛、乏力等症状好转，无口干及口苦；舌质瘀暗，苔腻微黄，脉滑。上方去知母，黄连减至5g，10剂。

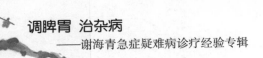
三诊：3 月 3 日。患者因春节停药，年初八开始服剩下的 4 剂，仍双膝麻木，腿无力，发软，余症好转；舌质瘀暗，苔腻微黄，脉滑。上方加川牛膝 30g，14 剂。

四诊：3 月 24 日。患者胃脘痞满、热气上冲等症状明显减轻，嗳气、背痛、双膝麻木、腿无力发软等症状明显好转。上方继服 28 剂巩固。

五诊：4 月 29 日。患者上症基本消失，很开心，精神饱满，仅上腹空虚感；舌质暗红，苔白微黄腻，左脉沉略滑，右脉虚。上方白术加至 30g。继服。

六诊：6 月 12 日。因端午节劳累，吃得复杂（粽子等），患者左上腹胀闷，但胃脘痞满、热气上冲、嗳气、背痛、双膝麻木、腿无力发软等症状消除，未再因劳累或饮食不节而出现；舌质暗红，苔腻微黄，脉虚弱。上方加川朴 5g，巩固治疗痊愈。

按： 脾肾阳虚，中气不足，阴火内生是其发病机理。本例患者证属脾肾阳虚，无力温煦，湿郁化热，寒热错杂，故见胃脘痞满不适；脾胃亏虚，一方面元气不足，心火炽盛，另一方面中气下陷，谷气下流，湿郁化热，故见晚上感觉有股热气上冲至头面，即刻引起面部烘热、口干、口苦等阴火上扰之象；肾阳虚失温，脾胃受损，不能健运水谷以生化气血，气虚行血无力，瘀血内阻，则见双膝麻木、腿发软、背痛、乏力等症；脾气不升则胃失和降而致嗳气；舌质瘀暗，苔腻微黄，脉沉略滑均为脾肾阳虚，阴火上扰之征。方中干姜、肉桂、黄芪、党参、白术、云茯苓、炙甘草、法半夏、陈皮、砂仁、制香附，生姜诸药相伍，温补脾肾之阳气，和胃化湿，疏肝理气而消痞；黄连、知母清泄郁热，潜降阴火；其中黄连配干姜，辛开苦降，消痞除满。川芎活血行气；桑寄生补肾壮腰；代赭石平肝镇逆，降上冲之气火。诸药合用，共奏健脾温肾、潜降阴火之功。药中病机而获良效。

6. 前额灼热、糖尿病

王某，男，62 岁，河南省禹州市人。

初诊：2014 年 3 月 3 日。患者前额灼热整日发作 6 年，冬季加重，头晕，头重脚轻，站不稳，腹胀满，便溏，乏力甚，失眠多梦，口干。空腹血糖 10.4mmol/L，曾在河南省禹州市、郑州市多家二、三甲医院诊治 6 年，服中西药无效（具体用药不详）。舌质暗红，舌体胖，苔白腻部分微黄，脉沉略滑。证属脾虚痰湿，阴火上冲。治以健脾和胃，化痰除湿，潜降阴火。

处方：党参 15g，白术 15g，云茯苓 15g，炙甘草 6g，法半夏 10g，陈皮 10g，砂仁 10g（后下），广木香 10g（后下），枳壳 10g，竹茹 10g（清热化痰、降阴火），黄芪 60g，石菖蒲 10g，天麻 12g，白芷 8g，川芎 12g，夜交藤 30g，酸枣仁 15g，生姜 3 片。3 剂，日 1 剂，水煎 2 次，早晚饭后半小时温服。

二诊：3 月 7 日。3 剂中药服毕，患者自觉气往下沉，胃脘胀满消失，大便正常、前额灼热、头重脚轻、失眠多梦、口干、乏力等症状明显好转，能站稳；舌质淡红，舌体胖，苔白腻微黄，脉沉略有力。自述在河南省看病 6 年，从来没有这么好的效果。效不更方，带上方中药 15 剂回当地继续治疗。

3 月 21 日患者来电：头晕、头重脚轻、站不稳、腹胀满、便溏、乏力等症状消失，前额灼热明显好转，不是整日发作，仅中午前灼热 1 小时，仍失眠多梦，空腹血糖 9.5mmol/L，舌脉无法诊得。上方黄芪加至 90g，加黄精 15g，龙齿 30g（先煎），15 剂。

三诊：5 月 27 日。患者精神转佳，面色明润，前额灼热消失，头晕基本不发作，走路有力，无站不稳、胃胀、乏力等不适，睡眠可，大便正常；舌质淡红，舌体胖，苔前部变薄，中后部白腻微黄，脉沉略有力。空腹血糖 8.4mmol/L。上方黄精加至 30g，每天熟食新鲜河南怀山药 50g。继服 30 剂，巩固疗效。

按：中气不足，阴火内生是其发病机理。脾胃亏虚，一方面元气不足，心火炽盛，另一方面中气下陷，谷气下流，湿郁化热，阴火上冲，故见前额灼热整日发作；冬季气候寒冷，易伤阳气，故症状加重；脾胃受损，不能健运水谷以生化气血，气虚则清阳不展，血虚则脑失所养而发生头晕，如《景岳全书》指出"无虚不能作眩"；同时脾胃受损，不能运化水湿，聚湿生痰，痰湿中阻，则清阳不升，浊阴不降引起眩晕，如《丹溪心法》说"无痰则不作眩"；头重脚轻，站不稳亦为脾虚痰湿，气血不足所致；脾虚健运失职，气机阻滞则见腹胀满，便溏；气血化生不足则见乏力甚；血不养心则见失眠多梦；气不化津则见口干；舌质暗红，舌体胖，苔白腻部分微黄，脉沉略滑均为脾虚痰湿，阴火上冲之征。方中黄芪补中益气；党参、白术、云茯苓、炙甘草、法半夏、陈皮、砂仁、广木香、枳壳、生姜健脾和胃，理气化痰；竹茹清热化痰，潜降阴火；川芎活血行气；石菖蒲化痰开窍；白芷透窍；天麻息风除眩；夜交藤、酸枣仁养心安神。诸药合用，共奏健脾和胃、化痰除湿、潜降阴火之功。药中病机而获良效。三诊用河南怀山药50g食疗，对脾胃气虚或气阴两虚型糖尿病患者有明显的降糖作用。需要说明的是：山药又名薯蓣，富含丰富的蛋白质、维生素和多种氨基酸与矿物质，既能补益脾肺肾之气，又能滋养脾肺肾之阴，为气阴双补之珍品。其原产于中国北方，主产区河南，目前在河南焦作温县、武陟一带，河北、山东、山西和南方的广西、福建、广东、台湾都有广泛种植，日本和韩国也有种植；但以古怀庆府（今河南省焦作市境内）所产山药最为地道，被称为怀山药或怀山，其中铁棍山药乃山药中的极品，温县南临黄河，北依沁河，只有温县独特的地理位置和气候才能产出铁棍山药。过去受交通和信息传递限制，以讹传讹，广东、福建等南方地区误以为"怀"是淮河之"淮"，称之为"淮山药"。

7. 气虚发热、过度换气综合征后遗症

冼某，女，35岁，佛山市南海区狮山镇塘头人。

初诊：2014年12月15日。患者低热2年余，疲倦乏力，恶寒，手足不温，头不适，体温多在37.2~37.6℃。缘起于2012年7月去海南省三亚市旅游，"过铁索桥"时受到惊吓，并出现过度换气综合征，表现为发作性抽搐，反复低热并失眠。先后在南海区医院住院两次，佛山市第一人民医院门诊治疗，诊为不明原因发热、焦虑型神经官能症。服黛力新等药，效果不理想。经人介绍来我科诊治。刻下：舌质淡，边有齿痕，苔薄腻，脉虚略滑。证属中气不足，阴火内生，邪伏少阳、太阳。治以补中益气，潜降阴火，和解少阳，兼散表邪。方用补中益气汤、小柴胡汤、桂枝汤化裁。

处方：柴胡5g，升麻3g，当归10g，白芍10g，黄芪15g，桂枝10g，黄芩5g，党参15g，白术15g，云茯苓15g，炙甘草6g，法半夏10g，陈皮5g，生姜3片，红枣3枚。4剂，日1剂，水煎2次，早晚饭后半小时温服。

二诊：12月17日。患者症如上述。上方黄芪加至30g。

三诊：12月26日。患者服中药后，近日始觉无低热，体温37.0℃，疲倦乏力、恶寒、手足不温等症状明显改善，仍头不适。12月17日方继服。

四诊：2015年元月4日。患者无发热及恶寒，手足转温，仍乏力，体温36.9℃；舌质淡，边有齿痕，苔白微腻，左脉虚弱，右脉沉略滑。上方黄芪加至45g。

五诊：元月12日。患者失眠，余无不适；舌质淡，边有齿痕，苔白微腻，左脉虚弱，右脉沉略滑。上方加夜交藤30g。

六诊：元月 28 日。患者无诉不适；舌质淡，苔白微腻，脉沉略滑有力。上方继服巩固。

七诊：2 月 27 日。患者无发热等不适；舌质淡，苔薄腻，脉沉略有力。上方继服巩固。

八诊：3 月 14 日。近日天气下雨，湿冷，患者 3 月 10 日来月经，无乏力、恶寒、手足不温，自述月经比以往好许多，无血块，有时稍低热，体温 37.1℃，很快恢复至 37.0℃以下；舌质淡，舌体胖，边有齿痕，苔薄腻，脉略滑。上方继服。

九诊：3 月 19 日。患者无低热、乏力、恶寒、手足不温等不适；舌质淡，边有齿痕，苔薄腻，脉略滑。时值梅雨季节，天气潮湿，上方加佩兰 5g，4 剂，巩固疗效。

随访至 2015 年 12 月 24 日，患者无诉不适，已痊愈。

按：本例患者旅游劳累，"劳则气耗"，而致中气受损；"过铁索桥"时受到惊吓，"恐则气下，惊则气乱"，故出现过度换气综合征，表现为发作性抽搐。中气受损，元气不足，心火炽盛；中气下陷，谷气下流，湿郁发热。此二者即所谓的"中气不足，阴火内生"。《金匮要略·脏腑经络先后病脉证》强调"四季脾旺不受邪"。今中气受损，最易受寒，邪伏少阳，少阳相火郁而为热，蒸腾肌肤。不管是阴火内生，还是少阳相火蒸腾，均可导致低热长期不愈。邪伏太阳，卫阳不固，则肌表空疏而出现恶寒、手足不温、头不适等症状；脾虚气血生化乏源则见疲倦乏力；血不养心则见失眠；舌质淡，边有齿痕，苔薄腻，脉虚略滑均为中气不足，阴火内生，邪伏少阳、太阳之征。方中党参、黄芪、炙甘草补脾胃之气；陈皮"得诸甘药"，既能"导气"，又能"益元气"，使补而不腻；白术、当归除湿和阴；胃中清气下流，加味薄之升麻"引胃气上腾而复其本位"，柴胡"引清气行少阳之气上升"；黄芩潜降阴火；云茯苓、法半夏、生姜、红枣健脾化湿和胃；桂枝汤调和营卫，解肌发表，则恶寒、手足不温、头不适自除；柴胡为少阳专药，轻清升散，疏邪透表；黄芩苦寒，善清少阳相火；柴、芩二药配合，一散一清，共解少阳之邪，合补中益气汤则发热自愈。

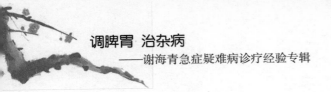

黄芪在疑难病中应用举隅

笔者近年来应用黄芪为主药治疗疑难杂病，取得较好疗效，现举隅如下，以供同道参考。

1. 耳闭（慢性卡他性中耳炎）

吴某，男，62 岁，广东省佛山市人。

初诊：1996 年 8 月 20 日。患者主诉近 3 个月来感觉左耳内胀闷堵塞，如物阻隔，时轻时重。接诊时以为耳道有异物，遂请耳鼻喉科医生会诊，检查结果：耳道干净，未见耵聍或异物堵塞，耳膜内陷，色灰白，听力传导性耳聋，诊为慢性卡他性中耳炎。刻下：食欲减退，倦怠乏力，面黄肌瘦；舌质淡，舌体胖，边有齿痕，苔白微腻，脉沉弱。证属脾虚气陷，瘀阻耳窍。治以补气升阳，活瘀开窍。

处方：黄芪 18g，党参 15g，白术 15g，当归 10g，川芎 10g，陈皮 10g，升麻 6g，柴胡 6g，炙甘草 6g，石菖蒲 10g，老葱白 2 条（后下）。日 1 剂，水煎分两次温服。服 5 剂后，食欲增强，乏力减轻，左耳内堵塞感明显好转，守法守方继服 10 剂，诸症悉平。

按： 该患者虽苦于耳部疾病，但其根本病机在于脾气不升，清阳下陷，瘀血内阻，故用黄芪为主补气升阳；升麻、柴胡加强黄芪的作用，且柴胡入少阳经而为引经药；川芎、当归、老葱白、石菖蒲行气活血开窍。诸药合用，共奏补气升阳、活血通窍之功。通过调理整体功能而达到治愈局部病变之目的。

2. 水肿（不明原因水肿）

曾某，女，72 岁，广东省韶关市人。

初诊：1997 年 2 月 16 日。患者主诉近 1 个月来双足背及小腿水肿，曾服双氢克尿噻等西药，服药时水肿消失，停药后肿势更甚。既往患萎缩性胃炎 2 年余，伴慢性食道炎，曾 2 次复查胃镜无恶变。查体：体温、脉搏、呼吸、血压均正常，心率 75 次/分，律齐，各瓣膜听诊区未闻及病理性杂音，双肺呼吸音粗，未闻及干湿啰音，腹软，无压痛及反跳痛，肝脾未及，双足背及小腿凹陷性水肿。实验室检查：尿 10 项、肝功能、心电图、甲状腺素、三碘甲状腺原氨酸等未见异常。刻下：偶有乏力；舌质淡红，苔薄白，脉虚弱。

处方：生黄芪 90g，干益母草 90g，牛膝 15g。3 剂，日 1 剂，水煎分两次温服。服药后水肿消失，嘱其继服 5 剂以巩固治疗，随访至今无复发。

按：黄芪功擅补气利水，干益母草活血利水，二药常合用，剂量宜大，一般在 90~120g，余常用来治疗肾性水肿、肝性水肿或不明原因引起的水肿，每获良效。该患者年老体弱，又患胃病 2 年，使气血生化不足，又老年人脉络多不利，常瘀血内停，故用上方补气活瘀利水，加引药下行之牛膝而奏效。

3. 中风（脑血栓形成）

张某，女，61 岁，河南省南阳市内乡县王店镇谢圪垯村人。

初诊：1988 年 2 月 25 日。主诉左侧肢体偏瘫 1 周余。患者为迎接春节，过分忙碌，农历初一早晨即感左侧肢体活动不灵，不能抬举及下床活动，遂于初二被送往当地医院，诊为脑血栓形成，给予复方丹参针、低分子右旋糖酐等静脉点滴，治疗 1 周后病情有增无减，遂延余诊治。症见左半身不遂，双下肢抽筋，倦怠，少气，纳差，大便干，面色无华；舌质淡，舌体胖，苔薄白，脉细涩无力。查体：血压 170/100mmHg，心肺未见明显异常，患侧肌力 I 度，巴氏征阴性。证属气虚血滞，脉络瘀阻。治以补气活血通络。方用补阳还五汤加味。

处方：黄芪 90g，桃仁 12g，红花 6g，当归 10g，川芎 10g，广地龙 15g，赤芍 10g，法半夏 10g，火麻仁 15g，川牛膝 15g，川木瓜 15g，桑枝 15g。日 1 剂，水煎服。停用西药。另用小白花蛇 2 条，在瓦上焙干，研细末，分 10 小包，每次 1 包，每日 2 次，温开水冲服。并配合针刺肩髃、曲池、内关、合谷、环跳、阳陵泉、足三里、解溪、太冲，用平补平泻手法，每日 1 次。

服 5 剂后，患者能抬手摸头，可扶着行走，无抽筋，仍感乏力，大便可，食欲增。上方黄芪增至 120g，去火麻仁，又进 10 剂，即能单独行走，但不如病前有力，继服中药 10 剂，身体基本恢复正常，血压 160/90mmHg。嘱其适劳逸，调情志，间断服上方以巩固治疗。1996 年 10 月随访，精神良好，行走

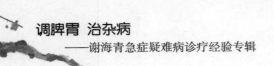
如常，能从事轻体力劳动。

按： 治疗本病体会有三：①该患者过分劳累，劳则气耗，气虚则血行不畅，经脉瘀阻而致本病，故重用黄芪补气以治本，桃红四物汤去地黄加地龙、白花蛇、川牛膝、川木瓜活血通络以治标，配合针刺以加强疏通经络之功。诸药合用，补气通络，药中病机而病除。②该患者初次发病，治疗及时，愈后间断服药巩固，是疗效好、不复发的一个重要因素。③该患者虽有高血压病，用大量黄芪后，血压不升反而下降，这就再次验证了邓铁涛教授关于大量黄芪可降压的经验（见《耕耘集》）。

4. 眩晕（原发性低血压症）

蔡某，男，26 岁，广东省佛山市三水区健力宝厂技术员。

初诊：1992 年 12 月 9 日。患者自诉 1 年来头晕，头后胀痛，失眠，看书后尤剧，曾在当地医院测血压，一般在 80/50mmHg 左右，服中西药无效，甚为苦恼。刻下：四肢乏力，食欲可，二便调；舌质淡红，苔薄白，脉沉弱。细辨其证，乃脾气不足，肝木偏旺所致。治以补中益气，佐以平肝除眩。

处方：黄芪 15g，党参 10g，白术 10g，炙甘草 6g，当归 12g，陈皮 6g，升麻 6g，柴胡 3g，天麻 10g，菊花 10g，丹参 20g。日 1 剂，水煎分两次温服。

5 剂后，头晕头痛大减，仍乏力，血压 90/60mmHg，舌脉同前。上方加羌活 3g，又进 6 剂，头晕、头痛、乏力等症状消失，可以集中精神正常工作；舌质淡红，苔薄白，脉沉有力。血压升至 115/75mmHg。继服 5 剂以巩固治疗。

按： 脾主肌肉四肢，脾虚则精微化生无由，肌肉四肢不得禀水谷气，故乏力神倦；脾虚则气血生化乏源，肝木失养，遂致肝气旺盛，上干清空，故头晕、发胀疼痛；思伤脾，亦可致脾虚肝旺，故集中精神后症状加重。上方用补中益气汤补气升阳，以升血压；加天麻、菊花旨在平抑肝阳；羌活为引经药，专为头后痛而设；丹参活血止痛。诸药合用，脾气得升、肝气得平而病除。

总之，黄芪可用来治疗许多疑难杂病，然其病机共同点在于脾虚气陷；同时要结合不同病种或兼症，灵活加减，巧妙配伍。另外，上述病症虽都用黄芪，但用量迥异，小量 15～18g，大量 90～120g（或更多），请同道进一步验证。